Les Éditions Lacroix

COURRIEL : info@editionslacroix.com
COORDINATION : Jimmy Sévigny
CHEF CULINAIRE : Amy Dramilarakis de chez l'Artichaud
NUTRITIONNISTE : Stéphanie Ferland Dt. P.
PHOTOGRAPHIES CULINAIRES : Sophie Carrière et Isabelle Lamy (p. 134)
STYLISME CULINAIRE ET ACCESSOIRES : Sophie Carrière
PHOTOGRAPHIES DE CHANTAL LACROIX ET JIMMY SÉVIGNY : Bruno Petrozza
MAQUILLAGE : Richard Bouthillier
COLLABORATION : Chad Beaufils, Alycia Jobin, Mathilde Gil-Simard, Marc Carangi

- - - - - - -

CRÉATION ET PRODUCTION : Monette communication
DESIGN GRAPHIQUE : Éric Monette
RÉDACTION : Kathleen Michaud
RÉVISION : Line Leblanc, Émilie Lefebvre
CALIBRATION ET RETOUCHES PHOTO : André Massicotte

- - - - - - -

ISBN : 978-2-9814-273-4-2

Dépôt légal – Bibliothèque et Archives nationales du Québec, 2015

Dépôt légal – Bibliothèque et Archives Canada, 3e trimestre 2015

IMPRESSION : Transcontinental
DISTRIBUTEUR : Les éditions Flammarion ltée

Famille en santé

Chantal Lacroix • Jimmy Sévigny

Table des matières

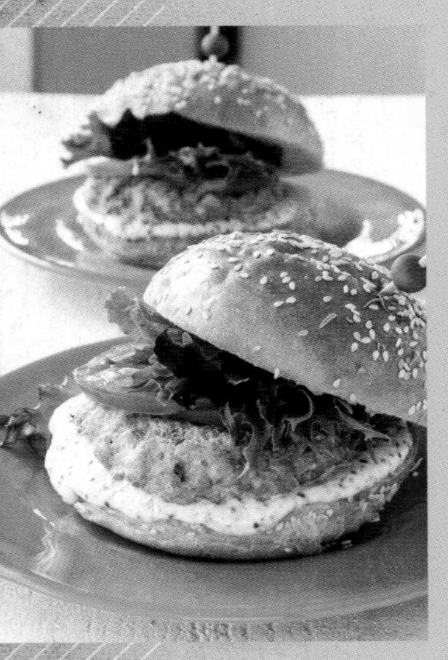

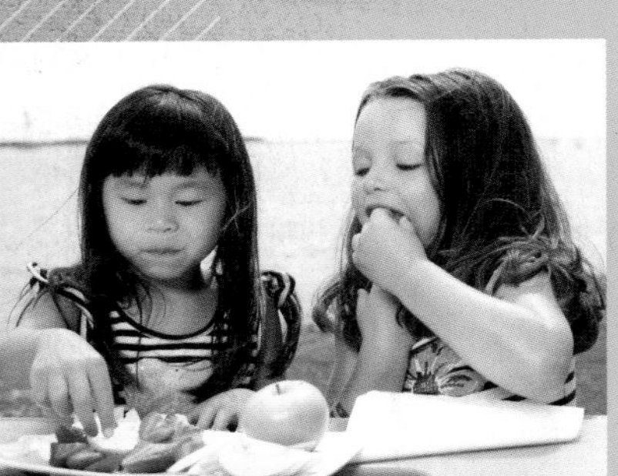

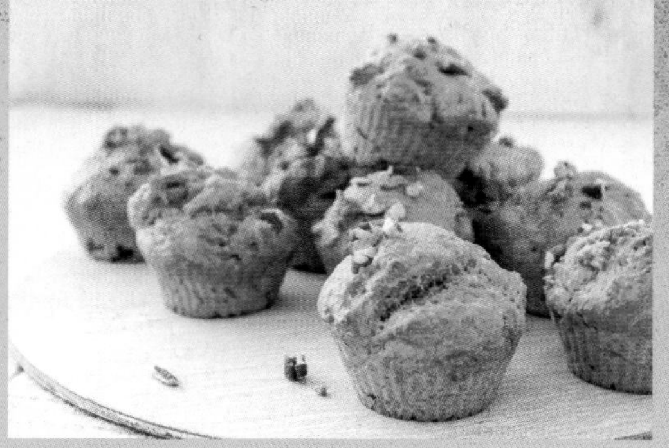

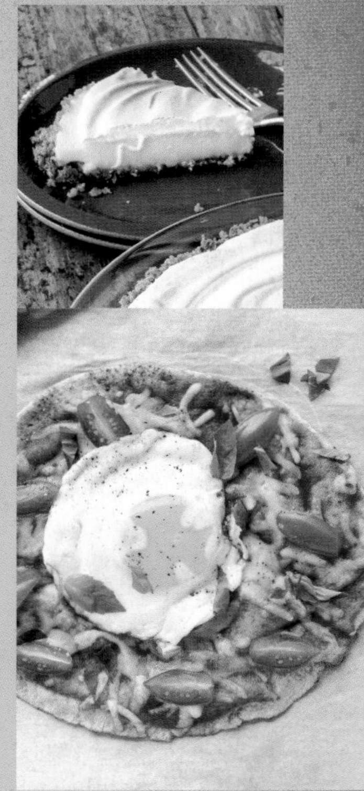

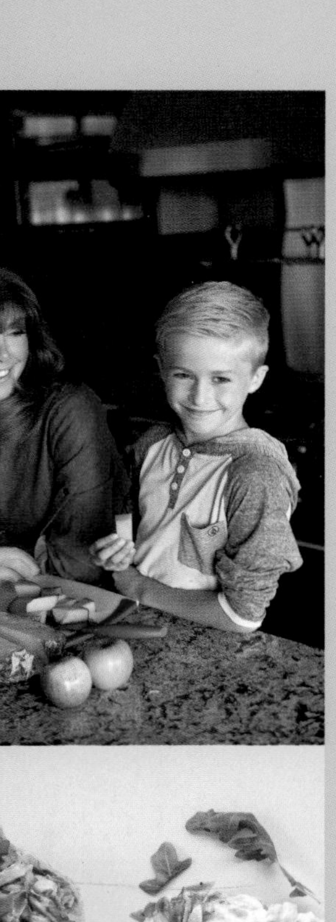

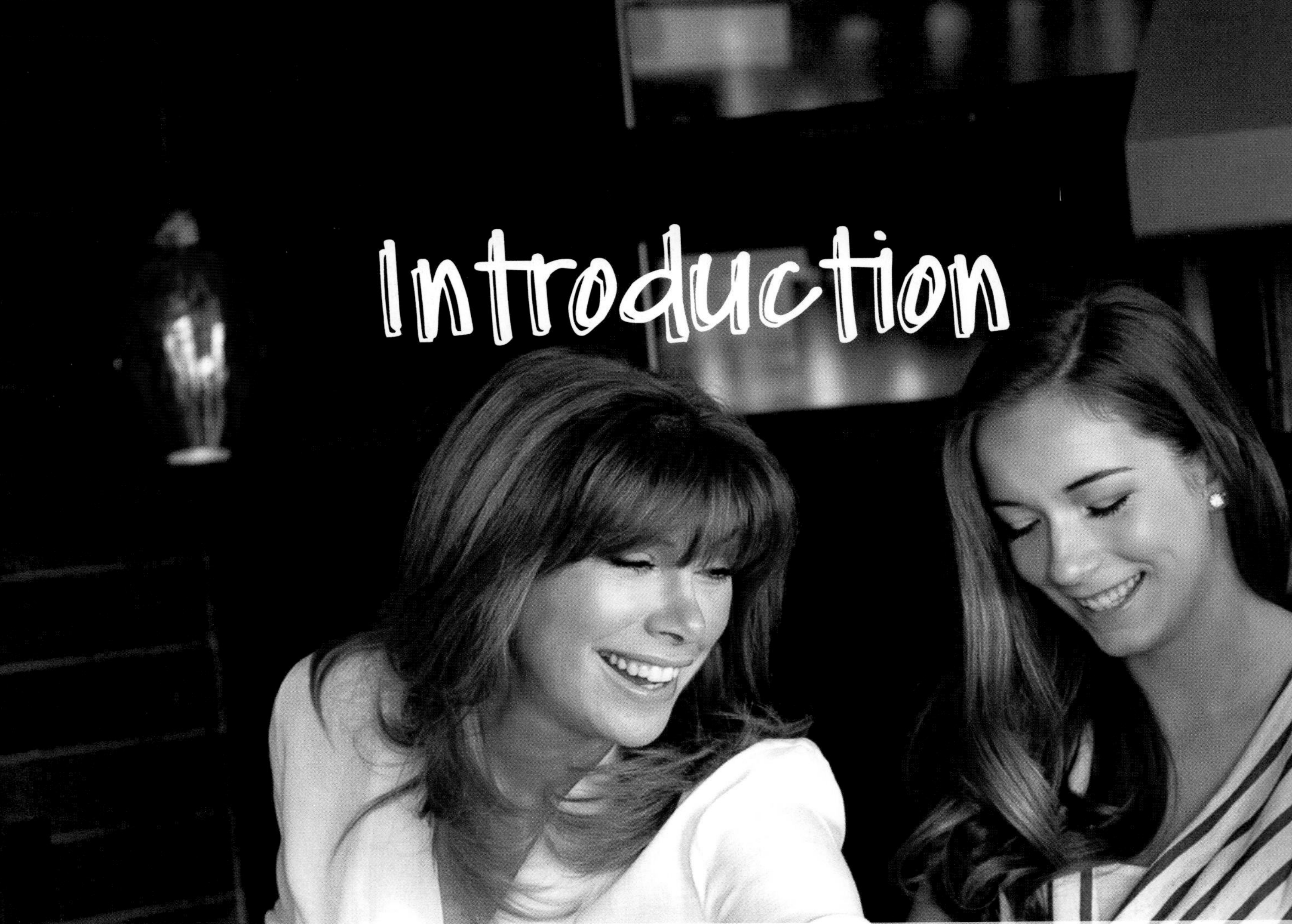

Introduction

Il y a de cela quelques années, on ne se posait pas autant de questions sur la santé. En effet, la plupart des parents et des enfants avaient un mode de vie actif. Pendant que les uns exerçaient un travail physique afin de gagner leur vie, les autres jouaient dehors à cache-cache, au hockey ou pratiquaient une activité qui leur permettait de bouger. Pour ce qui est des repas, ils étaient généralement préparés avec des aliments frais du jour et on prenait le temps de manger. Puis, avec les années, notre société a commencé à changer et à s'accélérer. Les aliments frais ont progressivement fait place aux aliments transformés, les métiers manuels ont évolué vers des emplois plus sédentaires, le temps consacré aux repas a diminué petit à petit et les jeux à l'extérieur ont été troqués pour des jeux électroniques. Résultat : en matière de santé, beaucoup de gens ont perdu leurs repères. Comment faire pour retrouver un équilibre vis-à-vis de la saine alimentation ? Comment aider nos enfants à bouger et surtout à leur faire aimer l'activité physique ? Peut-on concilier travail, vie familiale et santé ? Ce sont de multiples questions auxquelles vous aurez les réponses en lisant ce livre. Vous réaliserez qu'il est possible de faire de petits changements en famille et d'obtenir de grands résultats !

Bref, ce livre est le début de votre nouvelle vie de famille... en santé !

Bonne lecture,

Chantal & Jimmy

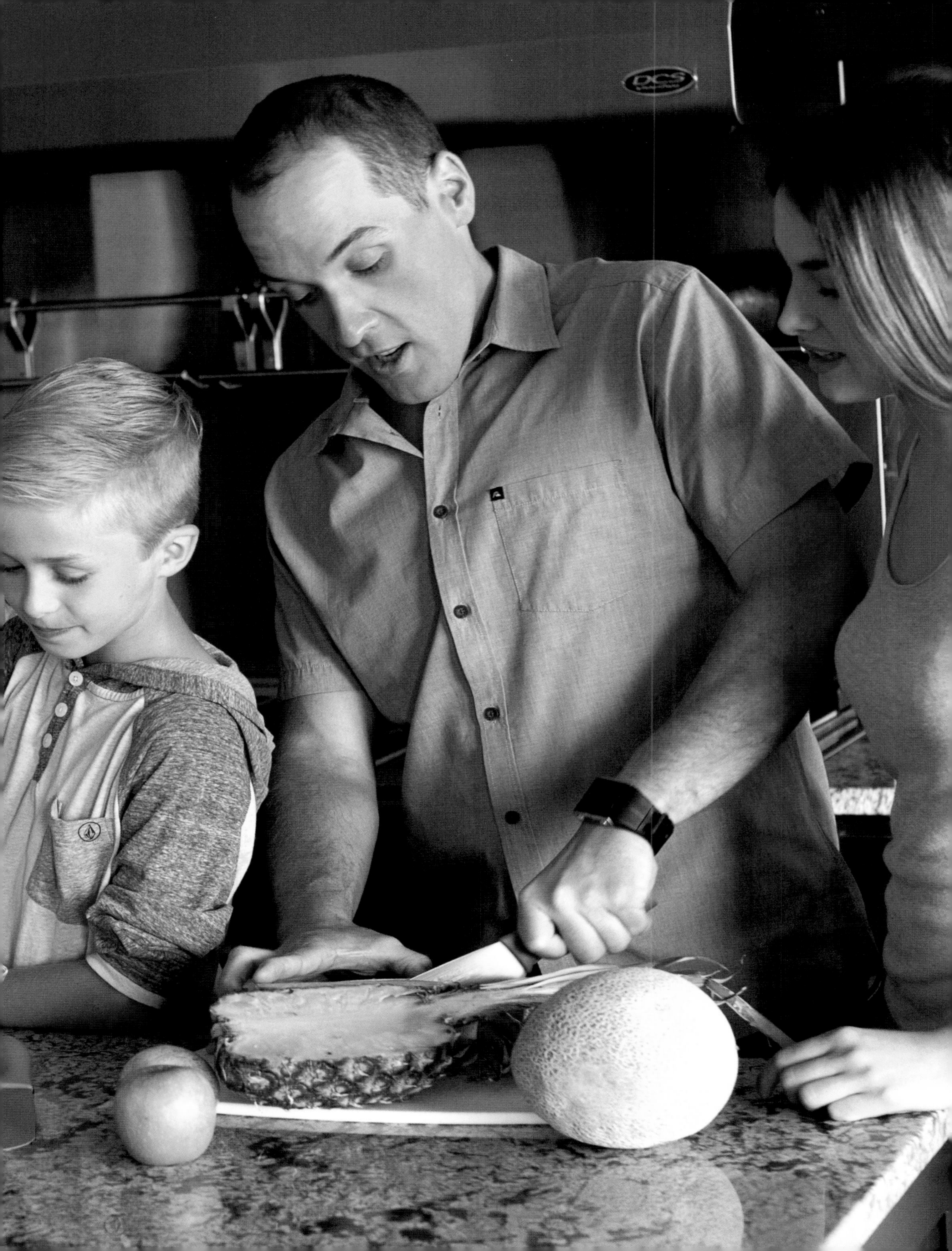
DCS

Avant-propos de Chantal

Un rôle exigeant

Malgré mon horaire de travail chargé dans les domaines de la santé et de la beauté, j'ai la plupart du temps été en mesure de faire des choix alimentaires relativement sains et de m'entraîner. Ce n'était pas un fardeau pour moi. Or, depuis quelques années, mon conjoint et moi avons la chance de vivre avec Camly, notre petit trésor, et je dois avouer que ma vie a littéralement changé depuis que je suis devenue mère de famille. Je croyais que tout allait vite ; je n'avais encore rien vu...

De plus en plus, le temps pour m'entraîner a été restreint, voire inexistant. Même chose en ce qui concerne la cuisine. Les soupers en tête à tête ont fait place aux repas en famille, mais comme notre petite Camly n'appréciait pas les mêmes plats que nous et qu'il nous était difficile de lui faire aimer les légumes, nous avons commencé à manger moins santé. Je me suis demandé s'il allait un jour être possible de concilier les mots famille et santé... Eh bien, voici ce que j'ai fait : j'ai repris des habitudes alimentaires plus saines et entraîné Camly avec moi. Progressivement, ma discipline personnelle a mené à une complicité mère-fille ! Une apprentie chef est maintenant à mes côtés lorsqu'arrive le temps de cuisiner.

C'est pour répondre au besoin d'autres parents de concilier famille, travail et santé que nous avons décidé de publier le livre *Famille en santé*. Nous vous donnons des conseils pour partir (ou repartir) tous ensemble sur des bases solides. Nous vous proposons des recettes santé familiales (certaines à moins de 3 $), vous suggérons de bonnes céréales, les meilleurs pains... Nous vous donnons aussi des trucs pour faire bouger les enfants. J'ai également demandé à Jimmy de créer deux programmes d'entraînement pour vous et votre famille.

Nous jouons un rôle primordial dans la vie de nos enfants, car nous sommes leurs modèles. Ils voudront nous imiter et ils nous suivront là où nous irons. À nous de leur montrer le chemin...

Chantal Lacroix

Animatrice et, d'abord et avant tout, mère de famille

« Aucune somme d'argent et aucun succès ne vaut plus que le temps passé avec ta famille. »
– Inconnu

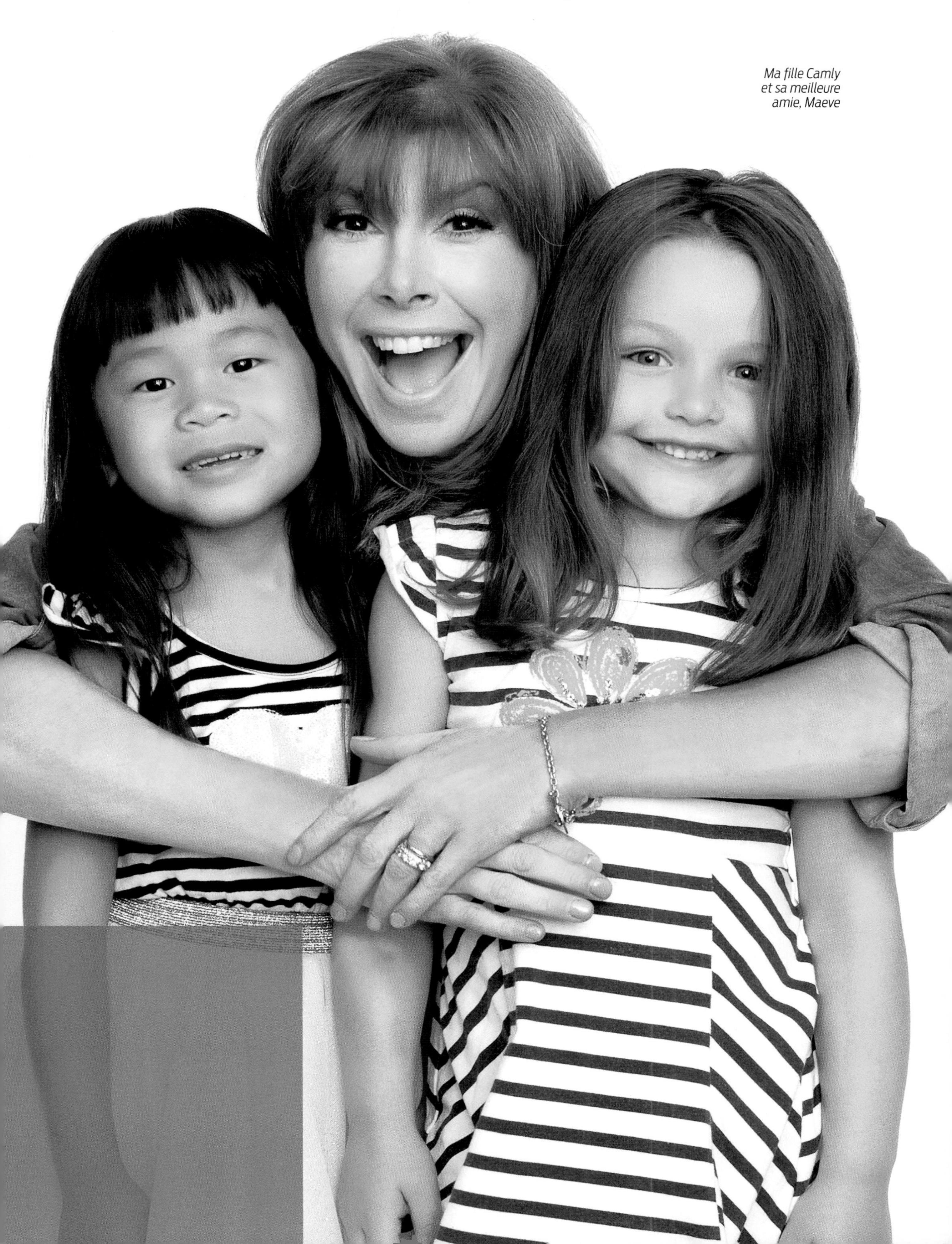

Ma fille Camly et sa meilleure amie, Maeve

Avant-propos de Jimmy

Dépenser pour investir

La plupart d'entre vous me connaissent comme un ex-obèse morbide aujourd'hui devenu entraîneur spécialisé en perte de poids et conférencier motivateur. Toutefois, à mes débuts, j'ai également eu la chance d'entraîner des jeunes, de les motiver et de leur donner le goût de l'activité physique. En effet, j'ai eu le privilège d'enseigner l'éducation physique à plusieurs enfants et adolescents. Il m'est souvent arrivé de me buter contre certains d'entre eux qui n'aimaient pas bouger et qui affirmaient que les cours d'éducation physique ne servaient absolument à rien. Je dois vous avouer que je trouvais cela difficile, car ce sont de saines habitudes de vie qui m'ont permis de m'en sortir. J'ai alors décidé de me lancer un défi personnel : faire en sorte que chacun de mes élèves quitte l'école avec le goût de bouger et je crois pouvoir dire « mission accomplie ». Encore aujourd'hui, je reçois des courriels et des messages d'anciens élèves qui m'écrivent pour me remercier et pour me dire qu'ils sont heureux de bouger et de manger sainement.

Dans ce livre, vous trouverez bien entendu des recettes, mais aussi deux programmes d'entraînement. Le premier est conçu pour se faire à deux, le second se pratique en solo. Vous verrez qu'il n'est pas sorcier de dépenser des calories en famille.

C'est votre tour de jouer ! À partir de maintenant, voyez l'activité physique familiale comme un moment qui vous permet de tisser des liens, de brûler quelques calories et, surtout, d'investir dans la chose la plus importante au monde : votre santé et celle de votre famille !

Bon entraînement,

Jimmy Sévigny
Éducateur physique et à la santé
Conférencier motivateur

« Fais du bien à ton corps pour que ton esprit ait envie d'y rester. »
— Proverbe amérindien

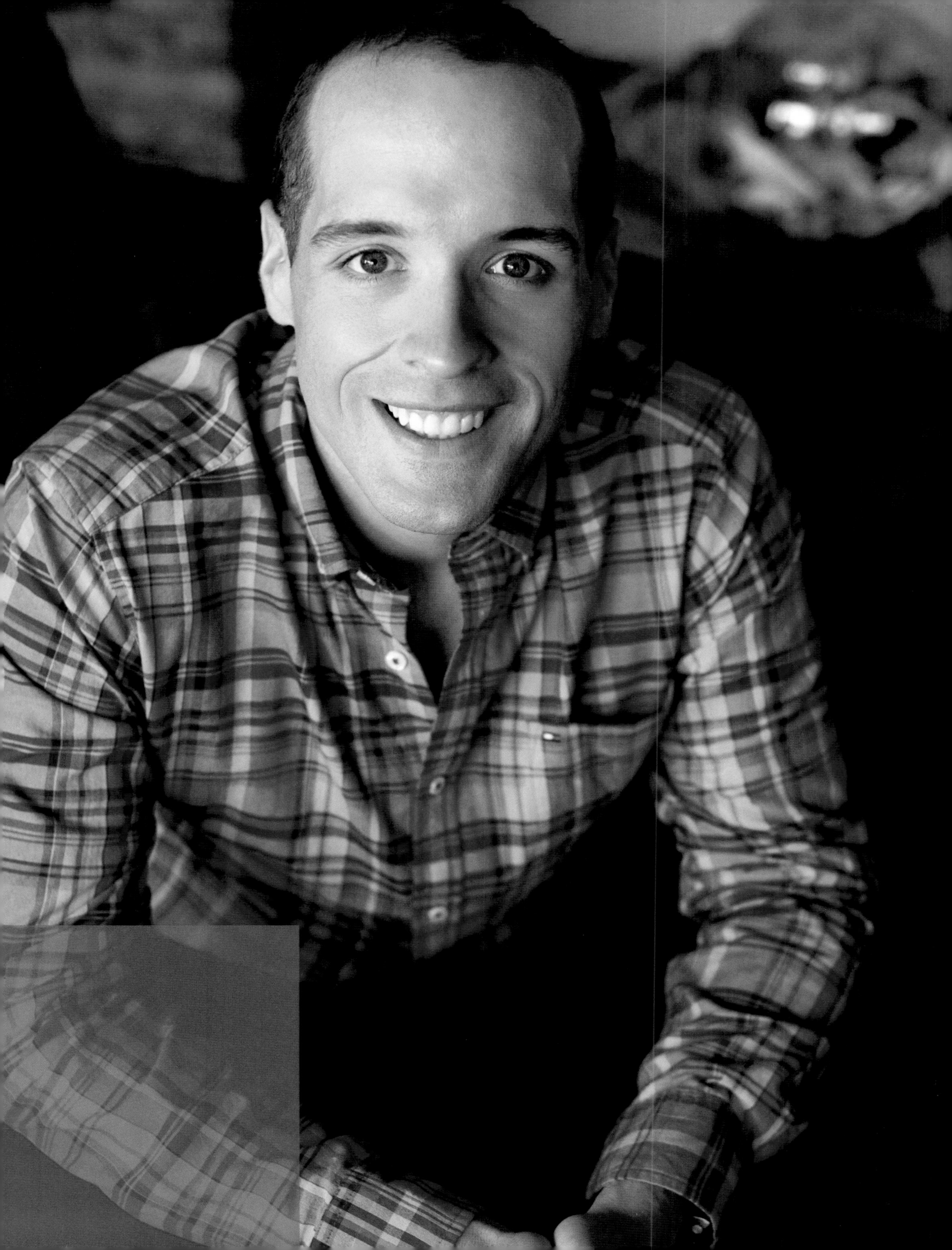

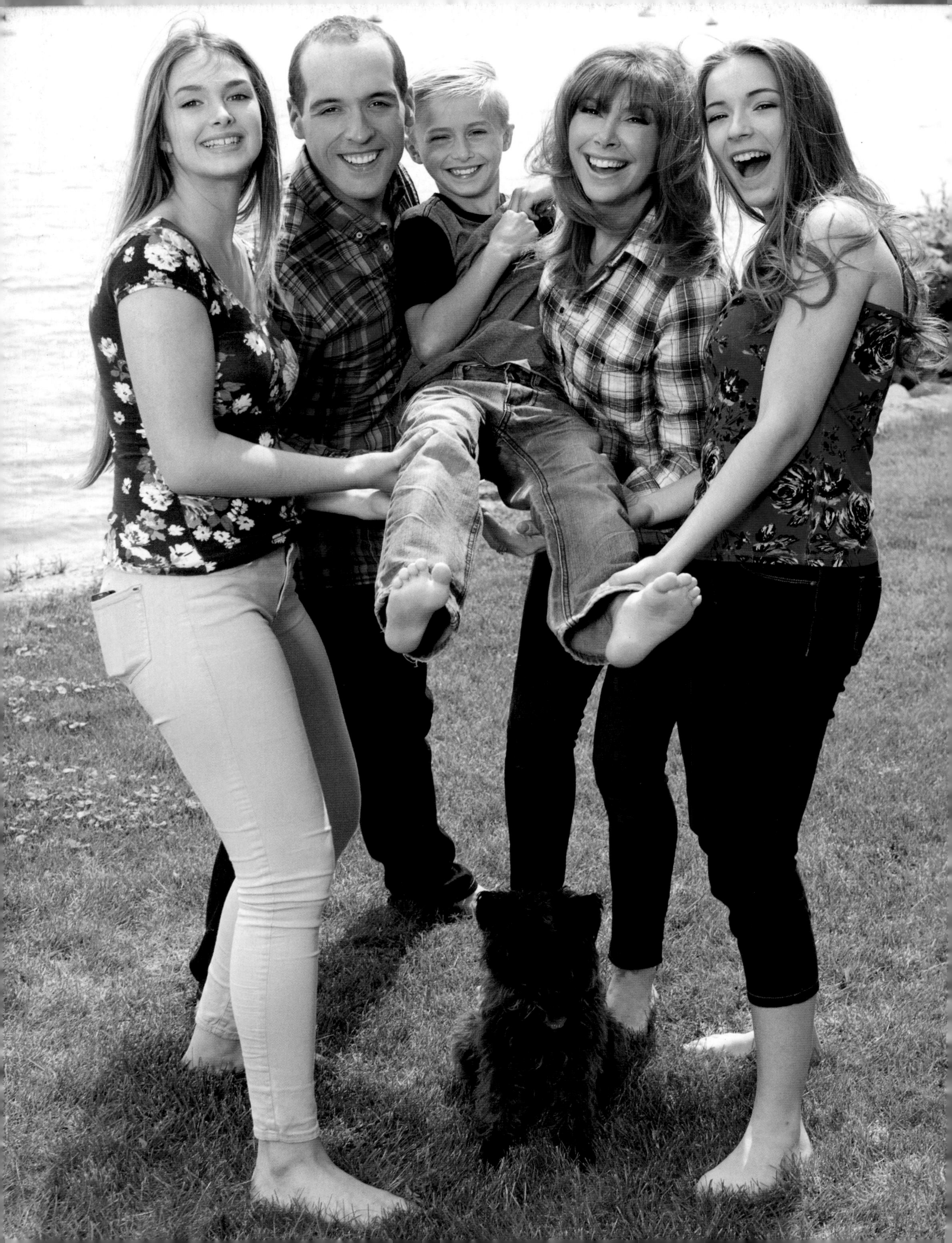

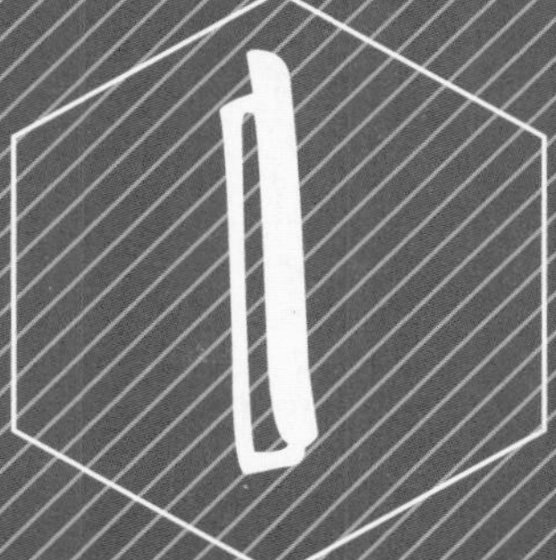

Comment fonctionne ce livre ?

À chacun son rythme

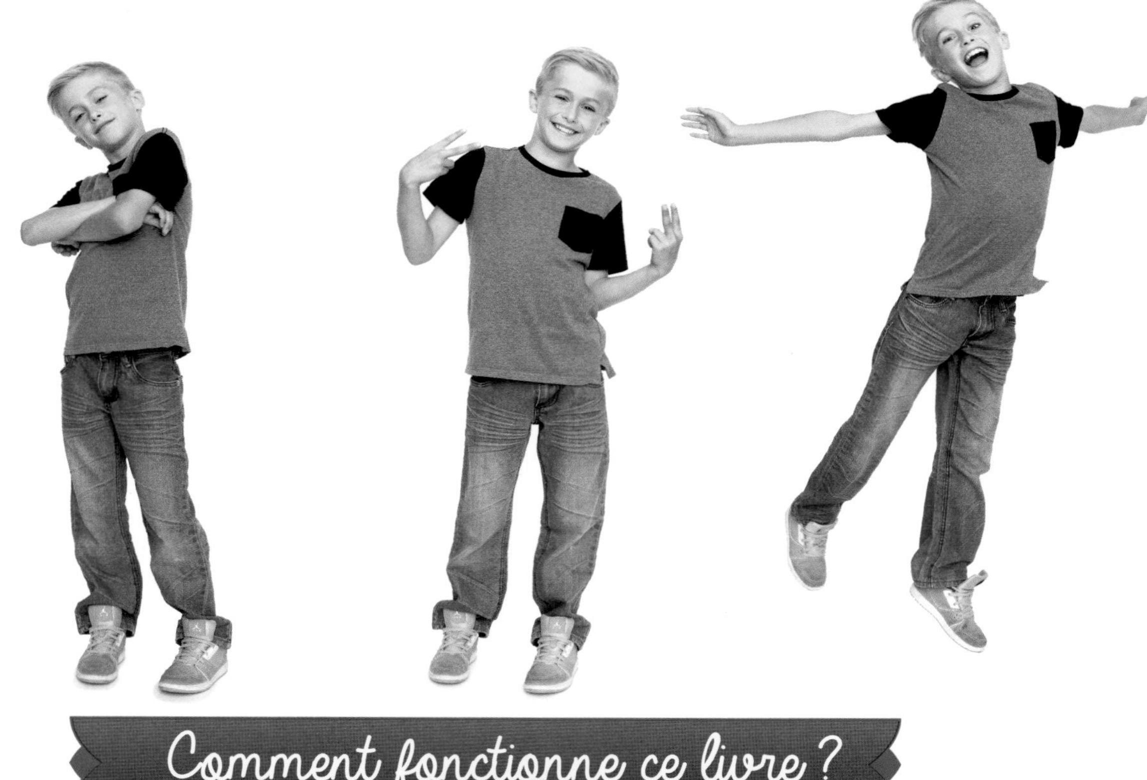

Comment fonctionne ce livre ?

À chacun son rythme

Comparativement aux autres ouvrages que Chantal et Jimmy ont écrits, celui-ci ne formule pas de règles strictes. Il a pour but d'amener votre famille dans une démarche santé.

Nous avons pris soins d'inclure des recettes pour chaque repas de la journée (déjeuner, dîner, souper) de même que pour la collation et le dessert qui comblent les besoins de tous les membres de votre famille. À vous de choisir. La valeur énergétique (calories) ainsi que la teneur en nutriments (protéines, glucides, lipides) de chacune des recettes sont indiquées. Finalement, vous trouverez le coût par portion de chaque création culinaire que contient ce livre.

Avec nos programmes d'entraînement (p. 38), vous réaliserez qu'il est possible de bouger tout en vous amusant avec vos enfants. Le premier programme est conçu pour se faire à deux. Les membres de la famille qui désireraient s'entraîner seuls choisiront quant à eux le second programme. Nous vous recommandons d'exécuter la routine de deux à quatre fois par semaine afin d'en tirer un maximum de bénéfices.

Est-ce approprié de m'entraîner avec mon enfant ou mon adolescent ?

Tout à fait ! Selon une croyance bien répandue, les enfants de moins de 16 ans ne pourraient s'entraîner. Si tel était le cas, il n'y aurait pour eux aucune ligue de hockey ou de soccer par exemple. Cette recommandation est valable pour les exercices de musculation impliquant de lourdes charges, mais les programmes que nous vous proposons n'en comportent pas. Évidemment, si votre enfant ne s'est jamais entraîné, assurez-vous qu'il exécute les mouvements correctement (et vous du même coup) en vous fiant aux images présentées dans le livre. Prenez le temps de bien vous positionner et de sentir vos muscles travailler. Vous verrez, après quelques semaines, l'entraînement deviendra beaucoup plus fluide et vous serez déjà en mesure de ressentir les bienfaits de l'activité physique.

Bon entraînement !

Faire « avaler la santé » à toute la famille en cinq étapes

Petit cours de persuasion

Vous étiez rempli de bonnes intentions en vous procurant ce livre, mais vous réalisez que le reste de votre famille n'est pas aussi enthousiaste que vous ? Sachez qu'il est tout à fait normal de rencontrer de la résistance lorsqu'on propose d'apporter des changements. Voici quelques trucs qui pourraient faire pencher la balance santé en votre faveur.

1

Évitez les règles trop strictes

Soyons honnêtes. Si votre famille en est à ses débuts en matière de santé et que vous décidez de lui imposer rapidement un style de vie très différent, les risques de conflits seront grands. Le truc ? Allez-y progressivement, un repas à la fois. Par exemple, au souper ajoutez un plat de légumes sur la table ou alors commencez à cuisiner des potages de légumes.

2

Acceptez leurs règles

Vous êtes du style à établir des règles santé ? Donnez-leur la possibilité d'en établir quelques-unes à leur tour. Ainsi ils sentiront que ce n'est pas un processus à sens unique ! Et si une de leurs règles consiste à se permettre un ou deux excès par semaine, eh bien soit.

3

Ne dites pas trop souvent ces mots...

« Santé », « bon pour toi » et « entraînement » ne sont pas des mots que les vôtres veulent entendre constamment. Plutôt que de présenter un repas « santé », dites que vous avez cuisiné quelque chose de nouveau ; et au lieu de vous « entraîner » avec vos enfants, amusez-vous avec eux **:)** !

4

Montrez l'exemple

Les parents ont une grande influence sur leurs enfants. Si vous montrez que vous aimez avoir de saines habitudes de vie, il y a de fortes chances que vos enfants suivent vos traces. Prenez le temps de savourer votre repas et lorsqu'il est question de bouger, faites-le avec motivation. Toutefois, attention de ne pas tomber dans l'excès : montrer l'exemple, c'est aussi se permettre une petite gâterie de temps à autre.

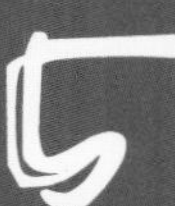

Ne désespérez pas

Il se peut que vos « idées santé » ne passent pas toujours au sein de votre famille : persévérez et surtout donnez-vous du temps ! Certains changements sont parfois difficiles à intégrer, mais l'opposition s'estompera petit à petit...

Guide d'initiation à la nutrition

Manger santé... et informé

Pourquoi manger ? Par habitude, répondront certaines personnes, ou tout simplement par goût ou par plaisir. Mais savez-vous que toute nourriture que vous ingurgitez vous apporte des nutriments ? Ces derniers sont essentiels à la vie et au maintien de votre bonne santé.

Tous les nutriments qu'on trouve dans les aliments jouent un rôle ; alors que certains assurent une bonne croissance et le bon maintien des os, d'autres nous aident à garder notre température corporelle constante, conserver notre masse musculaire, améliorer le fonctionnement de notre système digestif... Il y a six catégories de nutriments : les glucides, les lipides, les protéines, l'eau, les vitamines et les minéraux. Voyons le rôle de chacun.

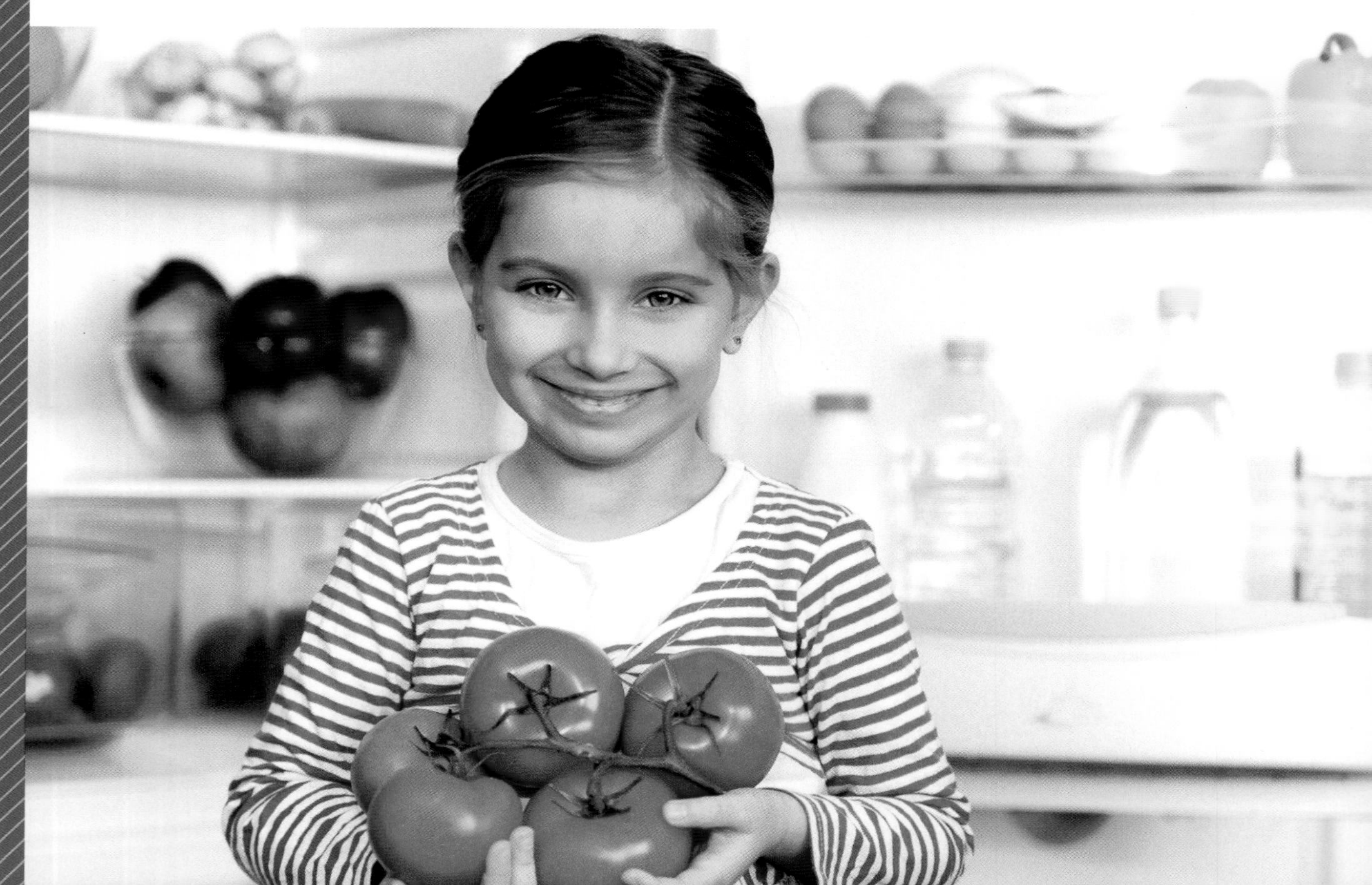

«Quand tout va bien on peut compter sur les autres, quand tout va mal on ne peut compter que sur sa famille.»
– Proverbe chinois

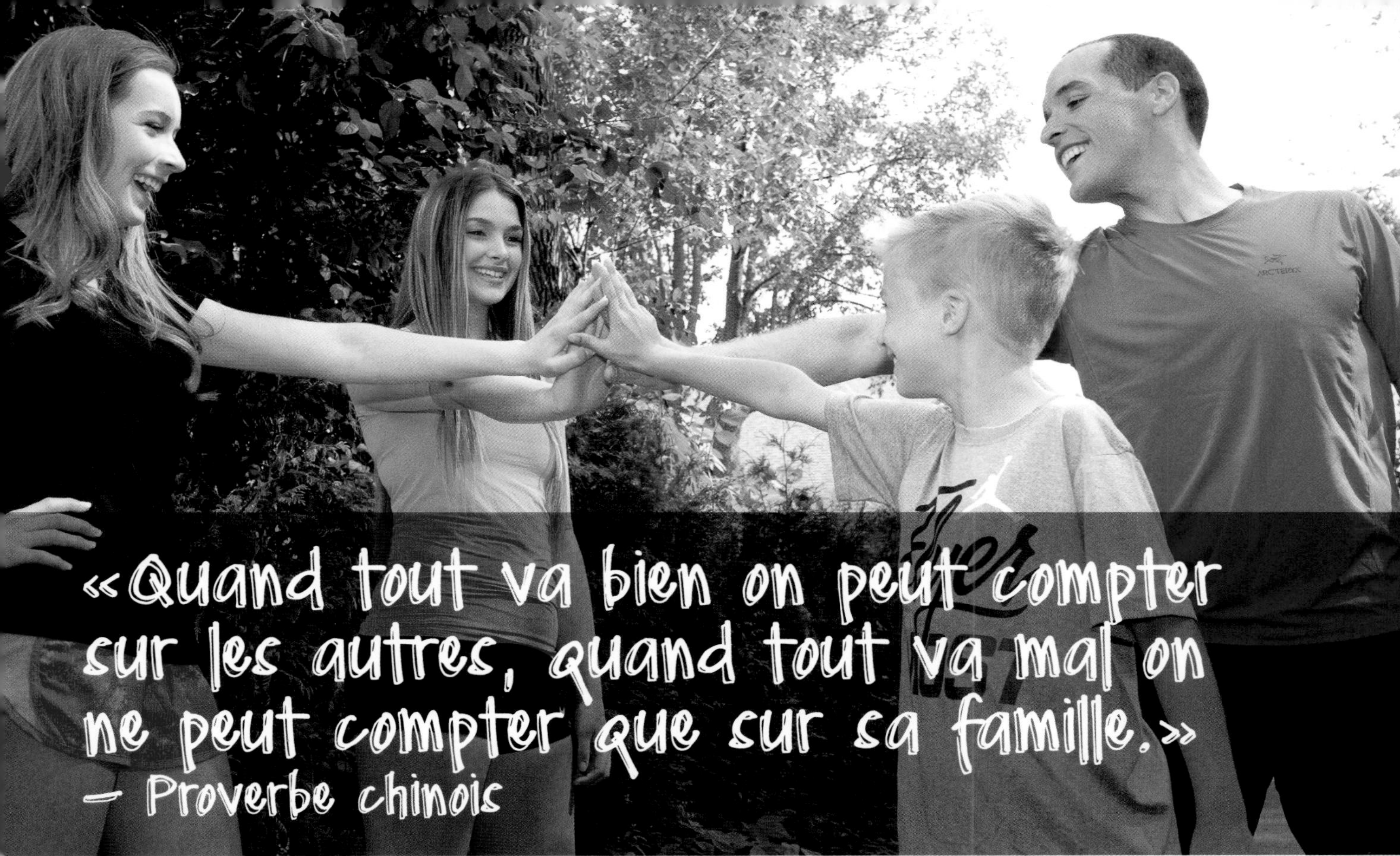

Les différentes sources d'énergie

Glucides (sucres)

Les glucides, aussi appelés hydrates de carbone, sont les principales sources d'énergie du corps et du cerveau. À eux seuls, ils représentent environ 45-55 % de l'apport énergétique recommandé quotidiennement. Ce sont dans les glucides qu'on trouve les fibres alimentaires qui aident à prévenir la constipation et le cancer colorectal, et à optimiser notre santé cardiovasculaire. Beaucoup de familles ont décidé de diminuer la quantité de sucres qu'elles consomment (avec raison) dans le but d'améliorer leur état de santé général. Sachez toutefois que les sucres dits lents (c'est-à-dire lentement absorbés dans l'organisme) ne sont pas à bannir de votre alimentation. Au contraire, les glucides complexes sont une bonne source d'énergie. Nous vous conseillons de limiter le plus possible les sucres rapides et de leur préférer les sucres lents.

⊘ ÉVITEZ		◯ PRIVILÉGIEZ
SOURCES DE SUCRES RAPIDES	→	**SOURCES DE SUCRES LENTS**
Le pain de farine blanche enrichie	→	Le pain à 100 % de blé entier, le pain intégral ou de blé entier moulu sur pierre
Les pâtes de farine blanche enrichie	→	Les pâtes à 100 % de blé entier
Le riz blanc	→	Le riz brun
La pomme de terre en purée	→	La plupart des légumes et fruits
Le chocolat et les bonbons	→	Les légumineuses
Les boissons gazeuses ordinaires	→	Le lait et la boisson de soya

En résumé

Seuls les glucides, les protéines, les lipides et l'alcool apportent de l'énergie à votre corps.

Glucides : 4 calories par gramme
Protéines : 4 calories par gramme
Lipides : 9 calories par gramme
Alcool : 7 calories par gramme

Lipides

Les lipides sont plus riches en calories (9 cal/g) que tous les autres nutriments. Cependant, ils sont nécessaires au bon fonctionnement de l'organisme, car ils transportent les vitamines liposolubles (A, D, E et K) dans notre corps, participent à la synthèse des hormones et font partie intégrante de nos membranes cellulaires. Consommés de façon équilibrée, les lipides nous assurent un haut niveau de vitalité puisqu'ils sont une réserve d'énergie pour notre organisme. De plus, certains lipides comme les oméga-3, des acides gras essentiels (essentiels parce que le corps ne peut les fabriquer lui-même), nous protègent des maladies cardiovasculaires et aident au fonctionnement optimal de notre système nerveux. Les lipides se trouvent dans les huiles, la margarine, le beurre, les viandes, les volailles, les poissons, les œufs, les noix et les graines, les produits laitiers et, évidemment, les aliments transformés.

MEILLEURES SOURCES D'OMÉGA-3	
→	Les poissons gras (hareng, maquereau, saumon de l'Atlantique, sardine, thon)
→	La graine de lin moulue et l'huile de lin
→	La noix de Grenoble et l'huile de noix
→	L'œuf oméga-3

Protéines

Les protéines sont indispensables à notre alimentation, car elles sont la seule source d'azote, un élément chimique indispensable à la vie. Les protéines sont des nutriments essentiels pour la formation du fœtus, la bonne croissance des enfants, la régénération des cellules de la peau, des ongles, des cheveux et enfin pour la réparation des tissus musculaires endommagés. Comme elles nous préservent de plusieurs maladies, tous les jours il est important d'en consommer : viandes, volailles, poissons, fruits de mer, œufs ou légumineuses (dolique, haricot, lentille, pois sec, soya...). De plus, ce sont les protéines qui nous procurent un sentiment de satiété, nous permettant ainsi de patienter jusqu'au prochain repas. Vos enfants sont affamés lorsqu'ils reviennent de l'école ? Servez-leur une collation riche en protéines (voir la section des collations en page 198).

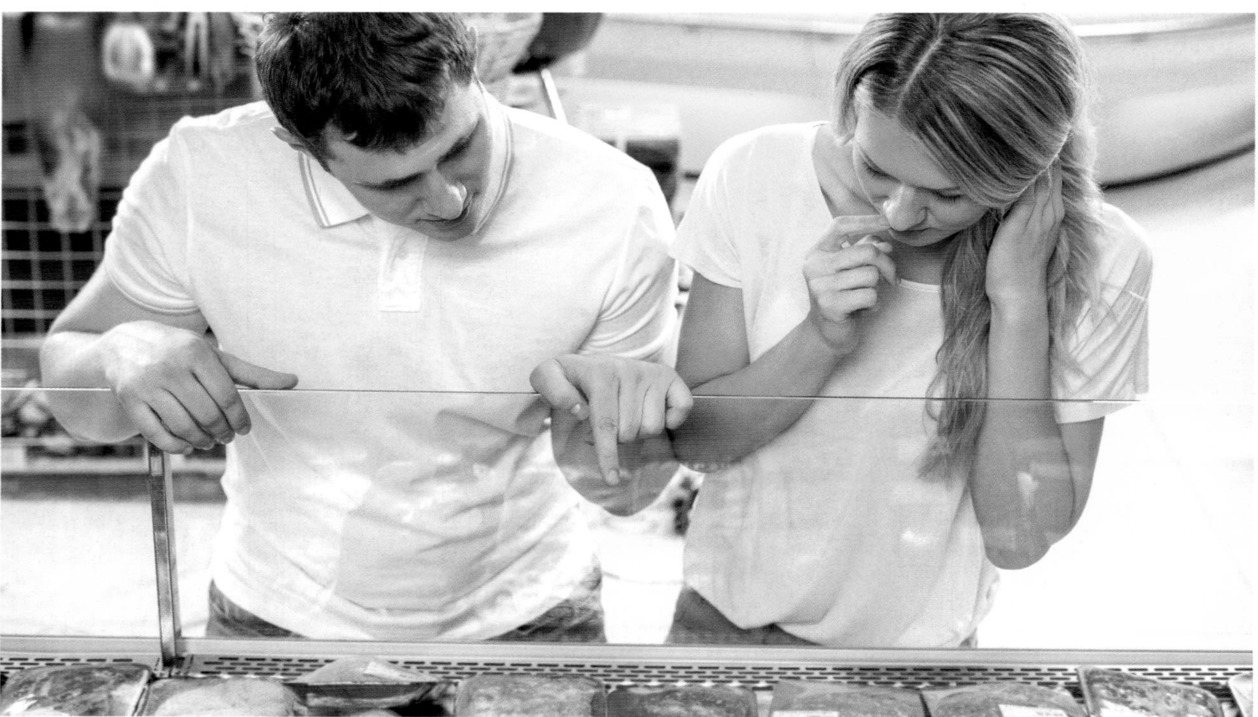

Maitriser les portions sur le bout des doigts

Nous vous proposons un pratique tableau de références à mémoriser. Très utile pour sauver du temps à la cuisine.

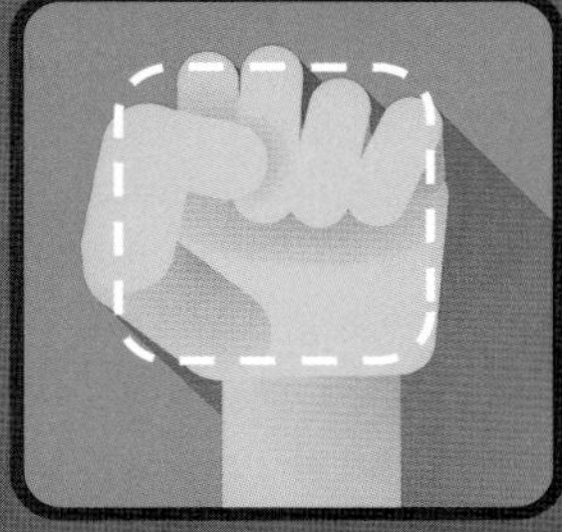

Environ 1 tasse

1 portion de pâtes, riz, fruits, légumes...
(Le poing complet fermé)

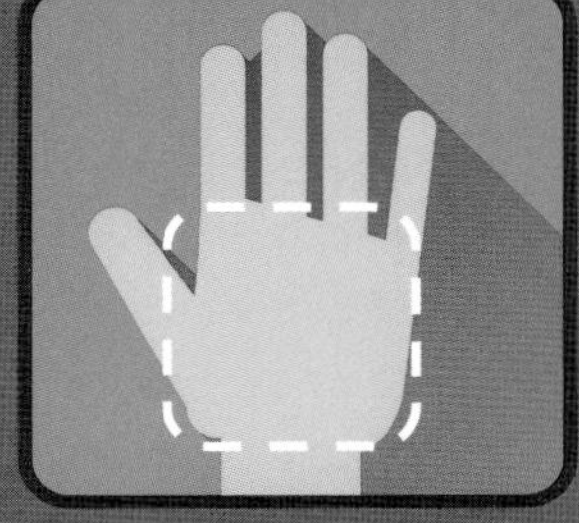

Environ ½ tasse

1 portion de viande, poulet et possion
(La paume de la main ouverte)

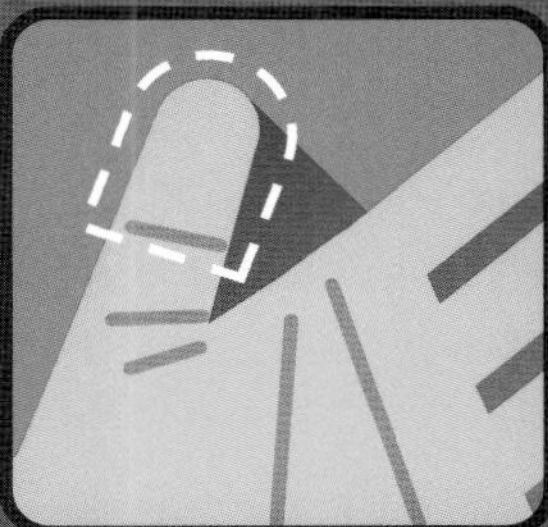

Environ 1 cuillère à soupe

1 portion de beure d'arachide
(L'extrémité du pouce à partir de la jointure)

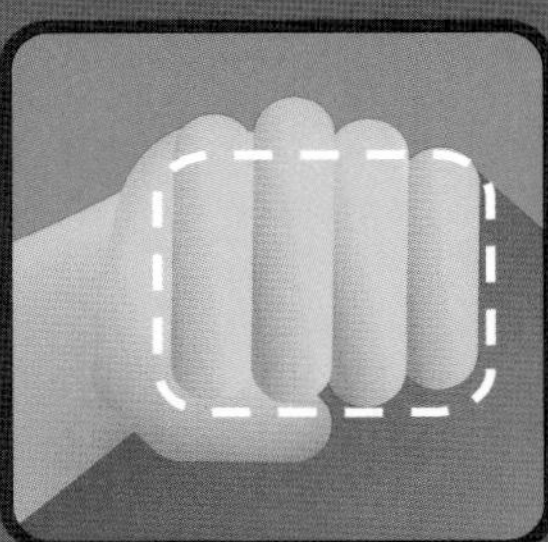

Environ ½ tasse

1 portion de pâtes, riz, fruits, légumes...
(Le devant de votre poing fermé)

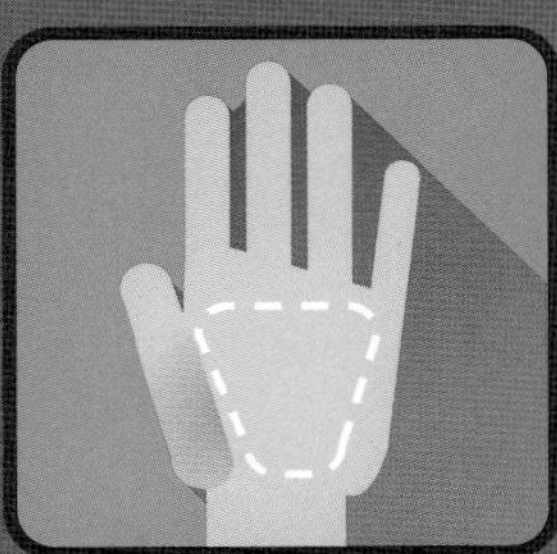

Environ ¼ de tasse

1 portion de noix, fruits, fromage
(La contenu de la main)

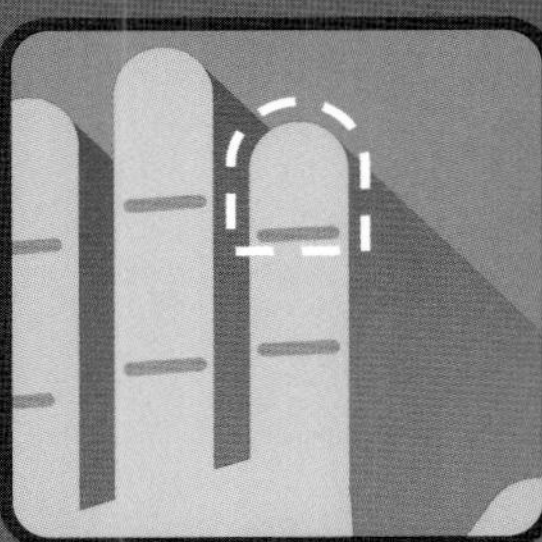

Environ 1 cuillère à thé

1 portion de beurre, mayonnaise, huile
(L'extrémité de l'index à partir de la dernière jointure)

Vitamines et minéraux
Aide-mémoire de «A» à «Zinc»

Il ne se passe pas une journée sans que l'on entende dire qu'il est important de manger des aliments sains qui contiennent des vitamines et minéraux.

Toutefois, avec toute l'information qui est diffusée, il peut être parfois difficile de démêler le vrai du faux. À quoi servent ces fameuses vitamines ? Vous découvrirez que vous aurez tout intérêt à en consommer le plus possible afin d'optimiser votre santé et celle de vos proches. Voici un tableau qui vous aidera à y voir plus clair.

VITAMINE A

Possède un fort pouvoir antioxydant favorisant la bonne croissance des os, une bonne vision et protège contre les infections

MEILLEURES SOURCES :

→Le hareng mariné
→Les abats
→La patate douce
→Les carottes
→Les épinards
→Le chou
→La courge
→Le rutabaga
→Le cantaloup

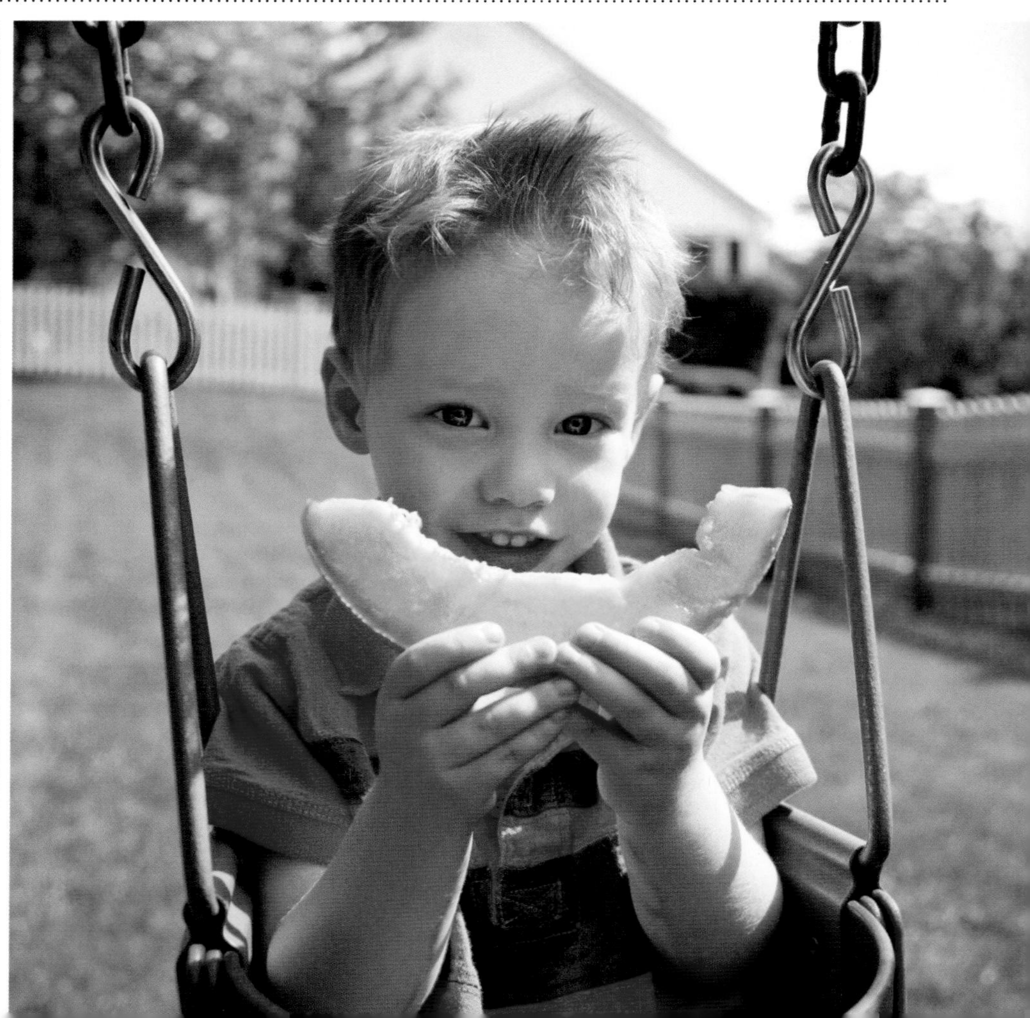

VITAMINES DU COMPLEXE B

VITAMINE B1 (THIAMINE)

Essentielle pour la production de l'énergie en plus de participer à la croissance et à la transmission de l'influx nerveux

MEILLEURES SOURCES :

→Les légumineuses
→Le porc et les abats
→Les produits céréaliers à grains entiers ou enrichis
→Le germe de blé
→L'orange
→Les pois vert

VITAMINE B2 (RIBOFLAVINE)

Participe à la formation de l'énergie, à la production des hormones et les globules rouges en plus de jouer un rôle dans la croissance et la répartition des tissus

MEILLEURES SOURCES :

→Les œufs
→Les produits laitiers
→Les produits céréaliers à grains entiers ou enrichis
→La volaille
→Les noix et les graines
→Les mollusques
→Les légumes verts et feuillus

VITAMINE B3 (NIACINE)

Participe à la formation de l'ADN pour favoriser un développement et une croissance optimale ainsi que de jouer un rôle dans la production d'énergie

MEILLEURES SOURCES :

→Le poisson
→La viande et la volaille
→Les produits céréaliers à grains entiers ou enrichis
→Les arachides

VITAMINE B5 (ACIDE PANTOTHÉNIQUE)

Surnommée «vitamine antistress», joue un rôle dans la production des messagers de l'influx nerveux et leur régulation, au fonctionnement des glandes surrénales ainsi que dans la formation de la peau, des muqueuses et de l'hémoglobine.

MEILLEURES SOURCES :

→Les abats
→La viande
→Le saumon et la morue
→Les céréales de son
→Les œufs durs
→Les graines de tournesol
→Les champignons

VITAMINE B6 (PYRIDOXINE)

Participe à la formation des globules rouges, en plus d'aider au bon maintien du système immunitaire et à la régulation du taux de sucre dans le sang.

MEILLEURES SOURCES :

→Les pois chiches
→Le thon, le saumon et la morue
→Le poulet et la dinde
→Le foie
→Les céréales enrichies
→Les graines de sésame et de tournesol
→Les pommes de terre au four

VITAMINE B8 (BIOTINE)

Permet la transformation des glucides et des gras.

MEILLEURES SOURCES :

→Le poisson
→Les abats et le foie
→Les légumineuses et le soya
→Les produits céréaliers à grains entiers
→Les noix et les graines
→Le jaune d'œuf
→Le chou-fleur

VITAMINE B9 (ACIDE FOLIQUE OU FOLATE)

Considérée comme «la vitamine de la future maman» puisqu'elle protège le fœtus contre les malformations congénitales du tube neural. La B9 est essentielle pour la formation des cellules du corps, à la production de l'ADN et de l'ARN, au bon fonctionnement du système nerveux et immunitaire et dans la cicatrisation.

MEILLEURES SOURCES :

→Les graines de lin et de tournesol
→Les abats
→Les légumineuses et les haricots de soya
→Les céréales enrichies
→Les épinards, asperges, chou de Bruxelle, laitue romaine et la betterave

VITAMINE B12 (COBALAMINE)

Essentielle à la fabrication de tout ce qui entoure notre génétique, en plus de gérer l'entretient des cellules nerveuses.

MEILLEURES SOURCES :

→Les poissons et mollusques frais et en conserve
→Le lait
→Les œufs
→La viande et la volaille
→La boisson de soya et la boisson de riz enrichies

VITAMINE C (ACIDE ASCORBIQUE)

Reconnue pour nous protéger contre les infections. Elle assure aussi la santé des dents, des gencives, des os et des cartilages, en plus d'accélérer la cicatrisation et d'aider à l'absorption du fer des végétaux

MEILLEURES SOURCES :

→Le poivron rouge
→Le brocoli
→Le chou de Bruxelle
→La betterave
→L'orange
→La fraise
→Le kiwi
→La papaye
→La mangue
→La goyave

VITAMINE D

En plus d'assurer, la santé des dents et des os en permettant l'utilisation du calcium et du phosphore, elle participe à la croissance des cellules dont celles du système immunitaire

MEILLEURES SOURCES :

→La boisson de riz et la boisson de soya enrichie
→Le saumon frais ou fumé, le thon rouge, le hareng mariné et les sardines en conserves
→Le lait de vache
→Le yogourt enrichi
→Le foie de boeuf

VITAMINE E

Antioxydant réputé qui protège la membrane des cellules du système immunitaire, en plus d'être reconnue pour assurer le bon fonctionnement du cœur de par ses propriétés anti-inflammatoire et vasodilatatrices.

MEILLEURES SOURCES :

→L'huile de canola
→Les amandes, les graines de tournesol, les arachides et les noisettes
→Les céréales de son
→L'avocat
→La pâte de tomate

VITAMINE K

Joue un rôle dans la calcification des tissus mous et dans le processus de la coagulation du sang.

MEILLEURES SOURCES :

→L'asperge
→Les épinards
→Le chou de Bruxelle
→La bette à carde
→Le brocoli
→La laitue Boston
→Les haricots verts et les petits poids
→Le kiwi
→Les algues nori

CALCIUM

En plus de participer à la coagulation du sang, la contraction du muscles et le maintient de la pression sanguine, il est surtout le principal composant des dents et des os et en faisant le minéral le plus abondant de notre corps.

MEILLEURES SOURCES :

→Le lait de vache ou de chèvre
→Le yogourt
→Le fromage,
→Le tofu produit avec du sulfate de calcium
→La boisson de soya et de riz enrichie
→Le jus d'orange enrichi
→Le saumon et les sardines avec arêtes

CUIVRE

Essentiel à la formation de plusieurs hormones et à la fabrication des globules rouges.

MEILLEURES SOURCES :

→La viande et volaille
→Les mollusques et crustacés
→Les légumineuses
→Les artichauts
→Le champignon
→La chichorée
→Les noix et les graines
→Le chocolat noir

FER

Nécessaire au transport de l'oxygène dans nos cellules, le fer permet aussi la production de nouvelles cellules, d'hormones et de neurotransmetteurs, en plus de participer à la formation des globules rouges.

MEILLEURES SOURCES :

→Le foie, le boudin et les autres abats
→Les huîtres et crustacés
→La viande
→Les palourdes
→Les légumineuses

IODE

Essentiel au développement, à la croissance et au métabolisme de base de par son rôle dans la formation des hormones thyroïdiennes

MEILLEURES SOURCES :

→Les poissons de mers : sardine, maquereau, anchois, dorade
→Les mollusques et crustacés
→Les algues
→Le lait
→Les œufs
→Le sel iodé

MAGNÉSIUM

Assure la contraction musculaire et le bon fonctionnement du système immunitaire en plus de veiller à la santé des os et des dents.

MEILLEURES SOURCES :

→Le flétan, le goberge et le thon rouge
→Les haricots noirs et blancs
→Le soya et la boisson de soya enrichie
→Les céréales de son
→La noix du Brésil, les noix de cajou, les noix de pin et les amandes
→Les épinards et les artichauts
→Le chocolat noir

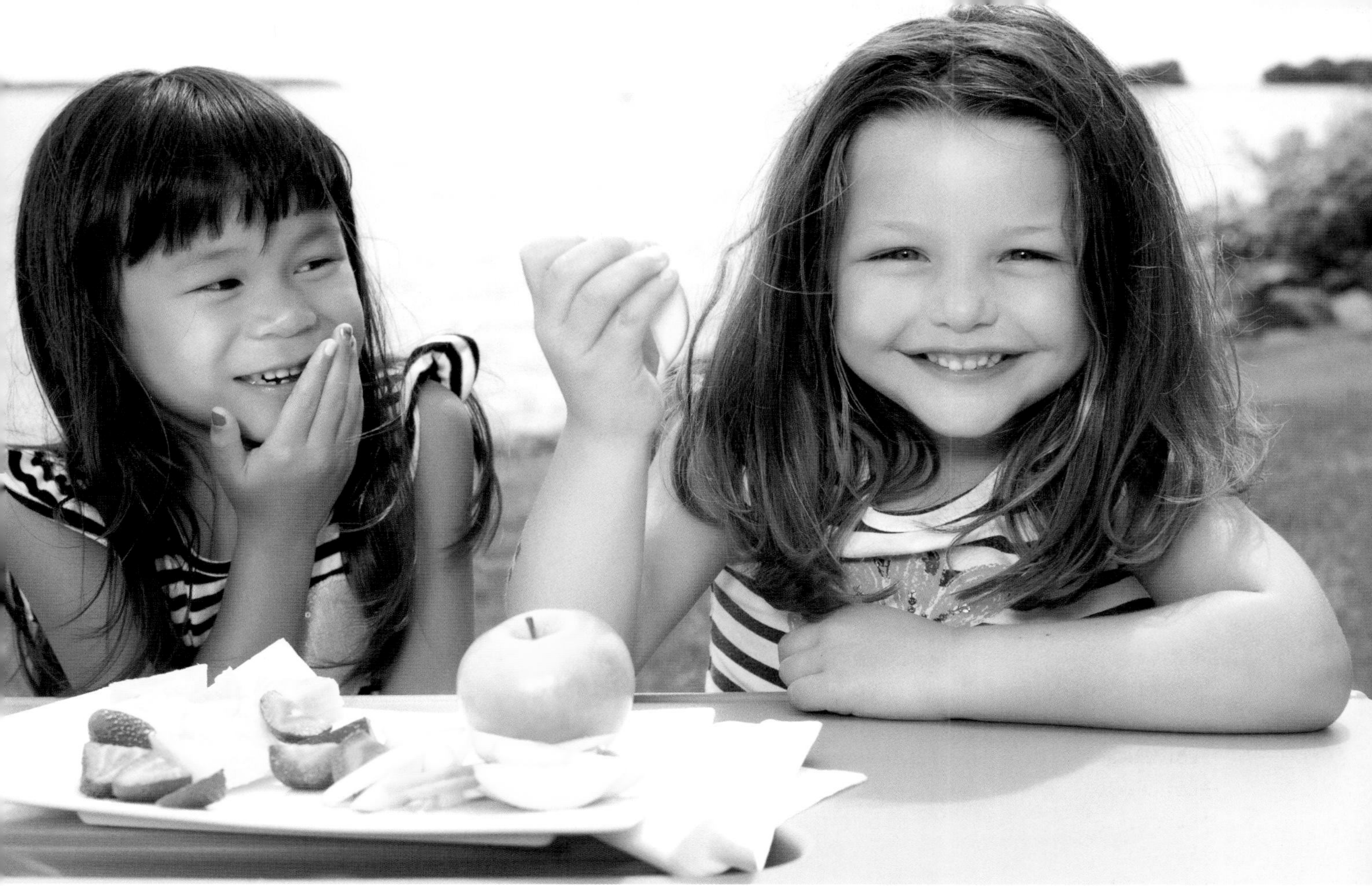

MANGANÈSE

Prévient les dommages des radicaux libres sur nos cellules et participe à plus de douze processus métaboliques.

MEILLEURES SOURCES :

- →Les légumineuses
- →Les céréales à grains entiers et enrichis
- →Les noix et les graines
- →Le quinoa
- →Les épinards
- →Le thé
- →L'ananas
- →Le raisin
- →La framboise

PHOSPHORE

Contribue à la santé des dents et des os, assure la croissance et la régénérescence des tissus et en plus de maintenir le pH du sang normal.

MEILLEURES SOURCES :

- →La goberge, le doré, l'aiglefin, le flétan, la palourde, le saumon, l'espadon
- →Le foie de bœuf et les abats de volaille
- →Les haricots de soya
- →Les lentilles
- →Les graines de tournesol et de citrouille
- →Le yogourt
- →Le lait

POTASSIUM

Améliore la contraction musculaire et assure une bonne digestion en équilibrant le pH su sang et en aidant la production d'acide chlorhydrique.

MEILLEURES SOURCES :

- →La palourde, le flétan, la morue, le thon et le saumon
- →Les haricots blancs
- →Le soya
- →Les épinards
- →La courge
- →L'artichaut
- →Les tomates en conserve
- →La banane
- →La pomme de terre au four

SÉLÉNIUM

Joue un rôle dans le bon fonctionnement de la glande thyroïde et système immunitaire

MEILLEURES SOURCES :

- →Les poissons frais
- →La viande brune de dinde
- →Les abats de volaille
- →Les côtelettes de porc
- →La ronde de bœuf
- →La noix du Brésil
- →Les huîtres, le hareng, le thon et les palourdes en conserve

ZINC

Essentiel aux fonctions neurologiques et reproductives et joue un rôle majeur dans la croissance, le développement et pour le bon fonctionnement du système immunitaire.

MEILLEURES SOURCES :

- →La viande et abats
- →Les mollusques et crustacés
- →Les légumineuses
- →Le germe de blé

Savoir lire les étiquettes

Savoir lire les tableaux de la valeur nutritive et les listes d'ingrédients est essentiel pour faire de bons choix à l'épicerie. Que doit-on regarder dans l'étiquetage nutritionnel ?

LES ALLÉGATIONS SANTÉ : ATTENTION !

« 25 % moins de sucre », « ½ moins de gras que le produit original », « sans gras trans », « très bonne source de fibres alimentaires »... Ces allégations sont très populaires chez certaines compagnies qui tentent de faire paraître leurs produits comme étant « santé ». Bien que ces renseignements soient réglementés, voici ce qu'ils signifient.

Les «faible»

« Faible teneur en matières grasses » : 3 g ou moins de matières grasses par portion indiquée sur l'emballage.

« Faible teneur en gras saturés » : 2 g ou moins de matières grasses saturées et trans par portion.

Notez que « sans » ne veut pas nécessairement dire que le produit contient 0 % d'un nutriment.

Les «sans»

« Sans gras » : moins de 0,5 g de matières grasses par portion.

« Sans sodium » : moins de 5 mg de sodium par portion.

« Sans cholestérol » : 2 mg et moins de cholestérol par portion et faible teneur en matières grasses saturées, MAIS pas nécessairement faible teneur en matières grasses totales.

« Sans matières grasses » : 0,5 g ou moins de matières grasses pour 100 g.

Les experts en santé acceptent ces formulations, car ils considèrent qu'il s'agit là de quantités négligeables sur le plan nutritionnel.

Les «sources»

« Source de fibres » : 2 g ou plus de fibres par portion.

« Source élevée de fibres » : 4 g ou plus de fibres par portion.

« Source très élevée de fibres » : 6 g ou plus de fibres par portion.

« Bonne source de calcium » : 165 mg ou plus de calcium par portion.

« Source d'oméga-3 » : 0,3 g ou plus d'oméga-3 par portion.

Le terme «léger»

« Léger » : au moins 30 % plus faible en matières grasses, en sucres ou en calories que le produit original.

Dans plusieurs cas, la diminution de la teneur en matières grasses d'un produit a aussi amené une augmentation de sa teneur en sucres. C'est à bien y penser...

Sans sucre ou sans sucre ajouté

Attention ! Le fait qu'un produit soit non additionné de sucre ne l'empêche pas de contenir une grande quantité de sucre naturel. Par exemple, un jus de fruit dit « sans sucre ajouté » peut tout de même contenir jusqu'à 30-35 g de sucre provenant du fruit.

LES LISTES D'INGRÉDIENTS

Les ingrédients sont toujours indiqués en ordre décroissant. En d'autres mots, l'ingrédient qui figure en tête de liste représente celui que le produit contient en plus grande quantité. Si vous comparez deux pains et que dans le premier le sucre apparaît comme ingrédient principal, alors que dans le second le blé est l'ingrédient de base, vous savez immanquablement quel pain est un bien meilleur choix.

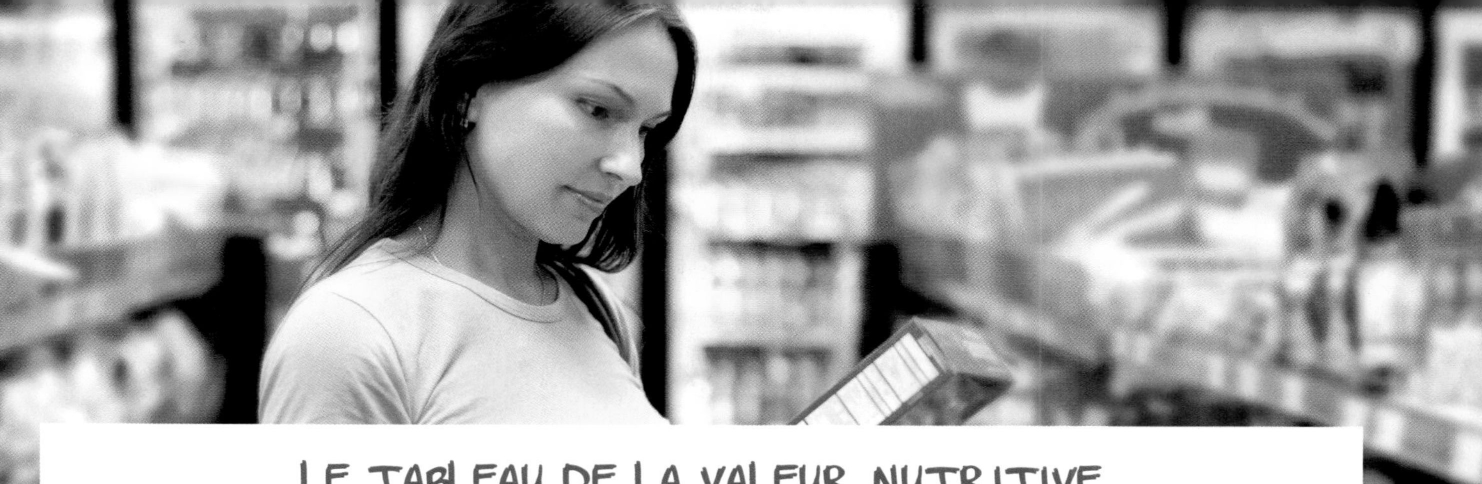

LE TABLEAU DE LA VALEUR NUTRITIVE

1 La portion

La première chose à faire lorsque vous comparez deux produits est de regarder la portion indiquée sur l'étiquette.

Par exemple, vous voulez comparer deux boîtes de céréales (du type « prêtes à consommer ») : or, le tableau de l'une est basé sur une portion de 30 g, et l'autre sur une portion de 55 g. Vous devez donc doubler les données de la première boîte pour obtenir une information nutritionnelle comparable.

La portion est généralement indiquée selon la mesure courante utilisée (tasses, millilitres, grammes, etc.) ou encore selon une quantité d'aliments (deux biscuits, un quart de pizza, une barre tendre, etc.). Vous devrez calculer le nombre de calories et autres composantes (matières grasses, cholestérol, glucides, sucres, fibres, protéines, etc.) en fonction de la portion que vous consommerez. La lecture du tableau peut porter à confusion quand la portion indiquée ne correspond pas à la portion recommandée par le Guide alimentaire canadien. Par exemple, pour les produits céréaliers, la portion suggérée par le Guide est de ¾ de tasse (180 ml), alors que les portions indiquées sur les boîtes sont de ⅓ de tasse, ⅔ de tasse, 1 tasse, etc.

Valeur nutritive
Portion de 3/4 tasse (58 g) 1

Teneur par portion	Céréales	Avec 1/2 tasse de lait 1 %
Calories 2	230	280
	% valeur quotidienne	
Lipides 6 g† 3	9 %	11 %
saturés 0,5 g + trans 0 g	3 %	5 %
polyinsaturés 2 g		
oméga-6 1,5 g		
oméga-3 0,5 g		
monoinsaturés 2,5 g		
Cholestérol 0 mg	0 %	2 %
Sodium 160 mg	7 %	9 %
Potassium 360 mg	10 %	16 %
Glucides 39 g 4	13 %	15 %
Fibres 9 g	36 %	36 %
Sucres 13 g		
Protéines 10 g 5		
Vitamine A	0 %	8 %
Vitamine C	0 %	0 %
Calcium	4 %	20 %
Fer	10 %	10 %
Vitamine E	15 %	15 %
Niacine	10 %	15 %
Phosphore	15 %	25 %
Magnésium	25 %	30 %
Manganèse	15 %	15 %

† Dans les céréales. 6

2 L'énergie

L'énergie ou encore les calories sont indiquées selon la portion suggérée par la compagnie. Encore une fois, si vous consommez plus ou moins que la portion indiquée sur l'emballage, n'oubliez pas d'ajuster son apport calorique.

3 Les matières grasses

Les lipides comprennent les gras insaturés, les gras saturés et les gras trans. De façon générale, nous cherchons à éviter toute trace de gras trans. Quant aux gras saturés, il est recommandé de limiter leur apport à moins de 7 % du nombre total de calories que nous consommons chaque jour.

4 Les glucides

La section « glucides » comprend les fibres, les sucres et l'amidon (qui ne figure pratiquement jamais dans le tableau). Pour savoir si le contenu en fibres de votre produit est intéressant, fiez-vous à la règle du 5-15 % : un pourcentage de fibres de 5 % dans un produit, c'est très peu ; 17 %, c'est beaucoup. Un pourcentage de 8 % de fibres vous indique que le produit est bien, mais vous pourriez trouver mieux.

Pour ce qui est de la sous-division « sucres », elle peut porter à confusion. La teneur en sucres ne veut pas nécessairement dire que le produit contient du sucre ajouté. Par exemple, dans un jus de fruit dit « sans sucre ajouté », la teneur en sucres provient du fruit lui-même.

5 Les protéines

Les protéines ne sont pas indiquées sous forme de pourcentage de la valeur quotidienne nous permettant d'appliquer la règle du 5-15 %. Pourquoi ? En fait, c'est simplement que les besoins en protéines diffèrent beaucoup d'une personne à l'autre. En comparant deux produits, tentez simplement de choisir le produit contenant le plus de protéines pour une même portion.

6 Le pourcentage de la valeur quotidienne

Le pourcentage indiqué à droite des nutriments est basé sur un apport de 2 000 calories par jour. Cela permet au consommateur de voir si le produit qu'il désire acheter est riche ou pauvre en un certain nutriment. La consommation de gras saturés doit représenter moins de 7 % des calories quotidiennes.

8 bons trucs pratiques
Économiser
de l'argent à l'épicerie

1 Ne pas faire l'épicerie le ventre vide

Ce conseil est probablement le plus simple, mais aussi le plus efficace pour éviter d'acheter des articles de façon impulsive. Si vous vous rendez à l'épicerie le ventre vide, vous aurez probablement la tentation d'acheter tout ce qui vous tombera sous la main, passant par les biscuits, les chips et les chocolats. En prenant soin de prendre un bon repas avant de vous rendre à l'épicerie, les achats impulsifs seront moins tentants et vous vous en tiendrez à l'essentiel.

2 Feuilleter les circulaires

Parcourez les circulaires et regardez les aliments et produits économiques de la semaine. Vous remarquerez rapidement que les meilleures aubaines se trouvent majoritairement aux premières et dernières pages de la circulaire. Découpez les coupons-rabais des aliments qui pourraient vous intéresser et placez-les dans une enveloppe à amener à l'épicerie. Ces coupons peuvent vraiment vous faire économiser beaucoup d'argent par semaine, dans la mesure où vous achetez seulement ce dont vous avez besoin.

3 Faire un menu pour planifier vos repas

La meilleure façon d'acheter seulement ce dont vous avez besoin est de planifier vos menus à l'avance selon les rabais que vous aurez trouvés dans votre circulaire. Calculez combien de grammes de viandes, volailles et poissons, les portions de légumes, fruits et féculents dont vous aurez besoin pour chacun de vos repas pour la semaine. En dressant votre menu hebdomadaire avec les enfants, vous augmentez vos chances de préparer des repas que tous aimeront et vous évitez de devoir préparer un autre repas pour un petit « difficile ».

4 Faire une liste d'épicerie

Lors de votre planification de menu, dressez une liste des aliments et produits à acheter selon l'ordre de présentation dans votre épicerie et tenez-vous-en

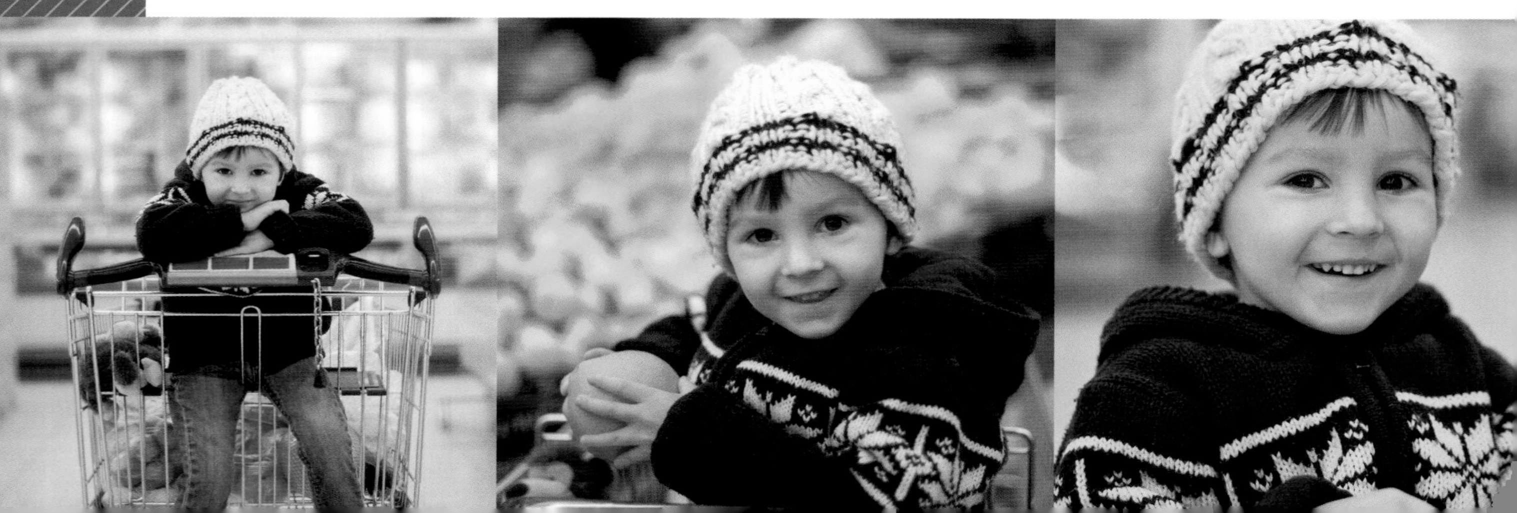

à ce que vous avez inscrit. Évitez de faire les rangées où vous n'avez aucun aliment d'inscrit sur la liste pour éviter des achats imprévus et inutiles.

5 Comparer les prix par portion

Si vous avez besoin d'un produit ne figurant pas dans les rabais de la semaine, prenez le temps de comparer les prix des différentes marques selon leur format. La majorité du temps, les marques maison trouvées en épicerie sont beaucoup plus économiques que les marques commerciales. Comparez toujours les prix pour le même nombre de portions, par exemple : pour 100 g, pour 4 craquelins ou pour ½ tasse, car la grosseur des emballages peut parfois être trompeuse et ne pas nécessairement représenter leur contenu. Soyez à l'affut !

6 Ne pas rejeter les surgelés

Selon le temps de l'année, il peut arriver que certains fruits et légumes soient plus chers qu'à un autre moment. Dans ce cas, tournez-vous vers les fruit et légumes surgelés qui sont tout aussi nutritifs que les aliments frais. En effet, ces aliments sont empaquetés dans les heures suivant leur récolte et ne subissent aucune transformation avant d'être surgelés. De plus, ils ont l'avantage de ne pas être endommagés lors de leur transport comme les fruits et légumes frais.

7 Cuisiner

Apprendre à cuisiner vos repas par vous-mêmes vous fera économiser une belle petite somme d'argent. Les repas déjà préparés à l'avance peuvent facilement vous revenir à 5 $ par portion alors qu'il vous en coûterait 2 $ en les concoctant vous-mêmes. Si vous manquez de temps pour cuisiner tous les soirs, choisissez-vous 2 ou 3 soirs par semaine pour faire des recettes que vous doublerez ou triplerez pour en avoir les soirs où le temps n'est pas disponible. Cuisinez des plats maison vous permet aussi de manger des mets plus sains puisque vous pouvez décider de la quantité de gras, de sucre ou de sel que vous ajoutez. Profitez de ce moment pour passer du temps en famille en faisant participer vos enfants à la préparation des recettes et en prenant un bon repas fait maison que vos bout de chou seront fiers de manger sachant qu'ils ont mis la main à la pâte.

8 Ne pas acheter des «au cas où» ou simplement parce qu'un article est en vente

Plusieurs personnes ont l'habitude d'acheter des « au cas où » ou des articles en vente, même s'ils n'en ont pas nécessairement besoin. Ces gens se retrouvent souvent avec des cannes de conserve poussiéreuses au fond du placard ou encore des produits en double, en triple et même en quadruple dans le garde-manger. En vous en tenant à votre liste d'épicerie, vous éviterez de faire ce genre d'achats qui tombent plus souvent qu'autrement dans l'oubli et qui finissent souvent au fond de la poubelle, tout comme votre argent.

Soyez «interactifs» à l'épicerie avec les tout-petits ! Faites-leur réaliser l'intérêt des bons aliments (le parfum des fruits, la couleur des fromages, la forme des pains, le nom des noix...)

Manger au restaurant en famille : déjouer les pièges

Qu'elle soit rapide ou pas, la restauration offre souvent des choix santé. Voici quelques suggestions en fonction du restaurant que vous choisissez.

Restaurant où on sert des hamburgers

De bons choix
Petit hamburger avec une salade verte
Salade-repas au poulet grillé avec une vinaigrette légère
Sandwich au poulet grillé sans mayonnaise
Deux petits wraps à la poitrine de poulet grillée

Vous pourriez aussi :

- substituer une poitrine de poulet grillée, de la dinde ou du poulet haché à la galette de bœuf.
- demander une portion pour enfant.
- opter pour un hamburger à une seule galette de viande.
- choisir un petit cornet de crème glacée (lorsqu'il est composé de lait ou de yogourt glacé) plutôt qu'un muffin pour dessert.

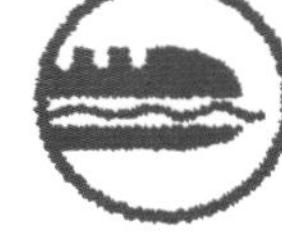

Restaurant où on sert des sous-marins

De bons choix
Pain de blé entier (6 po) à la poitrine de dinde avec légumes et sauce moutarde au miel
Salade-repas à la poitrine de poulet grillé avec sauce à part
Pain de blé (6 po) au poulet grillée avec légumes et soupe aux légumes
Pain de blé entier (6 po) au jambon Forêt-Noire avec légumes et moutarde
Pour les gros appétits : wrap au poulet grillé avec extra légumes et moutarde ou sauce barbecue (ou les deux)

Vous pourriez aussi :

- choisir la moutarde, la moutarde au miel et les vinaigrettes légères.
- opter pour du pain de blé entier.
- choisir une viande maigre : poitrine de dinde ou de poulet et jambon Forêt-Noire.
- commander des sous-marins de 6 pouces au lieu de 12 pouces.

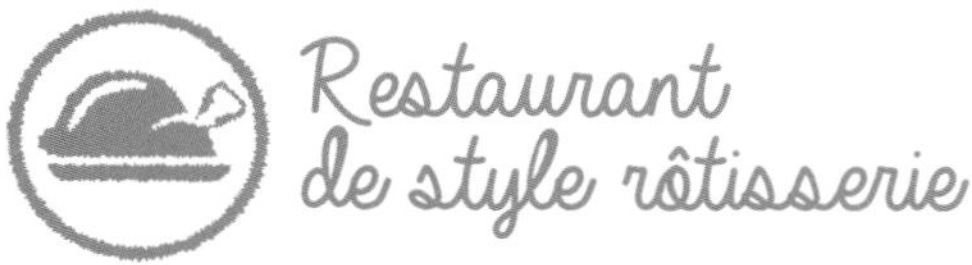

De bons choix
Poitrine de poulet (sans la peau) avec des légumes
Salade de viande grillée avec la sauce à part
Brochette de poulet avec salade verte

Vous pourriez aussi :

– choisir uniquement le buffet de salades, offert dans certaines rôtisseries ; on y trouve plusieurs aliments nutritifs et protéinés.

– commander des demi-portions ou des portions pour enfants.

– demander la vinaigrette à part pour contrôler la quantité que vous mettez dans votre salade.

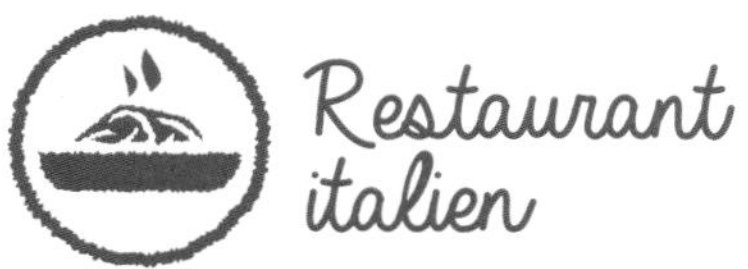

De bons choix
Saumon avec légumes rôtis
Demi-portion de pâtes de blé entier avec sauce à la viande
Demi-pizza au poulet avec salade verte
Poitrine de poulet sauce aux tomates avec légumes vapeur

Vous pourriez aussi :

– demander une pizza à croûte mince faite de blé entier.

– choisir des pâtes multigrain.

– commander une demi-portion de pâtes.

– opter pour des sauces à base de tomate ou de viande (ou les deux).

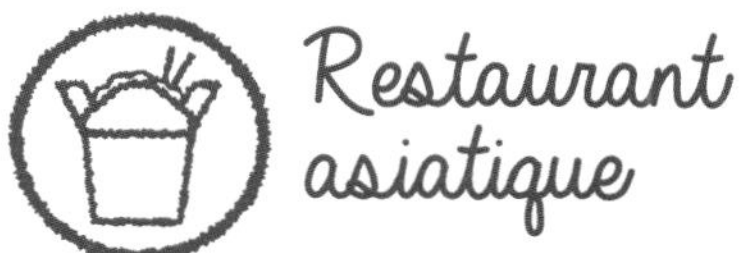

De bons choix
Soupe tonkinoise
Rouleaux de printemps sans sauce
Sauté de légumes avec poulet ou crevettes
Chow mein
Sauté de légumes et poulet sans riz

Vous pourriez aussi :

– remplacer la sauce aux arachides par la sauce aux prunes.

– choisir des légumes cuits à la vapeur plutôt que frits.

– opter pour du riz blanc à la place du riz frit.

– demander de la sauce soya à teneur réduite en sel.

– commander une portion pour enfant.

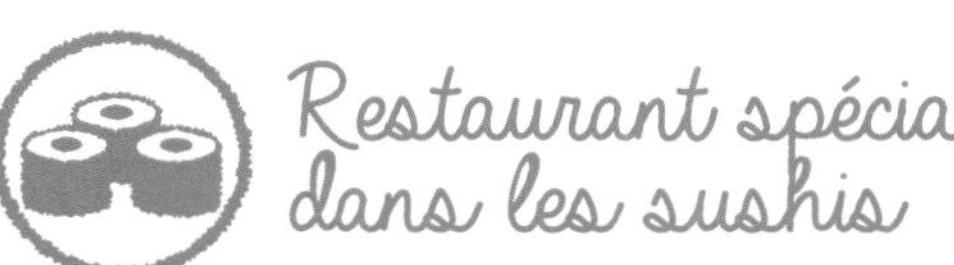

De bons choix
Soupe au miso avec un maki au saumon
Tartare de thon
Maki au thon avec une petite portion de salade de wakamés
Petit rouleau à l'avocat ou au concombre (ou les deux) avec un rouleau aux crevettes et légumes

Vous pourriez aussi :

– remplacer les rouleaux frits par des rouleaux printaniers.

– opter pour de la sauce soya réduite en sodium.

– choisir le wasabi et le gingembre mariné plutôt que la mayonnaise japonaise (du type Wafu).

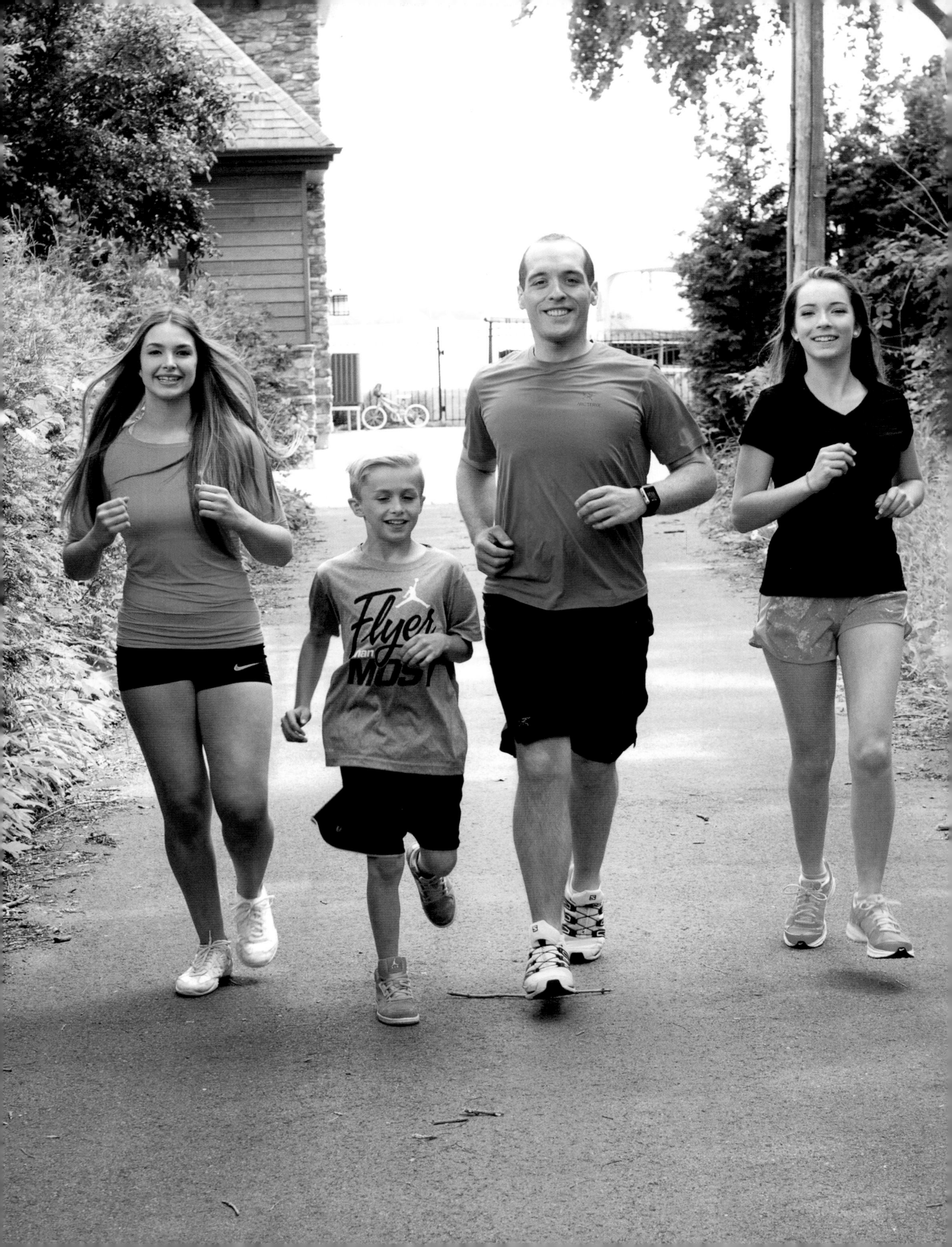
Flyer
MOST

2

Choisir de bouger

AVERTISSEMENT : Les conseils et exercices mentionnés dans les sections du présent livre sont à titre indicatif seulement. Le jugement de chacun est conseillé. Nous préférons vous en avertir. En cas de doute, consultez votre médecin.

Les effets très positifs de l'activité physique

Les spécialistes de la santé nous recommandent de bouger, et ce, peu importe notre âge. Toutefois, on nous explique rarement les bienfaits de l'activité physique pour notre santé physique et mentale. En voici quelques-uns.

5 bienfaits pour les adultes

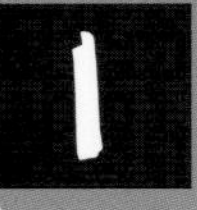

1 Augmentation de l'énergie

Vous avez l'impression que plus la journée avance et plus votre énergie diminue ? La clé ? Bougez ! Les preuves sont faites : les gens qui s'entraînent régulièrement ont, en général, plus d'énergie que les personnes sédentaires.

2 Amélioration de l'humeur

Lorsqu'on fait de l'exercice, notre cerveau sécrète des endorphines, les hormones du plaisir. De la famille des opiacés, ces hormones ont un effet immédiat sur l'humeur. Plus détendu, vous verrez fort possiblement la vie sous un autre angle.

3 Solidification des liens familiaux

Pour tisser des liens, il faut du temps. En faisant des activités en famille, comme une randonnée pédestre, une sortie à vélo ou en ski de fond, vous passez du temps de qualité avec les vôtres, créez des souvenirs mémorables tout en améliorant votre santé !

4 Diminution du risque de certaines maladies et certains cancers

Plusieurs études démontrent que l'activité physique diminue les risques de souffrir de maladies cardiovasculaires (infarctus du myocarde), du diabète de type II, d'ostéoporose, de pression artérielle ainsi que de certains types de cancers (côlon, seins chez la femme et prostate chez l'homme).

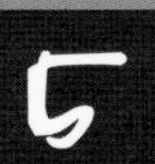

5 Préservation de la masse osseuse

L'activité physique aide aussi à préserver les masses osseuse et musculaire, améliorant par le fait même votre posture.

5 bienfaits pour les enfants et les adolescents

1

Développement des compétences sociales

Le fait de bouger pourrait avoir un effet immédiat sur les habiletés sociales de vos enfants. En effet, la pratique d'activité physique augmentera leur confiance en eux ainsi que leur estime de soi tout en les sortant de leur isolement. Au travers du jeu, ils apprendront aussi à résoudre des conflits avec leurs amis.

2

Amélioration des performances académiques

Beaucoup d'études tendent à démontrer que l'activité physique pratiquée sur une base régulière favorise les apprentissages scolaires, notamment en améliorant la concentration.

3

Bonne gestion du poids

Il serait difficile de passer à côté de ce fait : chez les enfants qui font de l'exercice, le bilan énergétique (apport de calories vs dépense de calories) tend à s'équilibrer et le poids corporel à se réguler.

4

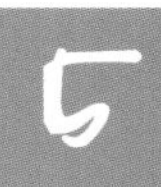

Meilleur contrôle sur les émotions

Si votre enfant a de la difficulté à gérer ses émotions et qu'il est plutôt impulsif, l'activité physique lui sera bénéfique pour apprendre à se contrôler. Elle augmente aussi la bonne humeur. En effet, pendant le sport, le cerveau libère des endorphines, des hormones qui diminuent le stress, l'anxiété et la dépression. On se sent donc beaucoup mieux après.

5

Amélioration de la qualité du sommeil

L'activité physique agit nettement sur la qualité du sommeil. Durant la journée, les enfants et les adolescents vivent parfois du stress et de l'anxiété qui peuvent nuire à leur sommeil. Après une activité physique, le corps continue de sécréter des endorphines qui agissent comme un relaxant naturel et favorisent le sommeil.

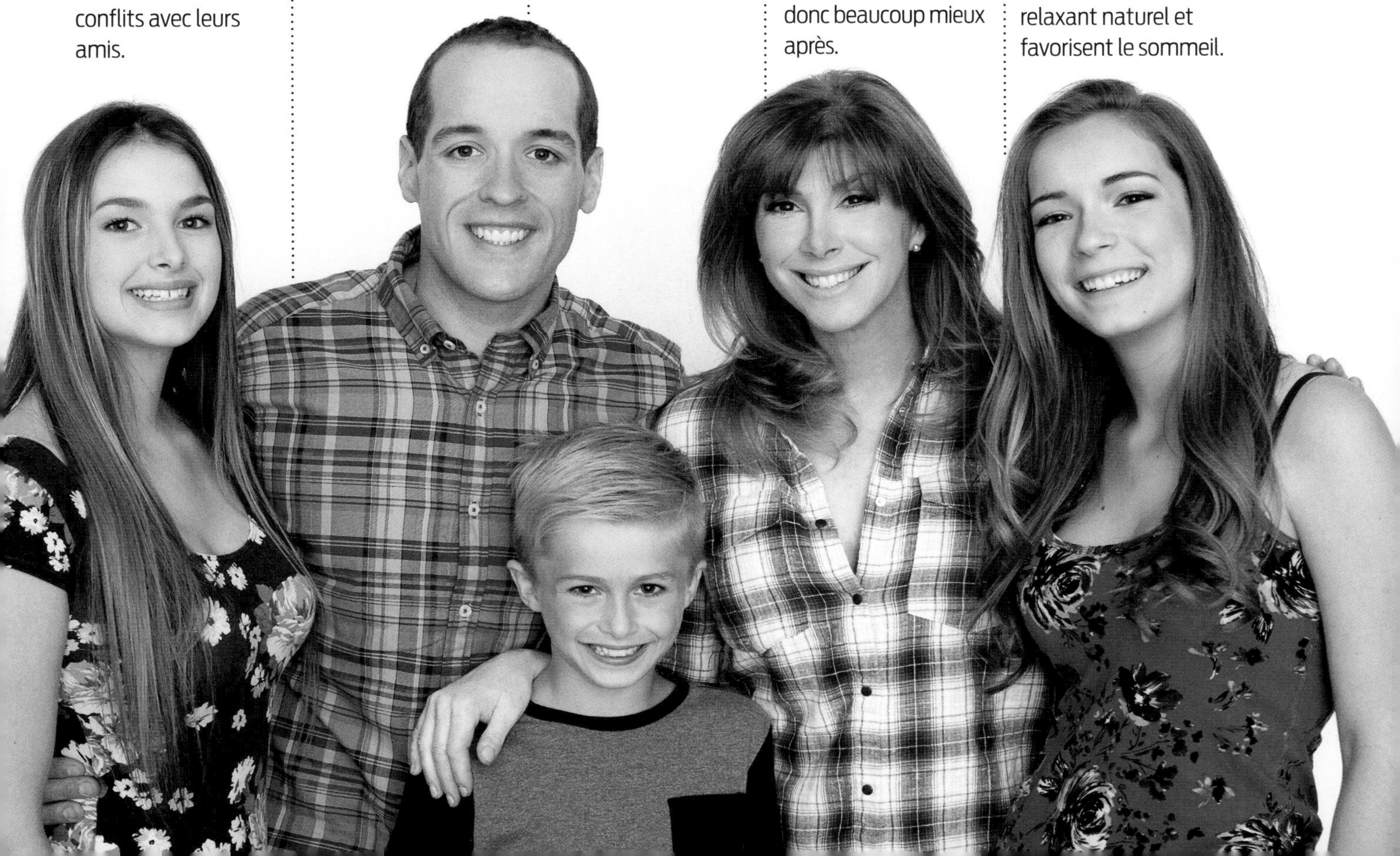

Comprendre nos besoins énergétiques
Recharger les piles
des petits et grands

Bien que petits, les enfants ont des besoins énergétiques beaucoup plus élevés que ceux des adultes. Ces besoins sont déterminés par plusieurs facteurs : l'étape de croissance bien sûr, mais aussi l'âge, le sexe et surtout le niveau d'activité physique. Un enfant ou un adolescent sédentaire n'aura pas du tout les mêmes besoins que celui qui a un mode de vie actif.

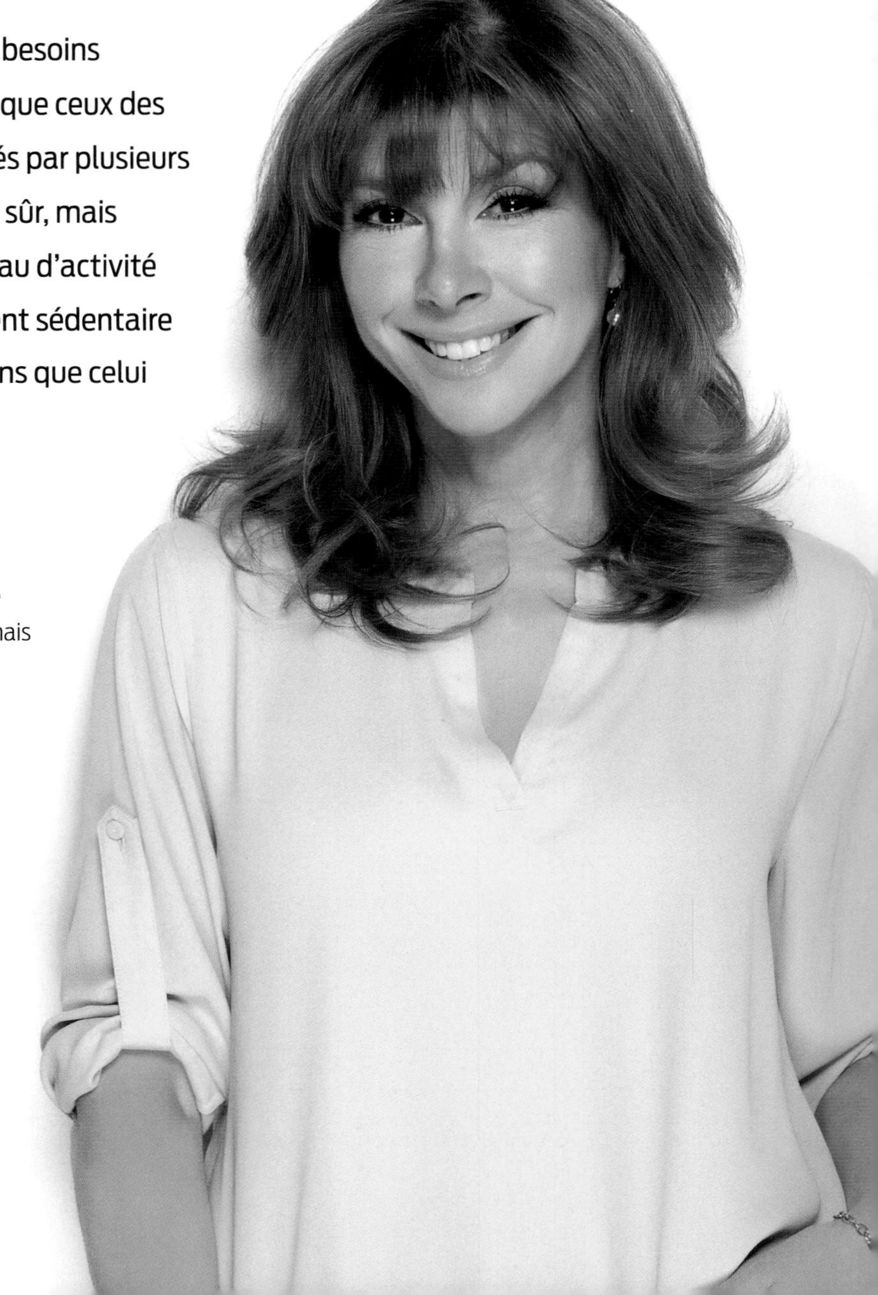

Depuis quelques années, la télévision, l'ordinateur et les jeux vidéo ont modifié les habitudes des jeunes et il est désormais plus rare de les voir jouer dehors. Les parents doivent donc porter attention à l'alimentation de leurs enfants et éviter de leur donner de trop grandes quantités de nourriture sous peine de les voir souffrir d'un surpoids. Les enfants savent généralement reconnaître les signaux de la faim et de la satiété. Mais si on leur propose des aliments riches en gras, en sucre (croustilles, chocolat, bonbons...), il y a de fortes chances qu'ils les préfèrent aux aliments plus nutritifs. Bien entendu, il faut parfois se permettre de petites douceurs, mais gardez en tête que ces plaisirs devraient être occasionnels.

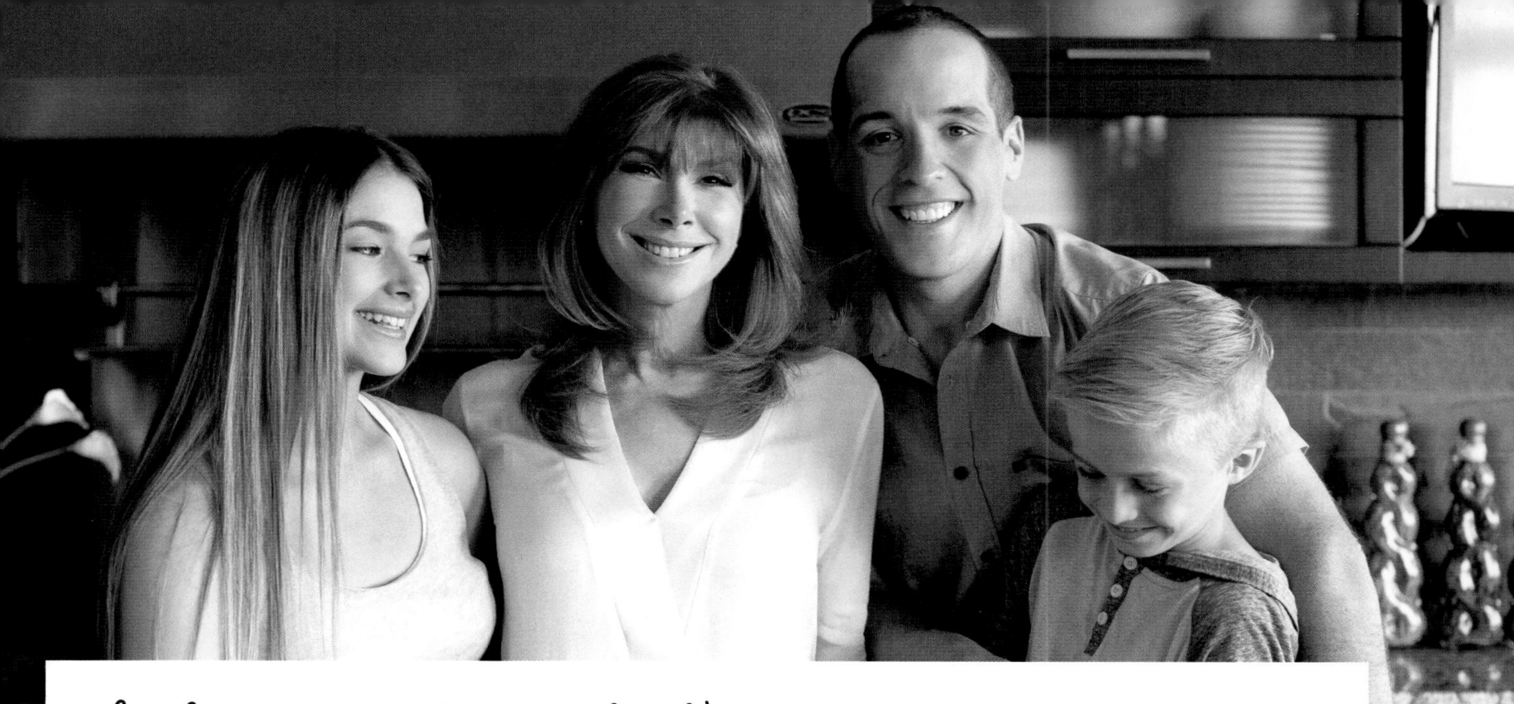

Les besoins énergétiques selon l'âge

LES TROIS NIVEAUX D'ACTIVITÉ PHYSIQUE

Sédentaire
Votre journée type comporte de longues périodes assises, que ce soit durant le travail ou le temps de transport, et vous faites peu d'activité physique dans vos temps libres.

Peu actif
Votre routine quotidienne comprend certaines activités physiques (par exemple : marcher jusqu'à l'arrêt d'autobus, tondre le gazon, pelleter) auxquelles vous ajoutez d'autres activités physiques dans vos temps libres.

Actif
Vos tâches quotidiennes comportent certaines activités physiques, et chaque semaine vous cumulez au moins deux heures et demie d'activité de type cardiovasculaire d'intensité modérée à vigoureuse. Ce type d'activité accélère la respiration et les battements de cœur.

LES BESOINS CALORIQUES SELON LE SEXE ET L'ÂGE

Sexe masculin

(Source : Santé Canada)

Âge	Sédentaire	Peu actif	Actif
2-3 ans	1 100	1 350	1 500
4-5 ans	1 250	1 450	1 650
6-7 ans	1 400	1 600	1 800
8-9 ans	1 500	1 750	2 000
10-11 ans	1 700	2 000	2 300
12-13 ans	1 900	2 250	2 600
14-16 ans	2 300	2 700	3 100
17-18 ans	2 450	2 900	3 300
19-30 ans	2 500	2 700	3 000
31-50 ans	2 350	2 600	2 900
51-70 ans	2 150	2 350	2 650

Sexe féminin

(Source : Santé Canada)

Âge	Sédentaire	Peu actif	Actif
2-3 ans	1 100	1 250	1 400
4-5 ans	1 200	1 350	1 500
6-7 ans	1 300	1 500	1 700
8-9 ans	1 400	1 600	1 850
10-11 ans	1 500	1 800	2 050
12-13 ans	1 700	2 000	2 250
14-16 ans	1 750	2 100	2 350
17-18 ans	1 750	2 100	2 400
19-30 ans	1 900	2 100	2 350
31-50 ans	1 800	2 000	2 250
51-70 ans	1 650	1 850	2 100

Note : Les valeurs présentées plus haut sont des approximations calculées à partir de la taille et du poids médians au Canada. Le besoin énergétique varie en effet d'un individu à l'autre en fonction de certains facteurs, tels que l'hérédité, les dimensions corporelles et la composition corporelle.

Programme d'entraînement parents et enfants

Quoi faire avant de commencer le programme ?

Si vous souffrez d'un quelconque problème de santé, veuillez consulter votre médecin : il déterminera si vous pouvez entreprendre un programme d'activité physique.

Nous vous conseillons aussi de vous échauffer avant chaque entraînement afin d'apporter plus de sang dans vos muscles, d'augmenter légèrement votre température corporelle et, du même coup, de diminuer les risques de blessures. Comment s'échauffer ? C'est simple ! Il suffit de 8 à 10 minutes d'activité physique d'intensité faible à modérée, comme monter et descendre les marches avec votre enfant, ramper par terre ou jouer au miroir actif (pour une minute, vous imitez les gestes de votre enfant qui, la minute suivante, vous copie lui aussi ; imitez-vous à tour de rôle jusqu'à ce que 10 minutes soient écoulées !).

Comment fonctionne ce programme ?

Le programme est composé de cinq blocs (quatre blocs « entraînements » et un bloc « étirements »). En compagnie de votre enfant, vous devrez sélectionner les exercices que vous désirez faire en respectant le nombre recommandé dans chacun des blocs. Lors des premiers entraînements, permettez à votre corps de se remettre progressivement en forme et n'effectuez qu'une seule série de chaque exercice. Au fil des semaines, vous pourrez ajouter d'une à deux séries à chaque exercice en prenant une pause de 30 à 60 secondes entre chacune d'elles. Varier les exercices à chaque entraînement vous aidera à conserver votre motivation. Pour un mode de vie sain et actif, nous vous recommandons d'exécuter ce programme de trois à quatre fois par semaine. Bon entraînement !

IMPORTANT : Si votre état de santé ne vous le permet pas, abstenez-vous de sauter dans les exercices comprenant des sauts. Le but de ce programme est d'augmenter votre vitalité tout en vous amusant, et non pas de vous causer des blessures.

Bloc 1 (choisir 2 exercices)

Saut de haies

1 Une personne prend la position de la planche (le corps droit, les pieds pointant vers le sol, les avant-bras en appui sur le sol), tandis que l'autre personne se place derrière prête à sauter.

2 Au signal, la personne debout saute par-dessus celle qui est au sol, et refait le saut de 4 à 10 fois avant que les rôles soient inversés.

Note : Il est possible de diminuer l'intensité en enjambant le partenaire au lieu de sauter par dessus.

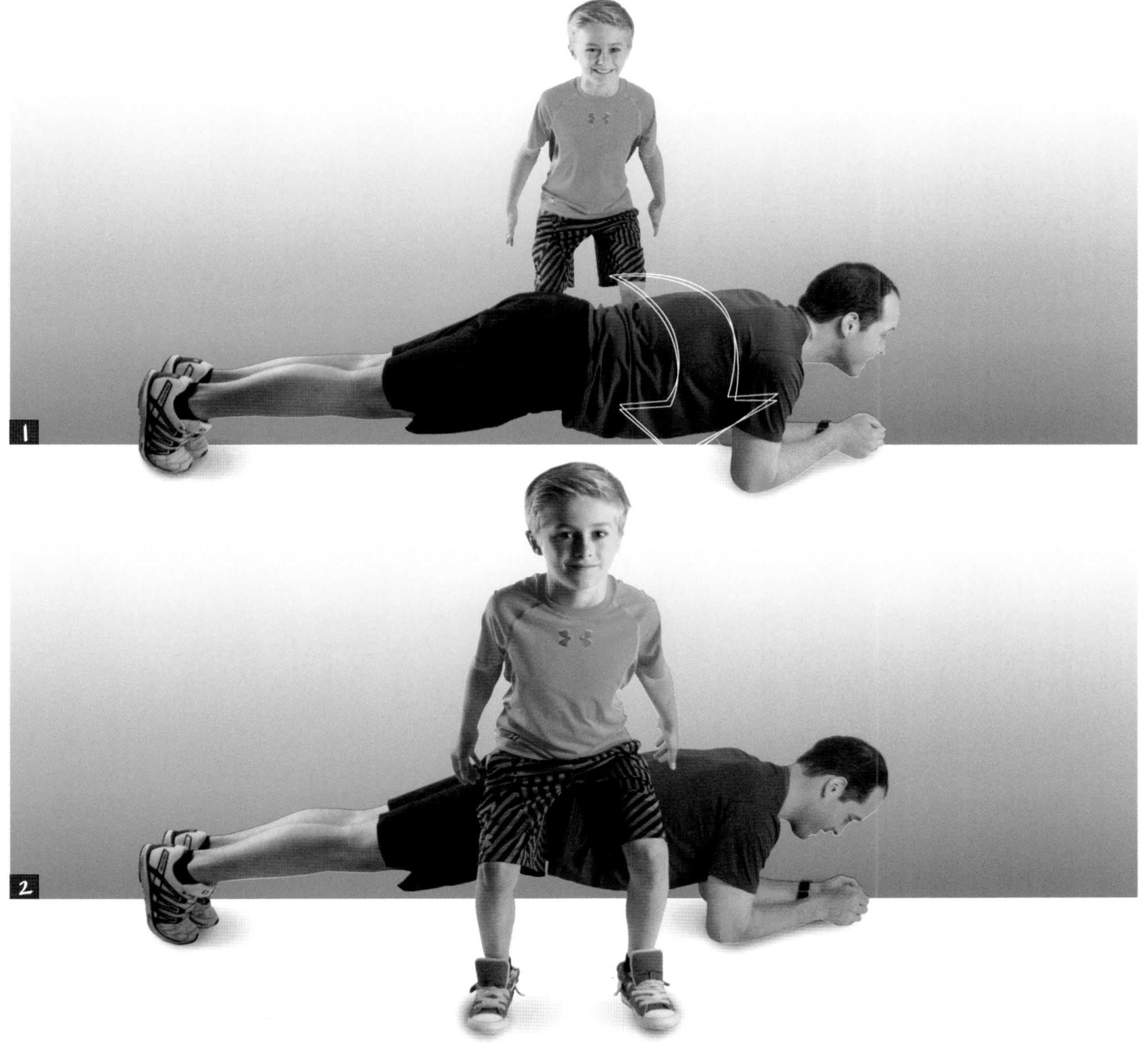

Suite bloc 1 (choisir 2 exercices)

Saut de haies de côté

1 Une personne prend la position de la planche (le corps droit, les pieds pointant vers le sol, les avant-bras en appui sur le sol), tandis que l'autre personne se place à côté, prête à sauter.

2 Au signal, la personne debout saute par-dessus celle qui est au sol, puis prend rapidement la position de la planche à son tour.

3 La personne qui faisait d'abord la planche se lève et saute pour revenir ensuite au sol.

Répétitions : de 4 à 6 sauts pour chacun

Note : Il est possible de diminuer l'intensité en enjambant le partenaire au lieu de sauter par dessus.

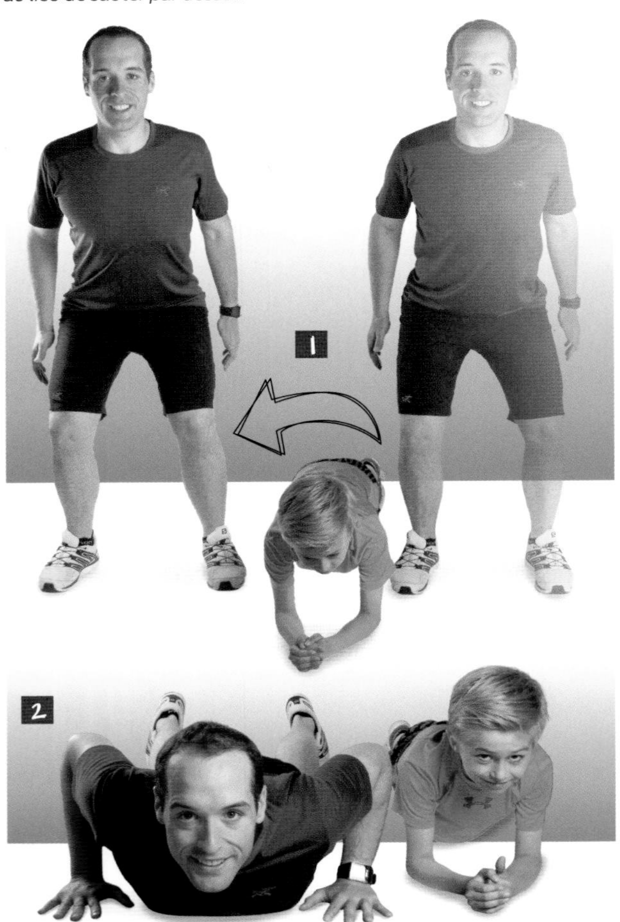

Saut de haies avec passage dans le tunnel

1 Une personne prend la position de la planche (le corps droit, les pieds pointant vers le sol, les avant-bras en appui sur le sol), tandis que l'autre personne se place à côté, prête à sauter.

2 Au signal, la personne debout saute par-dessus celle qui est au sol.

3 Par la suite, la personne au sol soulève les hanches pour former un V inversé : son partenaire peut ainsi passer sous elle.

Répétitions : de 4 à 8 sauts

Note nº 1 : Dans cet exercice, les rôles peuvent ne pas être interchangeables. Les parents risquent d'avoir de la difficulté à passer sous un jeune enfant...

Note nº 2 : Il est possible de diminuer l'intensité en enjambant le partenaire au lieu de sauter par dessus.

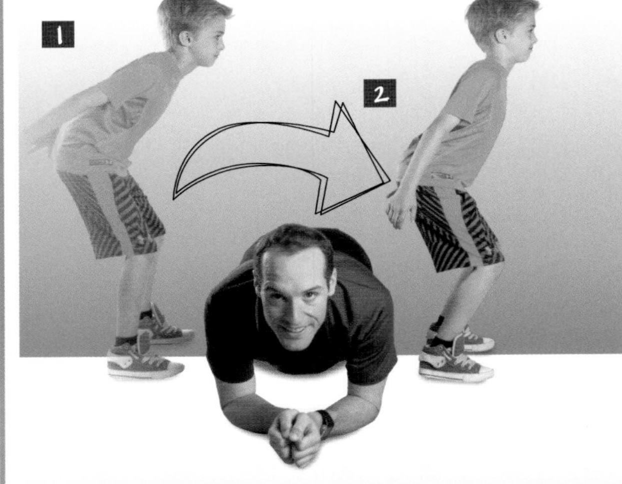

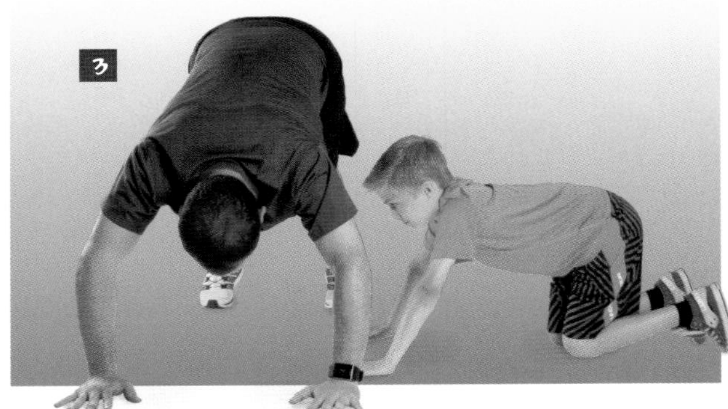

Saut de la banane

1 Une personne sur le dos lève les jambes et les bras en contractant les abdominaux et forme ainsi une banane. L'autre personne est derrière, prête à sauter.

2 Au signal, la personne debout saute par-dessus celle qui est au sol. Il faut changer de rôle après avoir fait une série de répétitions.

Répétitions : de 4 à 10 sauts pour chacun

Note : Il est possible de diminuer l'intensité en enjambant le partenaire au lieu de sauter par dessus.

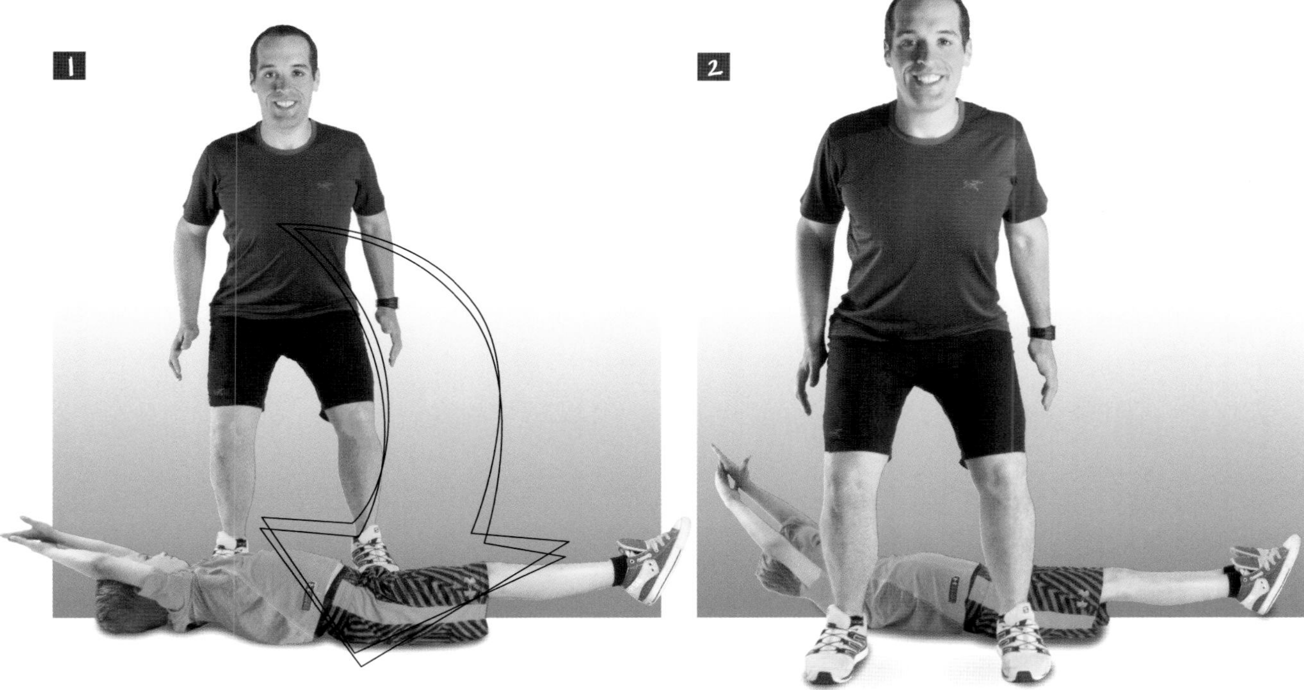

Bloc 2 (choisir 2 exercices)

Abdos sur un ours!

1 L'adulte est à quatre pattes, tandis que l'enfant est assis sur le bas de son dos. Il se tient droit, et pour se retenir, il appuie le bout de ses pieds sous les bras de l'adulte.

2 Tout en inspirant, l'enfant penche le tronc vers l'arrière, puis revient à sa position de départ en expirant.

Répétitions : de 5 à 20 redressements assis

Note nº 1 : Il n'est pas recommandé d'inverser les rôles, car le poids de l'adulte risquerait de blesser l'enfant.

Note nº 2 : L'adulte qui veut élever le coefficient de difficulté peut se placer en position de pompe (push-up) pour faire travailler ses abdominaux.

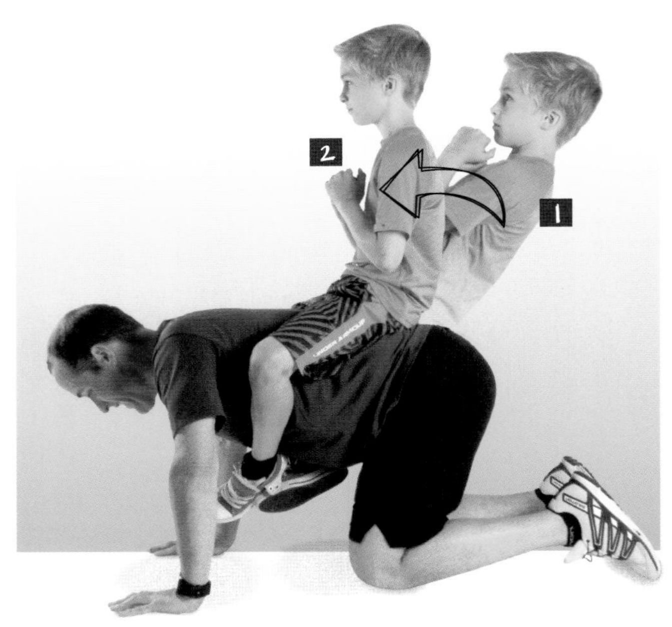

Redressements en duo!

1 Les partenaires sont couchés sur le dos, les jambes fléchies, les pieds de l'un à l'intérieur des mollets de l'autre.

2 Tout en expirant, ils se redressent en contractant les abdominaux, puis reviennent à la position de départ.

Répétitions : de 10 à 20 redressements assis

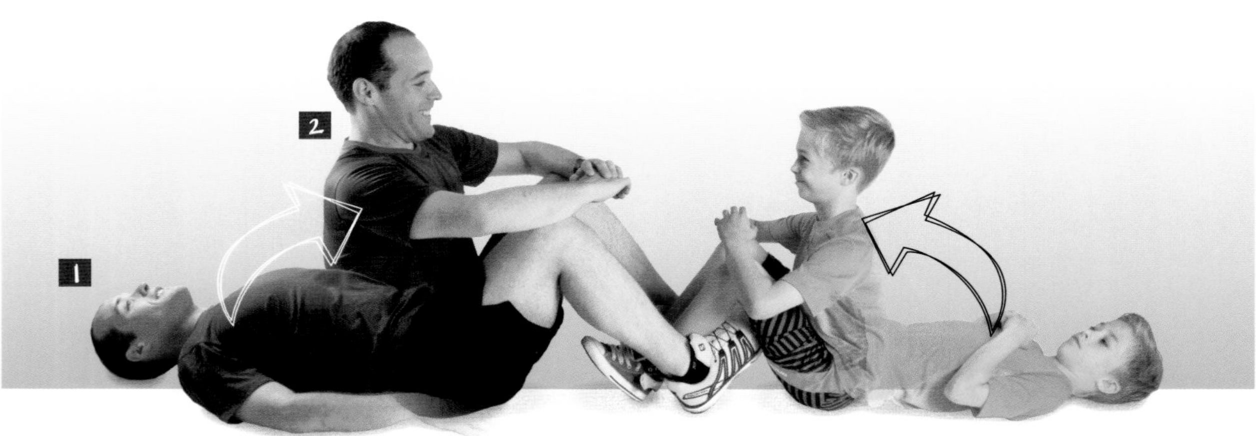

Tape dans la main à une jambe

1 Les partenaires sont couchés sur le dos, en sens inverse. La jambe gauche est fléchie, la jambe droite allongée en l'air, les mains sont posées de chaque côté de la nuque.

2 Tout en expirant et en conservant une jambe relevée, chacun effectue un redressement pour aller taper dans la main de son partenaire. Tous deux reviennent à la position de départ en inspirant.

3 Le mouvement est répété de 4 à 6 fois, avant de refaire le processus avec la jambe droite fléchie.

Note : Laisser la jambe en extension au sol permet de diminuer le degré de difficulté de l'exercice.

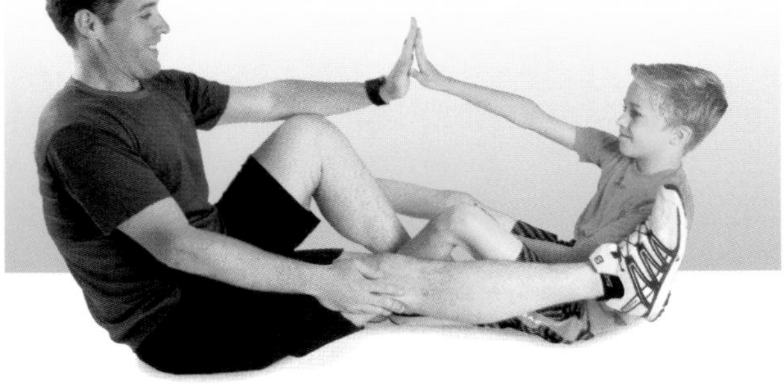

Tornade à deux

1 Les partenaires sont couchés sur le dos côte à côte, mais en sens inverse. Les jambes sont en extension et les mains unies sous les jambes.

2 Tout en expirant, chacun relève ses jambes et les fait passer de l'autre côté du partenaire en s'assurant de bien inspirer lors de la descente.

Répétitions : de 8 à 12 tornades

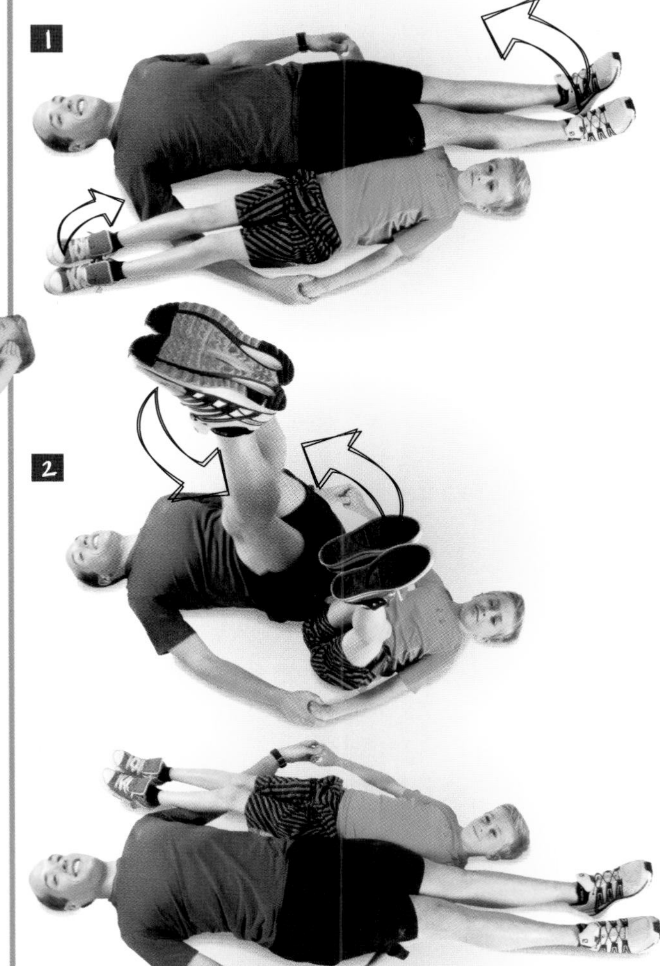

Bloc 3 (choisir 2 exercices)

Pompe camarade

1 Les partenaires sont couchés au sol en sens inverse et en position de pompe.

2 Tout en expirant et en gardant le corps droit, ils effectuent simultanément une extension des bras et se tapent dans la main à la fin du mouvement. Il leur faut ensuite revenir à la position de départ.

Répétitions : de 8 à 15 pompes

Note : Afin de faciliter l'exercice, vous pouvez exécuter vos pompes sur les genoux.

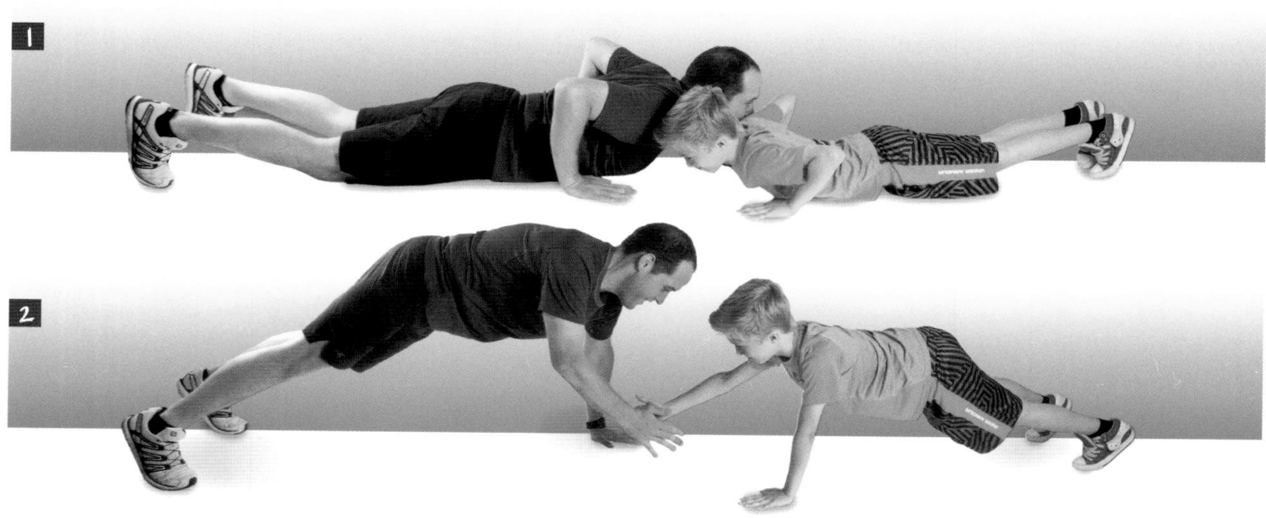

Pompe sur la montagne

1 L'adulte est à quatre pattes, les abdominaux contractés, tandis que l'enfant s'appuie sur son dos, en position penchée.

2 Tout en inspirant et en gardant le corps droit, l'enfant effectue une flexion des coudes. Il revient à la position de départ en expirant.

Répétitions : de 10 à 15 pompes

Note nº 1 : Vu la grande différence de poids entre l'adulte et l'enfant, il n'est pas recommandé d'inverser les rôles.

Note nº 2 : Pour augmenter le degré de difficulté, l'adulte peut reculer les genoux (position pompe à genoux).

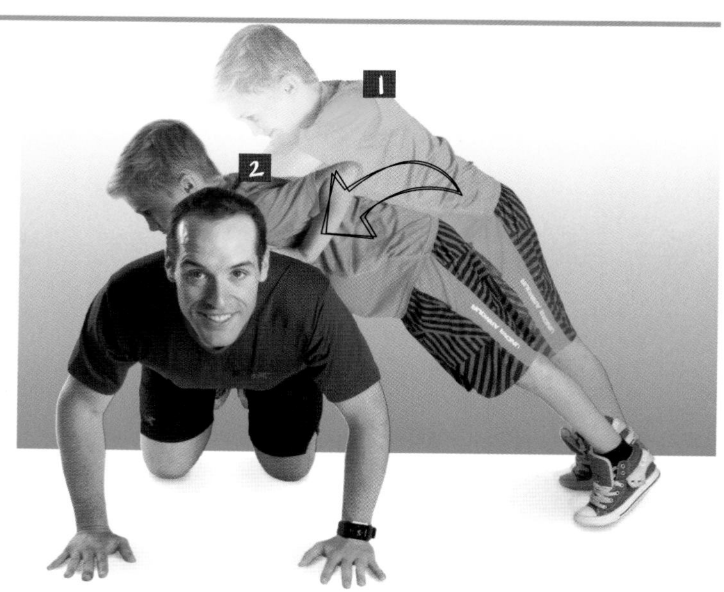

Poussée magique

1 Pendant que l'adulte est sur le dos, les jambes fléchies et les deux bras en extension, l'enfant est debout à sa tête, appuyé sur les mains de l'adulte et le corps le plus droit possible.

2 Au signal, tout en inspirant, l'adulte effectue une flexion des coudes de manière à les poser au sol.

3 Une fois que le mouvement est exécuté, l'enfant fait à son tour une flexion suivie d'une extension des coudes (pompe), en inspirant et gardant le corps droit.

Répétitions : de 8 à 12 poussées

Note : Vu la grande différence de poids entre l'adulte et l'enfant, vous ne pouvez interchanger les rôles.

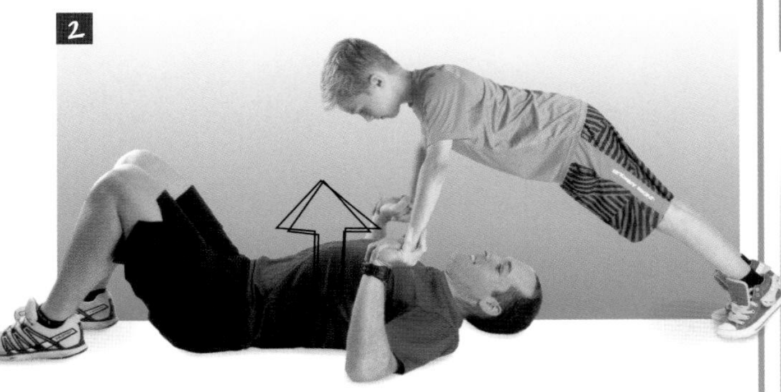

Pousse! Pousse!

1 L'adulte est assis le tronc légèrement incliné vers l'arrière, les abdominaux sont contractés, les jambes fléchies et écartées, les bras placés sur sa poitrine en forme de X. L'enfant se place entre les jambes de l'adulte et pose ses mains sur ses genoux, les coudes en complète extension et les pieds au sol.

2 Tout en inspirant, l'enfant effectue une flexion des coudes, puis revient à sa position initiale pendant que l'adulte reste en position statique.

Répétitions : de 10 à 15 poussées

Note n° 1 : Vu la grande différence de poids entre l'adulte et l'enfant, il n'est pas recommandé d'inverser les rôles.

Note n° 2 : Afin d'élever le niveau de difficulté, l'adulte peut s'incliner davantage vers l'arrière et/ou l'enfant peut étendre ses jambes complètement pour augmenter la charge sur ses bras.

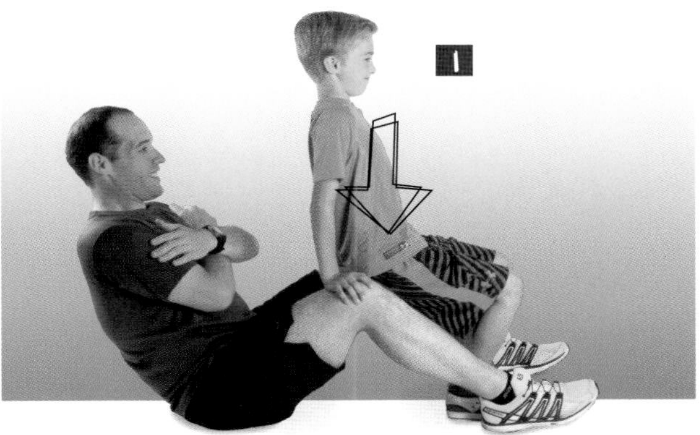

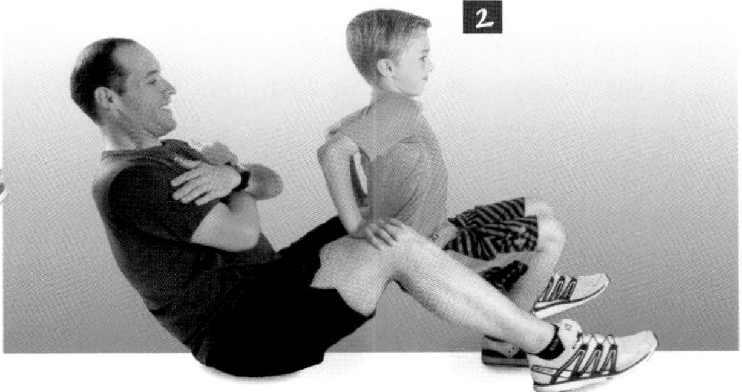

Bloc 4 (choisir de 2 à 3 exercices)

Allez hop!

1 Les partenaires sont face à face. Au signal, l'un d'eux saute et tape dans la main de l'autre en redescendant.

2 La tape donne le signal à l'autre de sauter à son tour.

Répétitions : de 15 à 20 sauts pour chacun

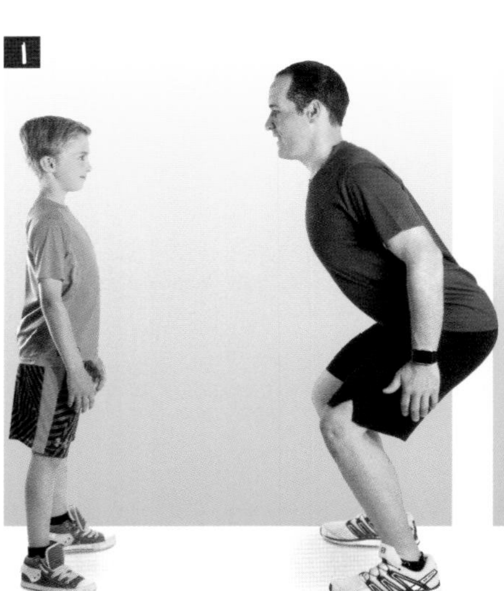

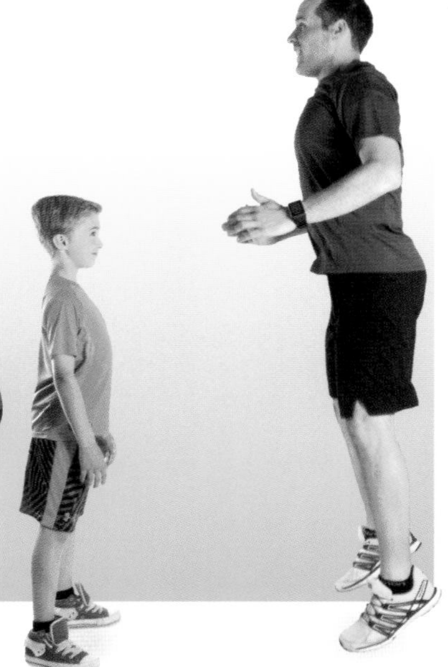

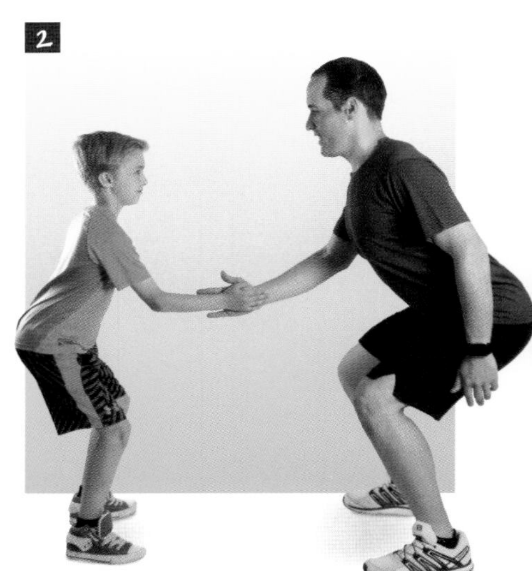

Tape mitaine !

1 Les partenaires sont face à face.

2 À l'inspiration, ils s'accroupissent (squat) simultanément en gardant le dos droit, puis se tapent dans la main. Ils reviennent à la position initiale en expirant.

Répétitions : de 12 à 15 flexions

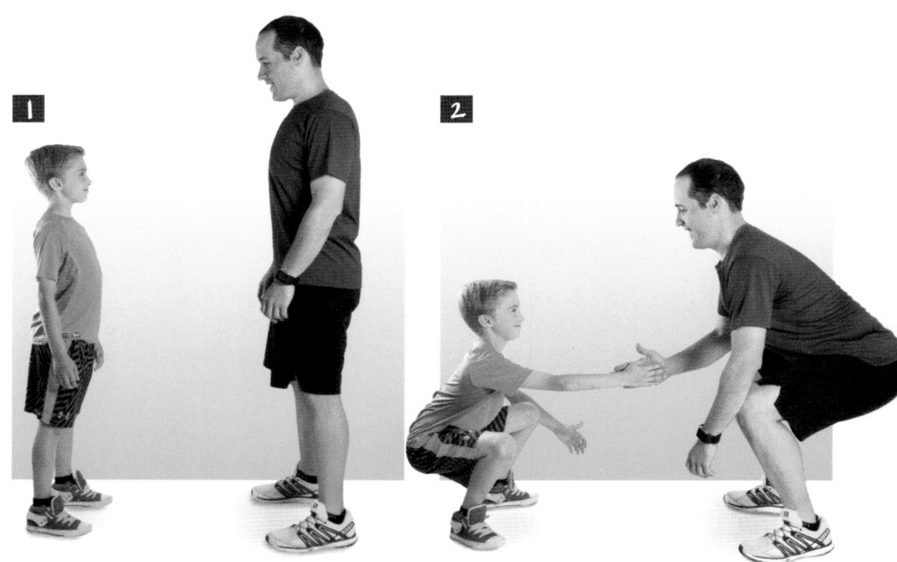

Couche-toi par terre!

1 Les partenaires sont face à face.

2 Rapidement, l'un d'eux s'accroupit au sol.

3 Il prend la position de la planche

4 Il revient ensuite à la position de départ et tape dans la main de son partenaire, à qui c'est maintenant le tour de faire le mouvement (la tape sert de signal).

Répétitions : de 10 à 15 pour chacun

Note : Exécuter l'exercice plus lentement permet d'abaisser son degré de difficulté.

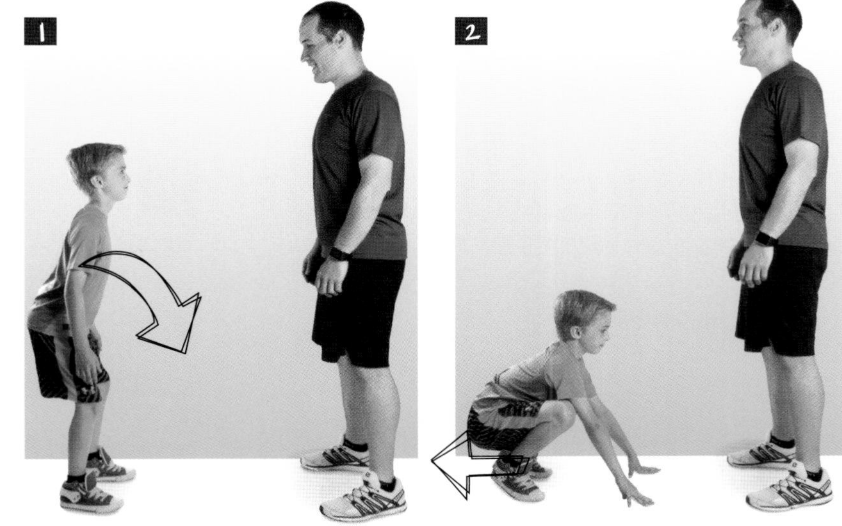

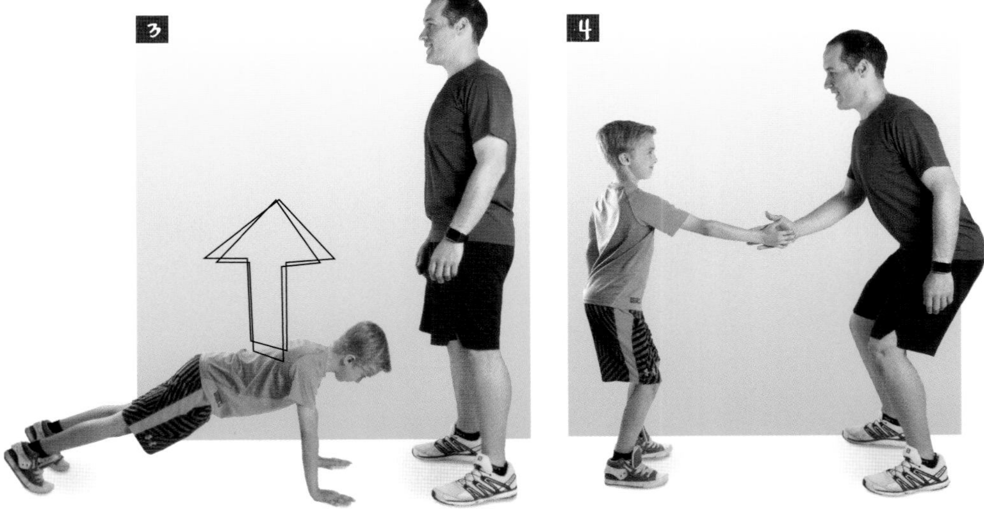

Suite bloc 4 (choisir de 2 à 3 exercices)

Serment du chevalier

1 Les partenaires sont face à face et se tiennent par une main. L'un d'eux a la main droite et le pied droit avancés, tandis que l'autre a la main gauche et le pied gauche en avant.

2 Tout en inspirant, ils effectuent simultanément une flexion des genoux en s'assurant de garder le dos droit. À l'expiration, ils reviennent à la position de départ.

Répétitions : de 5 à 10 de chaque côté.

1

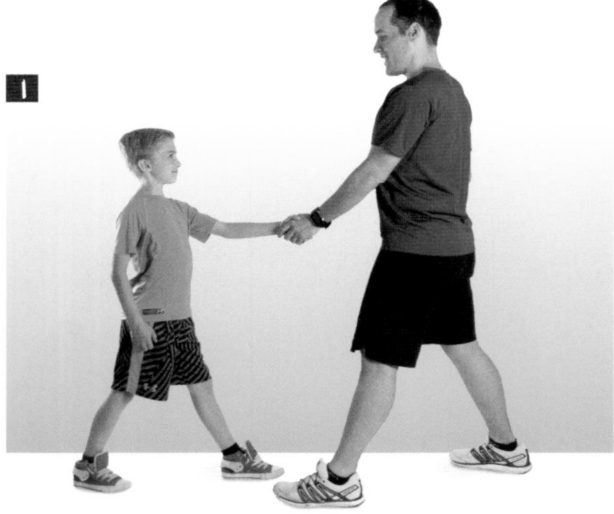

2

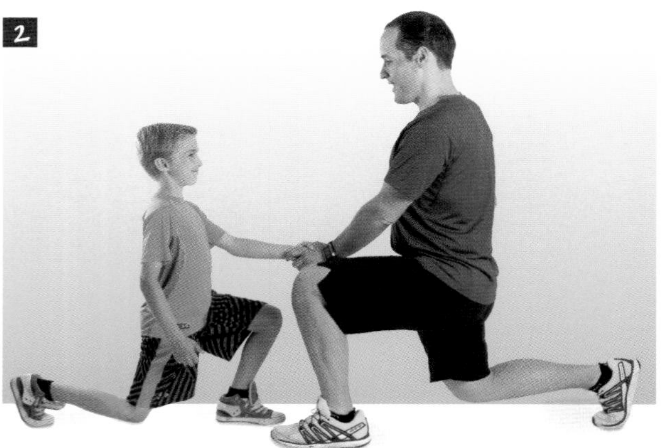

Tirade du mousse!

1 L'enfant est couché sur le dos en position de roulade, les abdominaux sont bien contractés. L'adulte est penché sur l'enfant, le dos droit, avec ses mains autour des avant-bras de l'enfant.

2 Tout en expirant, l'adulte tire l'enfant vers lui en essayant de rapprocher le plus possible ses propres omoplates, puis il revient à la position initiale.

Répétitions : de 8 à 15 tirades

Note : Vu la grande différence de poids entre l'adulte et l'enfant, les rôles ne peuvent être inversés.

1

2

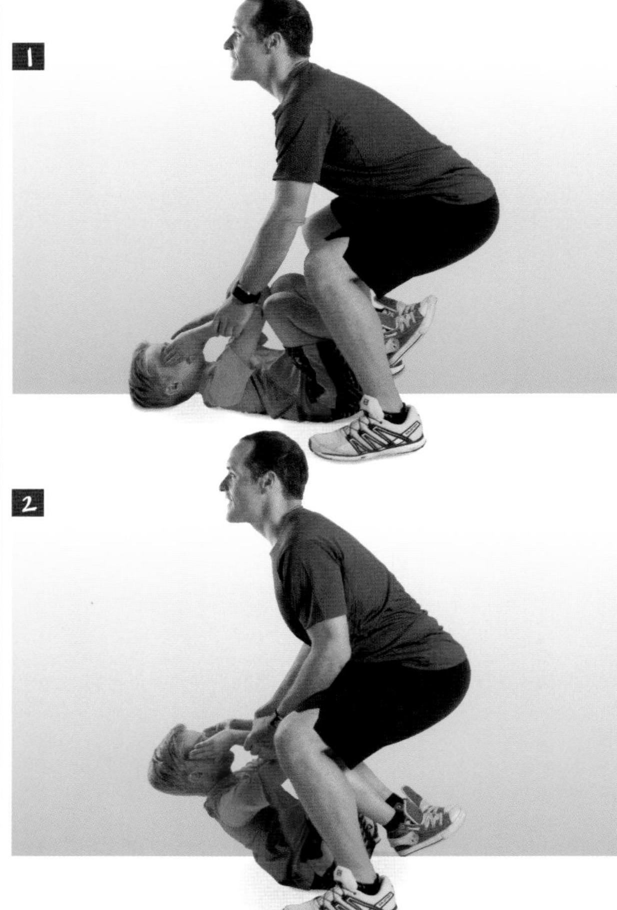

Bloc 5 Étirements (faire tous les exercices)

Arbres dans le vent

1 Les partenaires sont côte à côte, les bras en extension. De façon simultanée, ils effectuent une flexion latérale et maintiennent la position pendant 20 secondes, puis reviennent à leur position initiale.

2 Ils changent ensuite de côté pour refaire l'étirement.

1

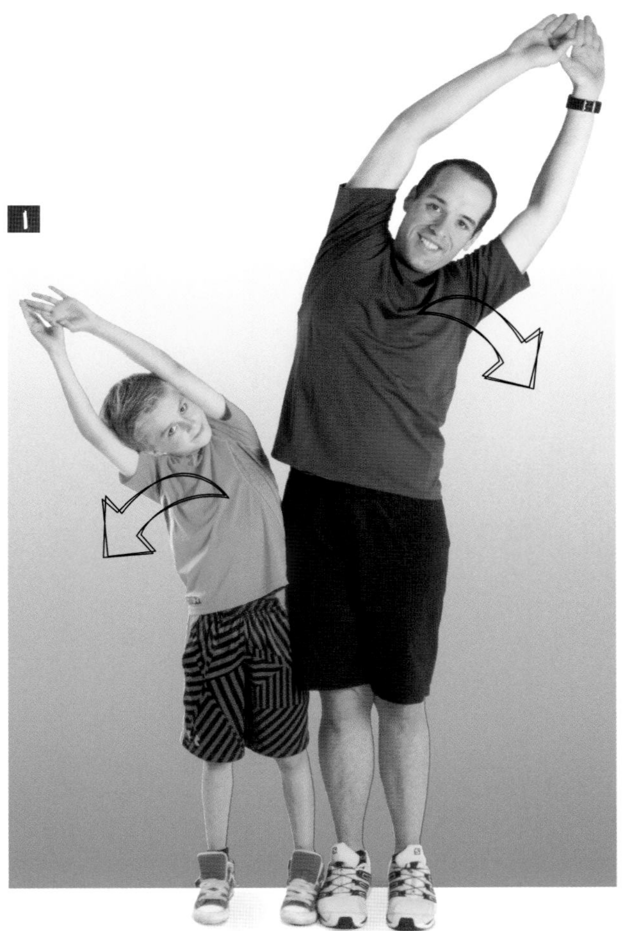

Tourbillon

1 Les partenaires sont assis, dos à dos.

2 De façon simultanée, ils exécutent une rotation inverse afin que chacun aille déposer une main sur le genou de l'autre. Cette position est maintenue 20 secondes avant de revenir à la position initiale, puis de répéter le mouvement de l'autre côté.

1

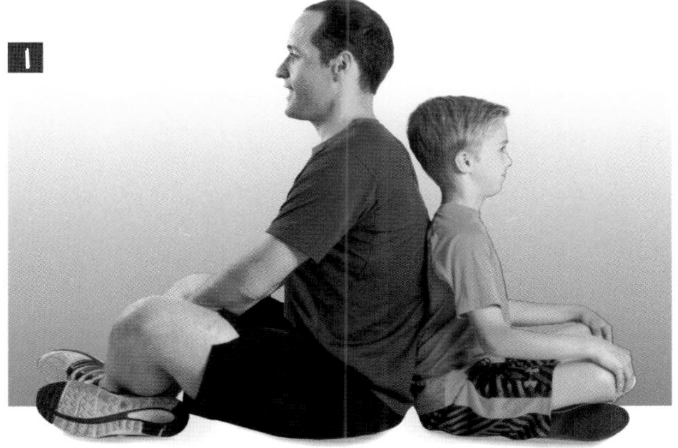

2

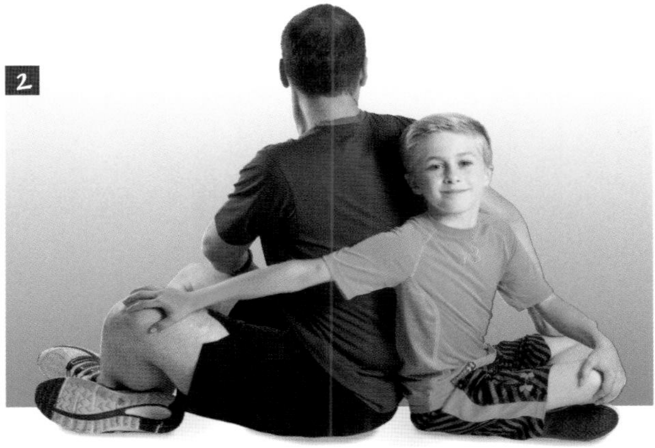

Suite bloc 5 Étirements (faire tous les exercices)

Flamand

1 Les partenaires sont face à face. L'adulte pose sa main droite sur l'épaule gauche de l'enfant, tandis que ce dernier appuie sa main gauche sur le côté droit de l'adulte.

2 De sa main libre, chacun saisit son pied pour s'étirer la cuisse. La position est maintenue 20 secondes.

3 Il faut ensuite répéter l'étirement en inversant mains et jambes.

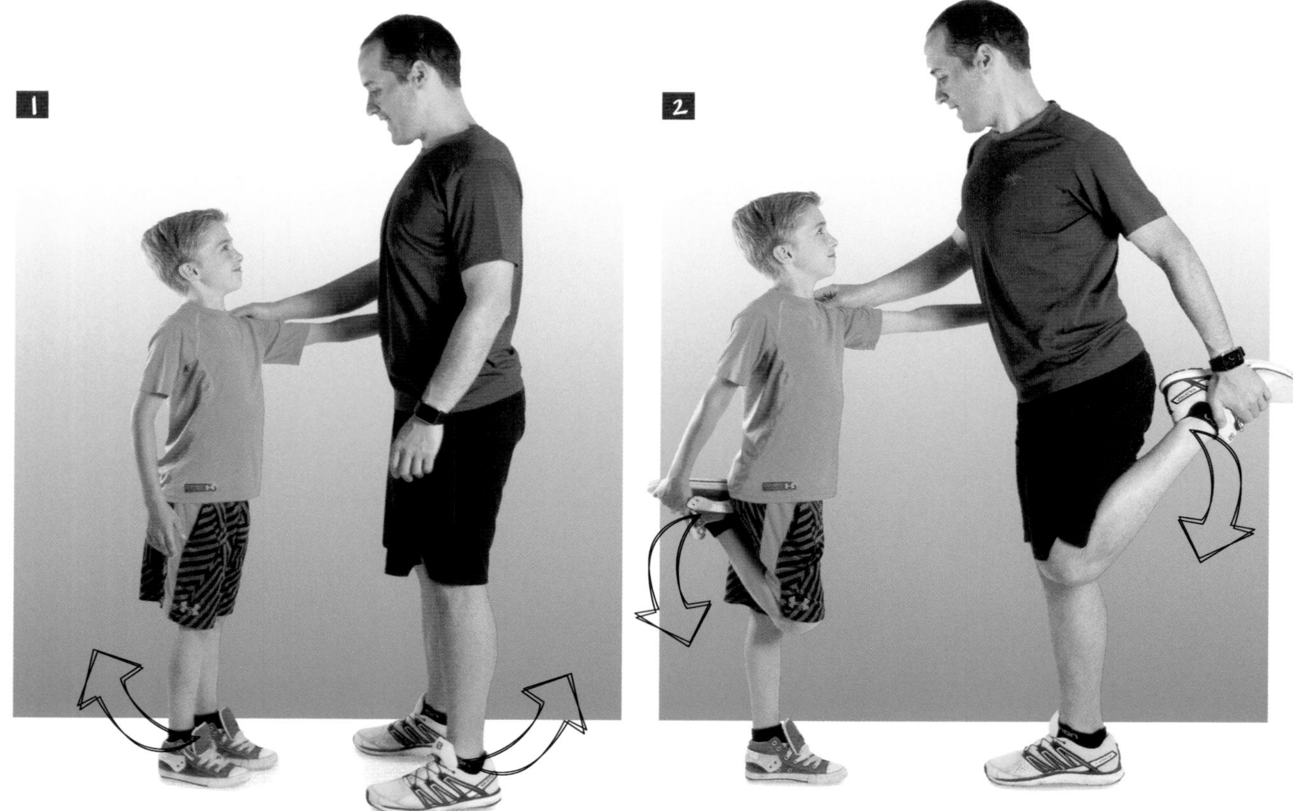

Pousse jambe

1 Une personne est couchée sur le dos, tandis que l'autre a un genou par terre et lui tient un pied.

2 De façon progressive, la personne qui tient le pied le pousse légèrement jusqu'à ce que l'autre lui mentionne que la tension est suffisante. Cette position est maintenue 20 secondes avant de revenir à la position initiale. Il faut ensuite recommencer le processus avec l'autre jambe, puis inverser les rôles.

1

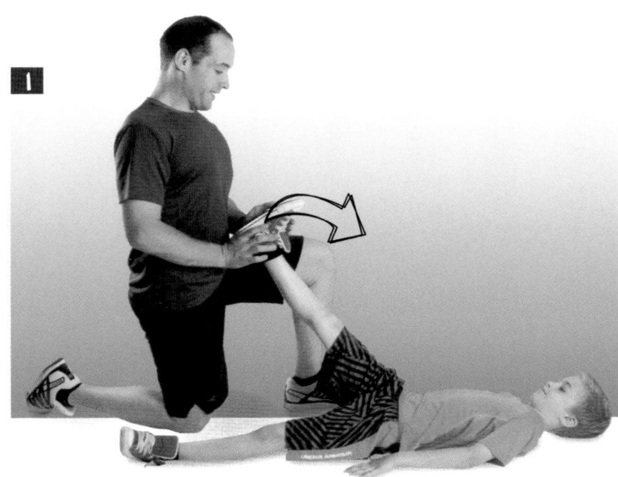

2

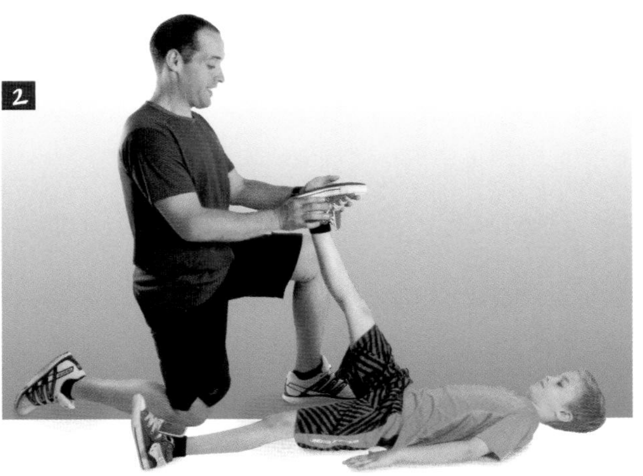

Twist

1 Une personne est couchée sur le dos, une jambe au sol et la deuxième en l'air, fléchie à 90 degrés. L'autre personne est debout et pose une main sur le genou de la jambe levée de son partenaire.

2 La personne debout se penche et pousse doucement le genou vers le sol (du côté opposé), tout en appuyant sa main libre sur la hanche de la personne au sol. Cette position est maintenue 20 secondes avant de retourner à la position initiale, pour recommencer avec l'autre jambe.

3 Les partenaires changent de rôle.

1

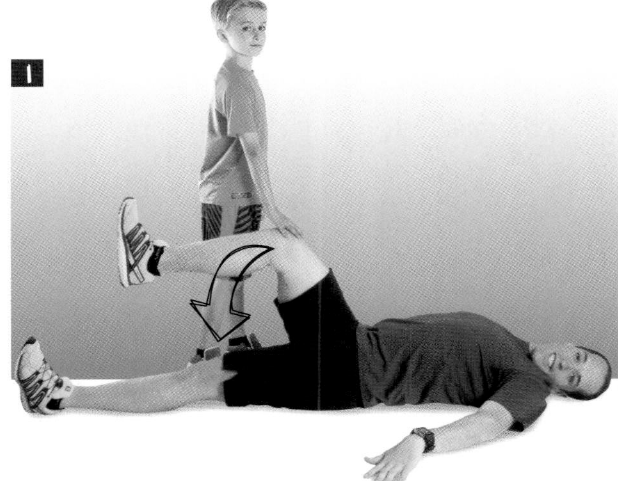

2

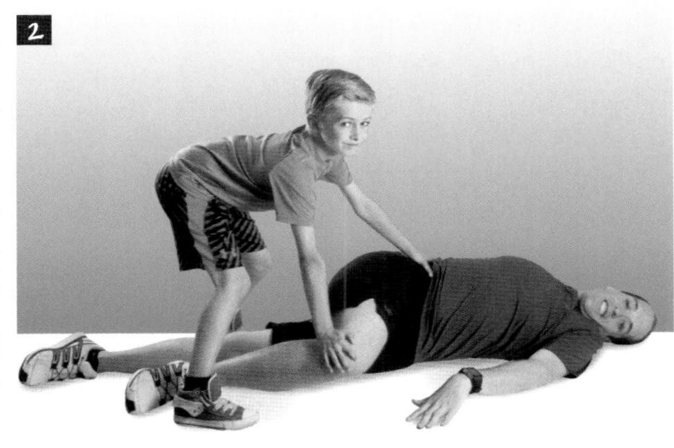

Programme d'entraînement solo pour parents et adolescents

Quoi faire avant de commencer le programme ?

Si vous souffrez d'un quelconque problème de santé, veuillez consulter votre médecin : il déterminera si vous pouvez entreprendre un programme d'activité physique.

Nous vous conseillons aussi de vous échauffer avant chaque entraînement afin d'apporter plus de sang dans vos muscles, d'augmenter légèrement votre température corporelle et, du même coup, de diminuer les risques de blessures. Comment s'échauffer ? C'est simple ! Il suffit de 8 à 10 minutes d'activité physique d'intensité faible à modérée, comme pédaler sur un vélo stationnaire, faire de la marche rapide, monter et descendre des marches, etc.

Comment fonctionne ce programme ?

Le programme est composé de cinq blocs (quatre blocs « entraînements » et un bloc « étirements »). Vous devrez sélectionner les exercices que vous désirez faire en respectant le nombre recommandé dans chacun des blocs. Lors des premiers entraînements, permettez à votre corps de se remettre progressivement en forme et n'effectuez qu'une seule série de chaque exercice. Au fil des semaines, vous pourrez ajouter une ou deux séries à chaque exercice en prenant une pause de 30 à 60 secondes entre chacune d'elles. Une autre option est de faire le plus d'exercices possible pendant une période de temps donnée. À la fin, faites les étirements. Varier les exercices à chaque entraînement vous aidera à conserver votre motivation. Pour un mode de vie sain et actif, nous vous recommandons d'exécuter ce programme de trois à quatre fois par semaine. Bon entraînement !

IMPORTANT : Si votre état de santé ne vous le permet pas, abstenez-vous de sauter dans les exercices comprenant des sauts. Le but de ce programme est d'augmenter votre vitalité tout en vous amusant, et non pas de vous causer des blessures.

Bloc 1 (faire tous les exercices)

Squat

1 Vous êtes debout, les pieds à la largeur des hanches, les bras de chaque côté du corps.

2 À l'inspiration, abaissez le tronc en gardant le dos droit, pliez les genoux sans soulever les talons du sol. Ce faisant, élevez les bras devant ; les mains peuvent se toucher (comme si vous vouliez vous asseoir sur une chaise). Ensuite, revenez à votre position initiale en expirant.

Répétitions : de 12 à 15 squats

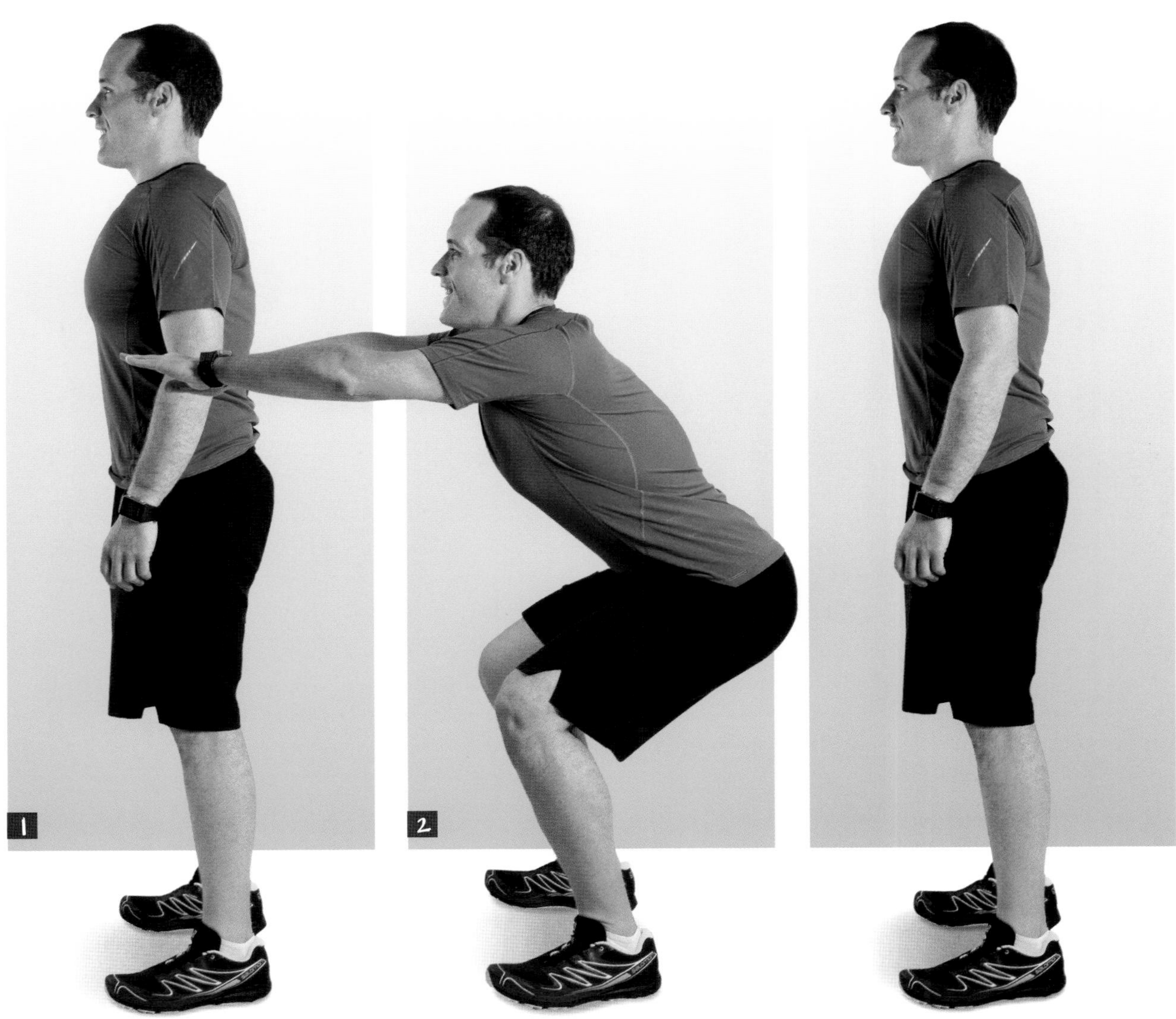

Suite bloc 1 (faire tous les exercices)

Talon fesse

1 Vous êtes debout, les pieds à la largeur des hanches, les bras de chaque côté du corps.

2 Courez sur place tout en fléchissant les genoux suffisamment pour que les talons touchent les fesses.

Tenez de 20 à 40 secondes avant de prendre une pause.

Note : Il est possible d'effectuer ce mouvement sans sauter.

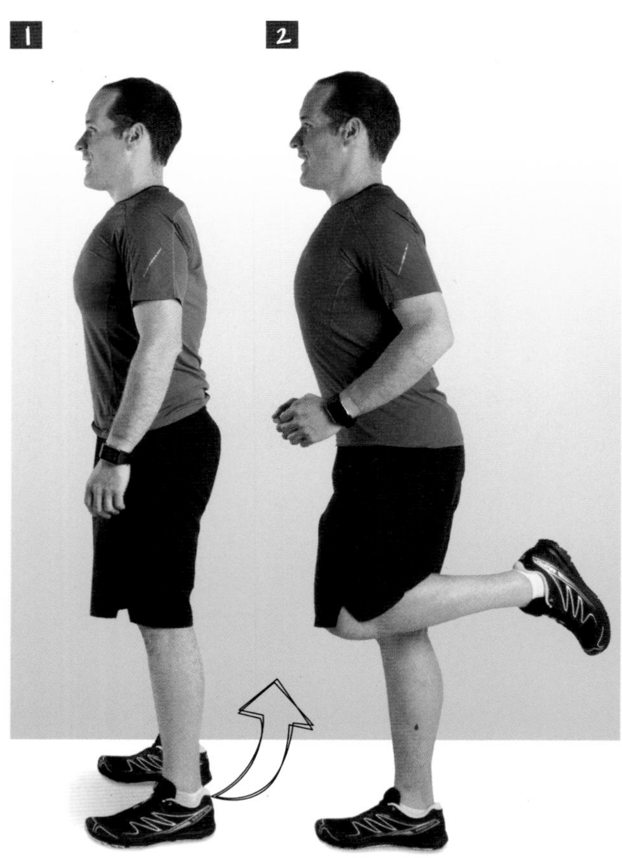

« Jumpin Jack » adapté

1 Vous êtes debout, les pieds à la largeur du bassin, les bras de chaque côté du corps.

2 À l'inspiration, faites un petit saut pour écarter les jambes tout en élevant les bras latéralement. À l'expiration, effectuez le mouvement inverse.

Répétitions : de 15 à 25 sauts (avec une pause à la fin)

Note : Il est possible d'effectuer ce mouvement sans sauter.

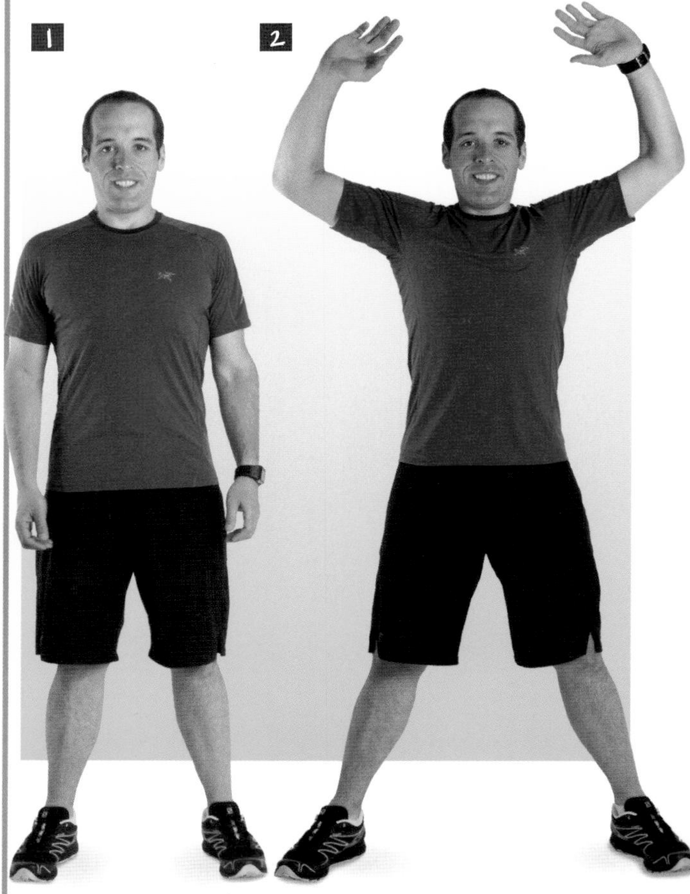

Fente espion

1 Vous êtes debout, les pieds à la largeur des hanches, les bras vers l'avant avec les doigts entrelacés. Levez le pied gauche et déposez-le au sol le plus loin possible devant vous. Gardez les pieds à la largeur des hanches pour un meilleur équilibre. Soulevez bien le talon droit, pliez ensuite la jambe droite et rapprochez le genou du sol. Les épaules doivent s'aligner sur les hanches.

2 Sans bouger les jambes, faites une rotation du tronc vers la gauche en vous assurant de bien contracter l'abdomen, tenez la pause 1 seconde.

3 Pivotez ensuite pour revenir au centre, à la position initiale. Tenez la pause 1 seconde.

4 Répétez l'exercice du côté droit.

Répétitions : de 8 à 10 fentes de chaque côté

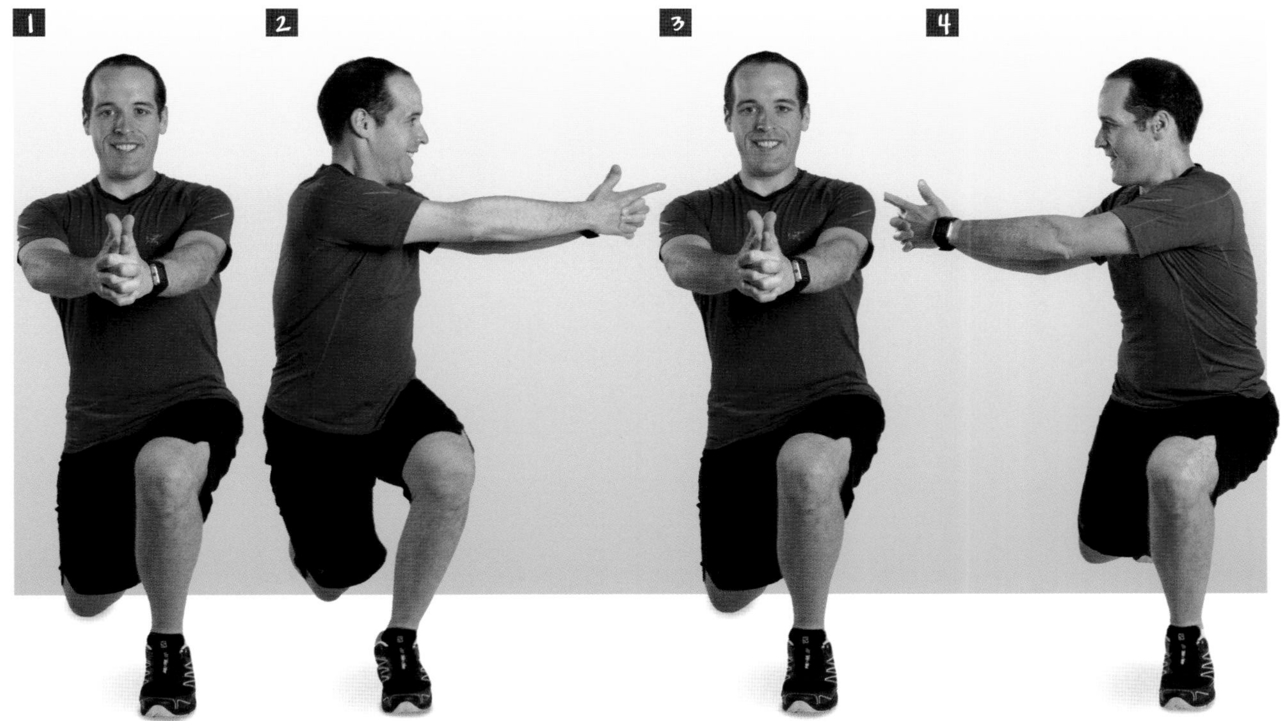

Bloc 2 (choisir 3 exercices)

Coup de poing

1. Vous êtes debout, les pieds écartés un peu plus largement que le bassin, le bras droit fléchi et la main droite à la hauteur du menton, le bras gauche fléchi et la main gauche rapprochée de la poitrine.
2. Effectuez une extension du coude gauche tout en ramenant le bras droit légèrement vers l'arrière.
3. Faites le même mouvement de l'autre côté.
4. Répétez la séquence gauche-droite de 10 à 20 fois, ou exécutez le plus grand nombre de coups de poing en 30 à 60 secondes.

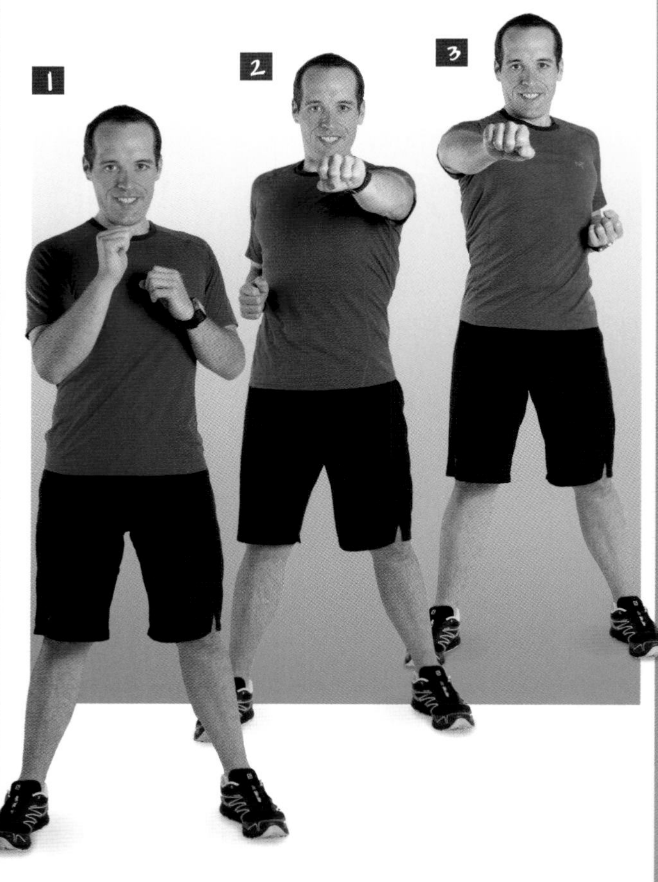

Patinage de vitesse

1. Vous êtes debout, les pieds à la largeur des hanches, les bras de chaque côté du corps.
2. Fléchissez le genou droit et abaissez le tronc vers l'avant, sans arrondir le dos, la main gauche pointe le sol. Poussez sur la partie extérieure du pied droit pour sauter sur le pied gauche (ce faisant, la jambe droite s'allonge vers l'arrière). Lors du déplacement latéral, il y a rotation des épaules et des bras. Continuez les coups de patin.

Répétitions : de 10 à 20 sauts pour chaque jambe (avec une pause à la fin)

Note : Il est possible d'effectuer cet exercice sans sauter et de le remplacer par un déplacement latéral.

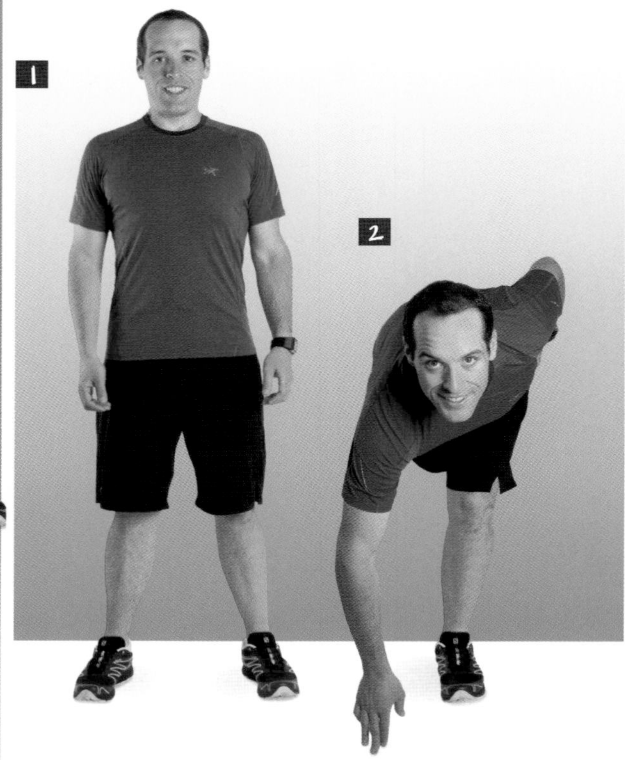

Coup de pied de côté

1 Vous êtes debout, les pieds à la largeur des hanches.

2 Inclinez le tronc vers la gauche, genou gauche légèrement fléchi, et donnez un coup de pied de côté avec la jambe et le genou droits en extension. Revenez à la position de départ et recommencez en sens inverse.

Répétitions : de 10 à 12 coups de pied pour chaque jambe

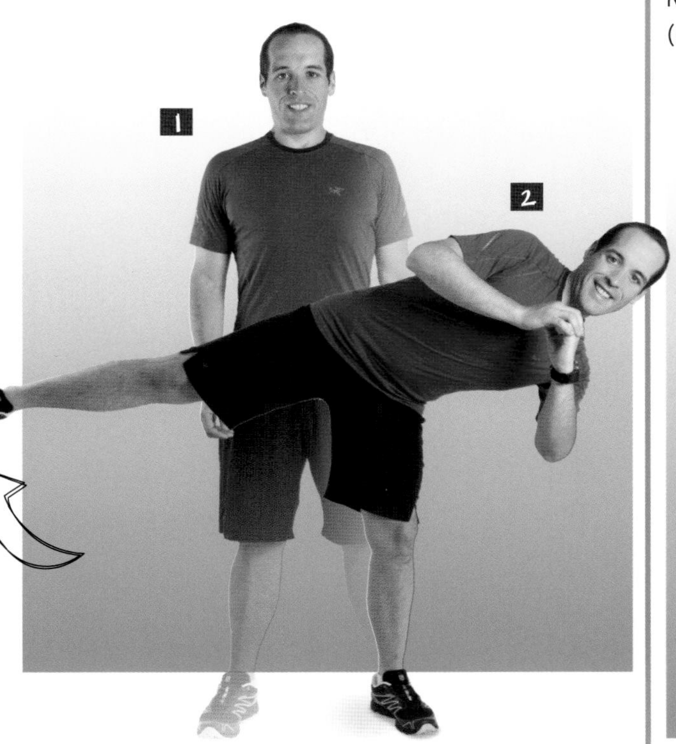

Déplacements latéraux

1 Vous êtes debout, les pieds à la largeur des hanches, les bras croisés à la hauteur de la poitrine.

2 De façon simultanée, déplacez le pied droit vers la droite et éloignez les avant-bras.

3 Poussez avec la partie extérieure du pied droit pour revenir à la position de départ, et répétez le mouvement vers la gauche.

Répétitions : de 10 à 15 déplacements pour chaque jambe (avec une pause à la fin)

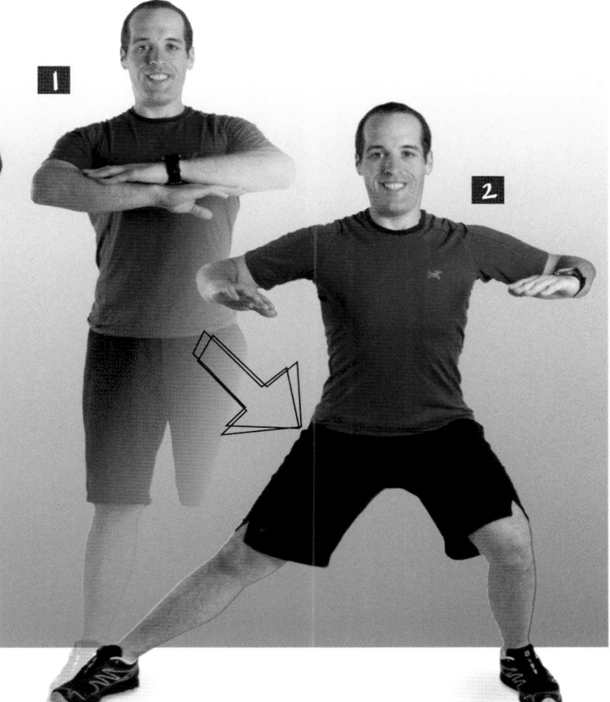

Bloc 3 (choisir 2 exercices)

Chenille

1 Vous êtes debout, les pieds à la largeur des hanches, les bras de chaque côté du corps.

2 Déposez les mains au sol en avant des pieds, tout en pliant les genoux. Déplacez les mains vers l'avant pour les éloigner des pieds le plus possible.

3 Faites ensuite le mouvement inverse en rapprochant les mains des pieds et relevez-vous.

Répétitions : de 8 à 12 extensions (avec une pause à la fin)

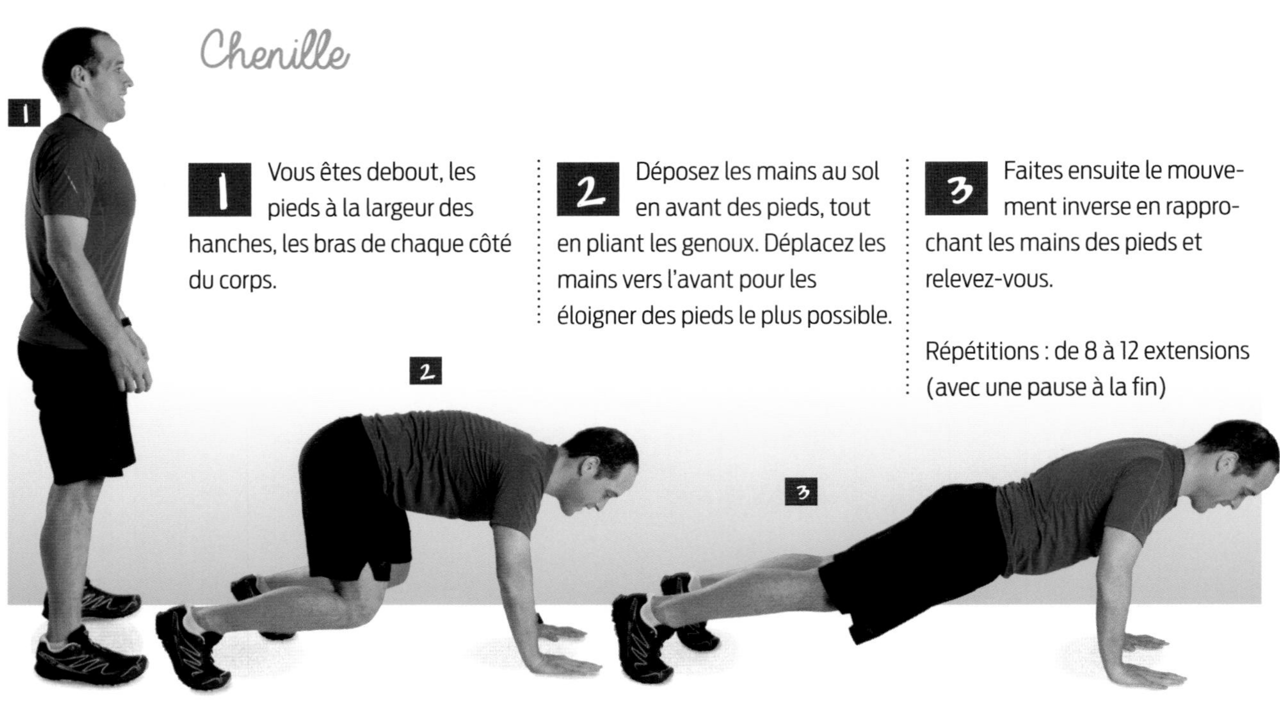

Planche

1 Vous êtes couché sur le ventre, les avant-bras au sol, les coudes directement sous les épaules, les pieds s'appuyant sur les orteils.

2 Soulevez le tronc et les jambes en vous appuyant bien sur les avant-bras, et serrez le ventre. Maintenez la position de 30 à 90 secondes, puis prenez une pause.

Note : Vous pouvez exécuter le mouvement en prenant appui sur les genoux plutôt que les orteils. Pour faire la planche, vous soulèverez alors le tronc et les cuisses.

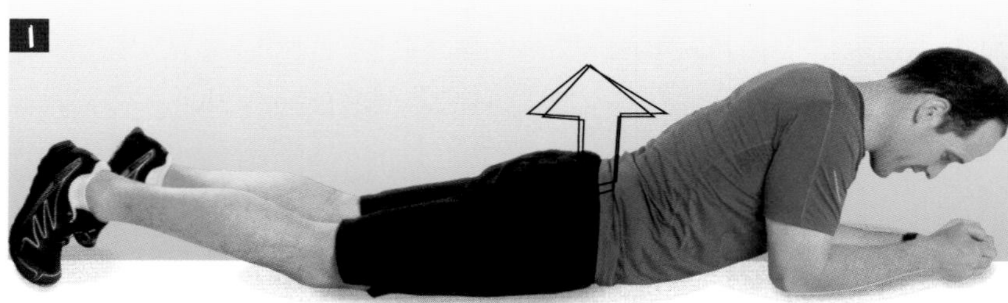

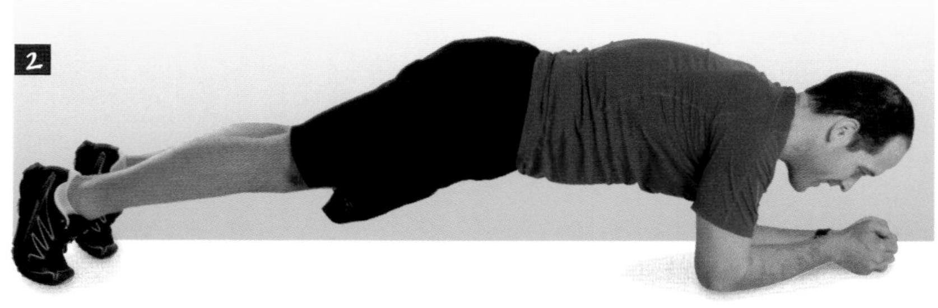

Planche latérale

1 Votre corps est au sol et placé sur le côté, l'avant-bras gauche servant d'appui.

2 Lorsque vous êtes prêt, soulevez le tronc et gardez la position. Assurez-vous que votre abdomen est bien contracté. Maintenez la position de 30 à 90 secondes, puis changez de côté.

Note : Vous pouvez exécuter cet exercice en posant le genou gauche au sol ou en pliant les deux genoux à 90 degrés.

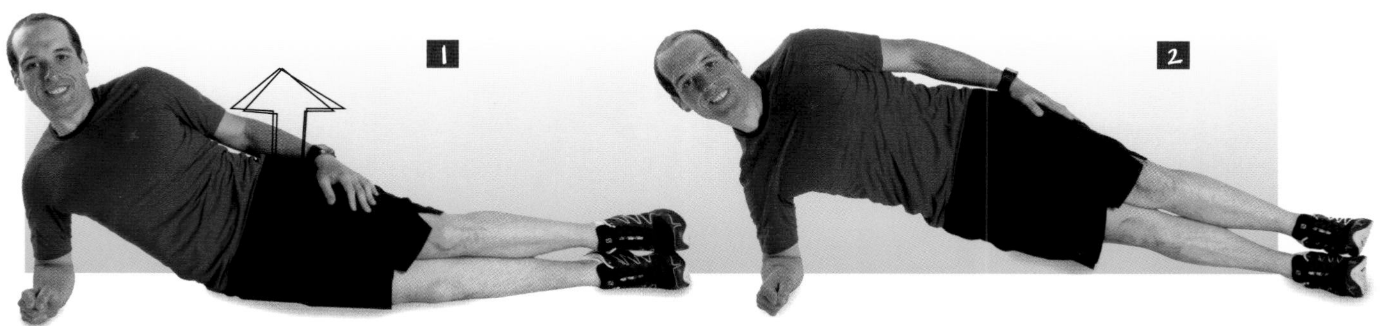

Rotation du tronc, pieds sur le sol

1 Vous êtes assis par terre, les genoux en semi-flexion, le tronc légèrement penché vers l'arrière, les mains jointes à la hauteur de la poitrine.

2 Faites une rotation du tronc vers la gauche en vous assurant de bien contracter l'abdomen.

3 Revenez au centre.

4 Répétez le mouvement vers la droite.

Répétitions : de 10 à 15 rotations de chaque côté (avec une pause à la fin)

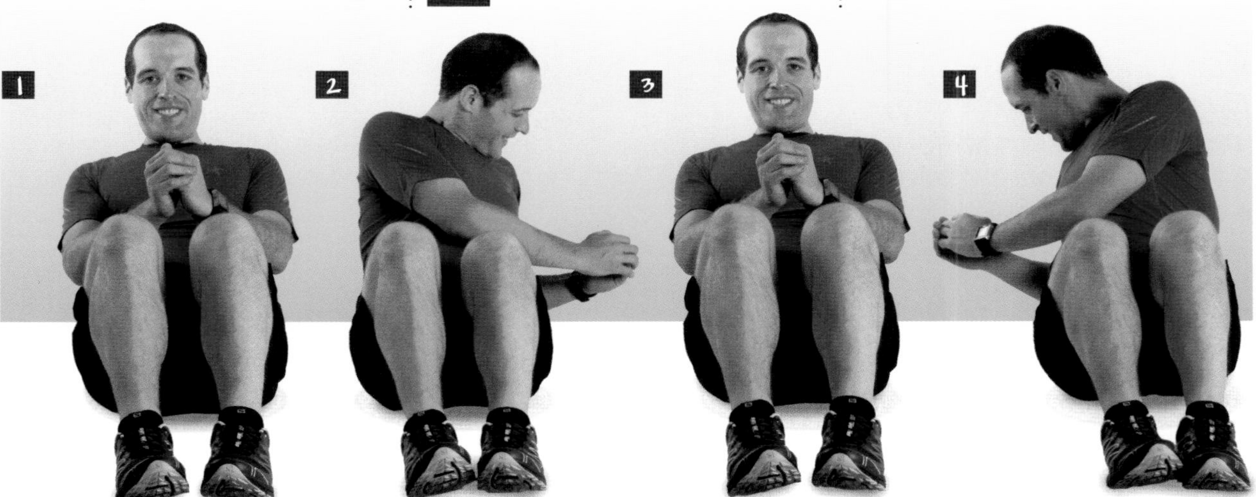

Bloc 4 (choisir de 1 à 2 exercices)

Pompe standard

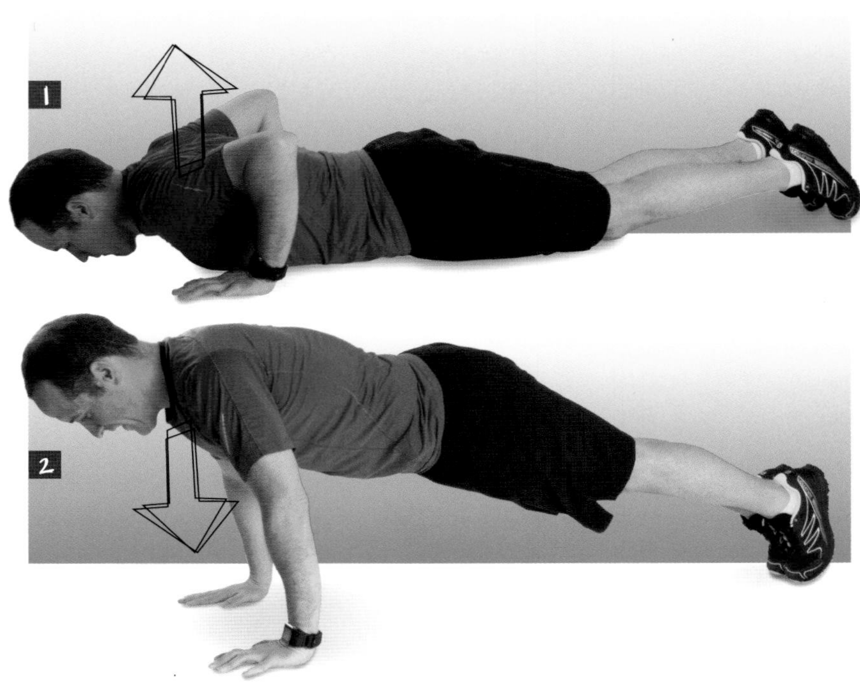

1 Vous prenez la position de la planche : couché sur le ventre, les coudes pliés, les mains sous les épaules.

2 Tout en expirant, faites un mouvement d'extension des coudes en gardant l'abdomen bien contracté et le tronc droit. Revenez à votre position de départ en inspirant.

Répétitions : de 10 à 12 pompes (avec une pause à la fin)

Pompe à genoux

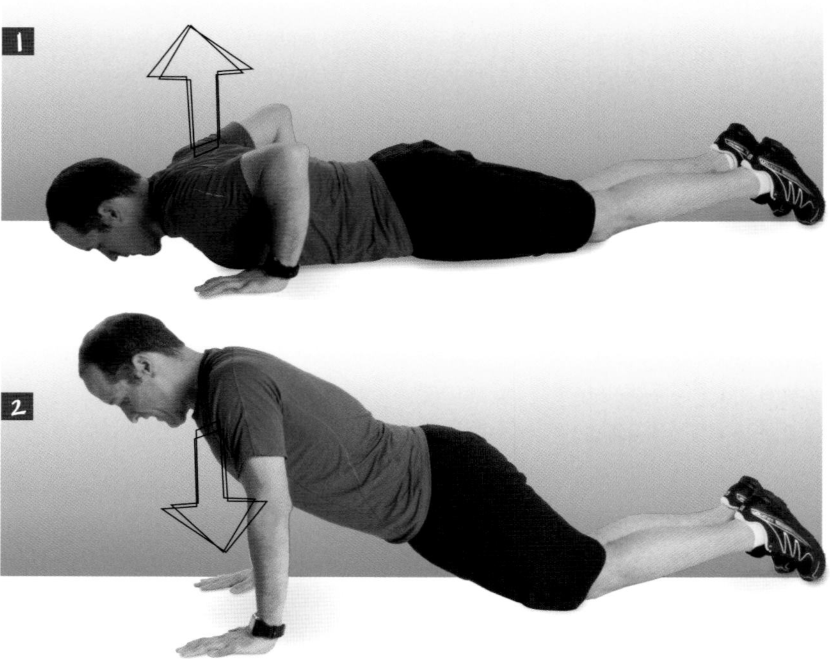

1 Vous prenez la position de la planche : couché sur le ventre, les coudes pliés, les mains sous les épaules.

2 Tout en expirant, faites un mouvement d'extension des coudes en gardant l'abdomen bien contracté et le tronc droit. Revenez à votre position de départ en inspirant.

Répétitions : de 12 à 15 pompes (avec une pause à la fin)

Pompe araignée à genoux

1 Vous prenez la position de la planche : couché sur le ventre, les coudes pliés, les mains sous les épaules.

2 Placez la main gauche vers l'avant et la main droite vers l'arrière et expirez en faisant un mouvement d'extension des coudes ; l'abdomen doit rester bien contracté et le tronc droit.

3 Revenez à votre position de départ en inspirant.

4 Placez la main gauche vers l'arrière et la main droite vers l'avant, puis recommencez.

Répétitions : de 6 à 10 pompes de chaque côté (avec une pause à la fin)

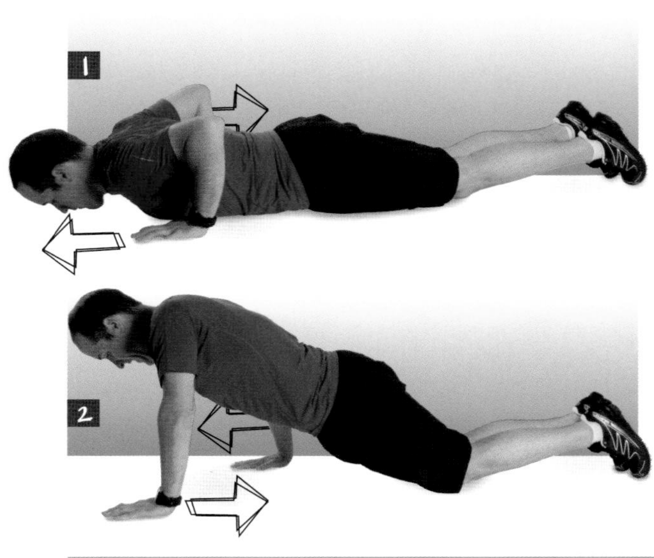

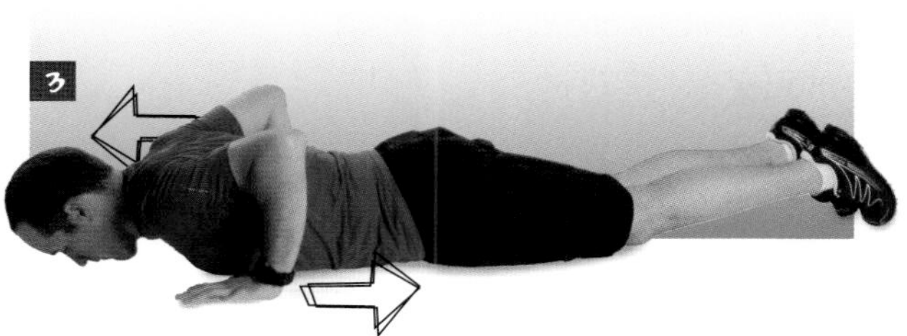

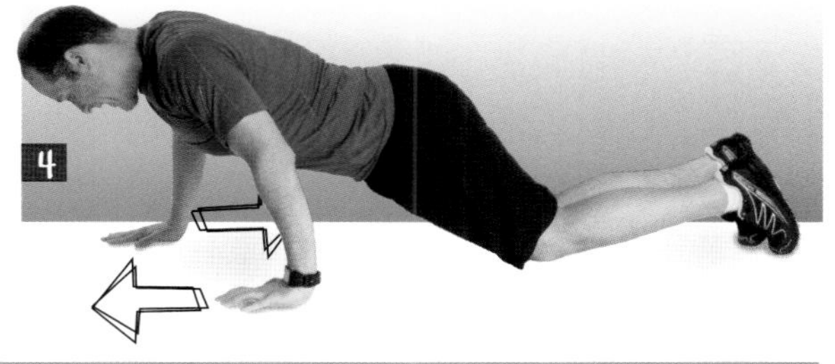

Pompe à quatre pattes

1 Vous êtes à quatre pattes, les bras en extension à la hauteur des épaules, les yeux au sol.

2 Tout en inspirant, fléchissez les coudes en tentant de les garder le plus près possible du tronc. Revenez à la position initiale en expirant.

Répétitions : de 10 à 15 pompes (avec une pause à la fin)

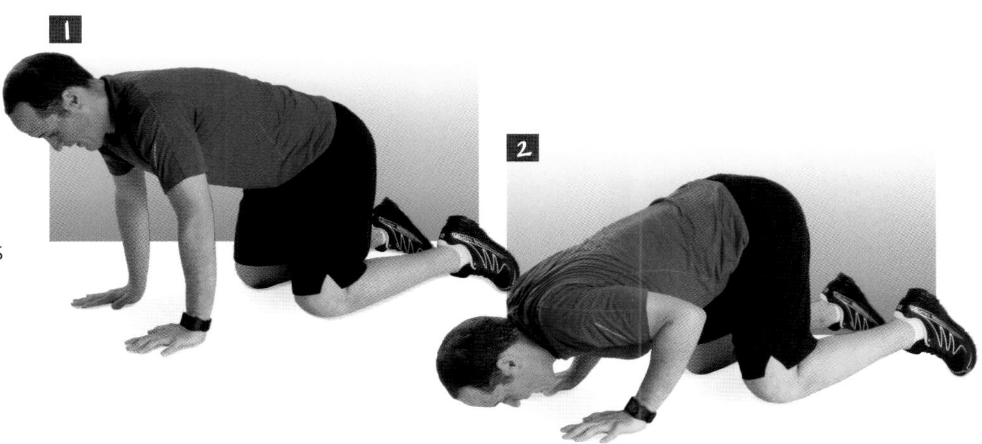

Bloc 5 Étirements (faire tous les exercices)

Étirement complet

1 Vous êtes couché sur le dos, les bras étirés vers l'arrière.

2 Étirez le plus possible votre corps. Maintenez la position de 20 à 30 secondes, puis prenez une pause.

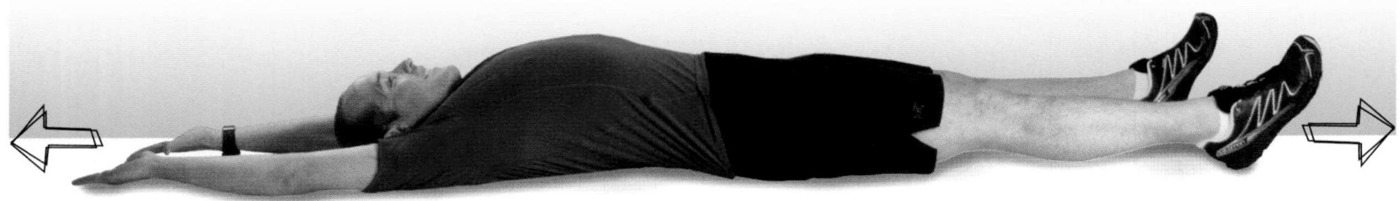

Flexion avant, avec jambes ouvertes

1 Vous êtes assis, le dos droit, les jambes écartées, les bras entre les jambes.

2 Tout en expirant, avancez les mains le plus possible vers l'avant et maintenez la position de 15 à 20 secondes, puis revenez à la position de départ.

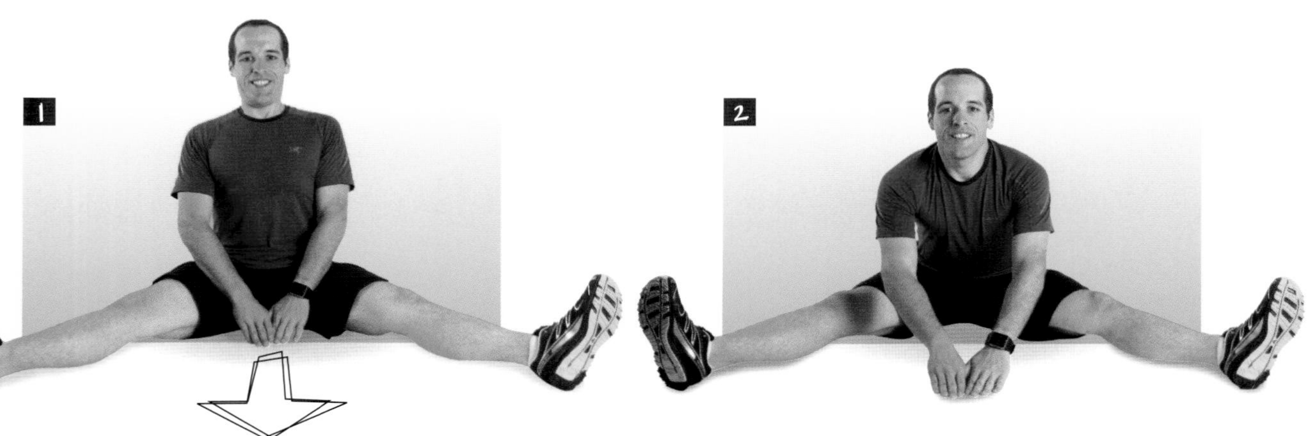

Flexion latérale

1 Vous êtes debout, les bras en l'air et les doigts joints.

2 Tout en expirant, fléchissez le tronc vers la droite et maintenez la position de 15 à 20 secondes, puis revenez au centre.

3 Répétez le mouvement vers la gauche, puis prenez une pause.

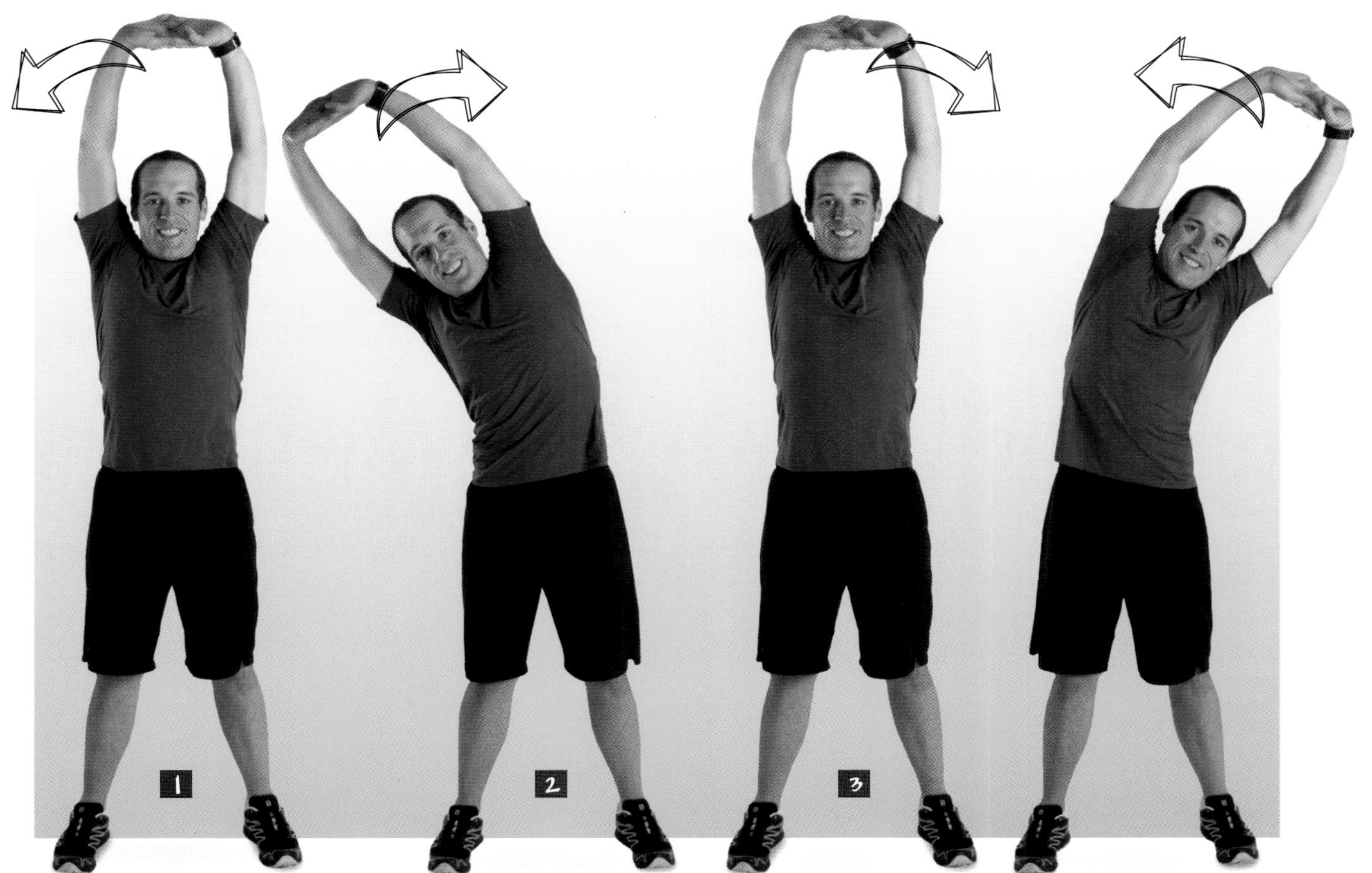

Suite bloc 5 Étirements (faire tous les exercices)

Fente au sol

1 Votre jambe droite est allongée vers l'arrière pour ensuite déposer le genou au sol, pied droit en extension.

2 En gardant le talon gauche appuyé au sol, déplacez les hanches vers l'avant et vers le sol pour étirer la partie avant de la hanche et de la cuisse droite.

3 Posez les mains sur la cuisse gauche et gardez la position de 15 à 20 secondes. Relevez-vous et recommencez de l'autre côté.

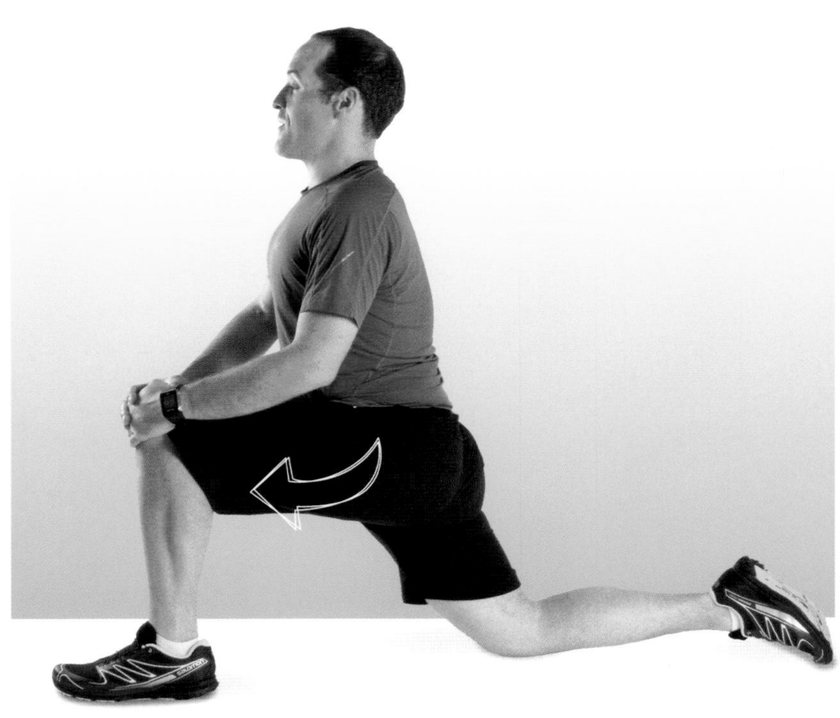

Flexion avec pied en dorsiflexion

1 Vous êtes debout, le dos droit, le pied gauche en avant et appuyé sur le talon, les deux mains sur la cuisse gauche.

2 Tout en expirant, glissez lentement les mains sur la cuisse gauche et maintenez la position de 15 à 20 secondes, puis revenez à la position de départ. Recommencez avec l'autre jambe.

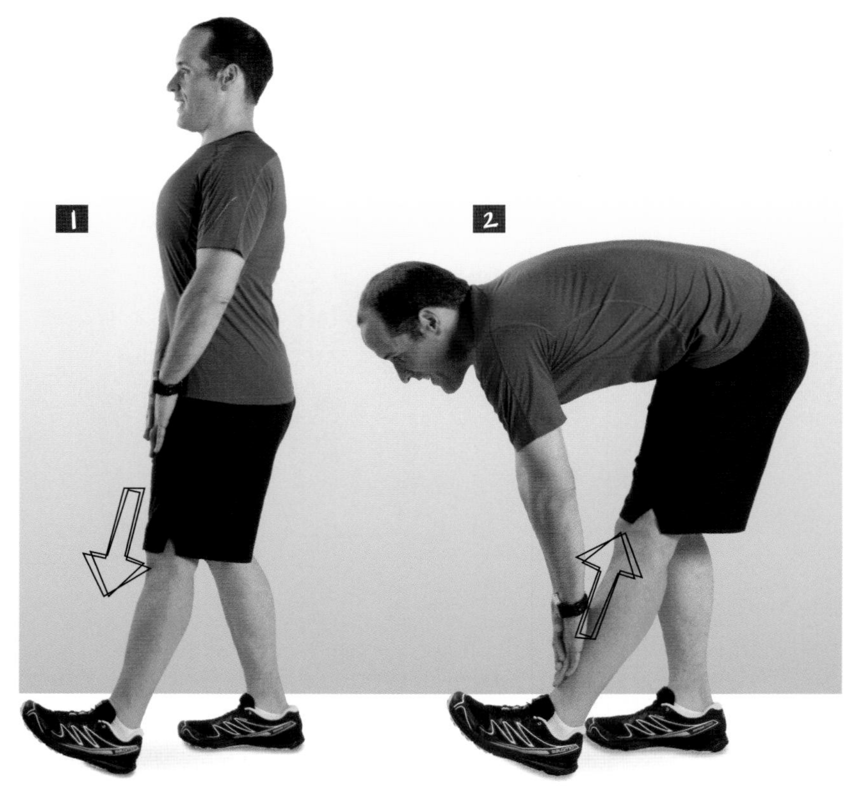

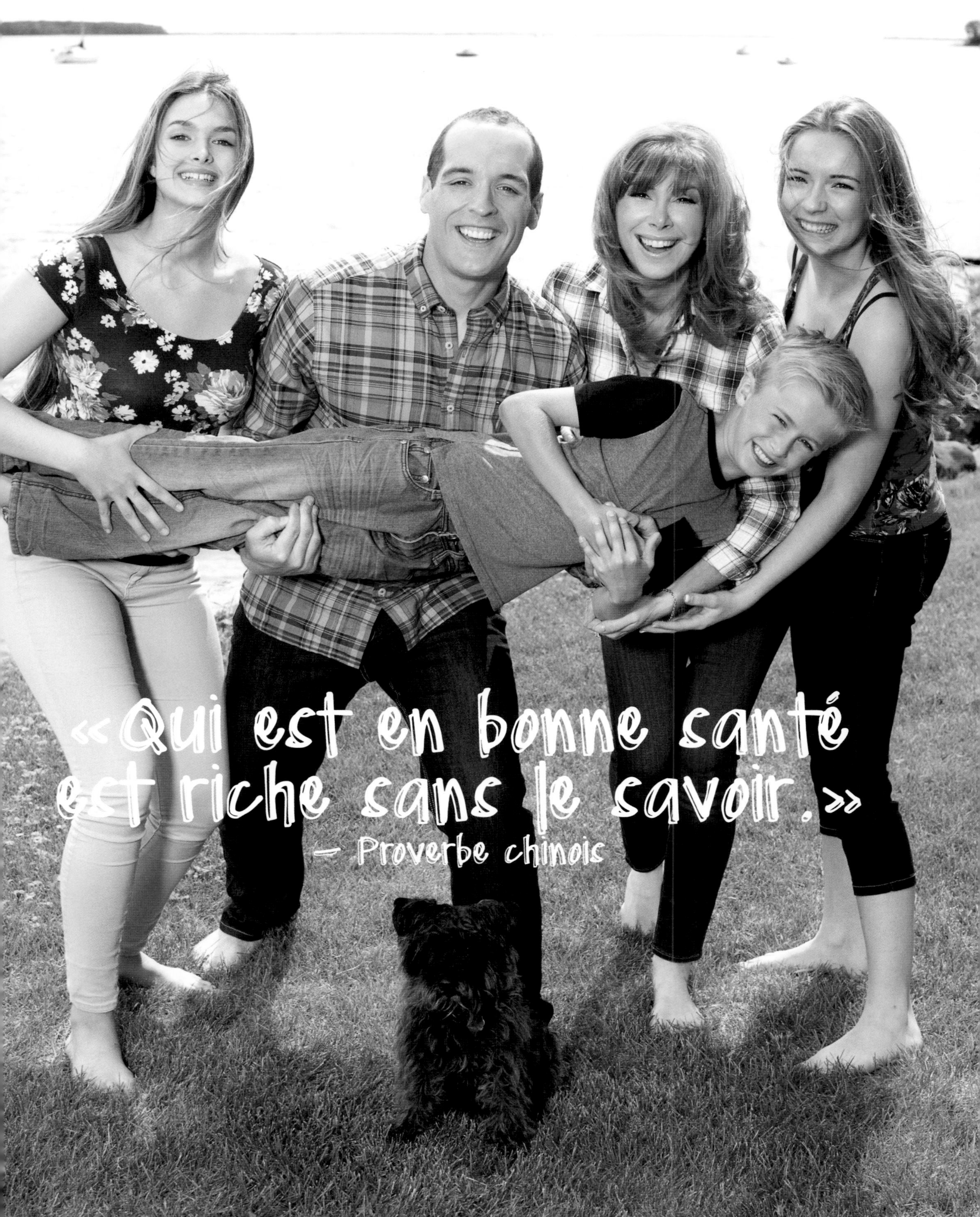

«Qui est en bonne santé est riche sans le savoir.»

– Proverbe chinois

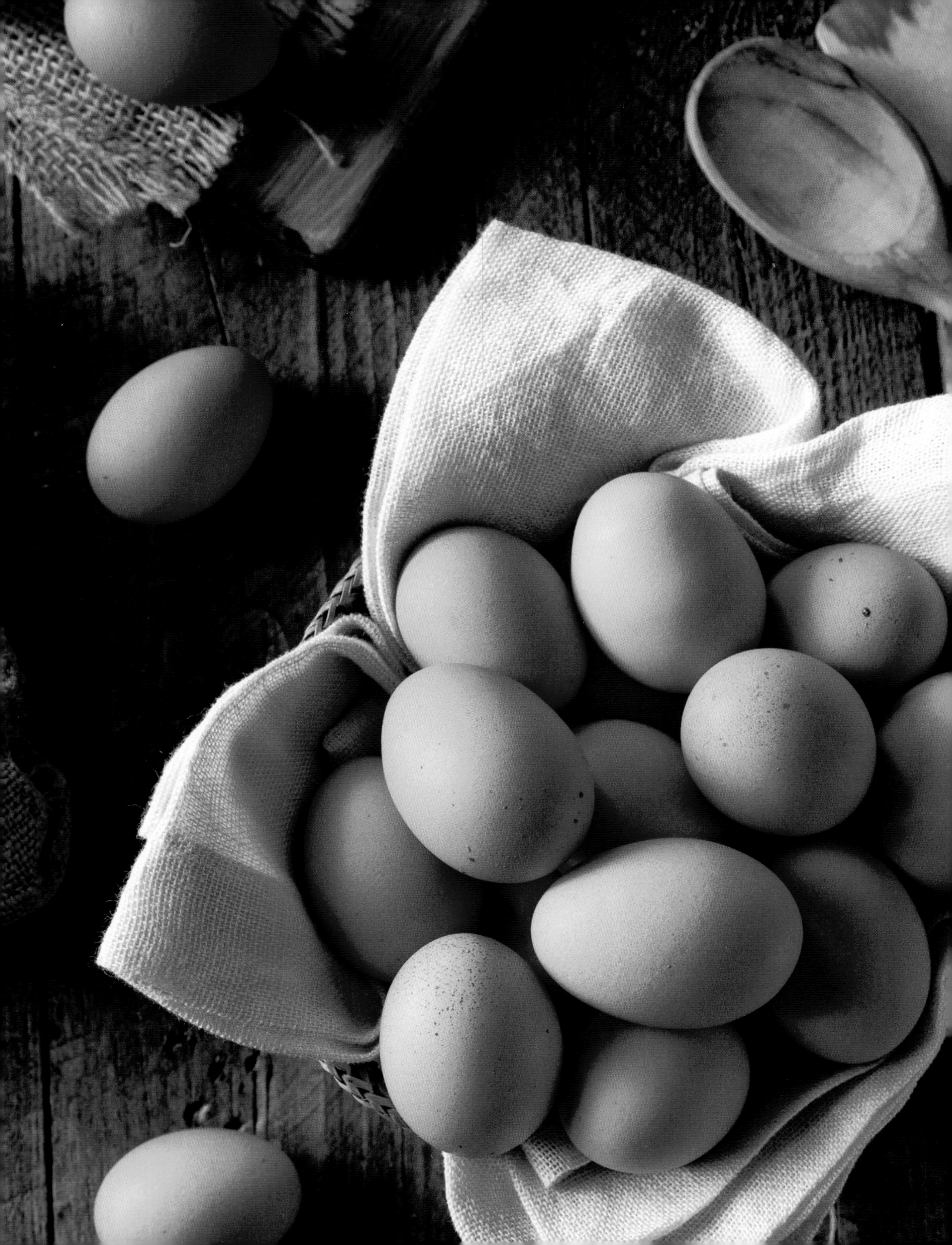

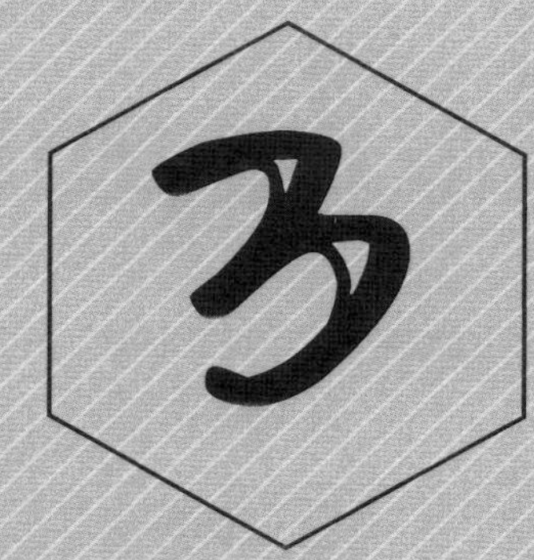

Les déjeuners

Un départ gagnant

Préparer son corps pour la journée

Bien qu'il soit le repas le plus important de la journée, le déjeuner est souvent boudé par les enfants et les adolescents (et parfois même les parents). Mais comme l'automobile qui a besoin de carburant pour avancer, votre corps a besoin de bons aliments pour bien commencer la journée. Le déjeuner apporte l'énergie nécessaire à notre organisme pour se mettre en branle.

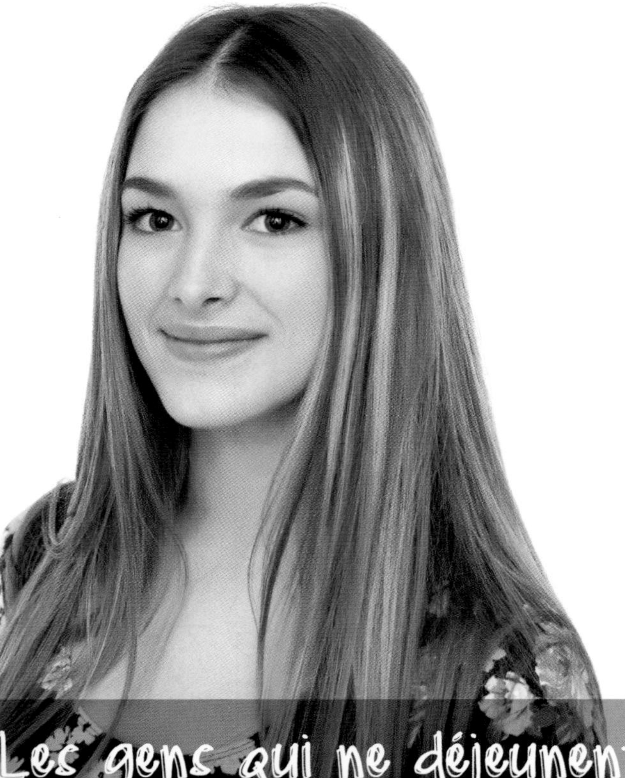

Lorsque vous vous réveillez, votre corps qui a été en période de jeûne pendant votre sommeil dispose de faibles réserves de glucose, une substance essentielle pour nourrir votre cerveau. Si vous ne remédiez pas à la situation, vous risquez de diminuer votre capacité de concentration, d'avoir des sautes d'humeur et des étourdissements. Sans compter que vous serez probablement poussé à manger beaucoup plus au dîner et au souper, ce qui contribue à la prise de poids. Certaines recherches ont en effet démontré que les gens qui ne déjeunent pas ont tendance à avoir un tour de taille plus grand. Une autre bonne raison de commencer la journée par un déjeuner nutritif !

Dans ce chapitre, nous vous donnerons des trucs pour inciter vos enfants (et vous-même) à déjeuner. Nous vous présenterons également notre top 10 des meilleures céréales de même que des recettes santé qui se préparent en un rien de temps et qui optimisent le niveau d'énergie. Plusieurs recettes, approuvées par les enfants et les adolescents, se mangent sur le pouce, en chemin vers l'école ou le travail.

Les gens qui ne déjeunent pas ont tendance à avoir un tour de taille plus grand que ceux qui prennent le temps de manger le matin.

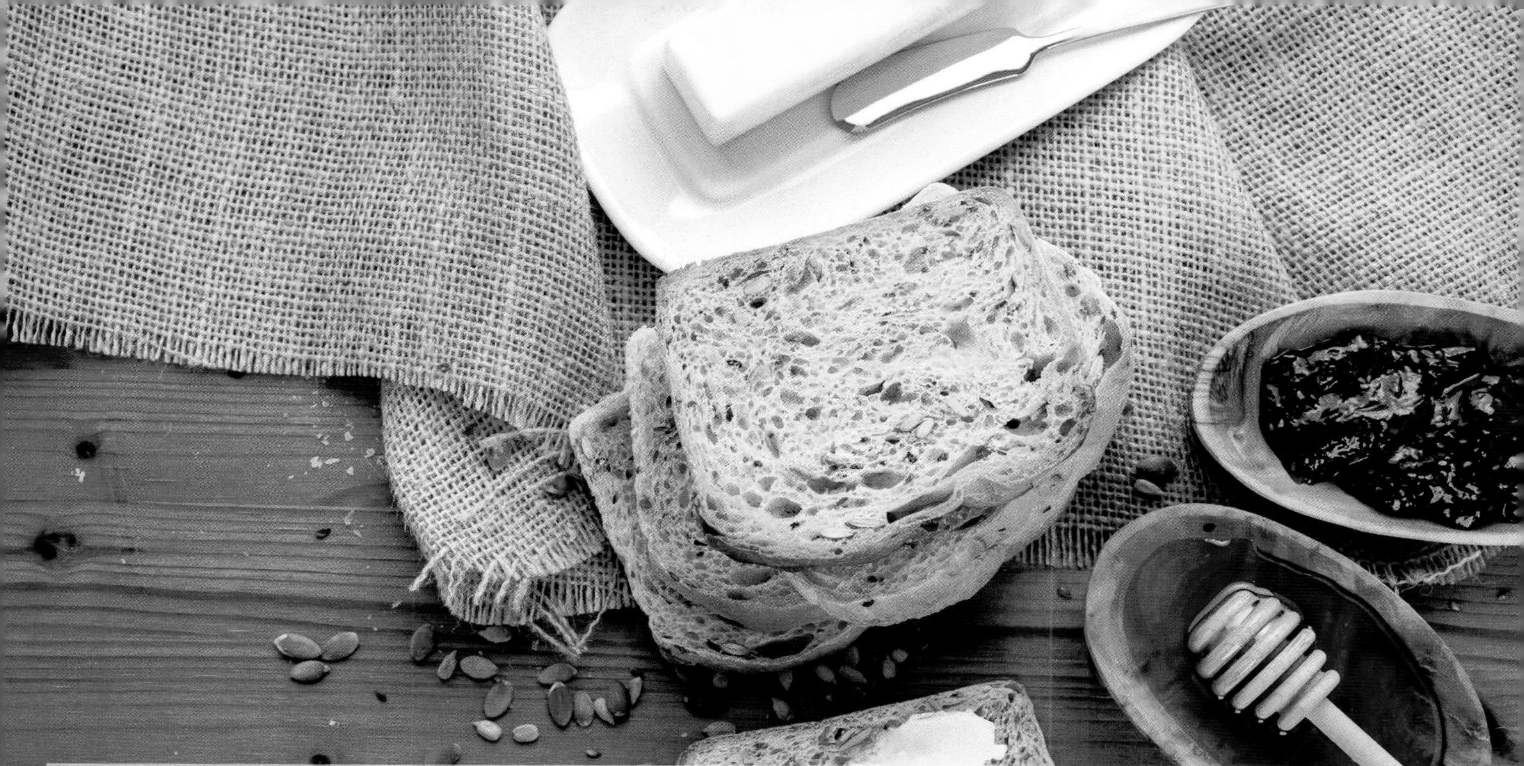

Comment choisir un pain à l'épicerie ?

En arrivant devant les étalages de pain à l'épicerie, il peut parfois s'avérer difficile de choisir le meilleur tant il y en a. Pour vous aider à faire un bon choix, voici un tableau qui vous guidera vers votre prochain achat de pain tranché.

Les trois principaux éléments à regarder sur les étiquettes nutritionnelles sont (pour deux tranches) : le sodium (300 mg et moins), les fibres alimentaires (4 grammes et plus) et les protéines (4 grammes et plus). Nous avons pris soin de répertorier les sept meilleurs pains tranchés qui respectent, à quelques grammes près, nos recommandations.

Voici ce que deux tranches contiennent :

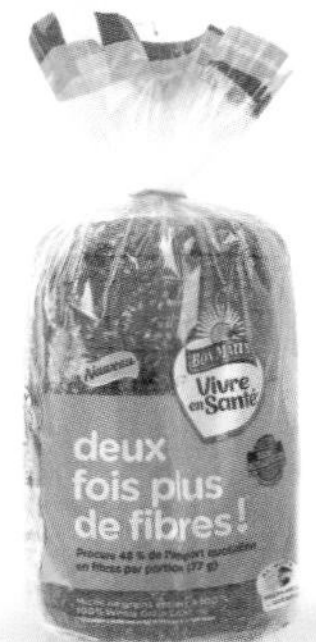

1

Vivre en Santé de Bon Matin

Calories : 220
Sodium : 240 mg
Fibres : 10 g
Protéines : 12 g
Fer : 16 % de la recommandation quotidienne

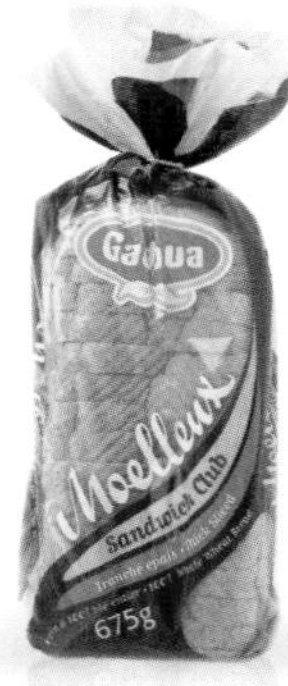

2

Sandwich long 100 % blé entier de Gadoua

Calories : 140
Sodium : 230 mg
Fibres : 4 g
Protéines : 5 g
Fer : 25 % de la recommandation quotidienne

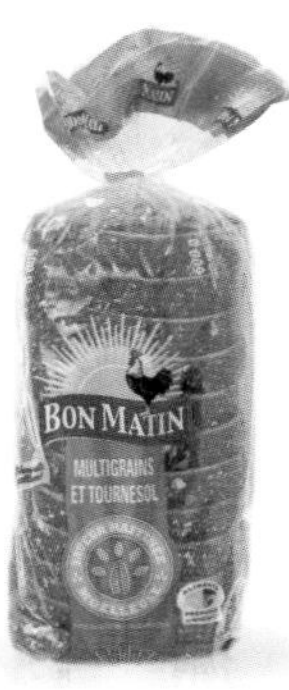

3

Multigrains et tournesol de Bon Matin

Calories : 150
Sodium : 230 mg
Fibres : 5 g
Protéines : 7 g
Fer : 15 % de la recommandation quotidienne

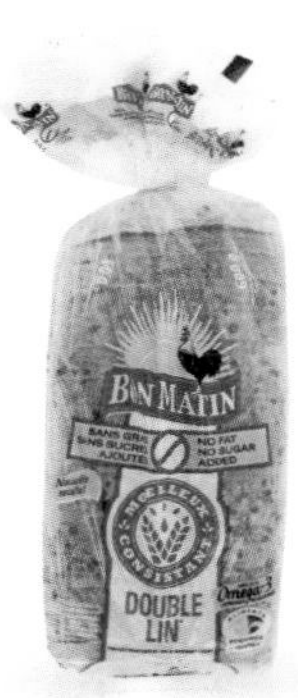

4

Blé pourpre et graines de lin de Bon Matin

Calories : 200
Sodium : 260 mg
Fibres : 4 g
Protéines : 8 g
Fer : 8 % de la recommandation quotidienne

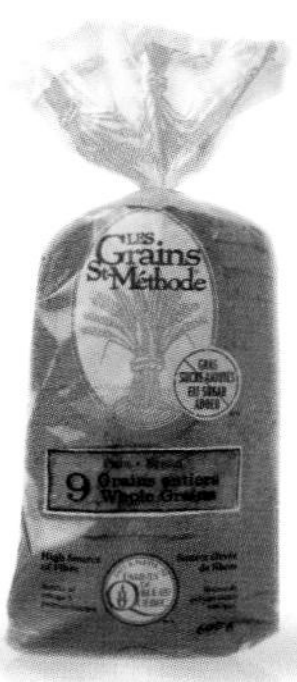

5

9 grains entiers de St-Méthode

Calories : 190
Oméga-3 et oméga-6 : 0,8 g
Sodium : 330 mg
Fibres : 7 g
Protéines : 9 g
Fer : 20 % de la recommandation quotidienne

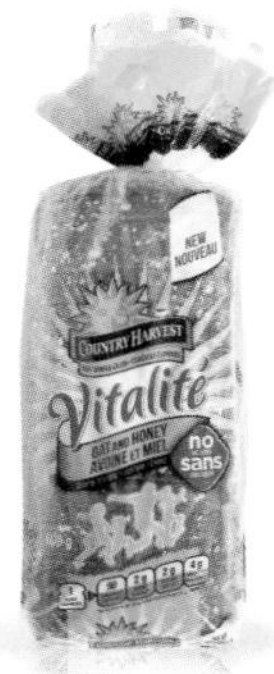

6

Avoine et miel de Country Harvest

Calories : 240
Oméga-6 : 1,6 g
Oméga-3 : 0,8 g
Sodium : 300 mg
Fibres : 6 g
Protéines : 10 g
Fer : 16 % de la recommandation quotidienne

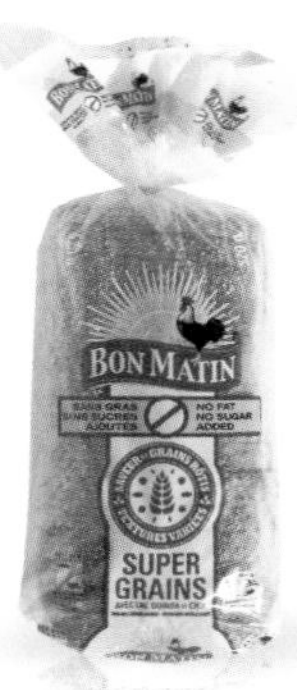

7

Supergrains avec lin, quinoa et chia de Bon Matin

Calories : 160
Sodium : 260 mg
Fibres : 4 g
Protéines : 8 g
Fer : 15 % de la recommandation quotidienne

TOP 10

Les idées pour inciter les enfants et les adolescents à déjeuner

1 Mettez de la couleur

Les enfants sont attirés par tout ce qui est coloré. Des fruits rouges, vert vif ou jaune canari stimuleront assurément leurs sens. Un petit truc : préparez les fruits à l'avance et placez-les bien en vue et à portée de main dans le réfrigérateur. Vos petits pourront ainsi les prendre facilement.

2 Donnez-leur ce qu'ils aiment

Vos enfants aiment les muffins ? Préparez-leur une version santé à base de farine de blé entier ou de flocons d'avoine, de fruits et de yogourt grec. Ils auront ainsi un repas nourrissant.

3 Préparez-le à l'avance

Un enfant sera plus enclin à déjeuner si tout est déjà prêt. Histoire de sauver du temps le matin, prenez quelques minutes avec votre enfant la veille pour dresser la table du déjeuner. Mettez-y les couverts, mais aussi les boîtes de céréales, le pain, le beurre d'arachide et les confitures pour donner envie à votre bout de chou de prendre un repas avant de se rendre à l'école.

4 Montrez l'exemple

Les enfants agissent beaucoup par mimétisme, surtout ceux en bas âge. S'ils ne voient pas leurs parents déjeuner, il y a de fortes chances qu'ils fassent de même, peu importe les efforts que vous mettrez pour leur expliquer l'importance de se mettre quelque chose dans le ventre avant de partir pour l'école. Prenez donc le temps de vous asseoir à table et de prendre un déjeuner complet. Vous profiterez donc d'un moment en famille, tout en donnant à votre corps ce qu'il lui faut pour partir la journée du bon pied !

5 Misez sur la variété

Les goûts des enfants sont très souvent changeants : un jour, ils aiment les céréales, le lendemain, ils n'en veulent plus. Pour les inciter à déjeuner, misez sur la diversité ! Des pains aux noix, des tortillas, des bagels, des pitas, des plats de fruits variés préalablement coupés, des fromages à pâte dure ou à pâte molle sont autant de choix intéressants pour le déjeuner. En ayant plusieurs options devant eux, vos petits pourront plus facilement y trouver leur compte.

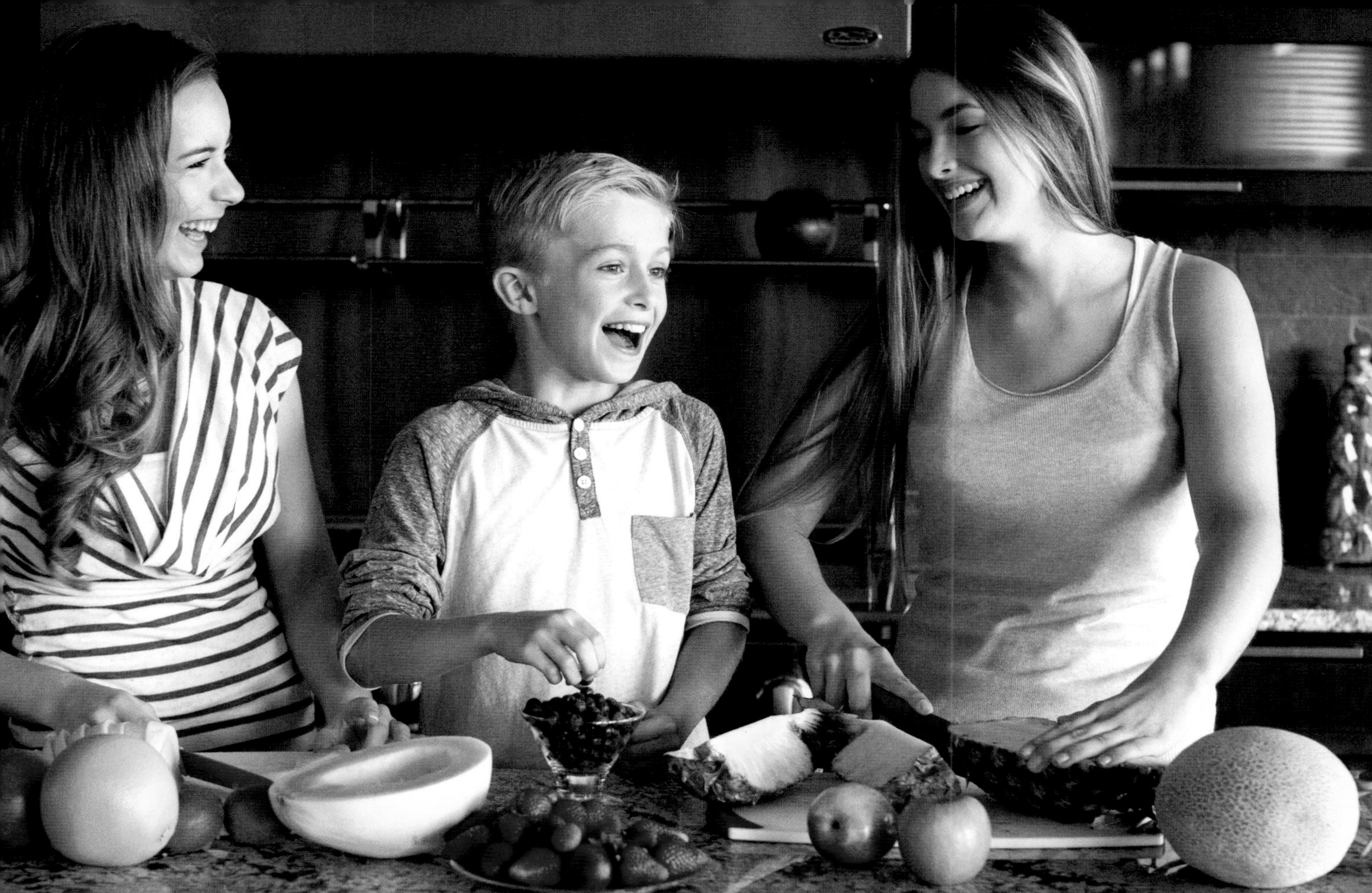

6 Faites-en un jeu

Les matins où vous avez plus de temps devant vous, invitez vos enfants à jouer à un petit jeu amusant. Garnissez la table de crêpes, de fruits, de pains divers, de fromages et de légumes et proposez à vos tout-petits de créer le personnage de leur choix. Les enfants pourront faire preuve de créativité et ils auront ensuite hâte de déguster leur chef-d'œuvre.

7 Mettez les chances de son côté

Votre adolescent se lève à la dernière minute et quitte la maison sans prendre le temps de déjeuner ? Mettez un muffin repas (voir recette p. 106) dans son sac d'école afin qu'il le mange en route. De cette façon, il ne pourra justifier le manque de temps pour sauter le déjeuner.

8 Stimulez la faim

Il se peut que votre ado vous dise qu'il n'a jamais faim le matin. Il y a de fortes chances que cela soit dû au fait qu'il consomme trop de calories avant de se coucher. Pour améliorer son appétit au petit matin, assurez-vous qu'il arrête de manger deux heures avant d'aller au lit et, si cela n'est pas possible, qu'il prend seulement une collation légère.

9 Remplacez le solide par... du liquide

De nombreux enfants et adultes disent avoir de la difficulté à avaler des aliments solides lorsqu'ils se lèvent. Il suffit alors de préparer un délicieux smoothie qui vous apportera suffisamment de nutriments pour vous permettre de vous rendre au dîner.

10 Passez un accord

Vous avez tout essayé et rien ne peut convaincre vos enfants ou vos adolescents de déjeuner ? Passez au mode négociation ! Demandez-leur de déjeuner à deux ou trois reprises durant la semaine. Une fois cet accord passé, assurez-vous qu'ils le respectent. Une fois cette routine bien établie, ajoutez une journée de manière à ce que le déjeuner devienne une habitude quotidienne. Bien entendu, votre enfant devrait déjeuner tous les jours, mais parfois, il faut savoir faire quelques détours afin d'atteindre la ligne d'arrivée.

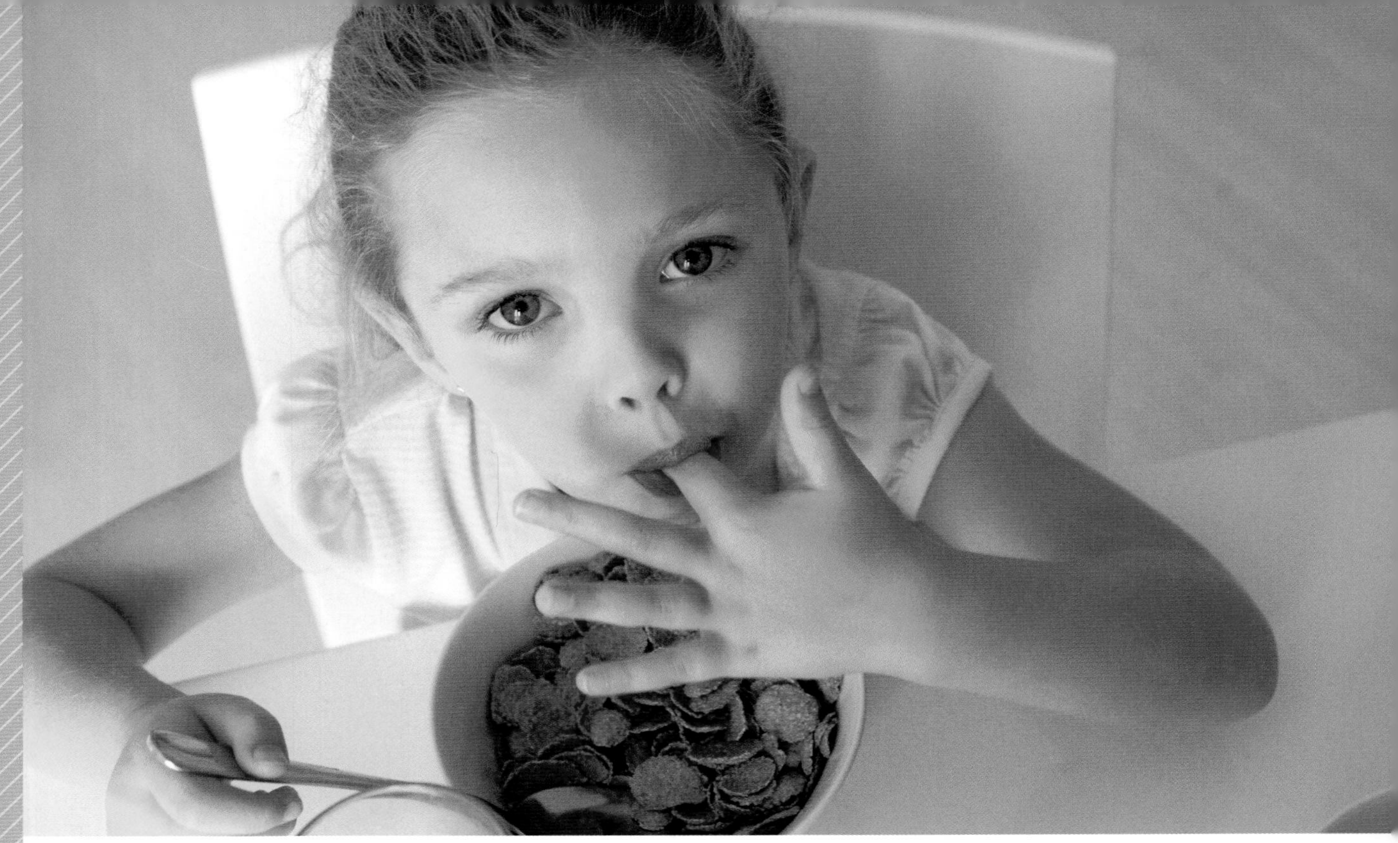

Les céréales à déjeuner

Vous avez sûrement remarqué la grande quantité de céréales à déjeuner que l'on trouve dans les supermarchés. Certaines disent faciliter la digestion, d'autres, contribuer à diminuer le cholestérol. Bref, il est facile de s'y perdre quand vient le temps d'arrêter notre choix. Comment savoir laquelle est la plus nutritive ?

D'abord, nous devons faire appel au tableau de valeurs nutritives et baser nos choix sur la portion de référence qui est établie pour 30 g de céréales sèches (il vous faudra parfois faire un peu de calcul mental, car les portions indiquées ne sont pas toujours pour 30 g). Voici ce que vous désirez d'une céréale :

Les fibres : il faut viser plus de 3 g de fibres par portion de 30 g de céréales. Les fibres nous permettent d'être rassasiés plus longtemps et nous évitent ainsi d'avoir une fringale avant le dîner.

Les sucres : il faut faire la distinction entre les céréales qui contiennent des fruits séchés et celles qui n'en contiennent pas.

Les céréales à déjeuner sans fruits séchés ni noix : de 5 à 7 g et moins de sucres par portion de 30 g

Les céréales à déjeuner avec fruits séchés ou noix : 10 g ou moins de sucres par portion de 30 g

Une bonne céréale ne devrait pas contenir trop de sucres ajoutés, lesquels ne font que donner de la saveur. Il est possible de consommer des céréales à la fois bonnes au goût et pour la santé sans qu'elles ne soient remplies de sucres.

Il peut également être intéressant de comparer le contenu en fer des céréales. Plusieurs offrent de 25 à 30 % de l'ANR (apport nutritionnel recommandé) en fer. Bien que ce fer ne soit pas aussi bien absorbé que celui de provenance animale (viande, poisson, volaille, abats), il peut être avantageux de choisir des céréales avec plus de fer, surtout pour les enfants qui n'apprécient pas beaucoup la viande et ses substituts (légumineuses, œufs, noix et graines*).

*Les fruits séchés de même que les noix et les graines sont à éviter avant l'âge de 4 ans, car ils sont plus à risque de causer des étouffements. Il est donc préférable d'éviter d'offrir ces aliments à notre enfant jusqu'à ce qu'il puisse les mastiquer de façon sécuritaire.

Les céréales qui clanchent

TOP 10

Voici notre palmarès des dix céréales à déjeuner qui ont un profil nutritionnel intéressant et qui sont susceptibles d'être appréciées par toute la famille !

All-Bran bouchées aux fraises
Fibre 1 grappes au miel
Cheerios multi-grain
Gruau gros flocons Robin Hood
Miel, amandes et graines de lin (Kashi) *
Croustade aux petits fruits (Kashi) *
Shredded Wheat
Life multigrains (Quaker)
Gruau gros flocons Quaker
All-Bran canneberges et grappes multigrains *

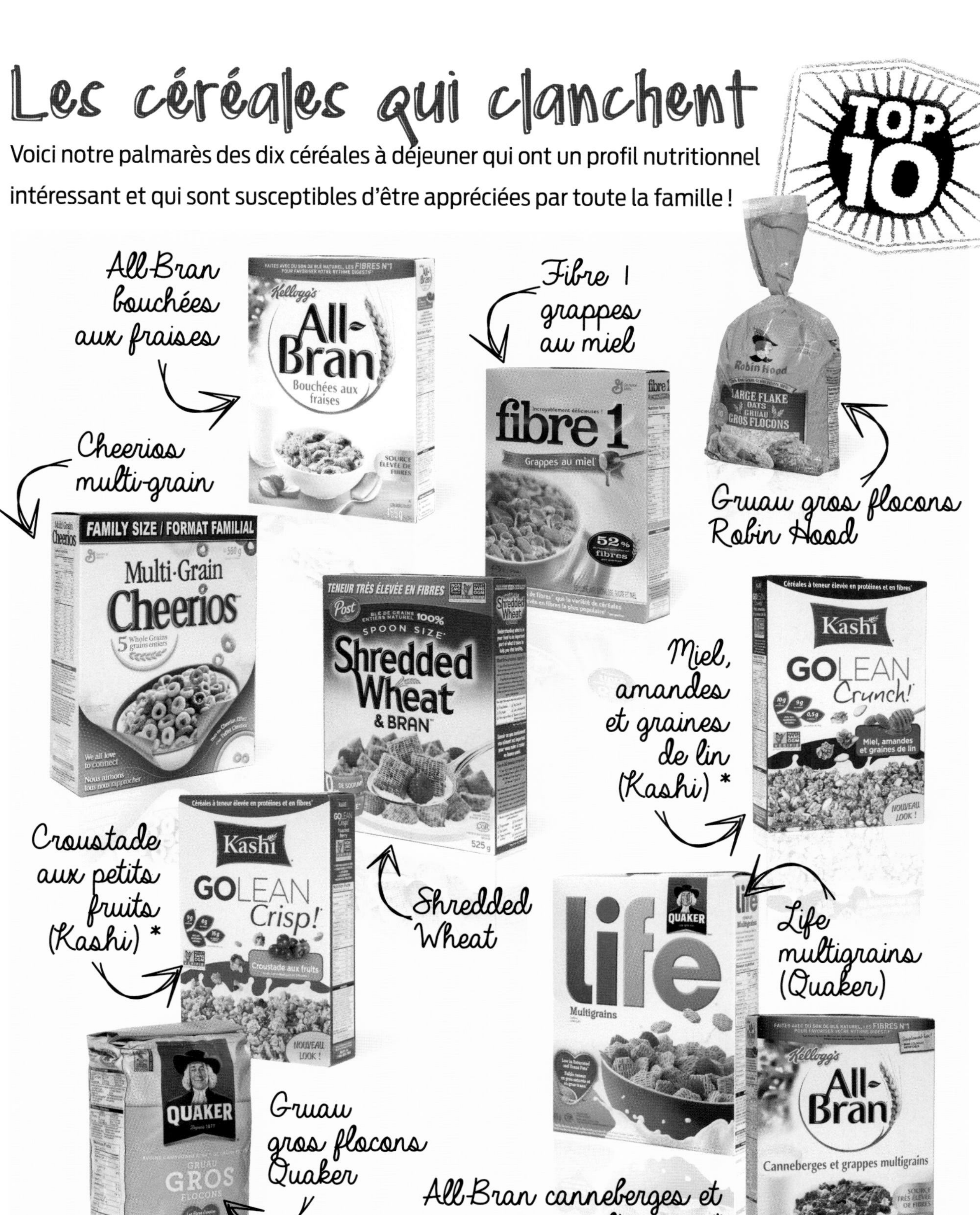

Des idées de tartinades pour les rôties

Sans gluten

Confiture aux graines de chia

 : 4 MINUTES + 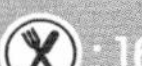 : 5 HEURES 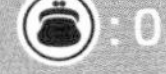 : 16 : 0,20 $/PORTION DE 15 ML

Ma recette de confiture aux graines de chia

Valeurs nutritives par portion

Pour 15 ml
Calories : 5 kcal
Lipides : 0,2 g
Glucides : 1 g
Protéines : 0,2 g

INGRÉDIENTS

1 tasse (250 ml) de framboises
2 c. à thé (10 ml) de graines de chia
Optionnel : 1 c. à thé (5 ml) de sucre

PRÉPARATION

1- Dans un robot culinaire, mélanger tous les ingrédients pendant 2 minutes.
2- Réfrigérer au moins 5 heures pour laisser le temps aux graines de chia de doubler de volume.
3- Servir frais.

Une quantité de 1 c. à soupe (15 ml) de confiture du commerce contient 50 kcal, 13 g de glucides et 11 g de sucre. Cette confiture aux graines de chia contient, pour la même quantité, 5 kcal et 1 g de glucides.

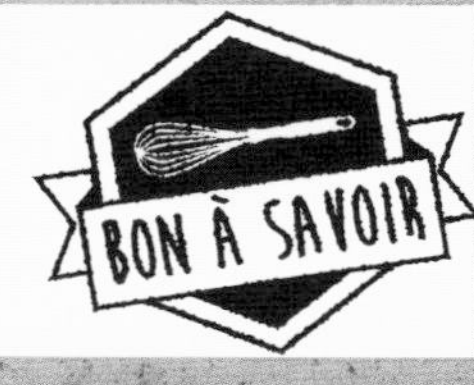

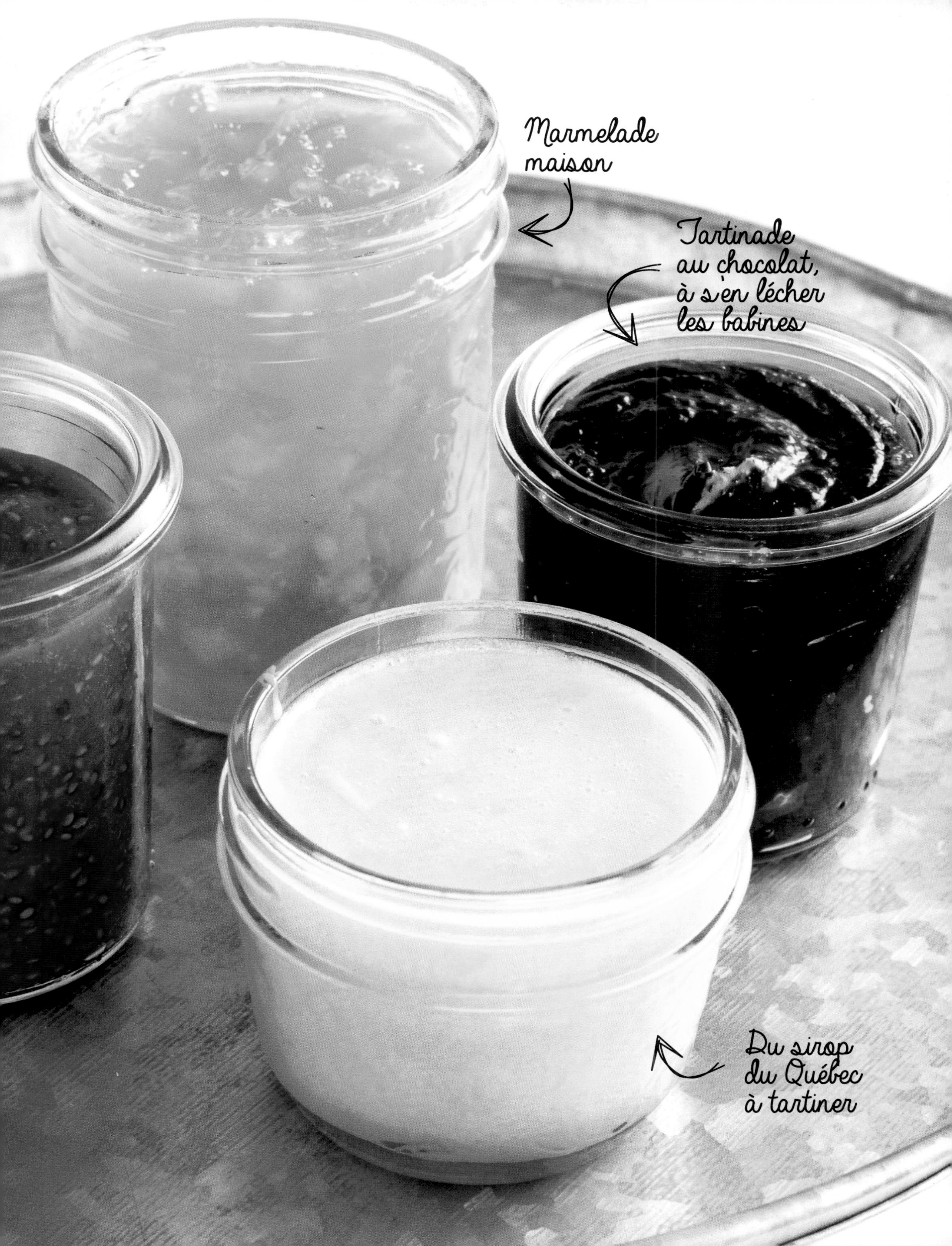
Marmelade maison
Tartinade au chocolat, à s'en lécher les babines
Du sirop du Québec à tartiner

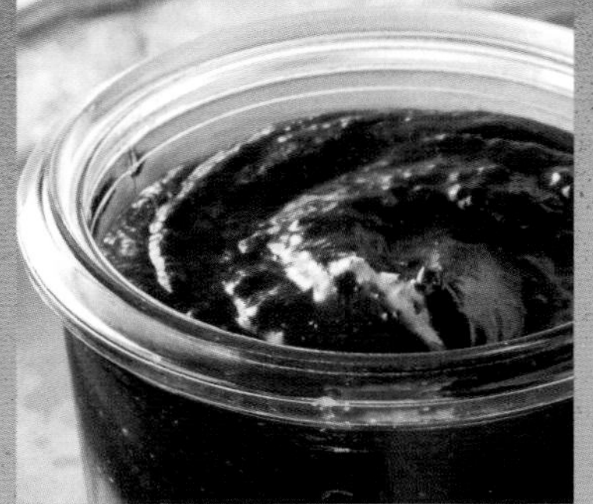

Valeurs nutritives par portion
Pour 15 ml
Calories : 70 kcal
Lipides : 6 g
Glucides : 6 g
Protéines : 1 g

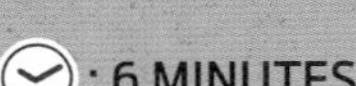: 6 MINUTES

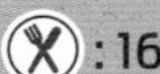: 16

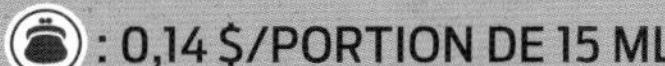: 0,14 $/PORTION DE 15 ML

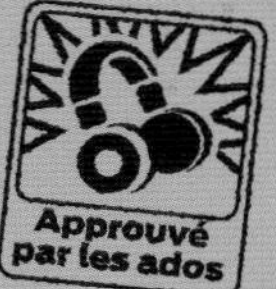
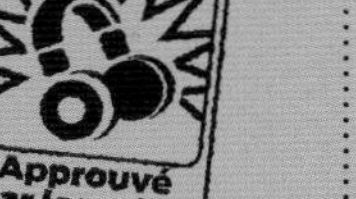

Savoureuse tartinade au chocolat

INGRÉDIENTS

¾ de tasse (180 ml) de noisettes
¼ de tasse (60 ml) de cacao en poudre non sucré
⅓ de tasse (80 ml) de sucre
2 c. à soupe (30 ml) d'huile de tournesol
¼ de tasse (60 ml) d'eau froide

PRÉPARATION

1- Dans un robot culinaire, réduire les noisettes en poudre fine.
2- Ajouter le cacao, le sucre et l'huile.
3- Mélanger quelques minutes jusqu'à l'obtention d'une pâte homogène et lisse.
4- Ajouter l'eau si vous désirez une texture plus lisse.

BON À SAVOIR

Saviez-vous que la noisette pouvait vous aider à réduire votre cholestérol sanguin ? Des études ont démontré que la consommation de 70 g de noisettes chaque jour pendant 30 jours diminuait le cholestérol total et le « mauvais » cholestérol (LDL). On dit aussi qu'elles ont des propriétés antioxydantes et qu'elles protègent ainsi les cellules du corps contre les radicaux libres.

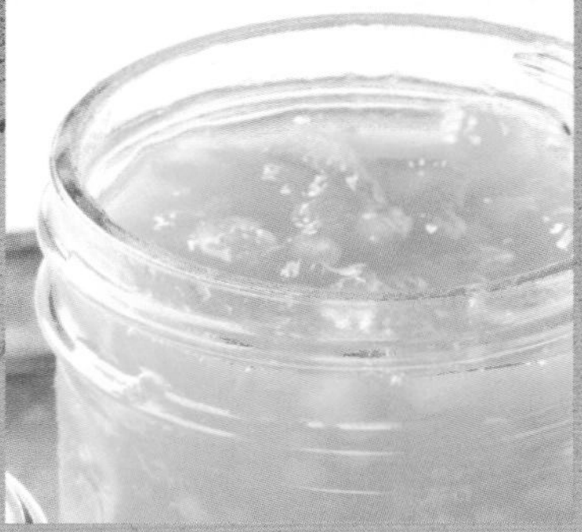

Valeurs nutritives par portion
Pour 15 ml
Calories : 50 kcal
Lipides : 0,1 g
Glucides : 13 g
Protéines : 0,2 g

: 2 HEURES + 15 MINUTES

: 3 TASSES

: 0,15 $/PORTION DE 15 ML

Marmelade maison

INGRÉDIENTS

5 oranges, de taille moyenne
1 citron
750 ml (3 tasses) de jus de pomme, sans sucre ajouté
500 ml (2 tasses) de sucre granulé
250 ml (1 tasse) d'eau

PRÉPARATION

1- Laver les agrumes et les couper en deux dans le sens de la longueur. Enlever et jeter les pépins. Couper les fruits en fines tranches puis en petits morceaux.
2- Dans une grande casserole, déposer les fruits et ajouter le jus de pomme et l'eau. Porter à ébullition et réduire le feu au minimum. Couvrir et laisser mijoter jusqu'à ce que la pelure des agrumes soit tendre (environ 45 minutes à 1 heure). Si le liquide réduit trop, ajouter un peu d'eau (1 tasse - 250 ml maximum).
3- Ajouter le sucre en remuant jusqu'à ce qu'il soit dissous. Laisser mijoter, sans couvrir, jusqu'à ce que le mélange atteigne le point de gélification (environ 1 heure). Retirer du feu.

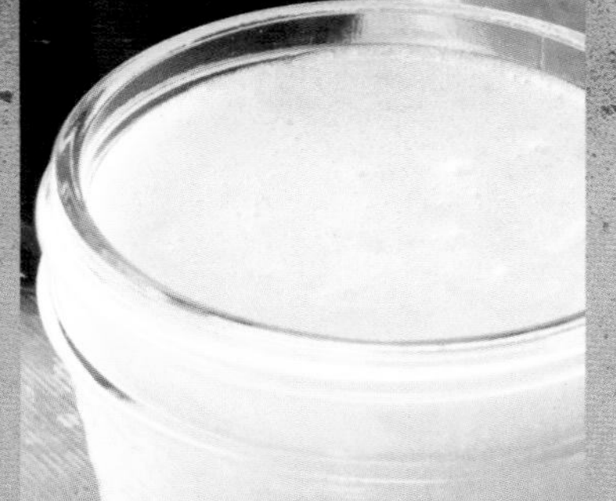

Valeurs nutritives par portion

Pour 15 ml
Calories : 70 kcal
Lipides : 2 g
Glucides : 12 g
Protéines : 0,2 g

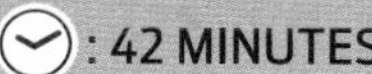

: 42 MINUTES

: 20

: 0,10 $/PORTION DE 15 ML

Tartinade de sirop d'érable

INGRÉDIENTS

1 ½ c. à soupe (22,5 ml) de margarine non-hydrogénée
½ tasse (125 ml) de sucre
½ tasse (125 ml) de sirop d'érable
½ tasse (125 ml) de crème 35 %
½ c. à thé (2,5 ml) d'extrait de vanille
3 c. à soupe (45 ml) de fécule de maïs
3 c. à soupe (45 ml) d'eau froide

PRÉPARATION

1- Dans une casserole, faire fondre la margarine avec le sucre et le sirop d'érable jusqu'à dissolution complète du sucre.
2- Ajouter la crème et la vanille. Porter à ébullition, puis réduire le feu et laisser mijoter 5 minutes.
3- Dans un bol, bien mélanger la fécule avec l'eau, puis verser le mélange dans la casserole.
4- Remuer 2 minutes jusqu'à ce que le mélange épaississe. Retirer du feu.
5- Laisser refroidir 30 minutes, puis verser la préparation dans un robot culinaire. Mélanger 5 minutes jusqu'à l'obtention d'une tartinade lisse et onctueuse.

La fécule de maïs est obtenue à partir de l'amidon de maïs et sert principalement à épaissir les sauces. Bien que la fécule possède un goût amer à son état pur, cette saveur disparaît une fois délayée dans l'eau ou un autre liquide chaud.

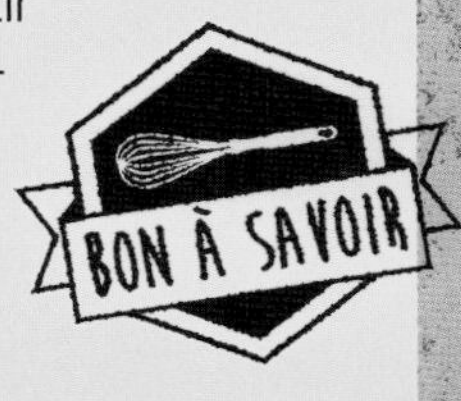

Valeurs nutritives par portion

Calories : 120
Lipides : 1 g
Glucides : 20 g
Protéines : 10 g

: 1 MINUTE

: 1

: 0,40 $/PORTION DE 15 ML

Lait au chocolat santé

INGRÉDIENTS

1 tasse (250 ml) de lait écrémé
1 c. à soupe (15 ml) de cacao en poudre
1 c. à thé (5 ml) de sucre

PRÉPARATION

1- Mélanger tous les ingrédients jusqu'à ce que le cacao soit complètement dissous.

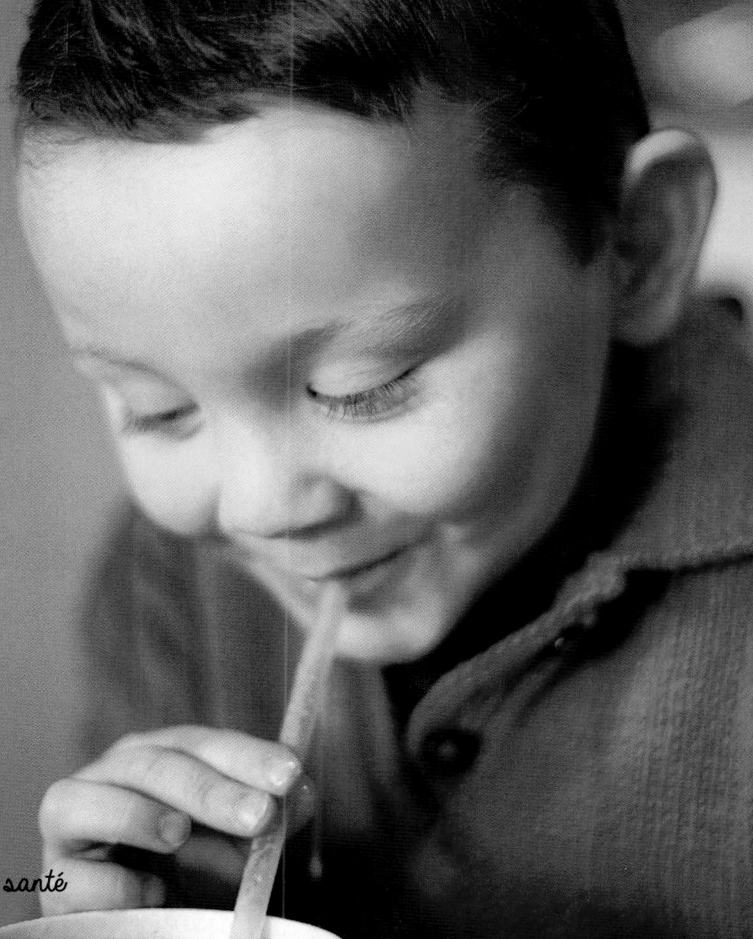

Valeurs nutritives par portion

Calories : 280
Lipides : 10 g
Glucides : 40 g
Protéines : 12 g

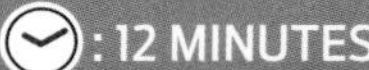

: 12 MINUTES

: 2

: 3,21$/PORTION

Un arc-en-ciel buvable

Sans gluten

Approuvé par les enfants

INGRÉDIENTS

Smoothie à l'avocat

½ avocat mûr
½ banane mûre, coupée en rondelles
1 tasse (250 ml) de lait écrémé
2 c. à thé (10 ml) de miel

Smoothie aux fraises

2 tasses (500 ml) de fraises
½ tasse (125 ml) de tofu soyeux
½ tasse (125 ml) de lait écrémé

PRÉPARATION

Smoothie à l'avocat

1- À l'aide d'une cuillère, retirer la chair du demi-avocat et la déposer dans le robot culinaire.
2- Ajouter la demi-banane, le lait et le miel, puis mélanger jusqu'à l'obtention d'une préparation lisse et onctueuse.
3- Répartir le mélange dans deux verres.
4- Rincer le robot culinaire et préparer le smoothie aux fraises.

Smoothie aux fraises

1- Laver les fraises à l'eau, les équeuter et les déposer dans le robot culinaire.
2- Ajouter le tofu soyeux et le lait, puis mélanger jusqu'à l'obtention d'une texture lisse.
3- Verser sur le smoothie à l'avocat. Servir.

Valeurs nutritives par portion

Calories : 280
Lipides : 10 g
Glucides : 37 g
Protéines : 13 g

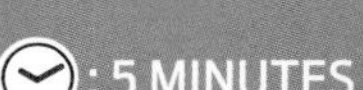
: 5 MINUTES

: 1

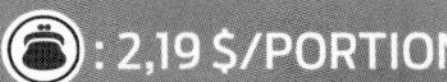
: 2,19 $/PORTION

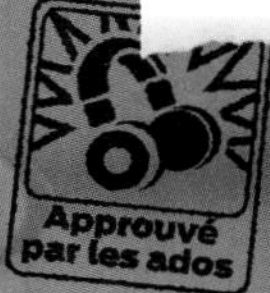

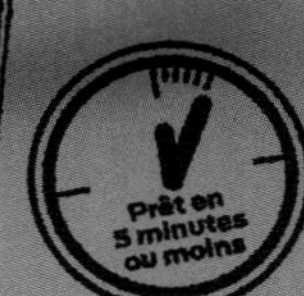

Booster aux pêches

INGRÉDIENTS

½ tasse (125 ml) de yogourt grec à la vanille 0 % M.G.
½ tasse (125 ml) d'eau
1 pêche
1 c. à soupe (15 ml) de graines de lin moulues
20 g de gruau instantané

Pour garnir

½ pêche, coupée en cubes
1 c. à soupe (15 ml) d'amandes tranchées

PRÉPARATION

1- Dans un robot culinaire, déposer tous les ingrédients et mélanger jusqu'à l'obtention d'un liquide lisse et onctueux.
2- Verser dans un verre, puis garnir avec les cubes de pêche et les amandes tranchées.

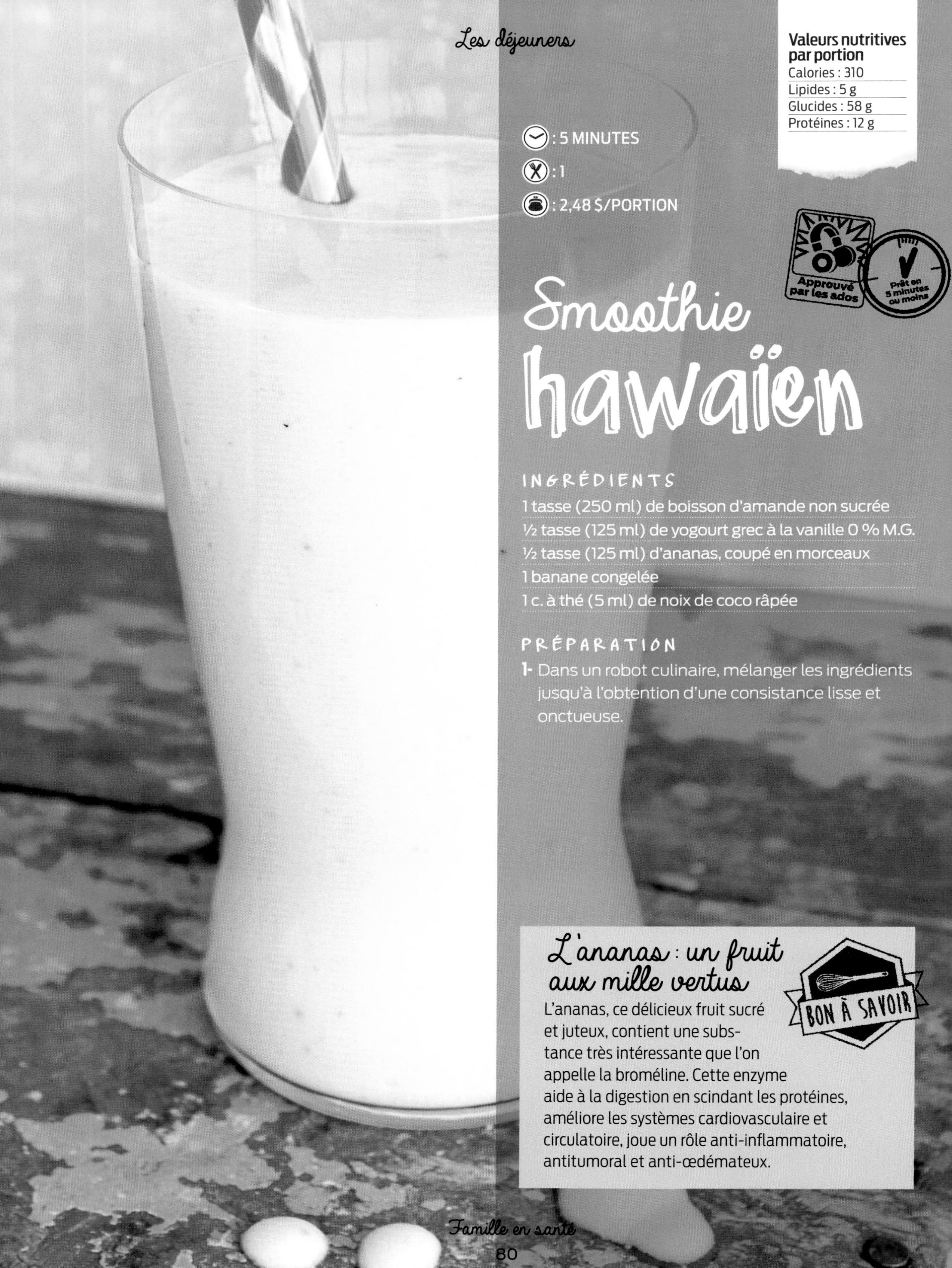

Valeurs nutritives par portion

Calories : 310
Lipides : 5 g
Glucides : 58 g
Protéines : 12 g

: 5 MINUTES
: 1
: 2,48 $/PORTION

Smoothie hawaïen

INGRÉDIENTS

1 tasse (250 ml) de boisson d'amande non sucrée
½ tasse (125 ml) de yogourt grec à la vanille 0 % M.G.
½ tasse (125 ml) d'ananas, coupé en morceaux
1 banane congelée
1 c. à thé (5 ml) de noix de coco râpée

PRÉPARATION

1- Dans un robot culinaire, mélanger les ingrédients jusqu'à l'obtention d'une consistance lisse et onctueuse.

L'ananas : un fruit aux mille vertus

BON À SAVOIR

L'ananas, ce délicieux fruit sucré et juteux, contient une substance très intéressante que l'on appelle la broméline. Cette enzyme aide à la digestion en scindant les protéines, améliore les systèmes cardiovasculaire et circulatoire, joue un rôle anti-inflammatoire, antitumoral et anti-œdémateux.

Valeurs nutritives par portion

Calories : 250
Lipides : 3,5 g
Glucides : 49 g
Protéines : 9 g

 : 5 MINUTES

 : 1

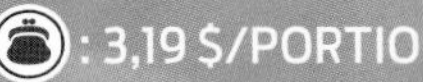

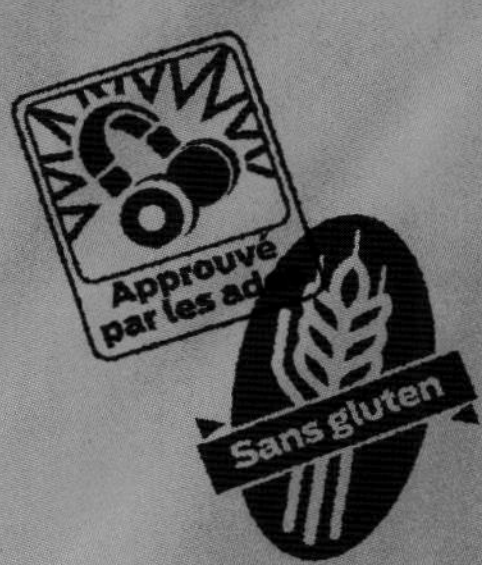

Smoothie rose

INGRÉDIENTS

- 1 banane congelée, coupée en rondelles
- 1 tasse (250 ml) de fraises
- ½ tasse (125 ml) de boisson de soya enrichie originale
- ¼ de tasse (60 ml) de yogourt grec nature 0 % M.G.
- 5 framboises (facultatif)

PRÉPARATION

1- Dans un robot culinaire, mélanger la banane avec les fraises, la boisson de soya et le yogourt grec jusqu'à l'obtention d'une consistance lisse et onctueuse.

2- Garnir de framboises au moment de servir si désiré.

Le « lait » de soya : sans lactose

BON À SAVOIR

La boisson de soya enrichie est une excellente option pour les personnes intolérantes au lactose, le sucre contenu dans le lait de vache. Tout comme le lait, chaque tasse (250 ml) offre 30 % de la valeur quotidienne recommandée en calcium. Avec ses 7 g de protéines végétales de soya, la boisson de soya enrichie remplace très bien le lait pour assurer à vos enfants des dents et des os en santé.

Valeurs nutritives par portion
Calories : 150
Lipides : 6 g
Glucides : 12 g
Protéines : 10 g

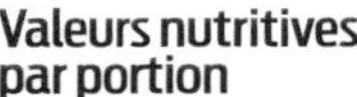

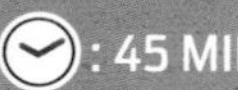 : 45 MINUTES  : 12 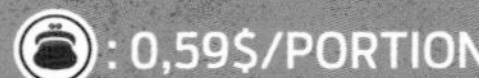 : 0,59$/PORTION

Sans gluten

Sans lactose

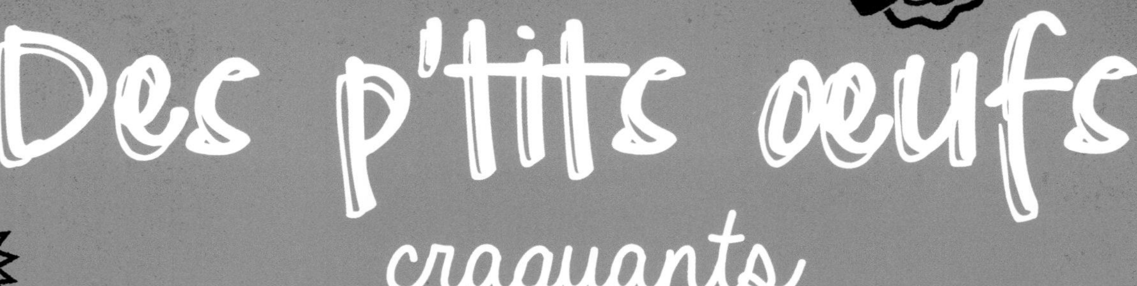

Des p'tits oeufs craquants

INGRÉDIENTS

- 12 œufs
- 4 gouttes de colorant alimentaire rouge
- 4 gouttes de colorant alimentaire bleu
- 4 gouttes de colorant alimentaire jaune
- 6 c. à thé (30 ml) de vinaigre

PRÉPARATION

1- Dans une grande casserole, déposer les œufs les uns à côté des autres et les couvrir d'au moins un pouce (2,5 cm) d'eau froide.

2- Cuire les œufs 9 minutes à partir du moment où l'eau bout.

3- Pendant ce temps, verser les 4 gouttes de colorant alimentaire de chaque couleur dans trois bols différents et 2 c. à thé (10 ml) de vinaigre pour fixer la couleur. Mélanger délicatement.

4- Au bout de 9 minutes, retirer les œufs de la casserole et les passer sous l'eau froide avant d'enlever la coquille.

5- Tremper uniformément chaque œuf dans le mélange coloré de votre choix pendant 2 à 5 minutes, puis le déposer sur du papier absorbant en veillant à ce que les œufs ne se touchent pas. Servir avec une tranche de pain de blé entier et quelques fruits.

Des colorants naturels

BON À SAVOIR

Voici comment colorer des œufs de façon naturelle :

- ½ tasse (125 ml) de jus de grenade ou de canneberges
- ½ tasse (125 ml) de jus de raisin rouge ou de myrtilles
- 1 tasse (250 ml) de feuilles d'épinard bouillies
- 1 c. à thé (5 ml) de paprika dilué dans ¼ de tasse (60 ml) d'eau à la température ambiante
- la peau d'un citron bouillie

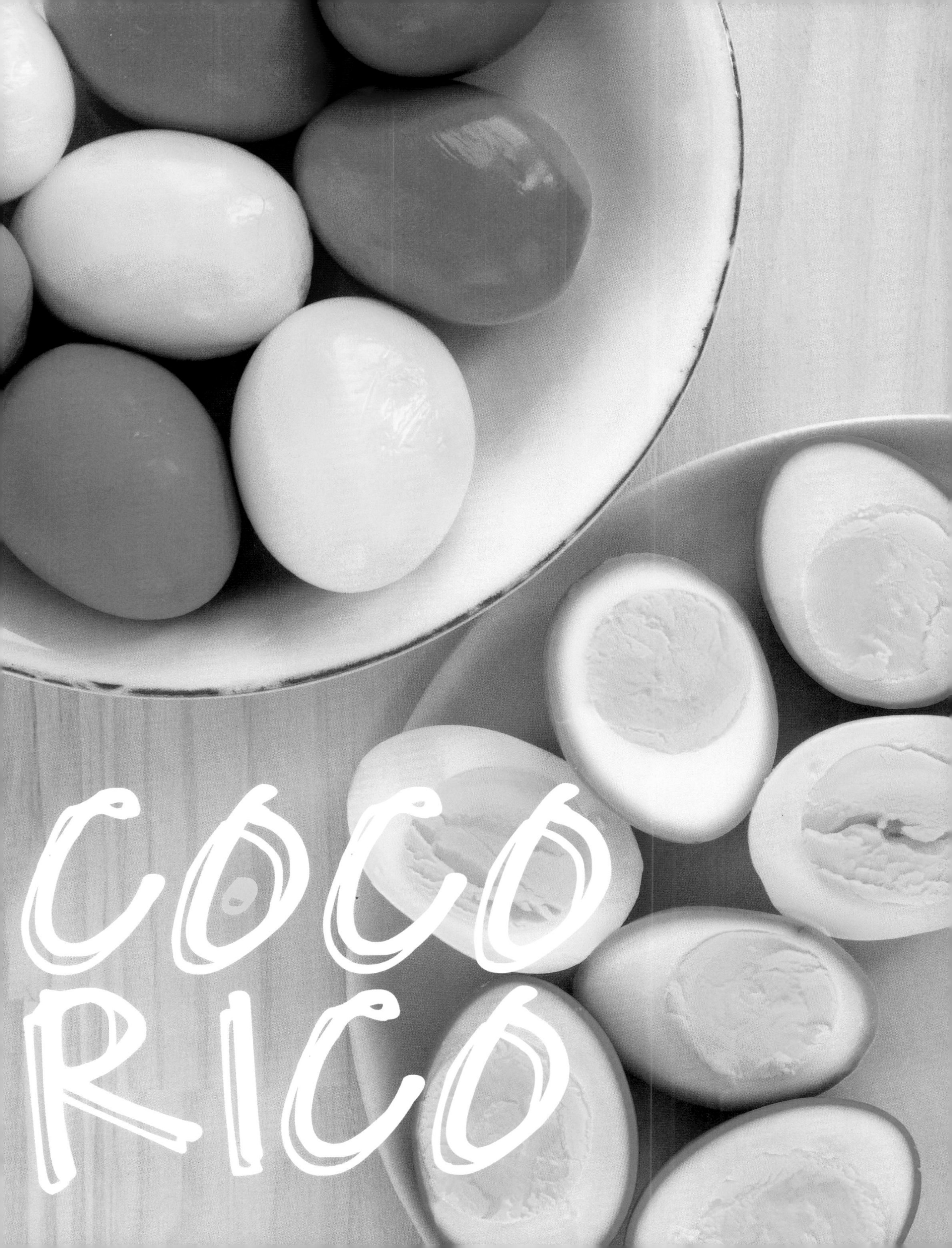
COCO
RICO

Approuvé par les enfants
Approuvé par les ados
Sans gluten

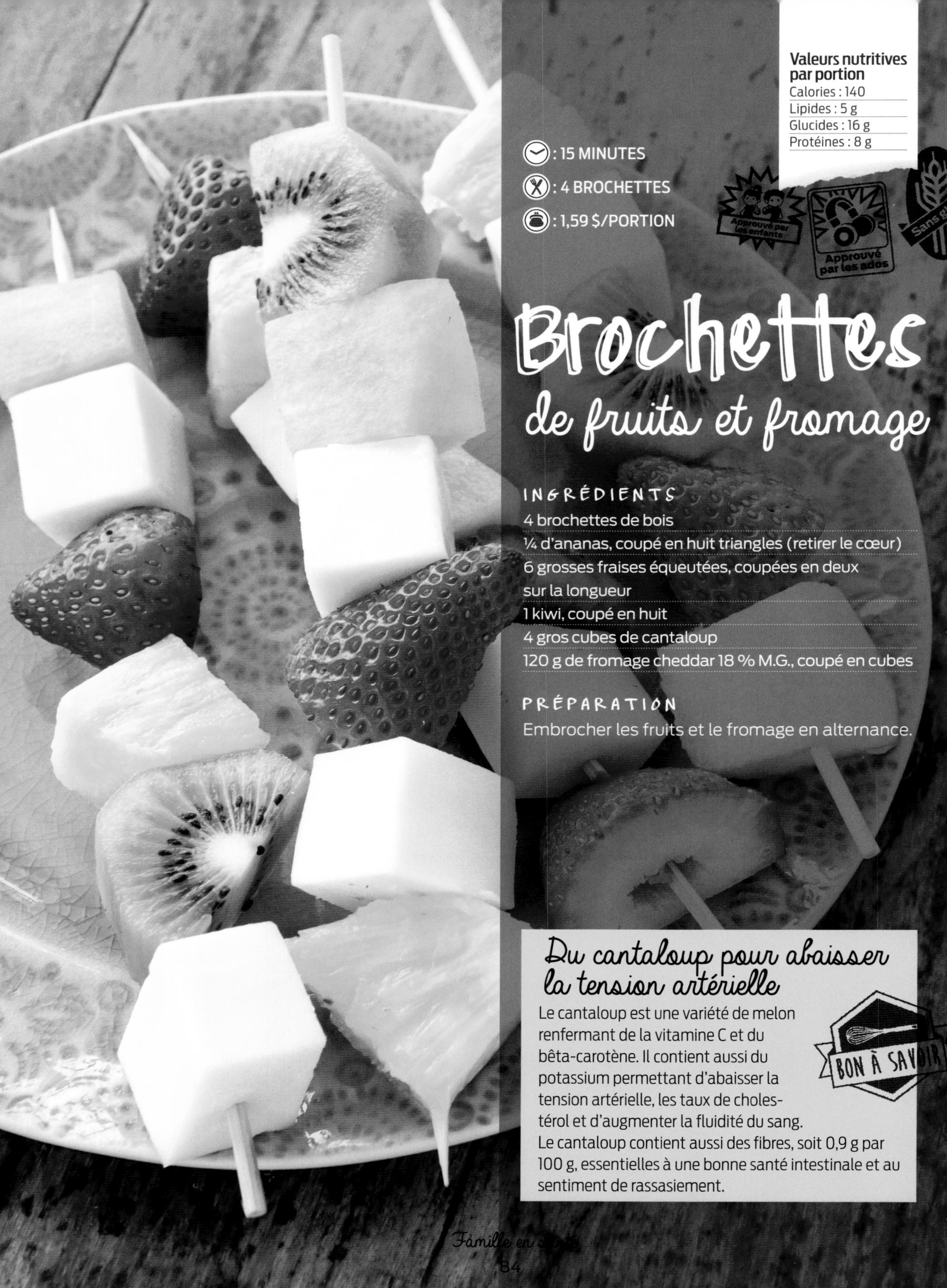

Valeurs nutritives par portion

Calories : 140	
Lipides : 5 g	
Glucides : 16 g	
Protéines : 8 g	

: 15 MINUTES

: 4 BROCHETTES

: 1,59 $/PORTION

Brochettes de fruits et fromage

INGRÉDIENTS

4 brochettes de bois
¼ d'ananas, coupé en huit triangles (retirer le cœur)
6 grosses fraises équeutées, coupées en deux sur la longueur
1 kiwi, coupé en huit
4 gros cubes de cantaloup
120 g de fromage cheddar 18 % M.G., coupé en cubes

PRÉPARATION

Embrocher les fruits et le fromage en alternance.

Du cantaloup pour abaisser la tension artérielle

BON À SAVOIR

Le cantaloup est une variété de melon renfermant de la vitamine C et du bêta-carotène. Il contient aussi du potassium permettant d'abaisser la tension artérielle, les taux de cholestérol et d'augmenter la fluidité du sang.
Le cantaloup contient aussi des fibres, soit 0,9 g par 100 g, essentielles à une bonne santé intestinale et au sentiment de rassasiement.

Valeurs nutritives par portion
Calories : 320
Lipides : 17 g
Glucides : 37 g
Protéines : 7 g

: 10 MINUTES 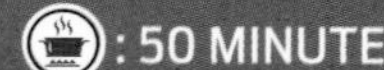 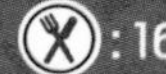 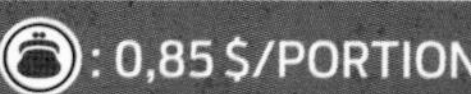

: 10 MINUTES | : 50 MINUTES | : 16 | : 0,85 $/PORTION

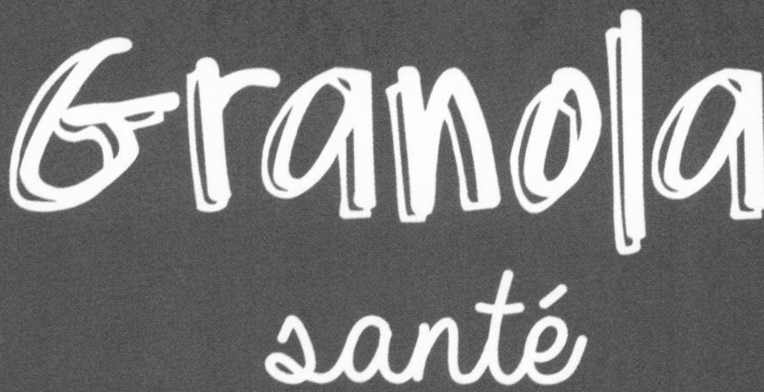

Granola santé

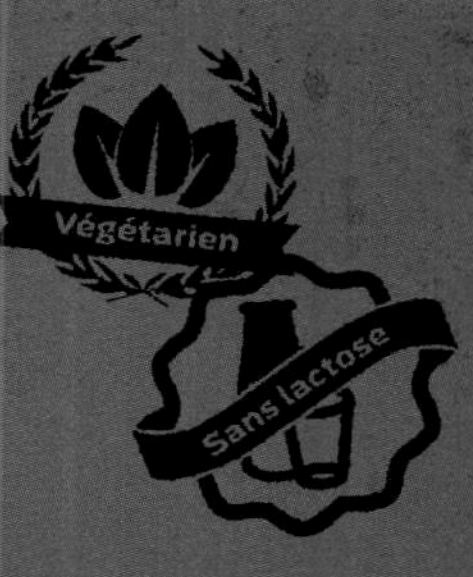

INGRÉDIENTS

2 tasses (500 ml) de flocons d'avoine instantanés
¼ de tasse (60 ml) de noix de coco râpée non sucrée
1 tasse (250 ml) d'amandes effilées
1 tasse (250 ml) de pacanes, grossièrement hachées
¼ de tasse (60 ml) de graines de tournesol
¼ de tasse (60 ml) de graines de lin
⅓ de tasse (85 ml) d'huile de canola
¼ de tasse (60 ml) de sirop d'érable
½ c. à thé (2,5 ml) d'essence de vanille
5 dattes fraîches, hachées
½ tasse (125 ml) de canneberges séchées

PRÉPARATION

1- Préchauffer le four à 300 °F (150 °C).
2- Dans un grand bol, mélanger les flocons d'avoine avec la noix de coco, les amandes, les pacanes, les graines de tournesol et les graines de lin. Réserver.
3- Dans un autre bol, mélanger l'huile avec le sirop d'érable et l'essence de vanille, puis verser dans le bol d'ingrédients secs. Mélanger.
4- Déposer un papier parchemin sur une plaque de cuisson et étaler le mélange.
5- Cuire au four 50 minutes jusqu'à ce que le granola soit doré, en prenant soin de remuer à deux ou trois reprises durant la cuisson.
6- Laisser tempérer, puis ajouter les dattes et les canneberges.

Valeurs nutritives par portion
Calories : 330
Lipides : 10 g
Glucides : 55 g
Protéines : 13 g

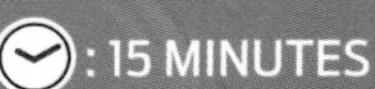
: 15 MINUTES

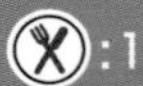
: 1

: 1,89 $/PORTION

Parfait choco-chia

INGRÉDIENTS

- 2 c. à soupe (30 ml) de graines de chia blanches
- ¼ de tasse (60 ml) de boisson d'amande non sucrée
- 1 c. à thé (5 ml) cacao en poudre non sucré
- 10 cubes de mangue
- ½ tasse (125 ml) de yogourt grec à la vanille 0 % M.G.
- 6 rondelles de kiwi
- 5 mûres

PRÉPARATION

1- Dans un bol, mélanger les graines de chia avec la boisson d'amande et le cacao.

2- Dans un verre ou un bol, verser le mélange de graines de chia. Ajouter la moitié des mangues et la moitié du yogourt.

3- Déposer les rondelles de kiwi sur les côtés du verre, puis terminer en versant le reste de yogourt.

4- Garnir du reste de cubes de mangue et des mûres.

Un p'tit déj' sur le pouce

Réalisez ce parfait dans un pot Masson et apportez-le au travail. Sauter le petit déjeuner ne sera ainsi plus jamais une excuse !

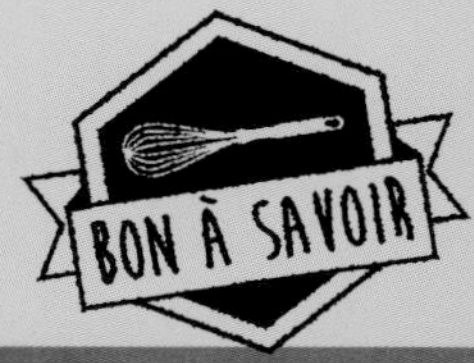

Valeurs nutritives par portion

Calories : 550	
Lipides : 33 g	
Glucides : 47 g	
Protéines : 19 g	

: 5 MINUTES

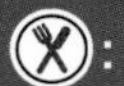

: 1

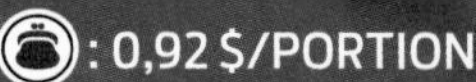

: 0,92 $/PORTION

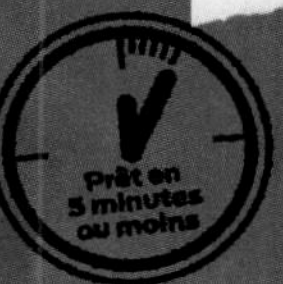

La crème du Doc Kousmine

INGRÉDIENTS

- ¼ de tasse (60 ml) de fromage Quark 0 % M.G.
- ¼ de tasse (60 ml) de lait écrémé
- ½ banane mûre, coupée en rondelles
- 2 c. à soupe (30 ml) de flocons d'avoine
- 1 c. à soupe (15 ml) d'huile de tournesol
- 1 c. à soupe (15 ml) de graines de lin moulues
- 1 c. à thé (5 ml) de jus de citron
- 1 c. à thé (5 ml) de miel
- 1 c. à thé (5 ml) d'eau
- 1 pincée de cannelle moulue

PRÉPARATION

1- Dans un robot culinaire, mélanger tous les ingrédients pendant 2 minutes.

2- Garnir de petits fruits au choix avant de servir.

Pour une version plus nourrissante...

Parsemer de quelques noix ou de graines afin d'augmenter l'apport en protéines.

BON À SAVOIR

Bagels

½ bagel
de blé
entier
1 c. à soupe
(15 ml)
de beurre
d'arachide
3 fraises fraîches
coupées en deux
½ bagel
multigrain
¼ tasse
(60 ml)
de fromage
cottage
1% M.G.
½ kiwi en
rondelle
½ bagel
aux graines
de pavot
1 œuf
tourné
crevé
1 tranche (30g)
de fromage
cheddar léger
½ bagel
de blé entier
2 c. à soupe
(30 ml)
de fromage à
la crème lége
½ tasse (125 ml)
de bleuets et de fraises

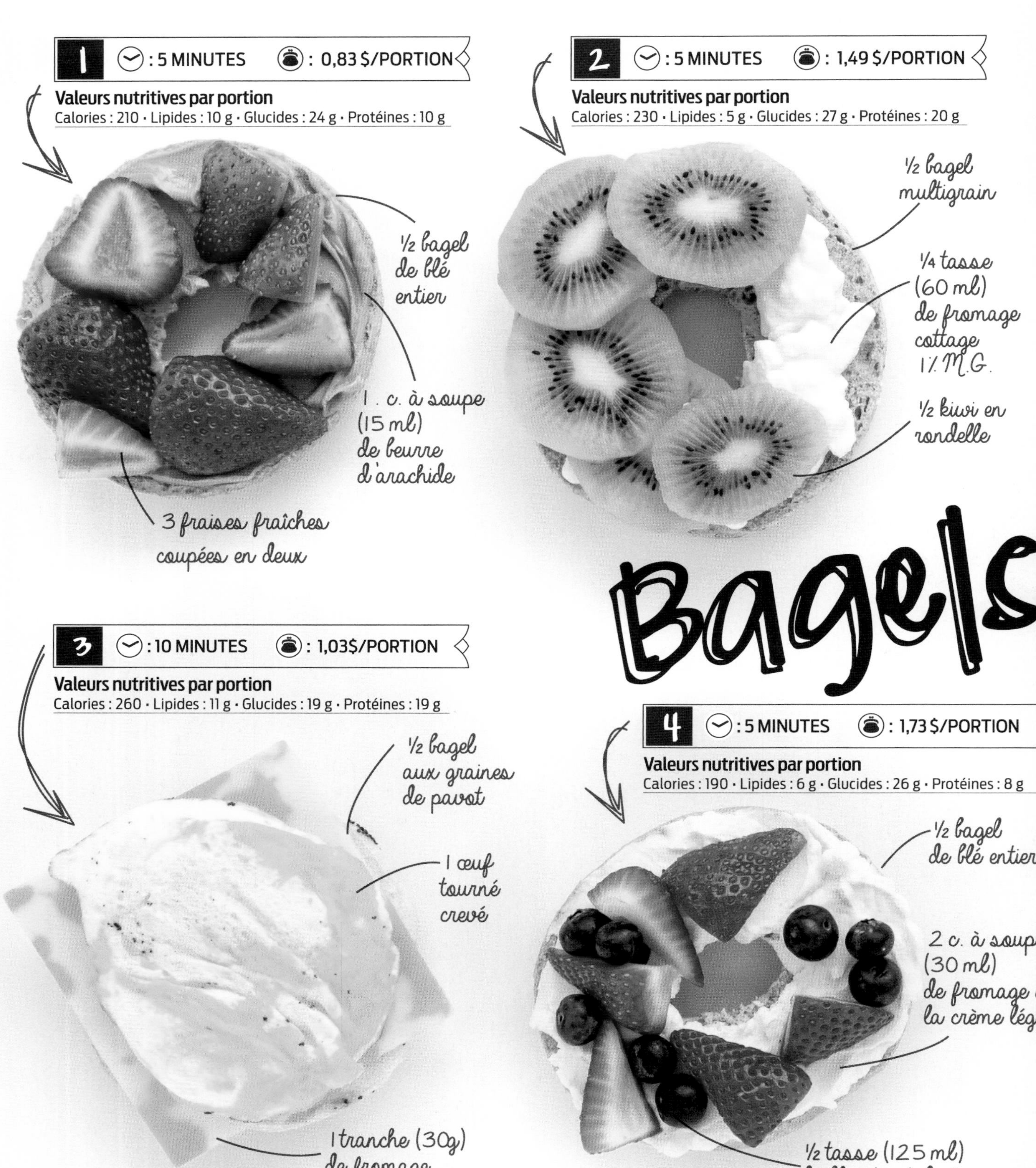

1 — : 5 MINUTES — : 0,83 $/PORTION

Valeurs nutritives par portion
Calories : 210 • Lipides : 10 g • Glucides : 24 g • Protéines : 10 g

2 — : 5 MINUTES — : 1,49 $/PORTION

Valeurs nutritives par portion
Calories : 230 • Lipides : 5 g • Glucides : 27 g • Protéines : 20 g

3 — : 10 MINUTES — : 1,03$/PORTION

Valeurs nutritives par portion
Calories : 260 • Lipides : 11 g • Glucides : 19 g • Protéines : 19 g

4 — : 5 MINUTES — : 1,73 $/PORTION

Valeurs nutritives par portion
Calories : 190 • Lipides : 6 g • Glucides : 26 g • Protéines : 8 g

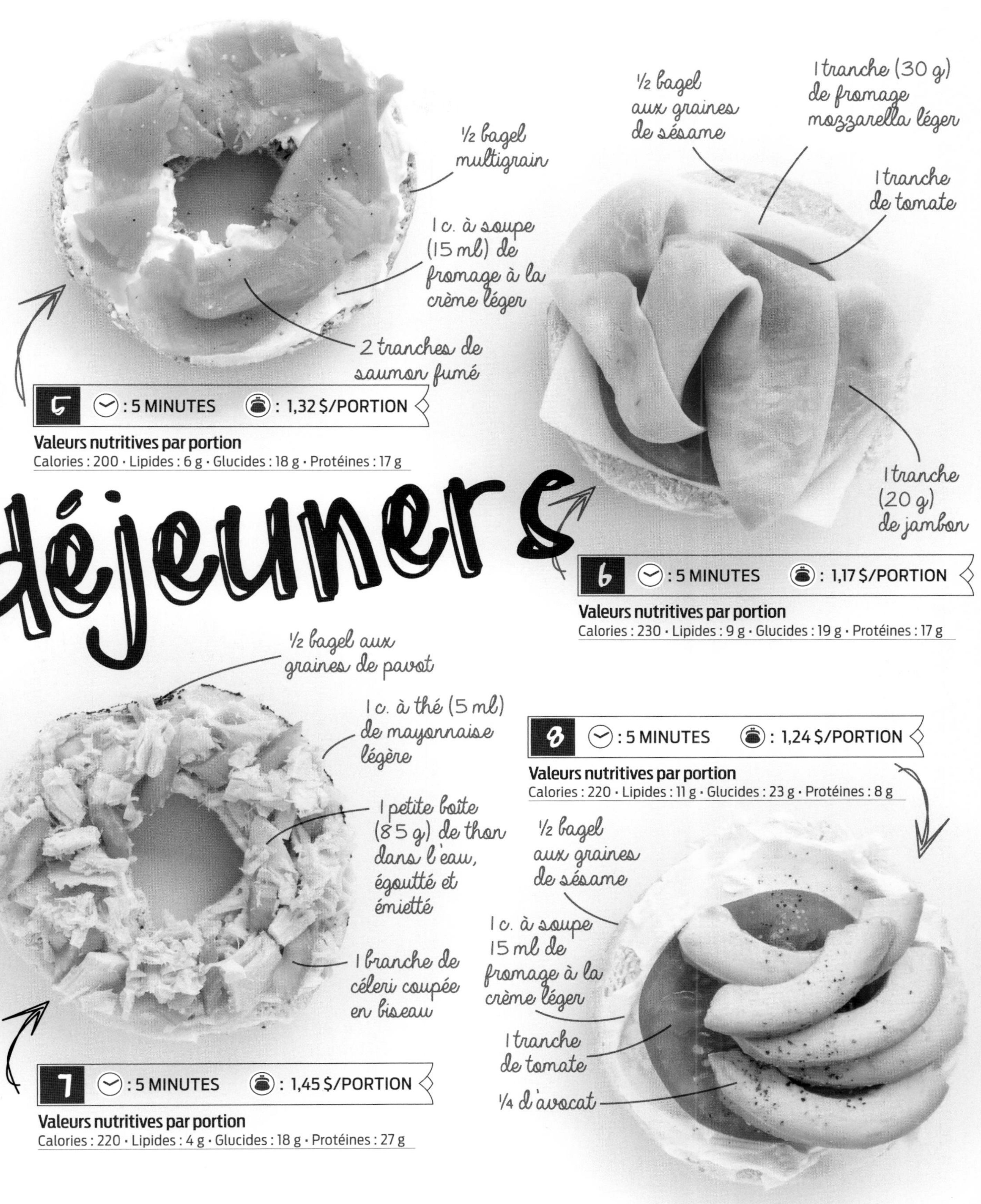

5 : 5 MINUTES : 1,32 $/PORTION

Valeurs nutritives par portion

Calories : 200 · Lipides : 6 g · Glucides : 18 g · Protéines : 17 g

6 : 5 MINUTES : 1,17 $/PORTION

Valeurs nutritives par portion

Calories : 230 · Lipides : 9 g · Glucides : 19 g · Protéines : 17 g

7 : 5 MINUTES : 1,45 $/PORTION

Valeurs nutritives par portion

Calories : 220 · Lipides : 4 g · Glucides : 18 g · Protéines : 27 g

8 : 5 MINUTES : 1,24 $/PORTION

Valeurs nutritives par portion

Calories : 220 · Lipides : 11 g · Glucides : 23 g · Protéines : 8 g

Valeurs nutritives par portion
Calories : 370
Lipides : 7 g
Glucides : 64 g
Protéines : 14 g

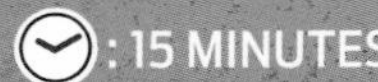 : 15 MINUTES 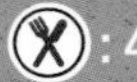 : 4 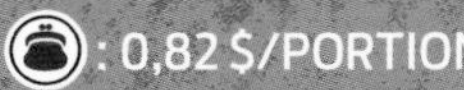 : 0,82 $/PORTION

Sans lactose

Gruau du temps des sucres

INGRÉDIENTS

- 3 tasses (750 ml) de boisson de soya non sucrée
- 1 pomme Cortland, coupée en quartiers
- 1 tasse (250 ml) de flocons d'avoine instantanés
- ¼ de tasse (60 ml) de canneberges séchées
- 2 c. à soupe (30 ml) de sirop d'érable
- ½ c. à thé (2,5 ml) d'extrait de vanille
- ¼ de c. à thé (1 ml) de cannelle moulue

PRÉPARATION

1- Dans une casserole, porter à ébullition la boisson de soya et les quartiers de pomme.
2- Ajouter les flocons d'avoine, les canneberges séchées, le sirop d'érable, l'extrait de vanille et la cannelle. Fouetter 7 minutes.
3- Retirer du feu et ajouter les autres ingrédients. Bien mélanger.

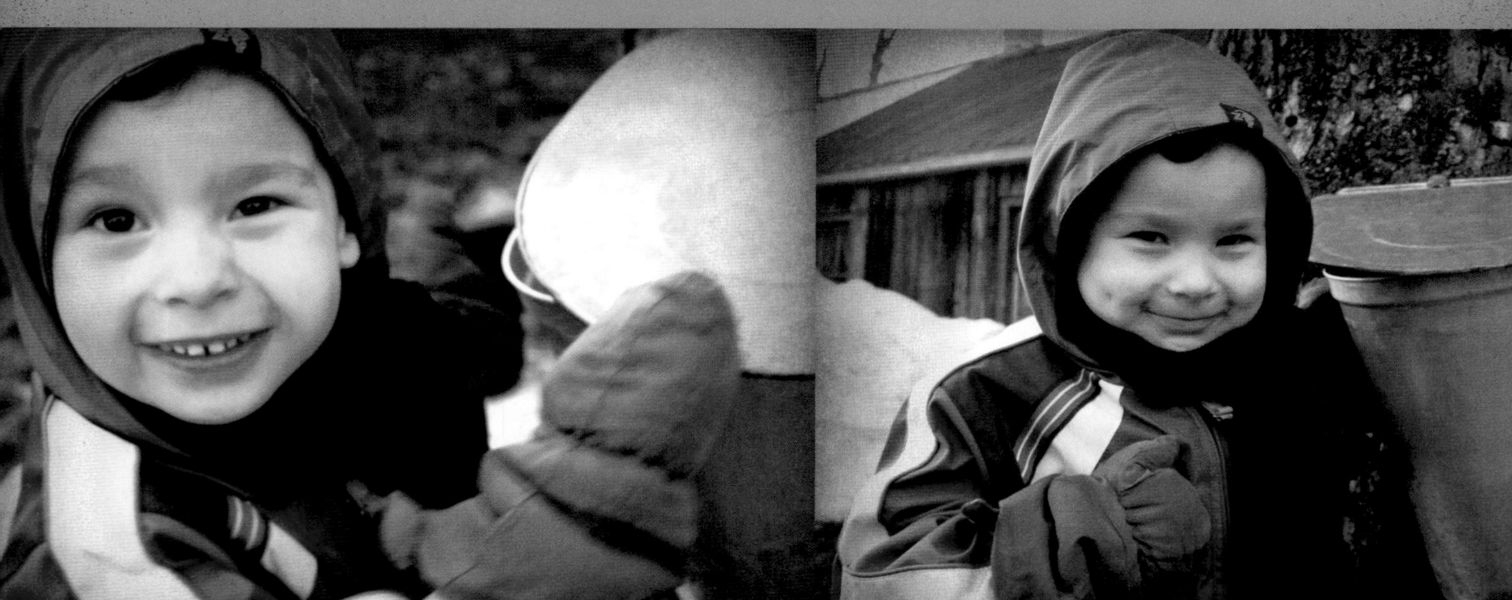

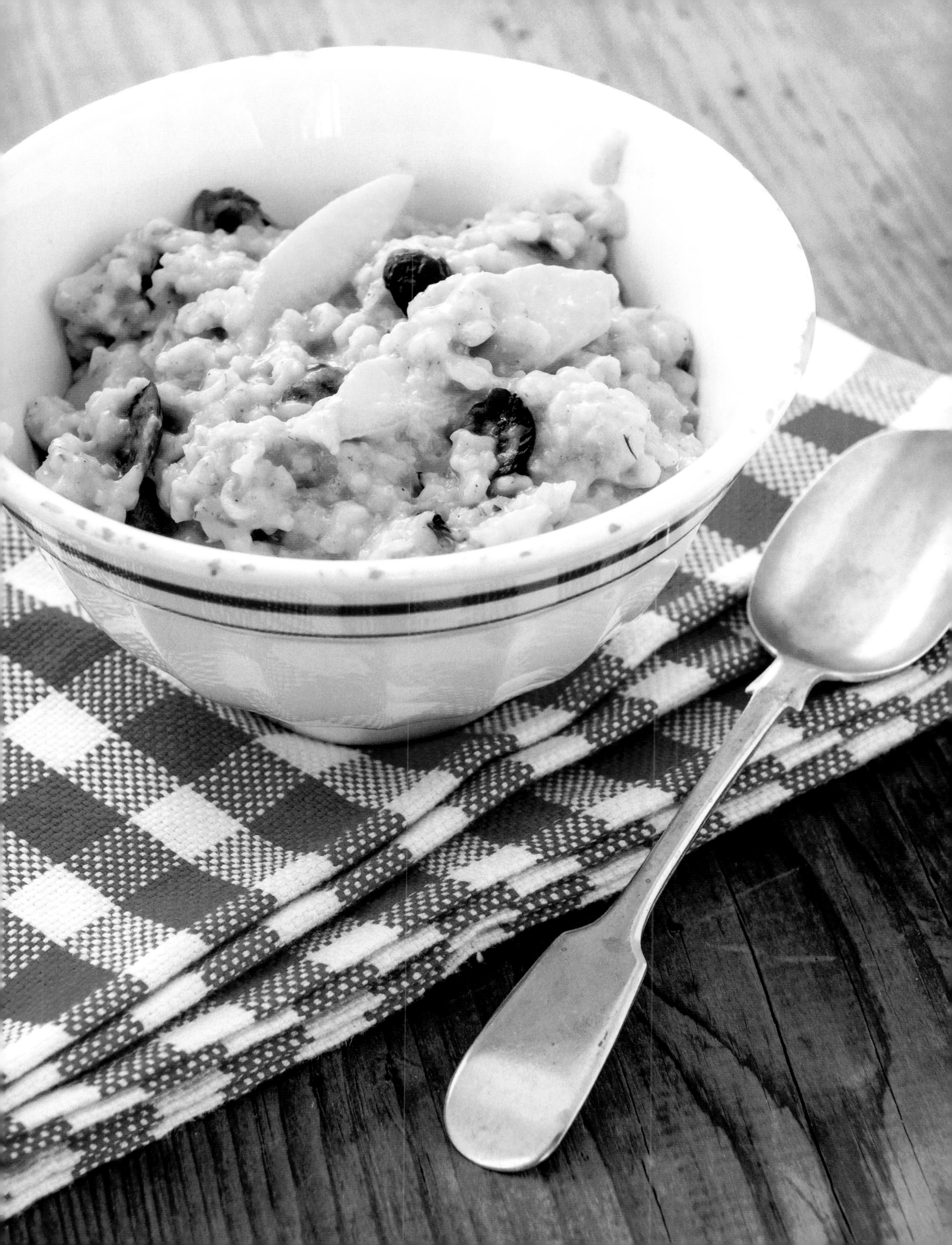

Valeurs nutritives par portion
Calories : 360 kcal
Lipides : 18 g
Glucides : 38 g
Protéines : 14 g

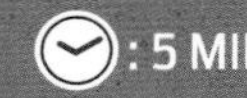 : 5 MINUTES + 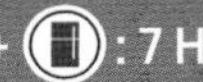 : 7 HEURES 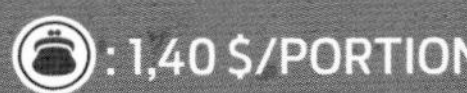 : 1 : 1,40 $/PORTION

Sans lactose
Sans gluten

Petit bol de perles

INGRÉDIENTS

1 tasse (250 ml) de boisson de soya non sucrée
¼ de tasse (60 ml) de graines de chia blanches
1 c. à soupe (15 ml) de sirop d'érable
½ c. à thé (2,5 ml) d'extrait de vanille
½ c. à thé (2,5 ml) de zeste de citron
½ c. à thé (2,5 ml) de zeste d'orange
10 framboises fraîches

PRÉPARATION

1- Dans un bol, mélanger tous les ingrédients.
2- Couvrir le bol d'une pellicule plastique et réfrigérer toute la nuit.

Le chia : un trésor nutritionnel

BON À SAVOIR

Blanche ou noire, la graine de chia est une petite mine d'or de valeurs nutritives. Dans une portion de 1 c. à soupe (15 ml), on obtient 7 g de fibres alimentaires, soit 28 % de la valeur quotidienne recommandée, 4 g d'oméga-3 et 1 g d'oméga-6. Voilà donc un excellent substitut pour les personnes qui ne raffolent pas du poisson.

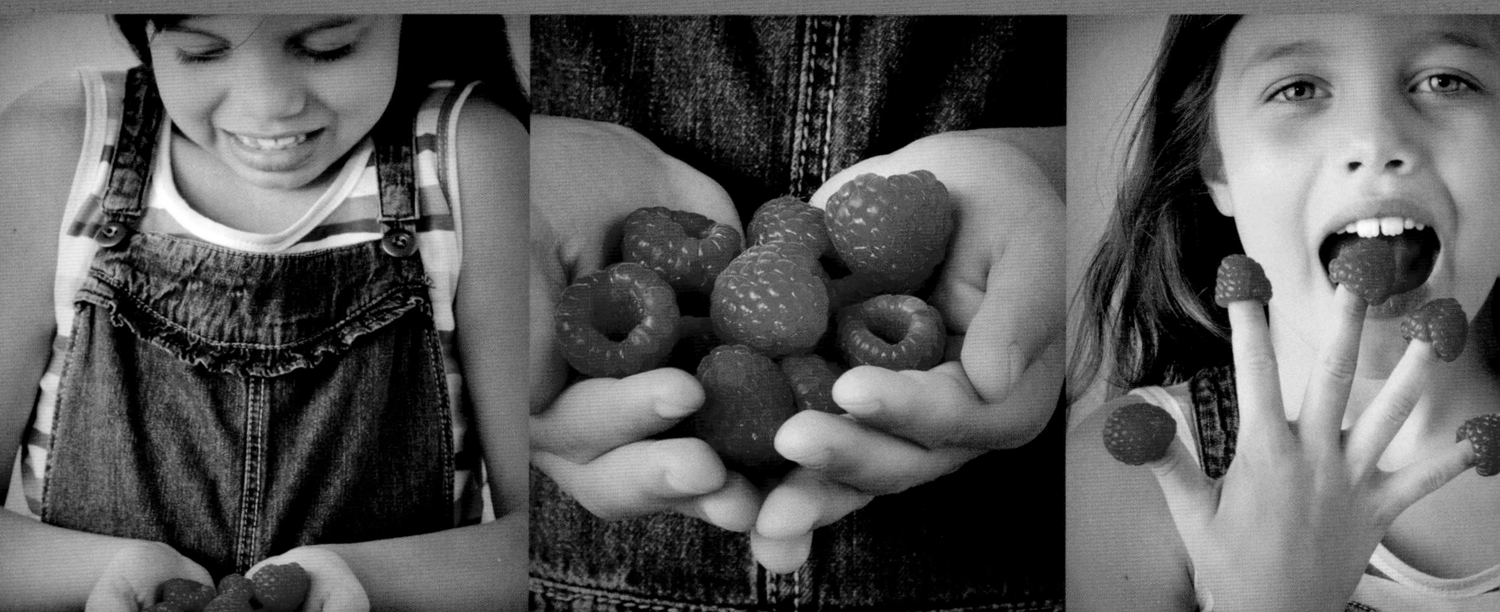

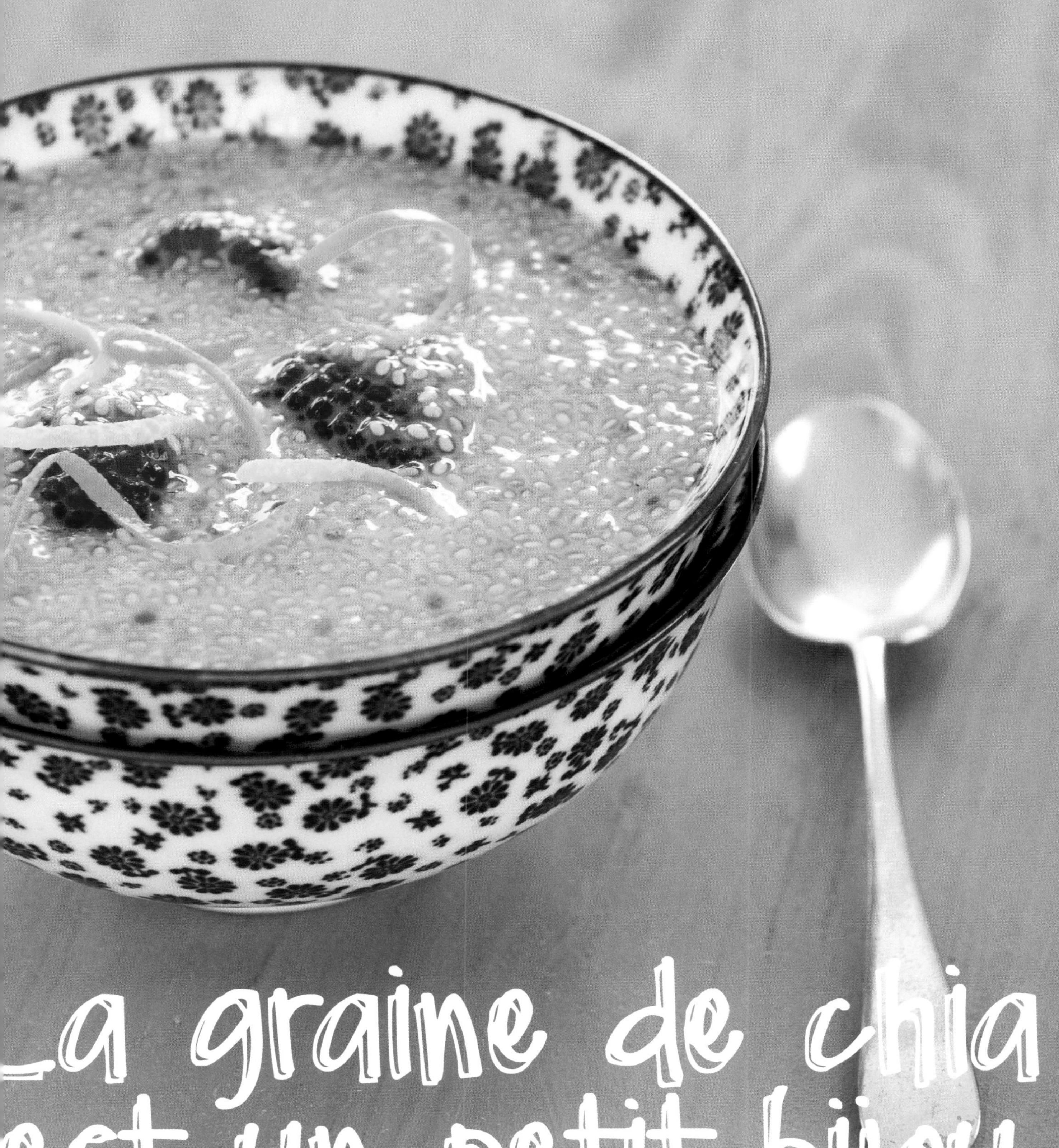

La graine de chia est un petit bijou

Valeurs nutritives par portion

Calories : 380	
Lipides : 25 g	
Glucides : 9 g	
Protéines : 29 g	

 : 20 MINUTES  : 2 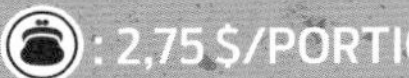

Sans gluten

Approuvé par les ados

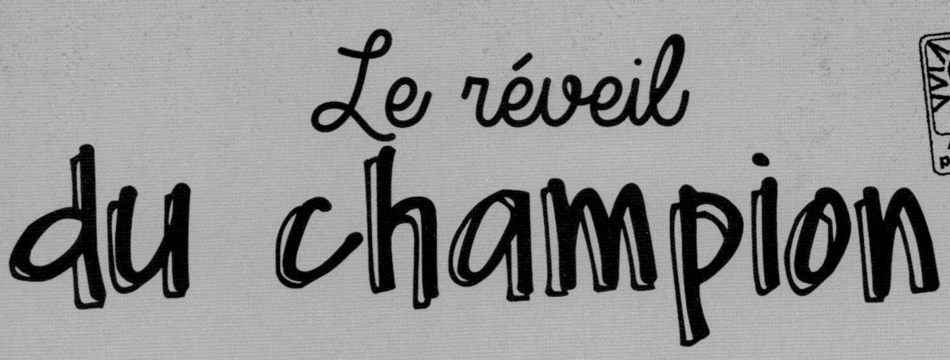

Le réveil du champion

INGRÉDIENTS

- 2 c. à thé (10 ml) d'huile d'olive
- 2 oignons verts, hachés
- 2 tasses (500 ml) d'épinards
- 10 tomates cerises, coupées en deux
- 4 œufs
- ½ tasse (125 ml) de fromage mozzarella léger, râpé
- 2 c. à thé (10 ml) de persil frais, haché
- Poivre

PRÉPARATION

1- Placer la grille au centre du four et préchauffer le four à 350 °F (180 °C).

2- Dans une poêle allant au four, verser l'huile d'olive, puis ajouter les oignons verts. Faire revenir 1 minute.

3- Ajouter les épinards et faire revenir 1 minute en remuant.

4- Ajouter les tomates cerises et cuire 1 minute.

5- Pendant ce temps, casser les œufs dans un bol et fouetter énergiquement.

6- Verser les œufs battus dans la poêle avec le fromage, le persil et le poivre.

7- Cuire 5 minutes, puis placer la poêle au four pendant 10 minutes.

L'huile qui « dégraisse » le sang

L'huile d'olive, très populaire en Méditerranée, contient 80 % d'acides gras monoinsaturés principalement de type « oléique ». Sa consommation diminuerait la tension artérielle, le « mauvais » cholestérol, le cholestérol total et le taux de triglycérides dans le sang.

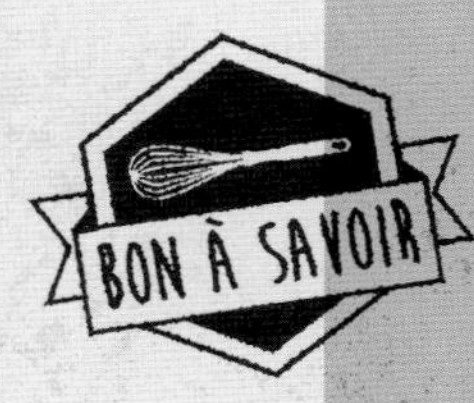

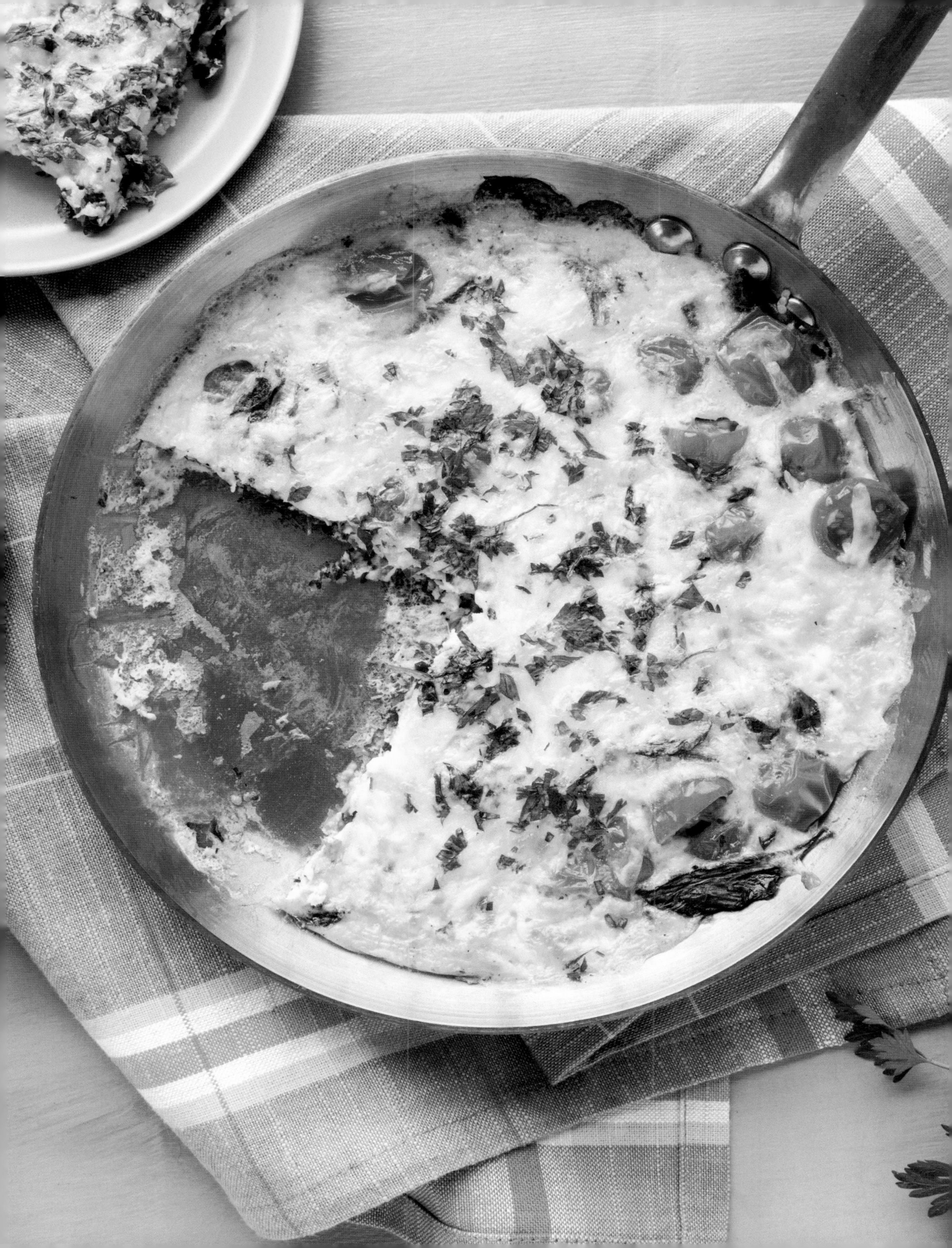

Valeurs nutritives par portion
Calories : 230
Lipides : 11 g
Glucides : 27 g
Protéines : 5 g

 : 35 MINUTES 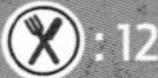 : 12  : 0,59 $/PORTION

Approuvé par les ados

Muffins à la citrouille et aux pacanes

INGRÉDIENTS

- 2 tasses (500 ml) de farine de blé entier
- ½ tasse (125 ml) de sucre
- ½ tasse (125 ml) de compote de pommes non sucrée
- 1 c. à thé (5 ml) de cannelle moulue
- ½ c. à thé (2,5 ml) de gingembre, moulu
- ¼ de c. à thé (1 ml) de muscade
- ¼ de tasse (60 ml) de pacanes, hachées
- 1 c. à thé (5 ml) de bicarbonate de soude
- 1 c. à thé (5 ml) de poudre à pâte
- ½ c. à thé (2,5 ml) de sel
- 2 œufs
- 1 tasse (250 ml) de purée de citrouille en conserve
- ½ tasse (125 ml) de fromage à la crème léger, fondu
- ¼ de tasse (60 ml) d'huile végétale

PRÉPARATION

1- Placer la grille au centre du four et préchauffer le four à 350 °F (180 °C).

2- Dans un grand bol, mélanger la farine avec le sucre, la compote de pommes, la cannelle, le gingembre, la muscade, les pacanes, le bicarbonate de soude, la poudre à pâte et le sel.

3- Dans un autre bol, battre les œufs et ajouter la purée de citrouille, le fromage à la crème fondu et l'huile.

4- Incorporer le mélange liquide au mélange sec et remuer jusqu'à l'obtention d'une préparation homogène.

5- Répartir la préparation dans un moule à 12 muffins préalablement beurré et cuire au four 25 minutes ou jusqu'à ce qu'un cure-dent inséré au centre d'un muffin en ressorte propre.

La citrouille : riche en bêta-carotène

En plus d'avoir un excellent goût, la citrouille contient une bonne dose de bêta-carotène, un puissant antioxydant et aussi de la vitamine A, qui améliorerait le fonctionnement de votre système immunitaire.

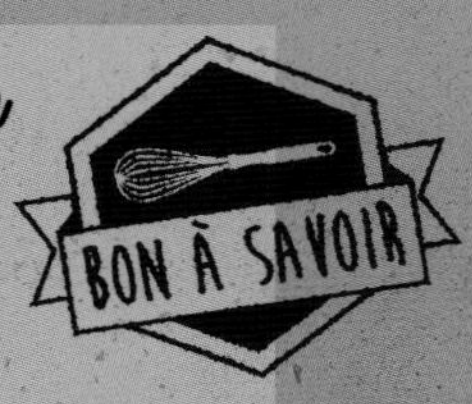

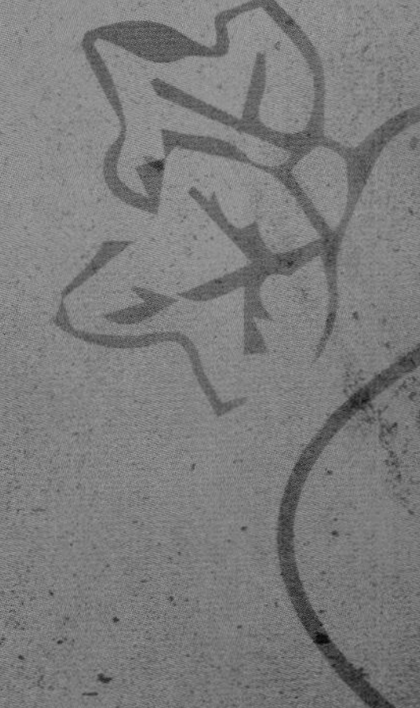

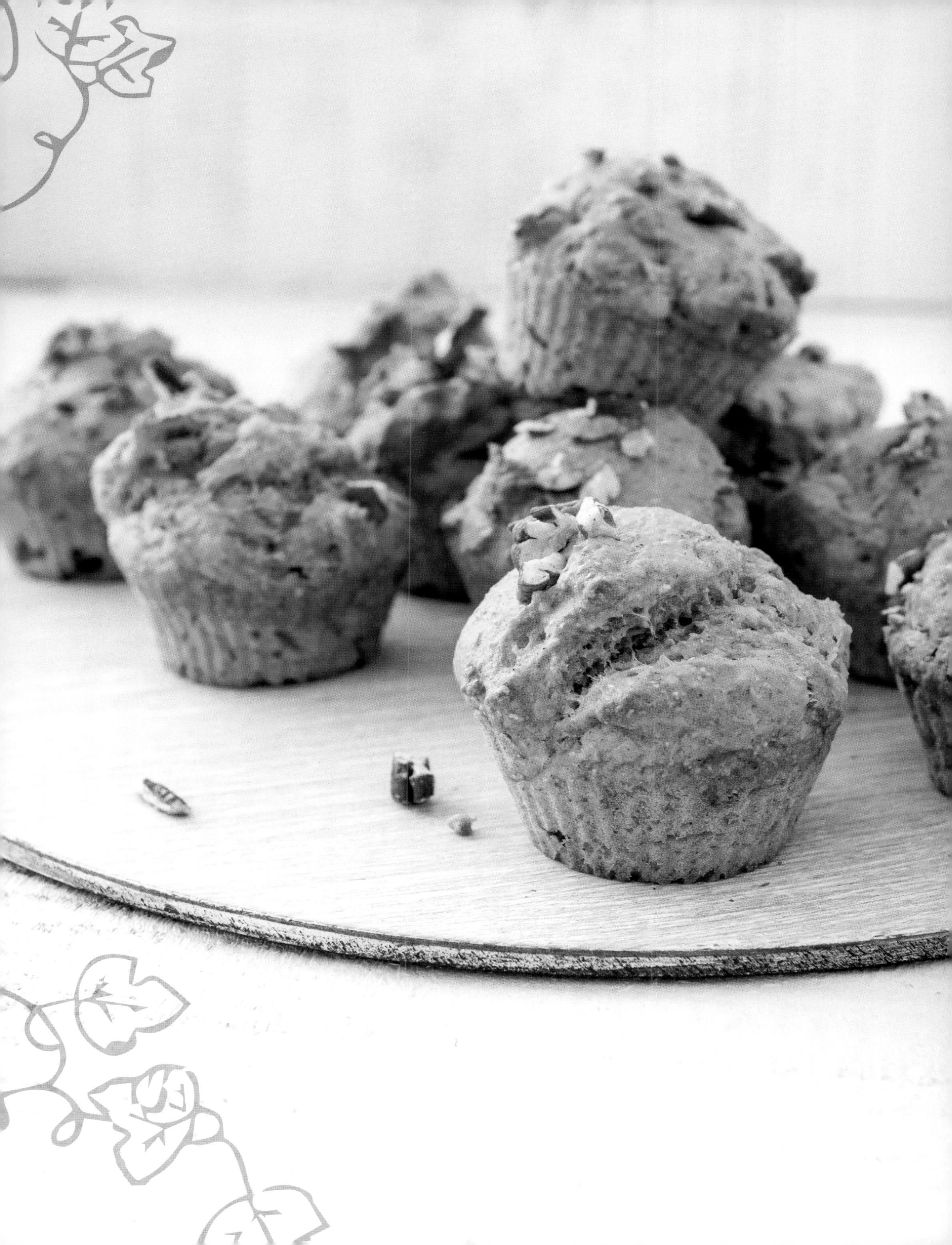

Valeurs nutritives par portion
Calories : 240
Lipides : 9 g
Glucides : 30 g
Protéines : 10 g

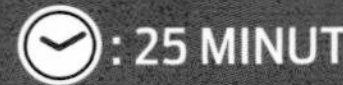 : 25 MINUTES 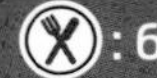 : 6 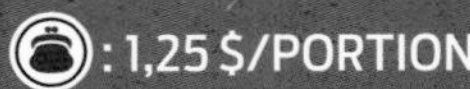 : 1,25 $/PORTION

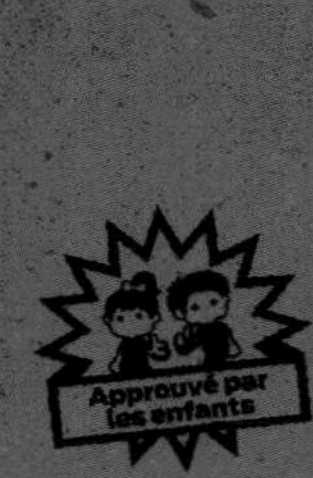

Petites crêpes d'amour aux fruits

INGRÉDIENTS

- 1 tasse (250 ml) de farine de blé entier
- 2 c. à thé (10 ml) de sucre
- 1 c. à soupe (15 ml) de cacao non sucré
- 1 c. à thé (5 ml) de poudre à pâte
- 1 pincée de sel
- 4 œufs
- 1 tasse (250 ml) de lait écrémé
- 1 c. à soupe (15 ml) d'extrait de vanille
- 2 c. à soupe (30 ml) de beurre fondu
- Enduit à cuisson antiadhésif de type PAM
- 12 fraises
- 1 tasse (250 ml) de bleuets
- 1 tasse (250 ml) de framboises

PRÉPARATION

1- Dans un bol, mélanger la farine avec le sucre, le cacao, la poudre à pâte et le sel.
2- Dans un autre bol, mélanger les œufs avec le lait, la vanille et le beurre.
3- Incorporer le mélange liquide au mélange sec et remuer jusqu'à l'obtention d'une pâte homogène.
4- Vaporiser légèrement un poêlon d'enduit à cuisson et verser une louche de pâte, soit l'équivalent de ¼ de tasse (60 ml) de préparation. Bien dorer la crêpe des deux côtés.
5- À l'aide d'un emporte-pièce en forme de cœur, découper les crêpes.
6- Garnir de fruits et servir.

Profitons du petit déj' pour dire déjà à nos enfants qu'on

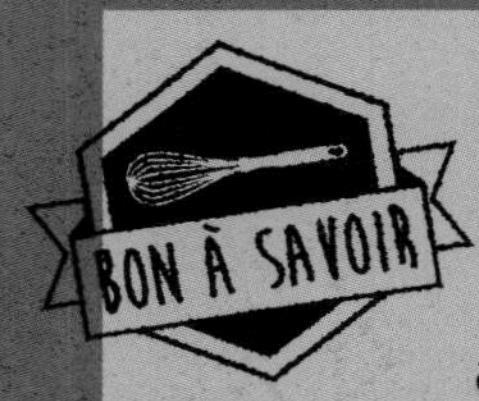

Les fraises, source d'antioxydants

Riches en composés phénoliques, principalement les flavonoïdes, les fraises possèdent une très grande capacité antioxydante. De plus, l'acide ellagique qu'elles contiennent, un composé phénolique de la famille des tannins, offre des propriétés antioxydantes, anticancéreuses, antimicrobiennes et antivirales.

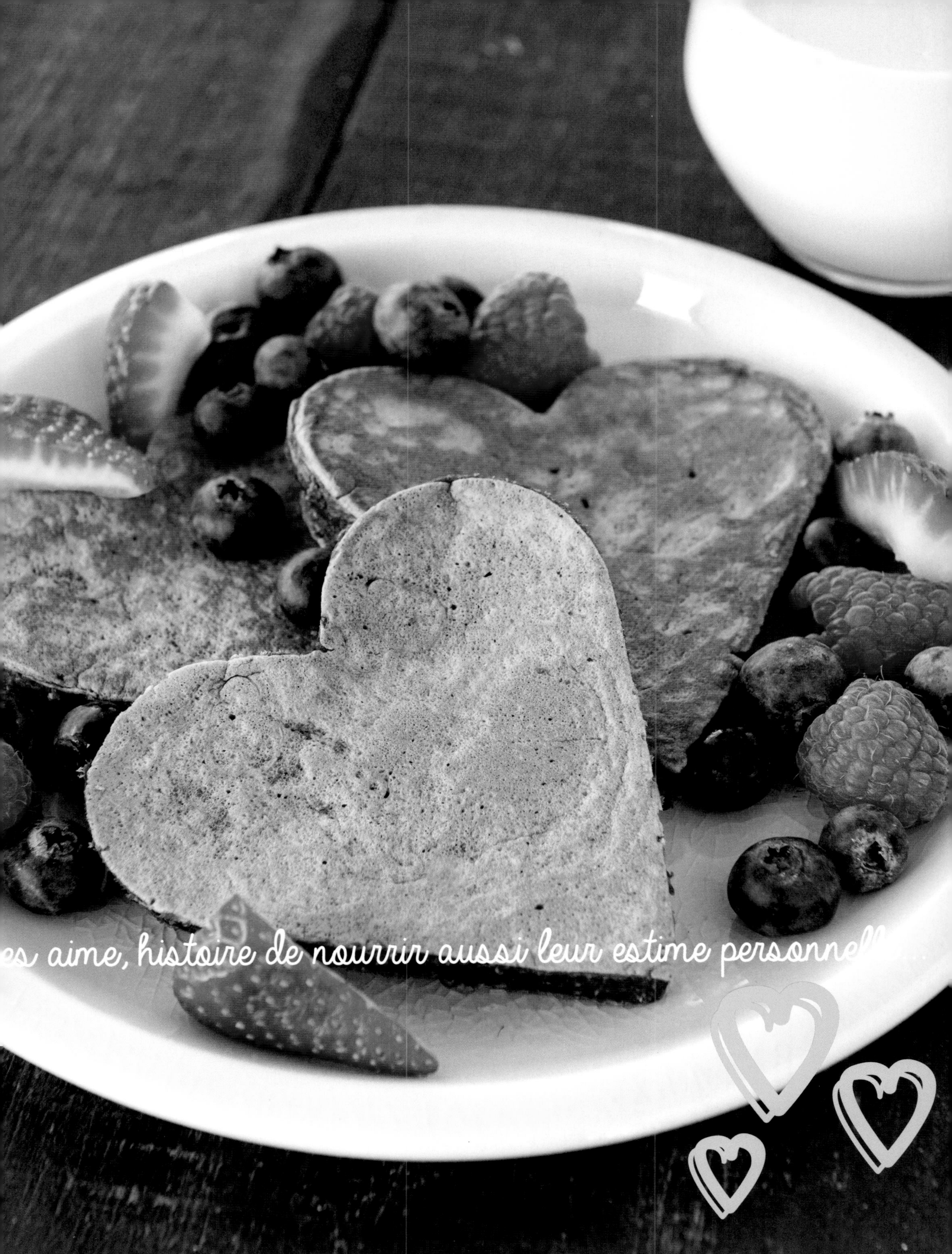

es aime, histoire de nourrir aussi leur estime personnell…

Valeurs nutritives par portion
Calories : 250
Lipides : 7 g
Glucides : 35 g
Protéines : 14 g

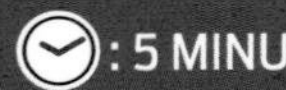 : 5 MINUTES  : 1 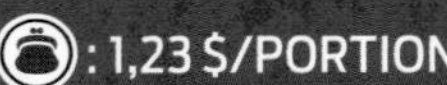 : 1,23 $/PORTION

Le non coupable

Prêt en 5 minutes ou moins

Approuvé par les ados

Approuvé par les enfants

INGRÉDIENTS

- 1 tranche de pain de blé entier
- 1 c. à soupe (15 ml) de tartinade au chocolat (voir recette p. 76)
- ½ c. à soupe (7,5 ml) d'amandes, effilées et rôties
- 1 tasse (250 ml) de lait écrémé

PRÉPARATION

1- Griller la tranche de pain au grille-pain.
2- Étaler la tartinade au chocolat et garnir d'amandes.
3- Servir avec un verre de lait (250 ml).

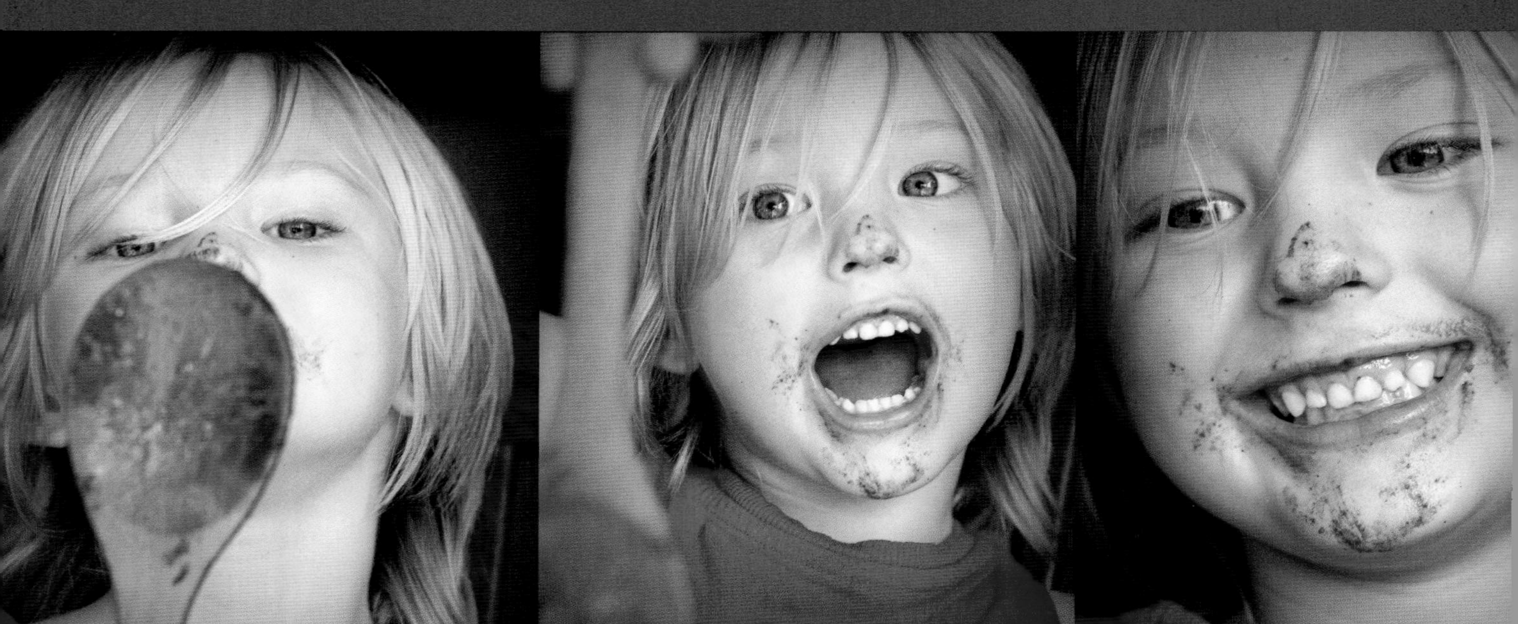

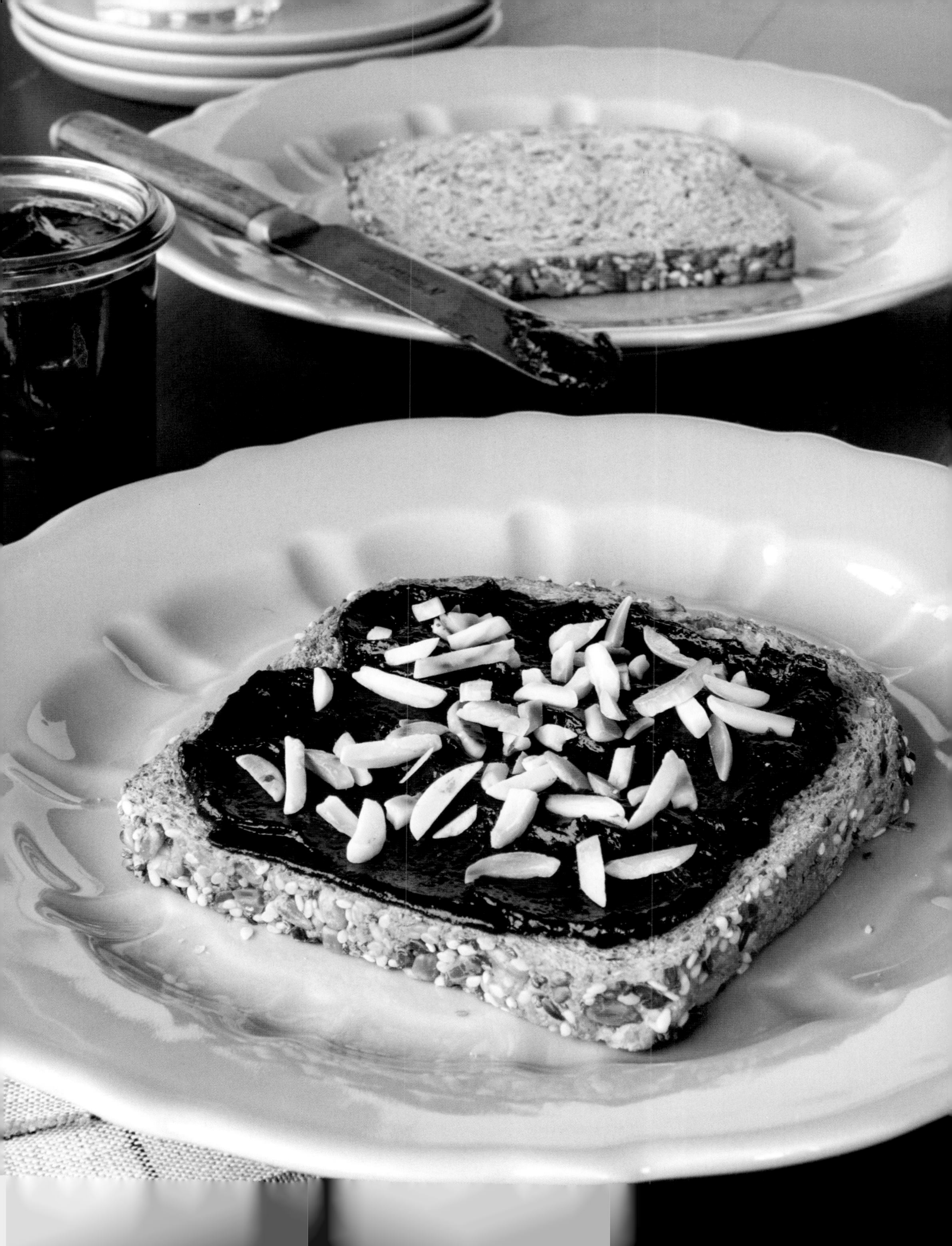

Valeurs nutritives par portion
Calories : 180
Lipides : 9 g
Glucides : 17 g
Protéines : 8 g

 : 5 À 10 MINUTES 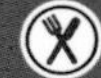 : 1 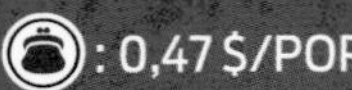 : 0,47 $/PORTION

Petit ourson mignon

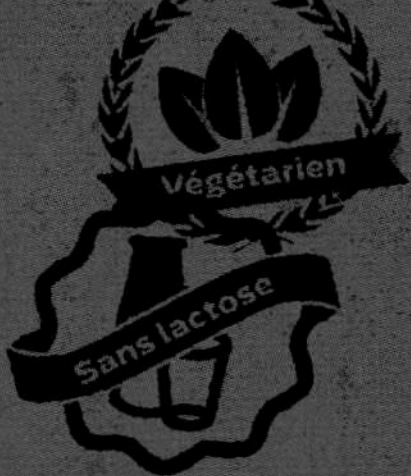

INGRÉDIENTS

- 1 tranche de pain de blé entier
- 1 c. à soupe (15 ml) de beurre d'arachide
- 3 rondelles de banane mûre
- 3 bleuets

PRÉPARATION

1- Griller la tranche de pain au grille-pain.
2- Étaler le beurre d'arachide sur la rôtie de façon circulaire pour former un visage d'ourson.
3- Utiliser 2 rondelles de banane pour faire les oreilles et l'autre rondelle pour le museau.
4- Utiliser 2 bleuets pour créer les yeux et 1 bleuet pour le bout du nez.

Pour offrir à votre enfant un déjeuner complet, ajouter un verre de lait 2 % M.G. (250 ml)

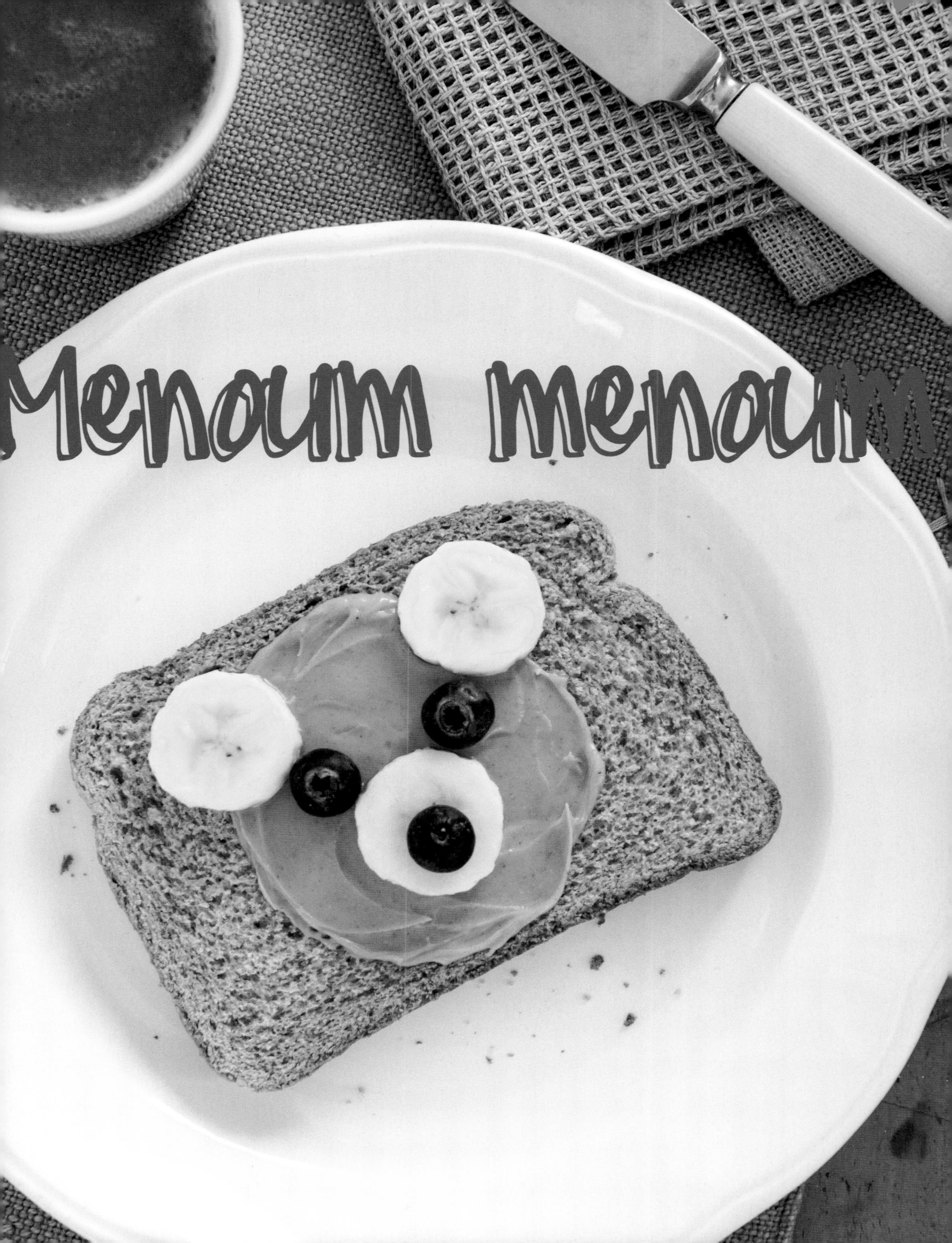
Menoum menoum

Valeurs nutritives par portion

Calories : 320	
Lipides : 9 g	
Glucides : 35 g	
Protéines : 27 g	

 : 5 À 10 MINUTES (portions) : 1  : 2,22 $/PORTION

Le bonhomme de neige

INGRÉDIENTS

1 muffin anglais
½ tasse (125 ml) de fromage cottage 1 % M.G.
9 bleuets
1 framboise
2 bâtonnets (30 g) de fromage mozzarella léger

PRÉPARATION

1- Griller le muffin anglais au grille-pain.
2- Étaler ¼ de tasse (60 ml) de fromage cottage sur chaque moitié.
3- Former les yeux, la bouche et les boutons avec les bleuets et utiliser la framboise pour le nez.
4- Utiliser les bâtonnets de fromage pour les bras.

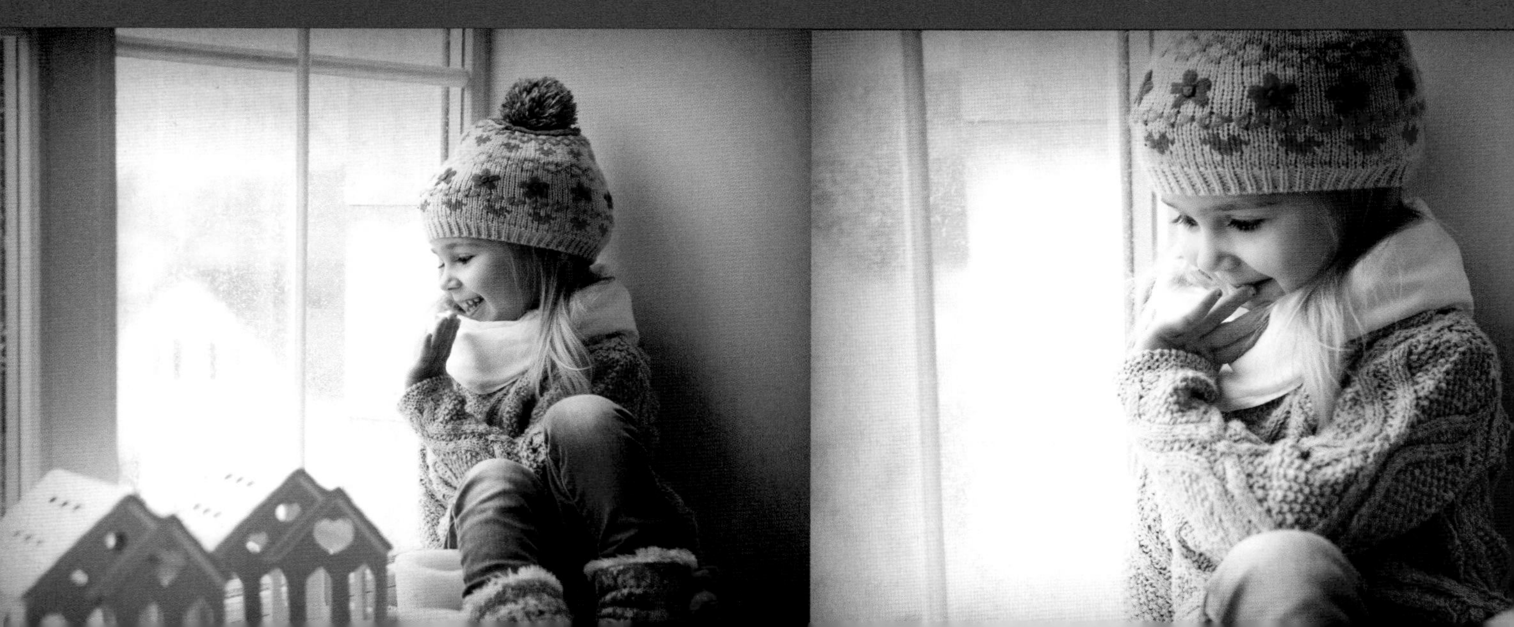

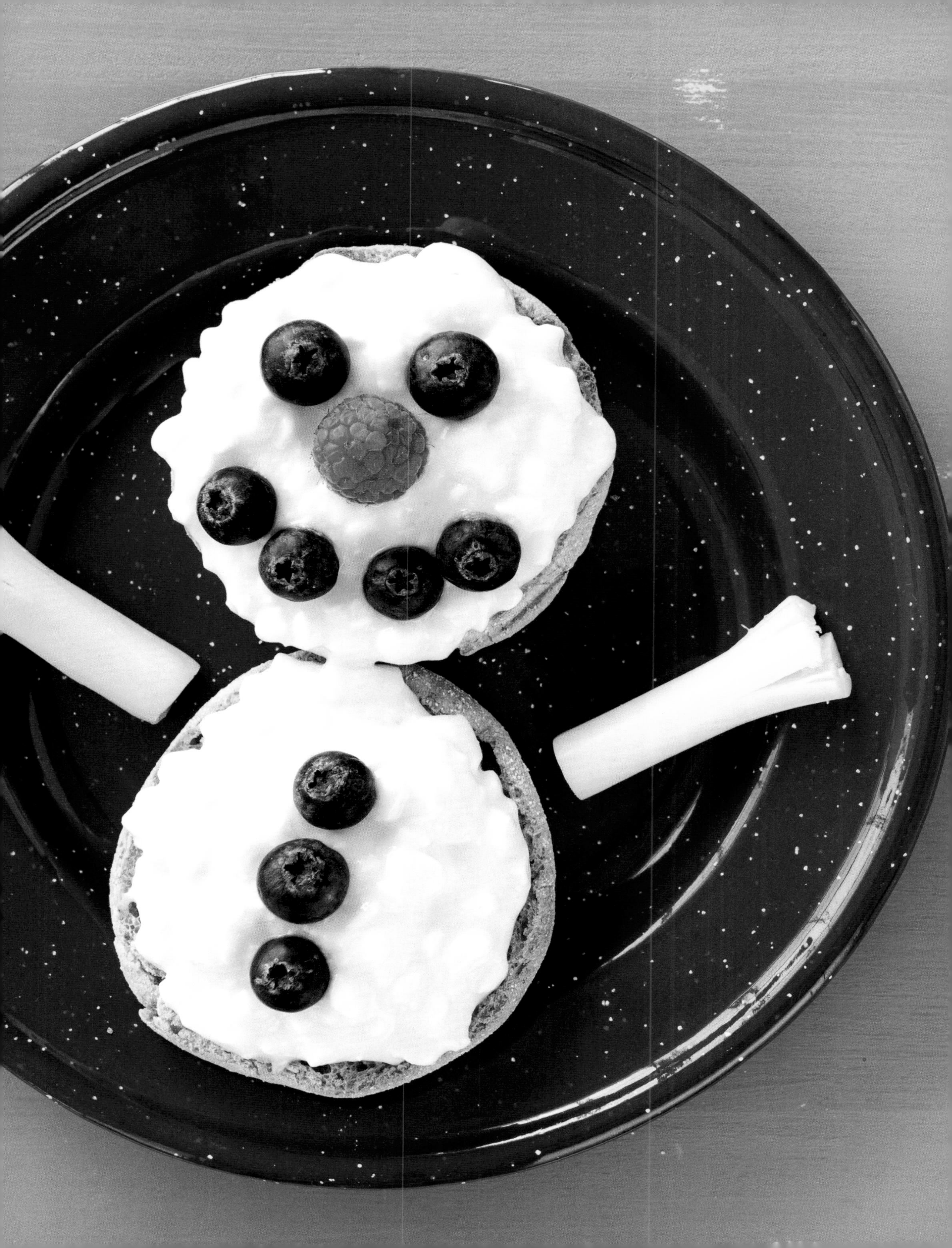

Valeurs nutritives par portion

Calories : 340
Lipides : 20 g
Glucides : 14 g
Protéines : 25 g

: 35 MINUTES : 6 : 1,97 $/PORTION

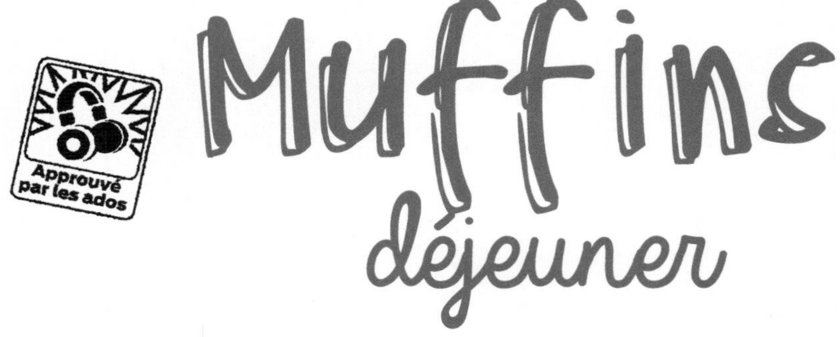

Muffins déjeuner

INGRÉDIENTS

- 6 papiers à muffin
- ¼ de tasse (60 ml) de poivron jaune, coupé en petits dés
- ¼ de tasse (60 ml) de poivron vert, coupé en petits dés
- ¼ de tasse (60 ml) de poivron rouge, coupé en petits dés
- ½ tasse (125 ml) d'oignon, haché
- 1 c. à thé (5 ml) d'huile d'olive
- 1 tasse (250 ml) de jambon, coupé en petits dés
- 5 œufs
- 2 c. à soupe (30 ml) de lait écrémé
- ½ tasse (125 ml) de farine tout usage
- ¼ de c. à thé (1 ml) de poivre moulu
- 1 tasse (250 ml) de fromage cheddar léger, râpé

PRÉPARATION

1- Préchauffer le four à 350 °F (180 °C).
2- Tapisser de papier un moule à 6 muffins.
3- Dans une poêle, faire sauter les poivrons et l'oignon avec l'huile d'olive.
4- Ajouter le jambon et cuire 2 minutes.
5- Pendant ce temps, dans un bol, battre les œufs avec le lait, la farine, le poivre et la moitié du fromage.
6- Ajouter le mélange de jambon et remuer.
7- Répartir le mélange dans les moules à muffin et déposer le reste du fromage sur les muffins.
8- Cuire au four 25 minutes ou jusqu'à ce qu'un cure-dent inséré au centre d'un muffin en ressorte propre.

Idéal pour l'ado lève-tard qui peut partir prendre l'autobus

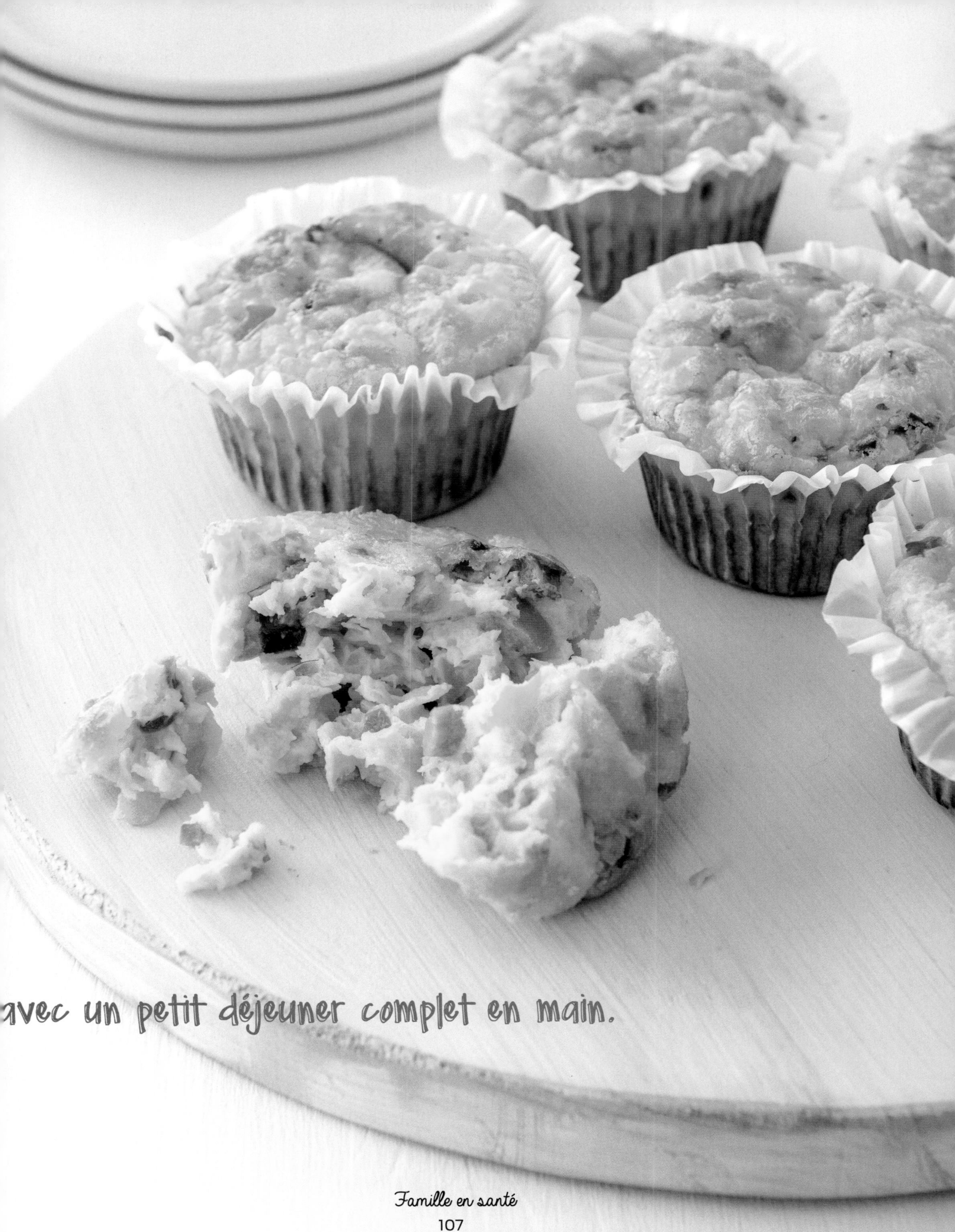

avec un petit déjeuner complet en main.

Valeurs nutritives par portion
Calories : 170
Lipides : 7 g
Glucides : 22 g
Protéines : 5 g

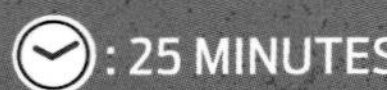 : 25 MINUTES 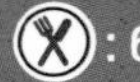 : 6 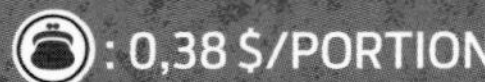 : 0,38 $/PORTION

Beethoven à la rescousse

INGRÉDIENTS

Pour la pâte

½ tasse (125 ml) de farine tout usage
½ tasse (125 ml) de farine de blé entier
1 c. à thé (5 ml) de poudre à pâte
2 c. à soupe (30 ml) de cassonade tassée
1 c. à thé (5 ml) de cannelle moulue
¼ de c. à thé (1 ml) de sel
1 œuf
1 tasse (250 ml) de boisson de soya non sucrée
1 c. à soupe (15 ml) de cidre de pomme
2 c. à soupe (30 ml) d'huile de canola
Enduit à cuisson antiadhésif de type PAM

Pour décorer

2 rondelles de banane
8 bleuets

PRÉPARATION

1- Dans un grand bol, mélanger les farines avec la poudre à pâte, la cassonade, la cannelle et le sel.
2- Dans un autre bol, mélanger le reste des ingrédients pour la pâte.
3- Incorporer le mélange liquide au mélange sec et remuer jusqu'à l'obtention d'une pâte homogène.
4- Vaporiser légèrement un poêlon d'enduit à cuisson et verser une louche de pâte et cuire la crêpe jusqu'à ce qu'elle soit bien dorée de chaque côté.
5- Une fois toutes les crêpes cuites, laisser refroidir quelques minutes. Créer un visage ou une tête d'animal en utilisant les rondelles de banane pour former les yeux et les bleuets pour former la bouche et les pupilles.

BON À SAVOIR

Les bienfaits de la cannelle

Classée au 4e rang des aliments contenant le plus d'antioxydants, la cannelle assure une protection contre les radicaux libres pouvant causer des maladies cardiovasculaires et certains cancers. De plus, elle contient 50 % de fibres. Dans 1 c. à thé ou 2 g (5 ml) de cannelle, on ne trouve pas moins de 1,3 g de fibres alimentaires. En plus de son goût intéressant, cette épice apporte des éléments nutritifs à vos recettes !

Ajouter ½ tasse de yogourt grec afin d'augmenter la valeur en protéines de ce déjeuner

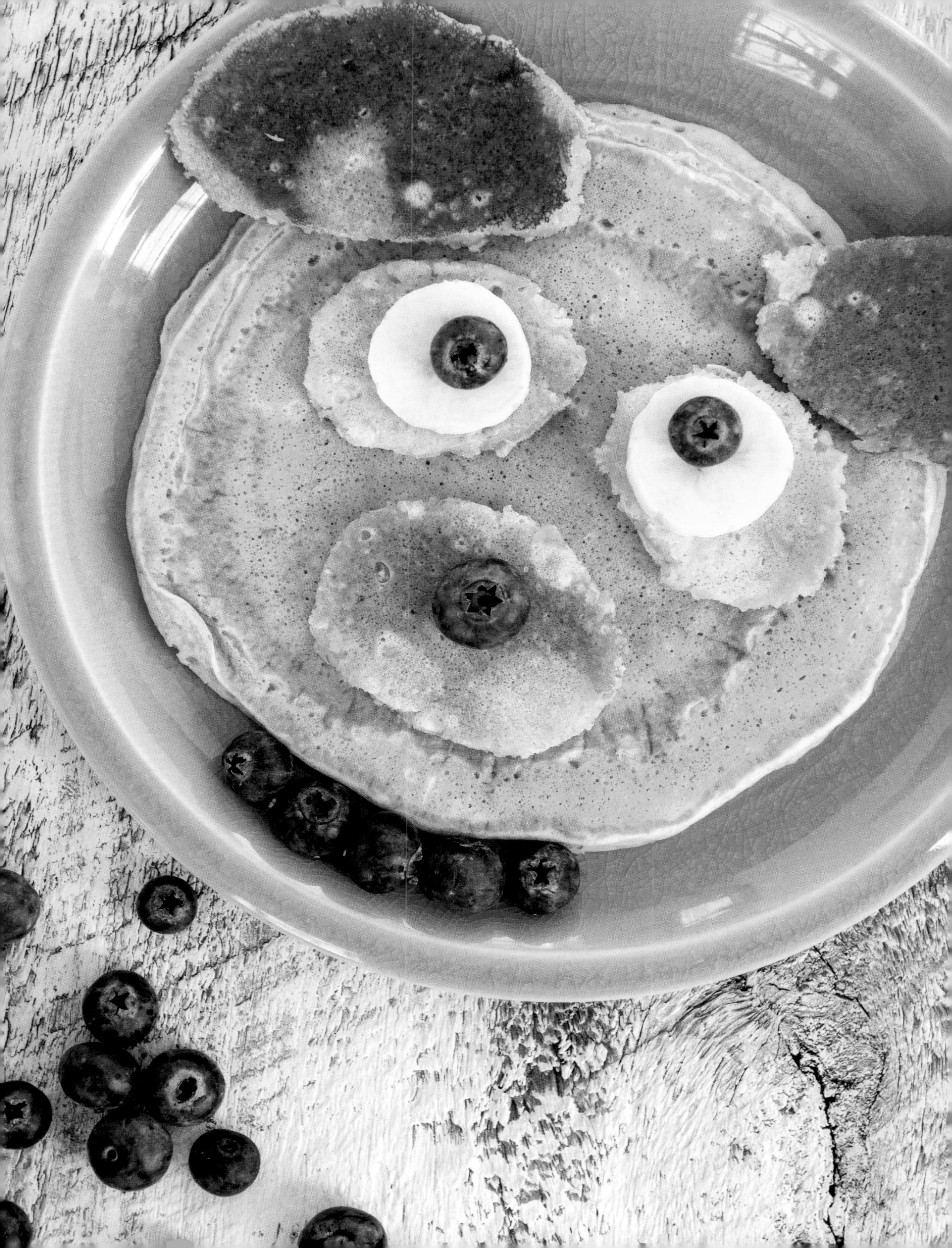

Valeurs nutritives par portion
Calories : 230
Lipides : 10 g
Glucides : 30 g
Protéines : 7 g

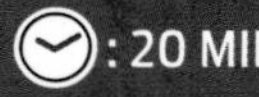 : 20 MINUTES 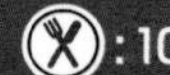 : 10 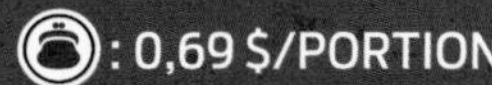 : 0,69 $/PORTION

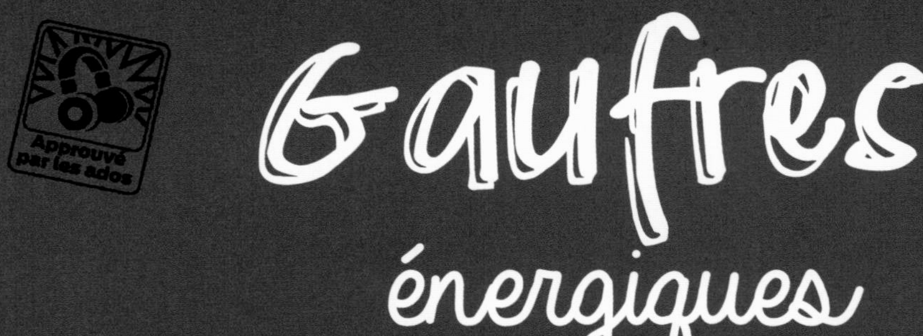

Gaufres énergiques

INGRÉDIENTS

2 œufs
1 ¾ tasse (430 ml) de lait écrémé
¼ de tasse (60 ml) d'huile végétale
¼ de tasse (60 ml) de compote de pommes non sucrée
1 c. à thé (5 ml) d'extrait de vanille
1 tasse (250 ml) de farine à pâtisserie
¼ de tasse (60 ml) de farine tout usage
½ tasse (125 ml) de graines de lin moulues
¼ de tasse (60 ml) de germe de blé
1 c. à thé (5 ml) de poudre à pâte
1 c. à soupe (15 ml) de cassonade tassée
¼ de c. à thé (1 ml) de sel
Enduit à cuisson antiadhésif de type PAM
¼ de tasse (60 ml) de sirop d'érable
1 tasse (250 ml) de fraises, coupées en dés
½ tasse (125 ml) d'ananas, coupé en cubes
½ tasse (125 ml) de cantaloup, coupé en dés

PRÉPARATION

1- Dans un grand bol, fouetter les œufs avec le lait, l'huile, la compote de pommes et la vanille.
2- Dans un autre bol, mélanger les farines avec les graines de lin moulues, le germe de blé, la poudre à pâte, la cassonade et le sel.
3- Incorporer le mélange liquide au mélange sec et remuer jusqu'à l'obtention d'une consistance lisse.
4- Préchauffer un gaufrier et vaporiser d'enduit à cuisson.
5- Verser ⅓ de tasse (80 ml) de pâte dans chaque moule à gaufre et cuire jusqu'à ce qu'elle soit dorée.
6- Garnir de sirop d'érable et de fruits.

Afin d'obtenir un déjeuner complet, vous pouvez garnir la gaufre avec 1 c. à soupe (15 ml) de beurre d'arachide ou de fromage à la crème allégé

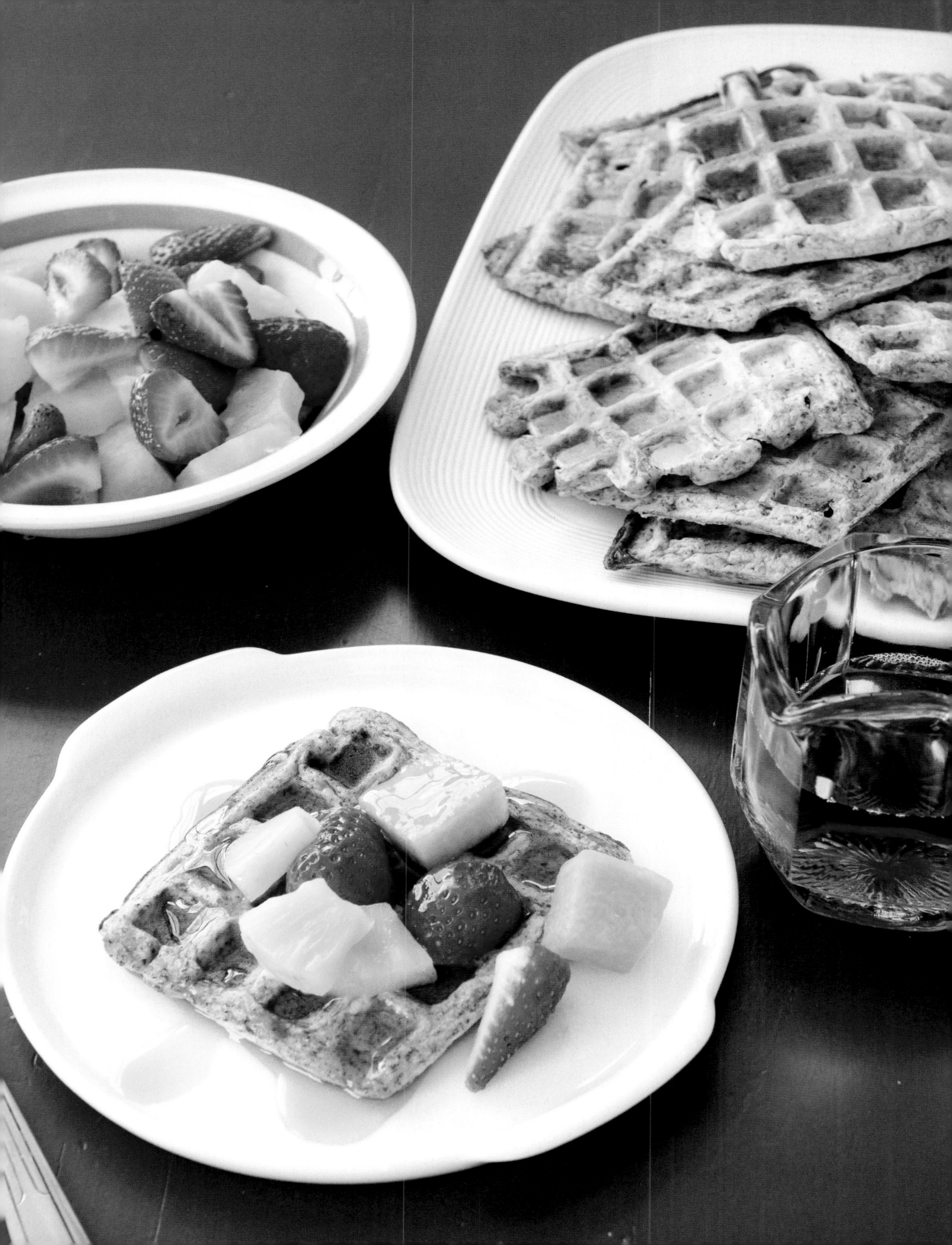

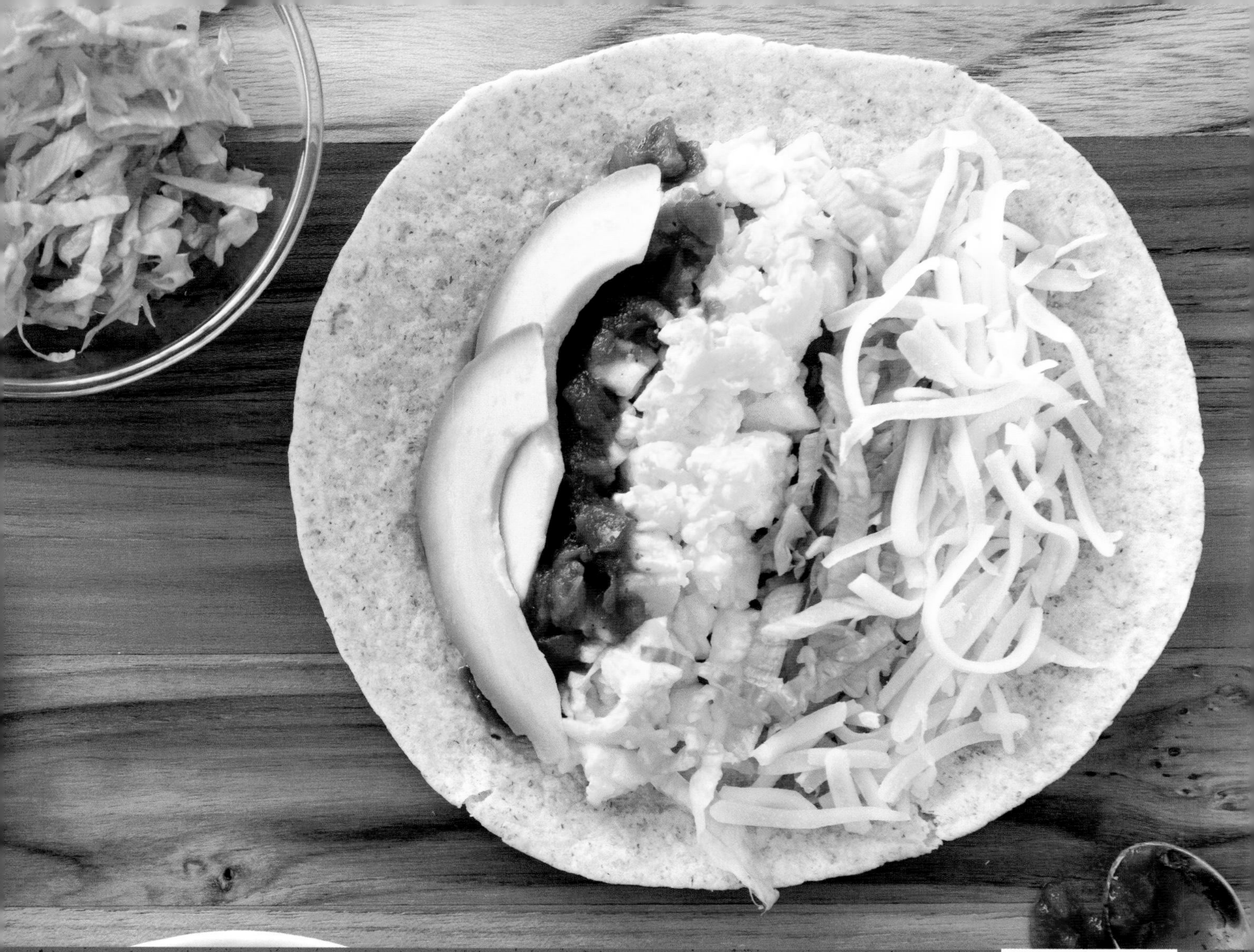

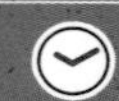

: 20 MINUTES :1 : 2,00 $/PORTION

Valeurs nutritives par portion

Calories : 320	
Lipides : 14 g	
Glucides : 31 g	
Protéines : 20 g	

Burrito matinal

Approuvé par les ados

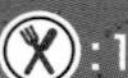

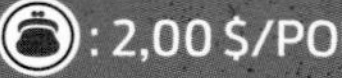

INGRÉDIENTS

- Enduit à cuisson antiadhésif de type PAM
- 1 œuf
- 1 petite tortilla de blé entier (6 po)
- 1 c. à soupe (15 ml) de salsa
- 2 c. à soupe (30 ml) de fromage cheddar léger, râpé
- 1 feuille de laitue Iceberg
- 2 tranches d'avocat

PRÉPARATION

1- Vaporiser un poêlon d'enduit à cuisson et cuire l'œuf en remuant.

2- Pendant ce temps, garnir la tortilla avec la salsa, le fromage, la laitue et les tranches d'avocat.

3- Ajouter l'œuf brouillé.

4- Rouler la tortilla.

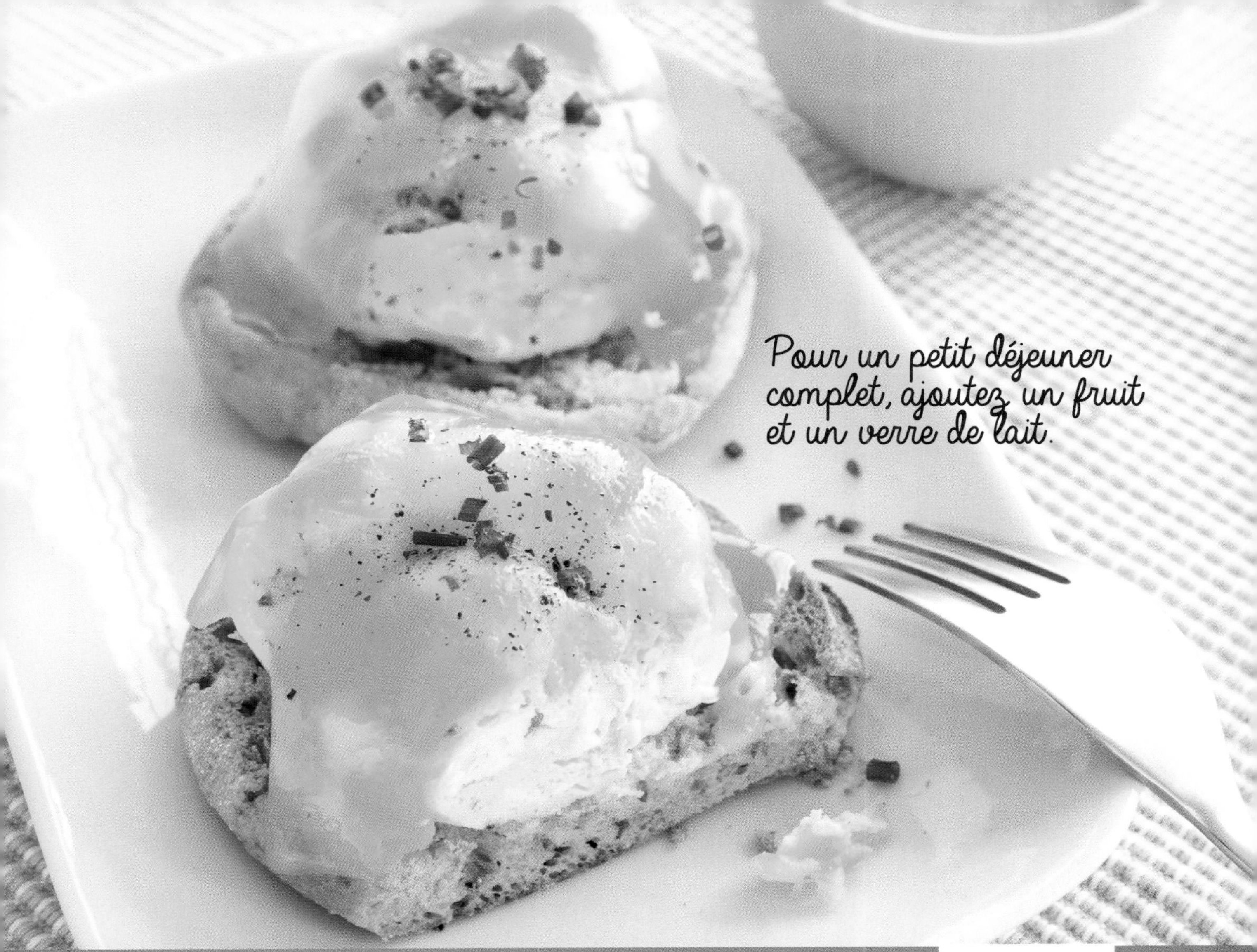

Pour un petit déjeuner complet, ajoutez un fruit et un verre de lait.

 : 15 MINUTES 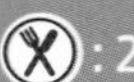 : 2 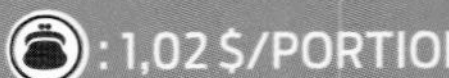 : 1,02 $/PORTION

Valeurs nutritives par portion

Calories : 240
Lipides : 13 g
Glucides : 15 g
Protéines : 16 g

Le petit matin

INGRÉDIENTS

2 œufs
2 pincées de mélange de fines herbes italiennes
1 muffin anglais
1 c. à thé (5 ml) de beurre
2 tranches de fromage cheddar léger
2 tiges de ciboulette, hachées
Poivre

PRÉPARATION

1- Fouetter les œufs dans deux bols séparés avec une pincée de fines herbes, puis les cuire au micro-ondes 30 secondes.
2- Pendant ce temps, griller le muffin anglais au grille-pain.
3- Beurrer les deux moitiés du muffin anglais et déposer un œuf sur chacune d'elles. Ajouter les tranches de fromage.
4- Garnir de ciboulette et poivrer.

Valeurs nutritives par portion

Calories : 260	
Lipides : 15 g	
Glucides : 13 g	
Protéines : 17 g	

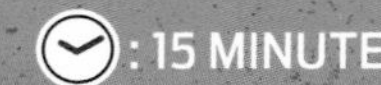

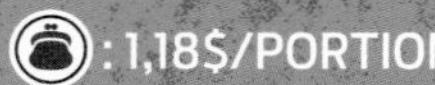

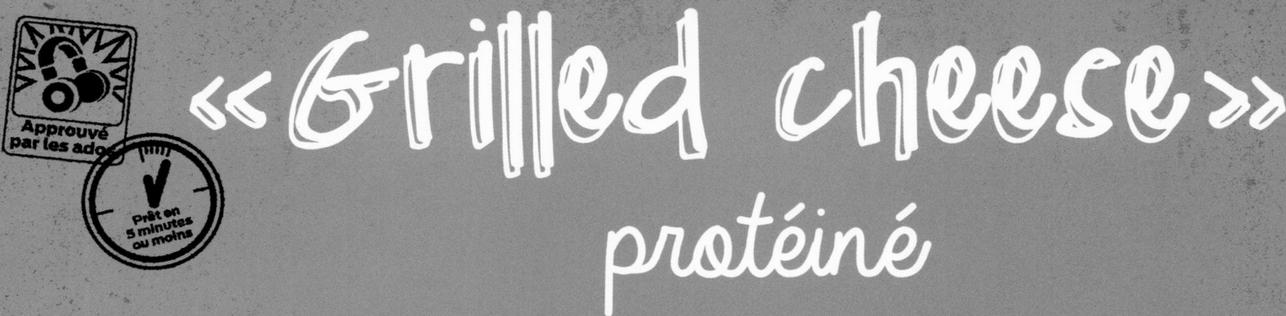

«Grilled cheese» protéiné

INGRÉDIENTS

- 1 tranche de pain de blé entier
- 1 tranche de fromage cheddar ou de mozzarella léger
- 1 c. à thé (5 ml) de beurre
- 1 œuf
- Poivre

PRÉPARATION

1- Déposer la tranche de pain dans une assiette et la trancher sur la largeur pour en faire deux tranches.

2- Déposer le fromage sur l'une des tranches de pain et poser l'autre tranche par-dessus.

3- À l'aide d'un emporte-pièce, d'un verre renversé ou d'un couteau, découper un cercle au milieu du sandwich.

4- Beurrer le pain des deux côtés, puis dorer à feu moyen dans une poêle antiadhésive.

5- Lorsque le premier côté est grillé, retourner le sandwich dans la poêle.

6- Casser délicatement l'œuf dans le trou du sandwich.

7- Poivrer et cuire jusqu'à ce que le pain ait pris une belle coloration dorée et que le fromage soit légèrement fondu.

Les œufs : excellents substituts à la viande

BON À SAVOIR

S'apprêtant de diverses façons, les œufs constituent un bon substitut à la viande vu leur contenu élevé en protéines de haute qualité. Très abordable, l'œuf est un aliment santé qui contient 6 g de protéines, une multitude de vitamines (A, D, E et B12) et de minéraux tels le fer et le sélénium.

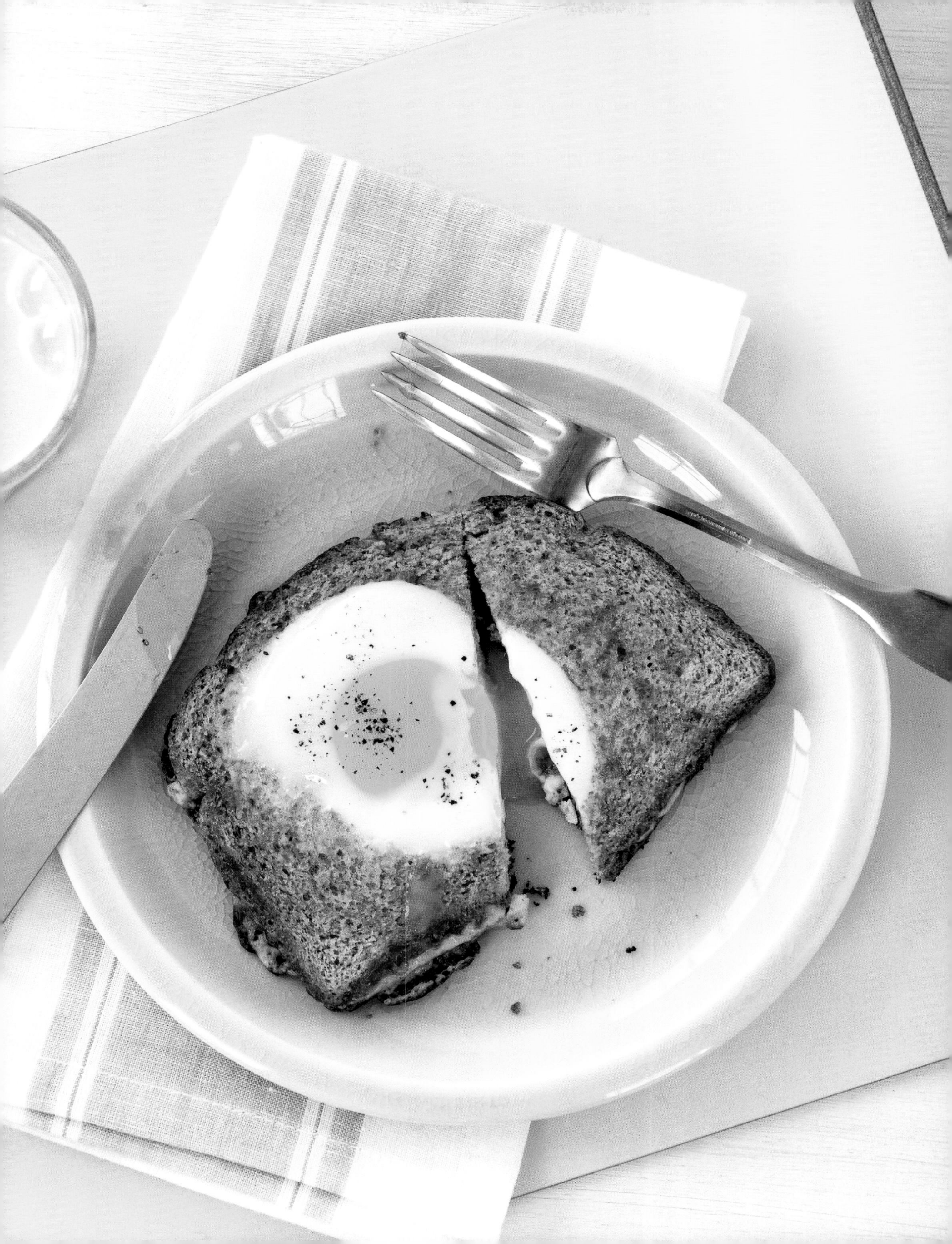

Valeurs nutritives par portion
Calories : 330
Lipides : 20 g
Glucides : 9 g
Protéines : 28 g

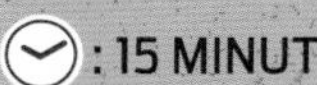
: 15 MINUTES

: 1
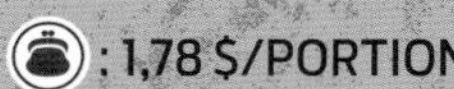
: 1,78 $/PORTION

Approuvé par les enfants
Prêt en 5 minutes ou moins
Sans gluten

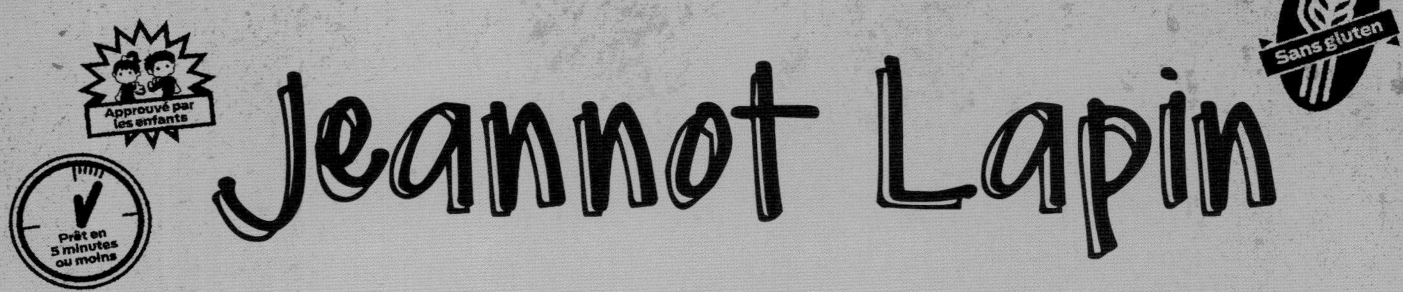

Jeannot Lapin

INGRÉDIENTS

- 2 œufs
- 2 c. à soupe (30 ml) de lait écrémé
- ¼ de tasse (60 ml) de fromage mozzarella léger, râpé
- Poivre
- Enduit à cuisson antiadhésif de type PAM
- 2 rondelles de banane
- 2 bleuets
- 1 framboise
- 6 longs brins de fromage râpé
- 2 quartiers de pomme

PRÉPARATION

1- Dans un bol, battre vigoureusement les œufs et le lait. Ajouter le fromage mozzarella et le poivre. Mélanger.

2- Vaporiser légèrement un poêlon d'enduit à cuisson et cuire les œufs à feu doux-moyen. Touiller pour obtenir des œufs brouillés.

3- Verser les œufs brouillés dans un bol et décorer : ajouter les rondelles de banane et les bleuets pour les yeux, la framboise pour le nez, les brins de fromage pour les moustaches et les quartiers de pomme pour les oreilles.

BON À SAVOIR

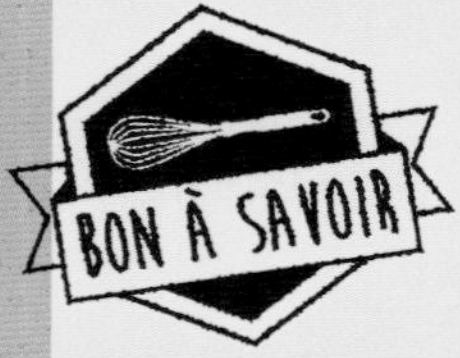

Un déjeuner complet

« Jeannot Lapin » constitue un excellent repas car il contient des produits laitiers, des fruits, de bonnes sources de protéines et de glucides.

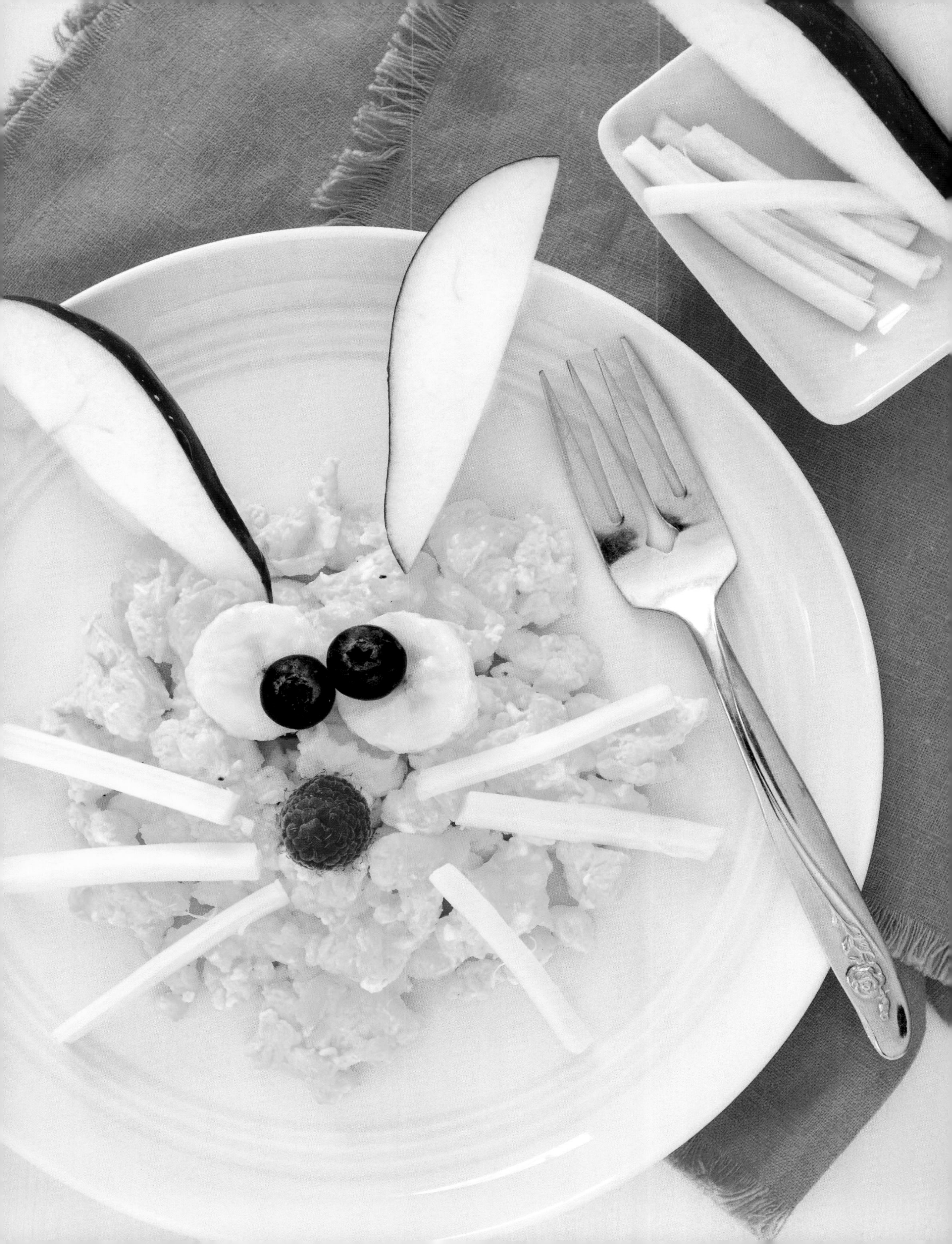

Valeurs nutritives par portion
Calories : 50
Lipides : 2,5 g
Glucides : 4 g
Protéines : 3 g

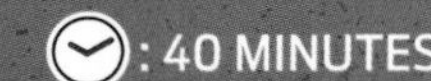
: 40 MINUTES
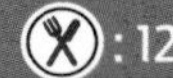
: 12
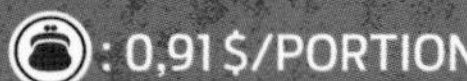
: 0,91 $/PORTION

Approuvé par les ados

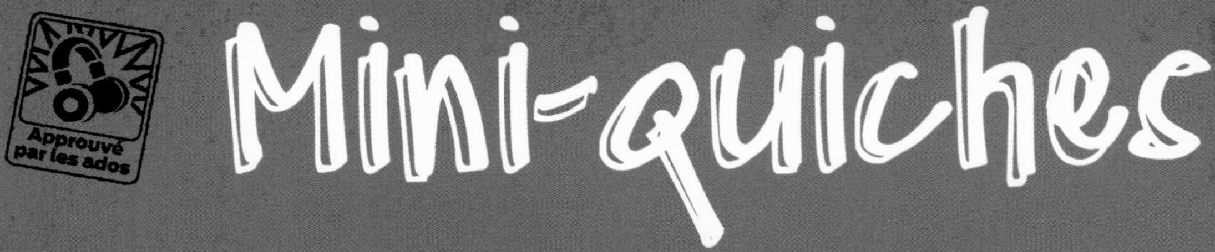

INGRÉDIENT

- Enduit à cuisson antiadhésif de type PAM
- 1 c. à thé (5 ml) d'huile d'olive
- ¼ de petit oignon, haché finement
- 1 courgette, coupée en petits cubes
- 4 champignons, coupés en petits cubes
- 3 œufs
- ¾ de tasse (180 ml) de lait écrémé
- ½ oignon vert, haché
- Sel et poivre
- 2 feuilles de pâte phyllo
- 2 c. à soupe (30 ml) de fromage cheddar léger 4 % M.G.

PRÉPARATION

1- Placer la grille au centre du four et préchauffer le four à 350 °F (180 °C).

2- Vaporiser un moule à 12 muffins avec l'enduit à cuisson.

3- Dans un poêlon antiadhésif, verser l'huile et faire suer l'oignon, la courgette et les champignons 2 minutes. Réserver.

4- Dans un grand bol, battre les œufs. Ajouter le lait et l'oignon vert, puis fouetter. Saler et poivrer.

5- Étaler les deux feuilles de pâte phyllo. À l'aide d'un couteau, couper 24 carrés de 3 pouces par 3 pouces (7,5 cm par 7,5 cm).

6- Placer 2 carrés de pâte phyllo dans chaque moule à muffin en pressant bien sur les parois.

7- Répartir les légumes, le fromage et la préparation aux œufs dans les moules à muffin.

8- Cuire au four 20 minutes.

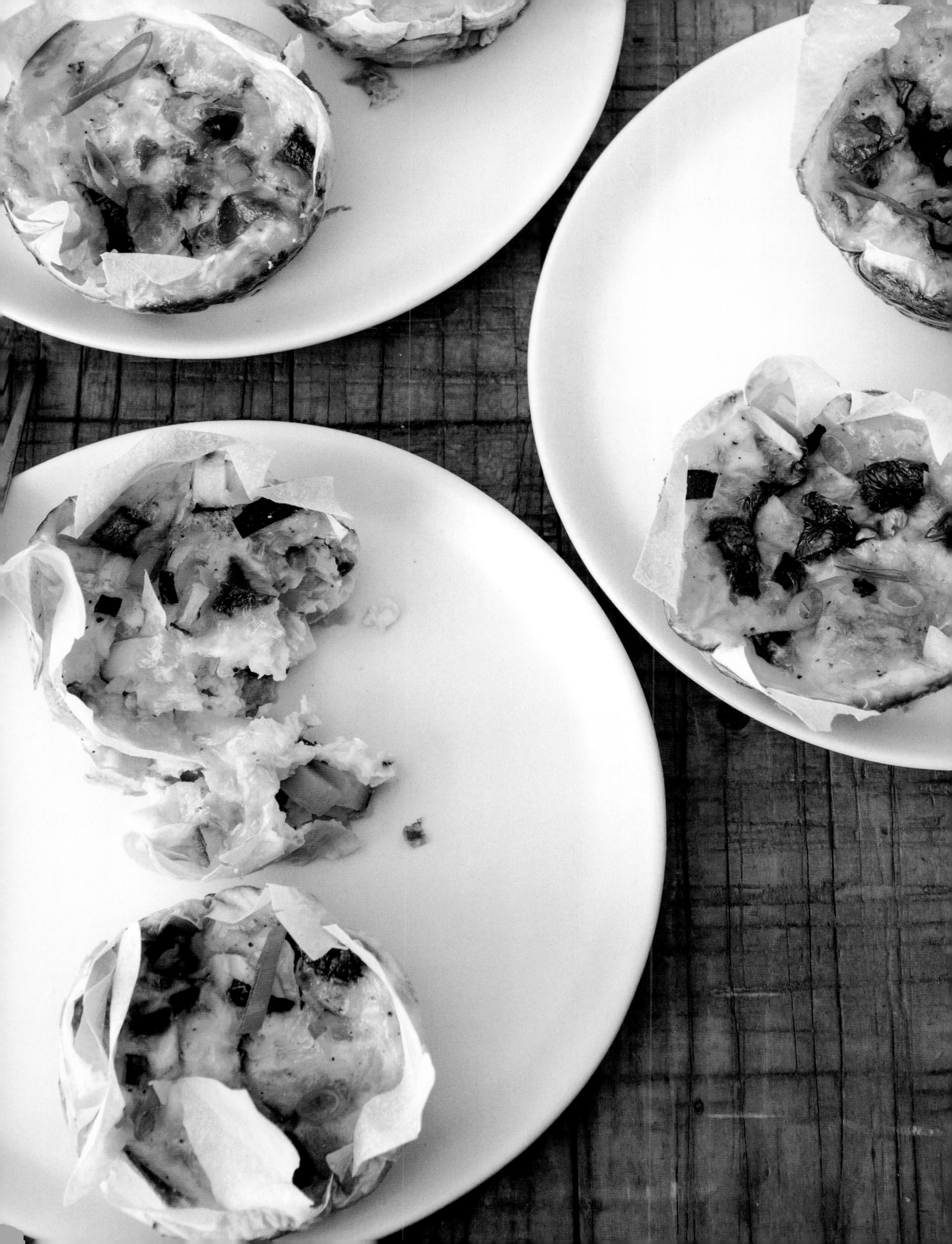

Valeurs nutritives par portion
Calories : 230 kcal
Lipides : 12 g
Glucides : 14 g
Protéines : 17 g

: 17 MINUTES : 4 : 1,03 $/PORTION

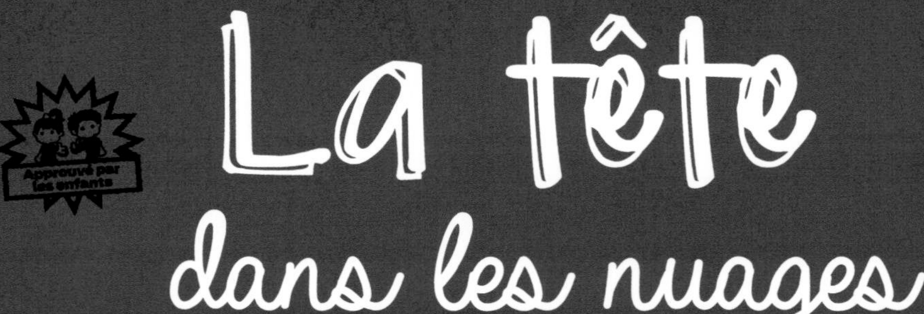

La tête dans les nuages

INGRÉDIENTS

- 4 œufs
- 1 pincée de sel
- 1 c. à thé (5 ml) de beurre
- 2 bagels multigrains
- 4 tranches de fromage cheddar léger
- ½ tomate, coupée en petits dés
- Poivre

PRÉPARATION

1- Préchauffer le four à 350 °F (180 °C).
2- Dans deux bols, séparer les blancs et les jaunes des œufs.
3- Dans le bol de blancs d'œufs, ajouter le sel et battre pour monter les blancs en neige.
4- Séparer les blancs d'œufs en quatre et déposer dans un poêlon beurré. Placer 1 jaune d'œuf au centre de chaque blanc d'œuf.
5- Placer le poêlon au four 4 minutes ou jusqu'à ce que les œufs commencent à dorer.
6- Pendant ce temps, trancher les bagels en deux sur la largeur.
7- Griller les bagels au grille-pain.
8- Déposer 1 tranche de fromage sur chaque demi-bagel, puis ajouter 1 œuf nuage sur le dessus.
9- Parsemer de tomate et poivrer.

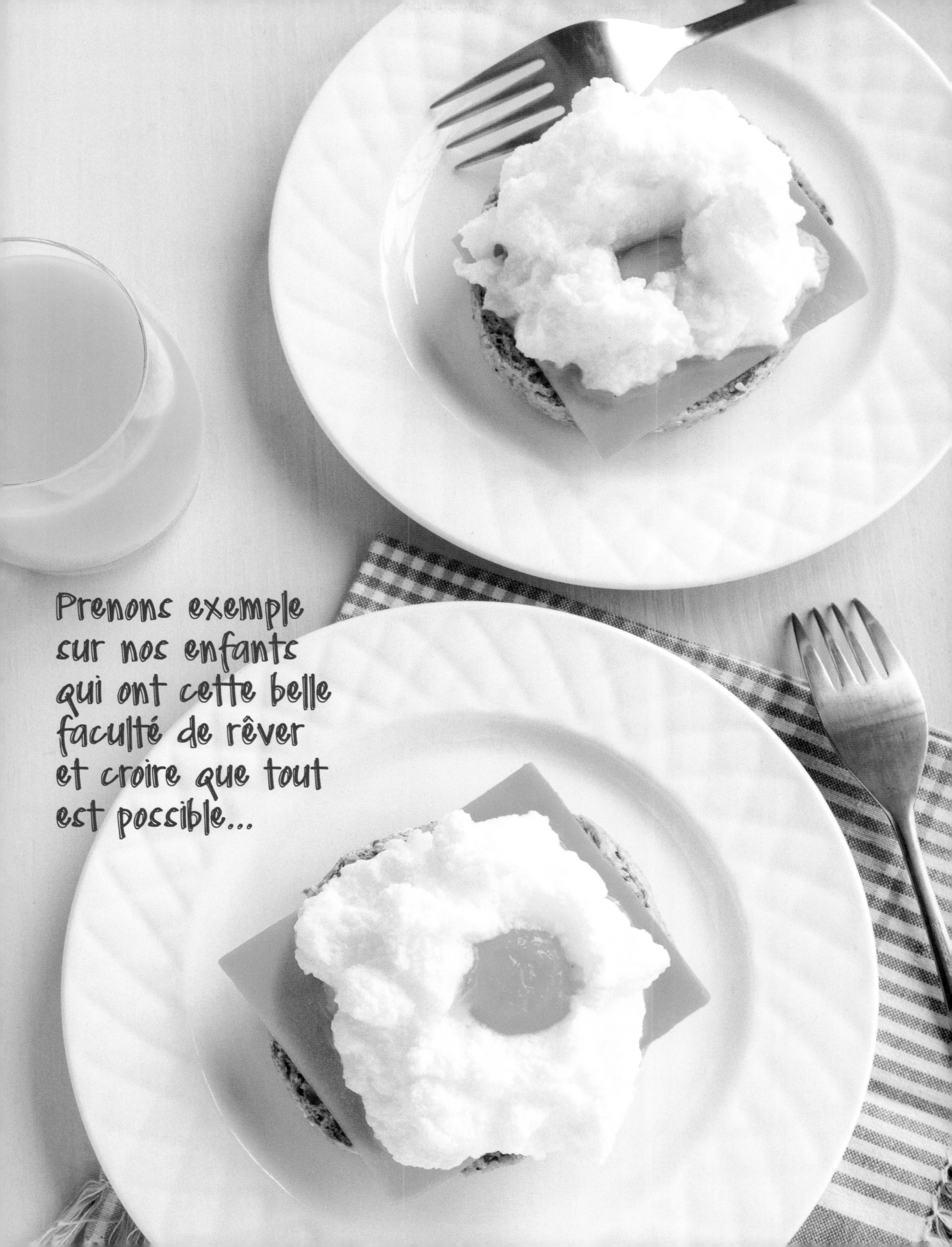
Prenons exemple
sur nos enfants
qui ont cette belle
faculté de rêver
et croire que tout
est possible...

Valeurs nutritives par portion
Calories : 340
Lipides : 13 g
Glucides : 45 g
Protéines : 13 g

 : 45 MINUTES 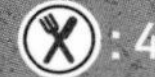 : 4 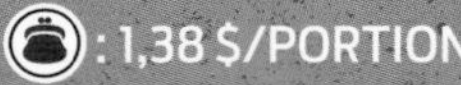 : 1,38 $/PORTION

Sans gluten
Sans lactose

Casserole de pommes de terre et œufs

INGRÉDIENTS

- 2 c. à soupe (30 ml) d'huile d'olive
- 2 tasses (500 ml) de pommes de terre Russet ou Idaho, coupées en cubes de 0,79 po (2 cm)
- 1 ½ tasse (375 ml) de patates douces, coupées en cubes de 0,79 po (2 cm)
- ½ oignon blanc, tranché
- 2 gousses d'ail
- ¼ de tasse (60 ml) de bouillon de légumes
- Sel et poivre
- 2 c. à thé (10 ml) de thym, séché
- 2 c. à thé (10 ml) de romarin, séché
- 4 œufs

PRÉPARATION

1- Placer la grille au centre du four et préchauffer le four à 375 ºF (190 ºC).
2- Tapisser une plaque de cuisson d'un papier parchemin.
3- Verser la moitié de l'huile d'olive, puis ajouter les pommes de terre, les patates douces, l'oignon, les gousses d'ail, le bouillon, le sel et le poivre. Mélanger.
4- Cuire au four de 30 à 35 minutes ou jusqu'à ce que les pommes de terre soient tendres. Retourner de temps en temps durant la cuisson.
5- Retirer du four, puis ajouter le thym et le romarin.
6- Dans une poêle, ajouter le reste de l'huile d'olive et cuire les 4 œufs sur le plat (miroir).
7- Répartir le mélange de pommes de terre dans quatre petits bols et déposer un œuf sur les pommes de terre. Assaisonner au goût et servir.

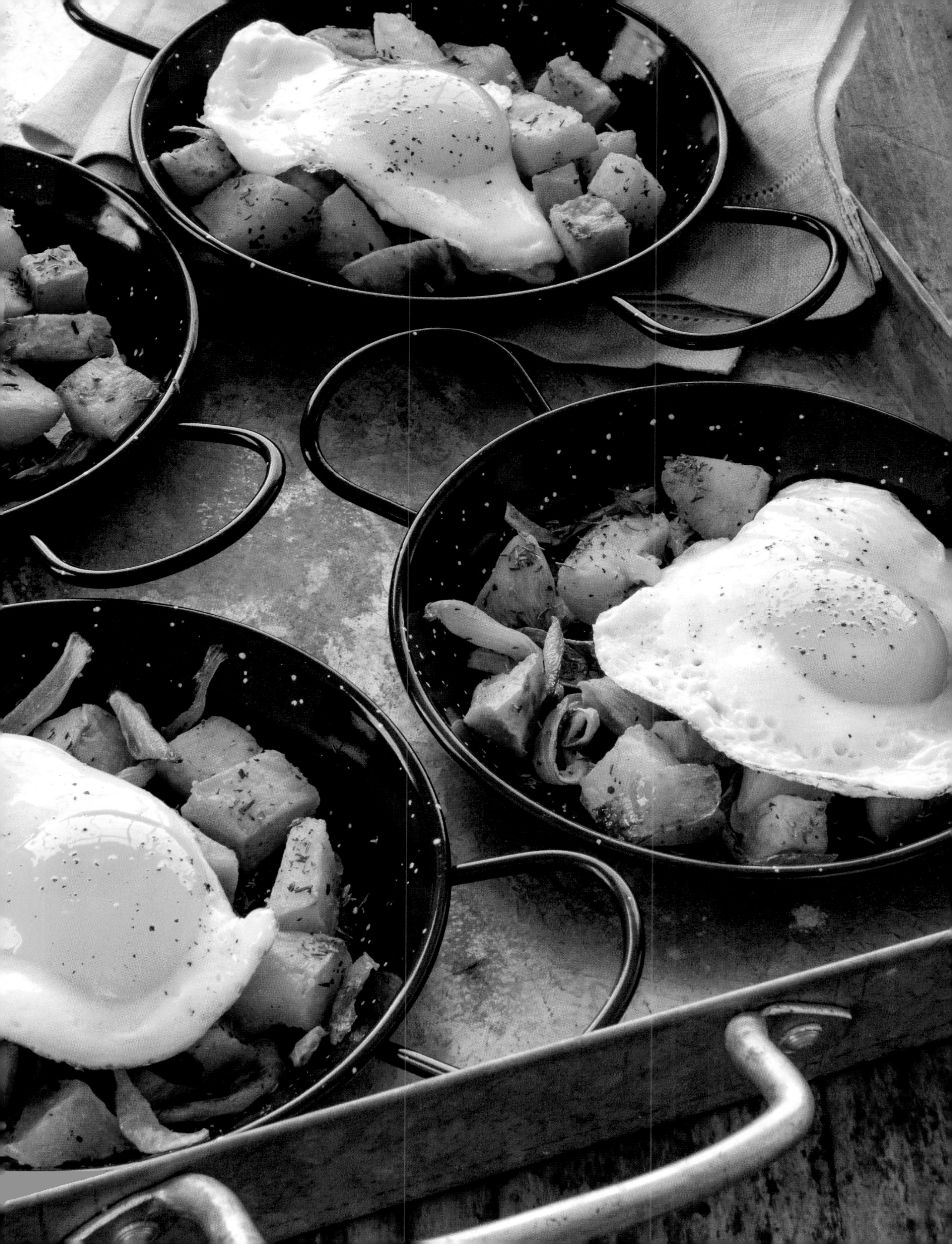

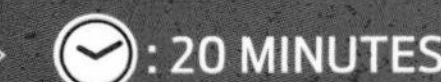 : 20 MINUTES 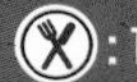 : 1 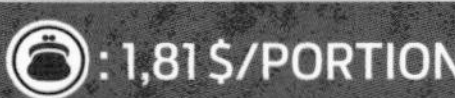 : 1,81 $/PORTION

Valeurs nutritives par portion

Calories : 170
Lipides : 6 g
Glucides : 19 g
Protéines : 10 g

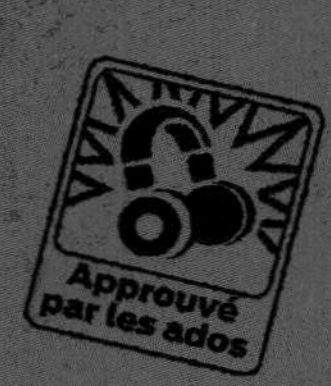

Pizza déjeuner

INGRÉDIENTS

- 1 petit pita de blé entier (6 po)
- 1 ½ c. à soupe (22,5 ml) de sauce tomate
- ¼ de tasse (60 ml) de fromage mozzarella léger, râpé
- 3 tomates cerises, coupées en quartiers
- Enduit à cuisson antiadhésif de type PAM
- 1 œuf
- 1 c. à thé (5 ml) de basilic frais, émincé

PRÉPARATION

1- Placer la grille au centre du four et préchauffer le four à 350 °F (180 °C).

2- Tapisser une plaque de cuisson de papier parchemin.

3- Déposer le pita sur la plaque de cuisson et ajouter la sauce tomate, le fromage et les tomates cerises. Cuire de 7 à 10 minutes.

4- Entretemps, vaporiser un poêlon d'enduit à cuisson et cuire l'œuf au plat (miroir).

5- Quand la pizza est cuite et que le fromage est fondu, garnir de l'œuf et de basilic.

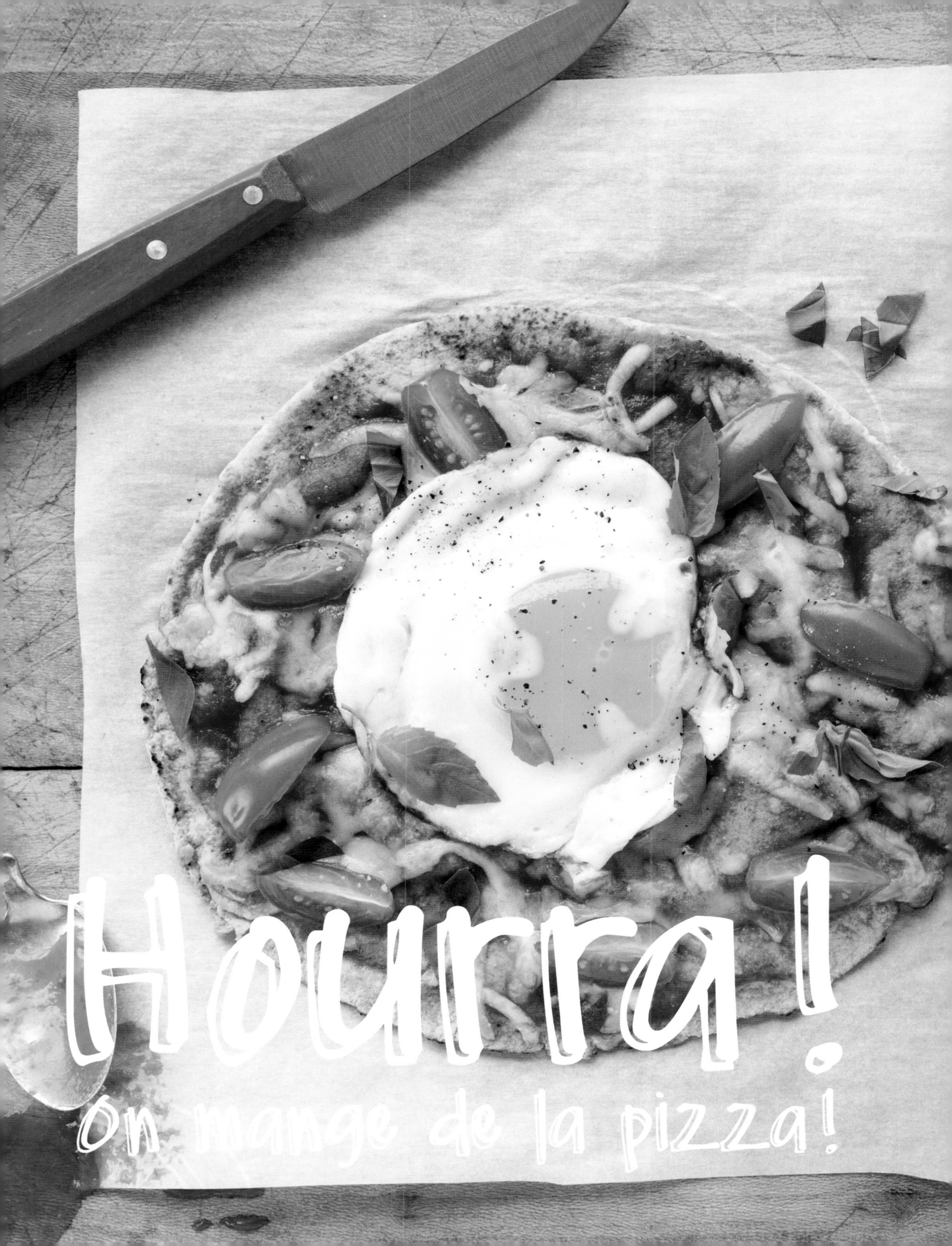

Hourra !

On mange de la pizza!

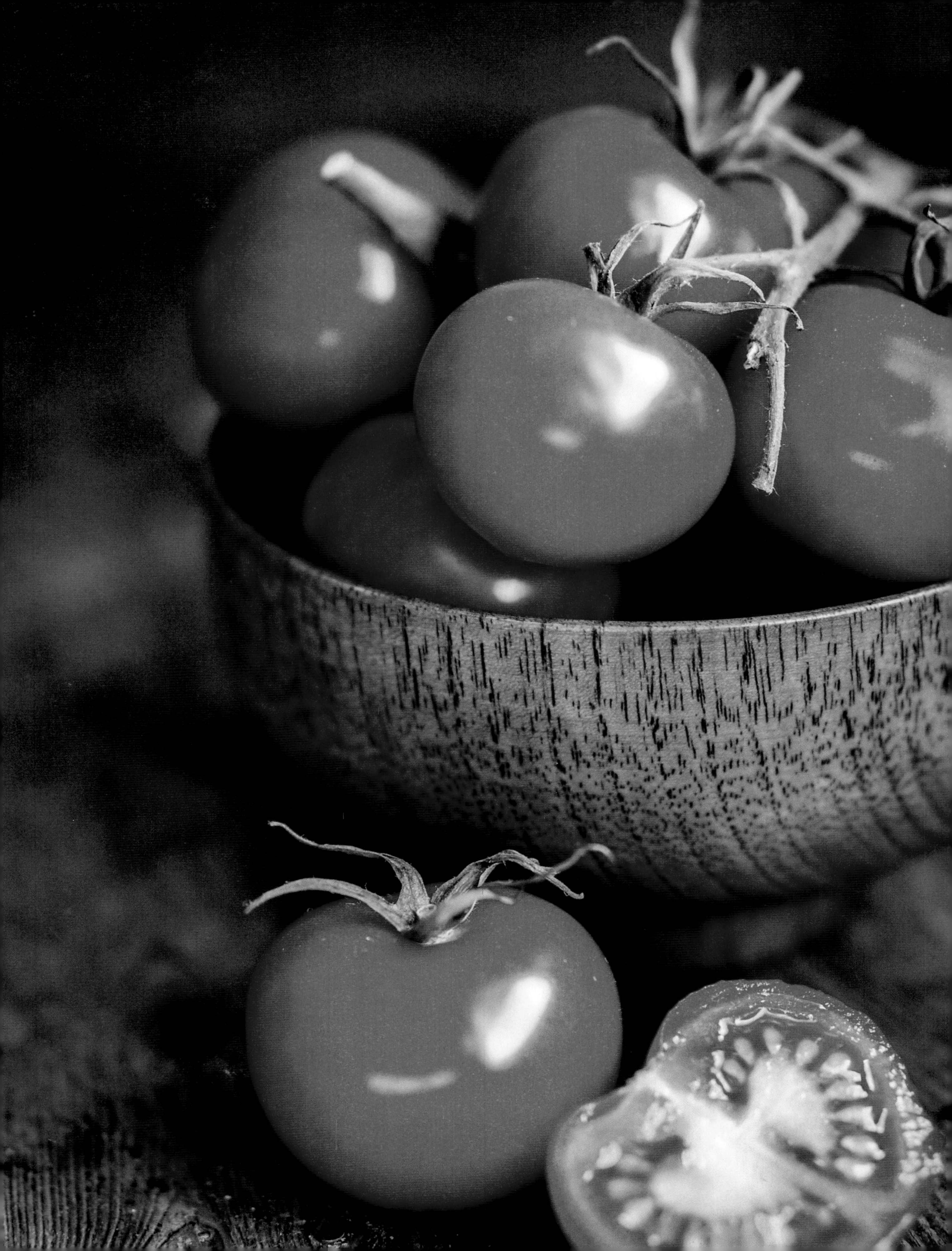

4

La boîte à lunch et les dîners:

rapides et délicieux!

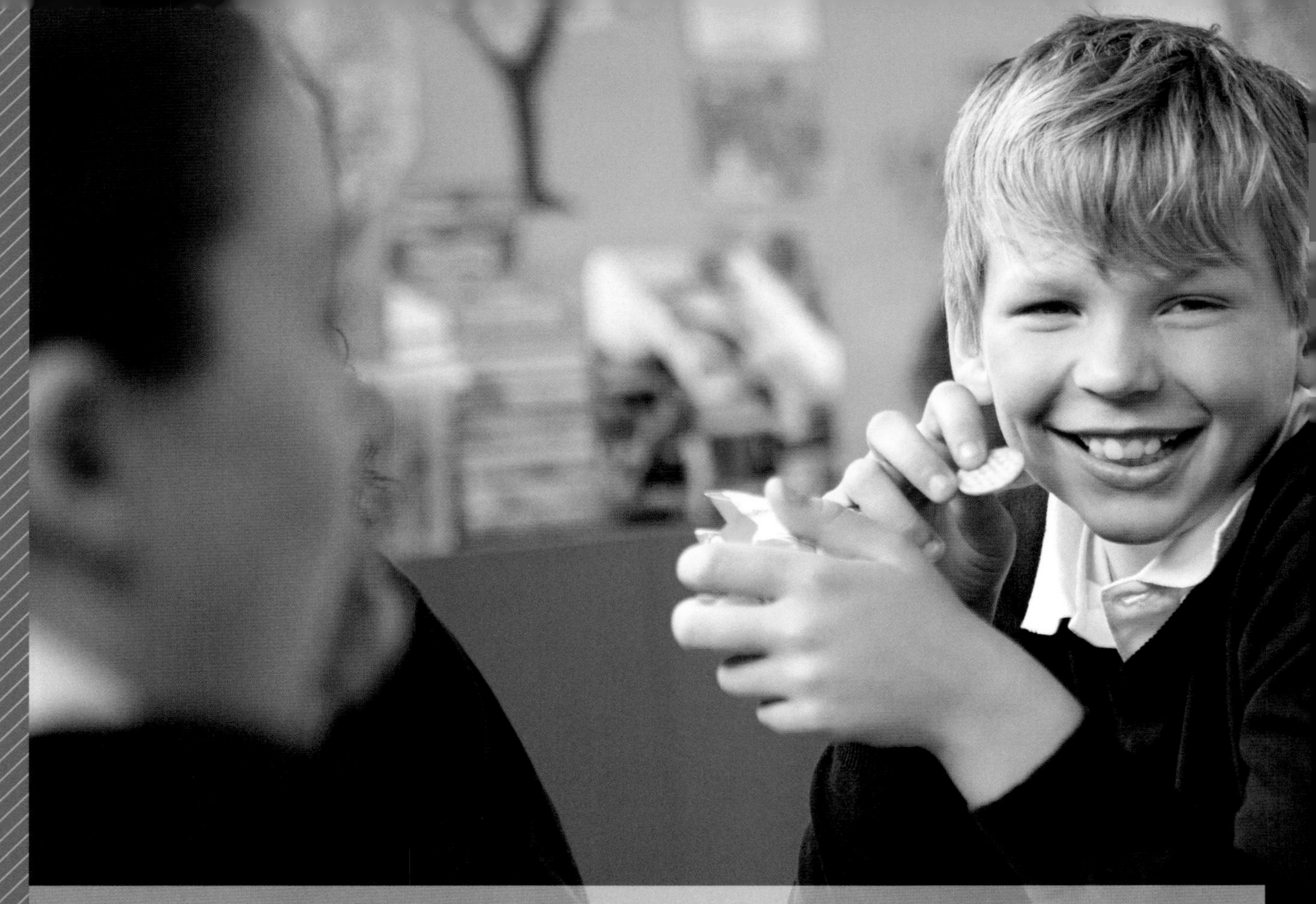

Les dîners

De bonnes idées pour s'énergiser

Qu'il soit sous forme de boîte à lunch, de repas rapide au bureau ou à la maison, d'une bonne bouffe pour discuter entre amis, le dîner est un repas incontournable. Il fait la transition entre le déjeuner et le souper et permet surtout de tenir le coup tout au long de l'après-midi au boulot ou à la maison.

Lorsque bien équilibré, il vous assure un apport suffisant en énergie et en nutriments afin de vous permettre de vous rendre jusqu'au prochain repas et ce, tout en étant rempli de vitalité! Toutefois, bien des gens manquent d'inspiration lorsque vient le temps de préparer les dîners et se contentent de repas congelés, de conserves ou de traditionnels sandwichs jambon fromage. Vous vous reconnaissez ? Vous êtes en panne d'idée ? Voici pour vous des dîners savoureux et surtout rapides à préparer qui vous permettront d'épater les collègues ou de séduire les enfants !

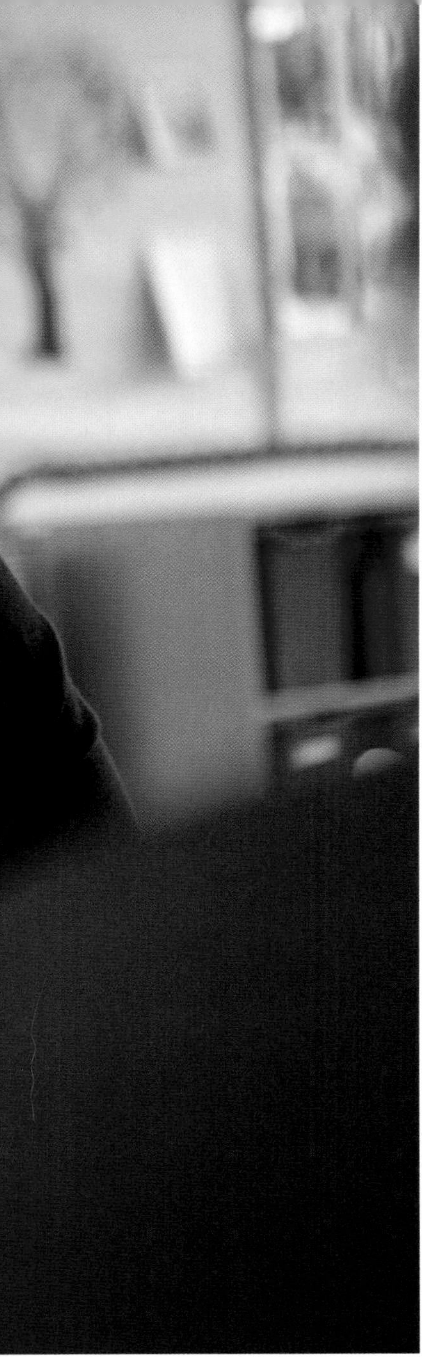

Remplacez ceci par cela !

Qui dit « dîner sur le pouce » dit souvent aliments industriels. Avec tous les produits offerts en épicerie, il peut être difficile de faire les bons choix. Même si plusieurs aliments sont dits santé, ce n'est pas toujours le cas. Voici une liste de solutions santé pour les boîtes à lunch de vos enfants.

À ÉVITER		À PRIVILÉGIER
Rouleaux aux fruits	→	Fruit naturel
Fruits séchés	→	Fruit naturel
Pudding en sachet ou industriel	→	Pudding au soja de Belsoy Yogourt < 2 % M.G.
Fromage 36 % M.G. ou en tranche	→	Fromage Ficello ou Twises 18 % M.G. (ou autres fromages allégés < 20 % M.G.)
Barres tendres au chocolat Carrés au riz croquant ou barres de yogourt	→	Barres tendres au chocolat Fibre 1 Go Pure – fraises et amandes de Leclerc, barres Kashi
Brownies industriels	→	Brownies Fibre 1
Biscuits sucrés	→	Biscuits Praeventia Biscuits Vital son d'avoine et canneberges de Leclerc
Charcuteries (bologne, simili poulet, salami, pepperoni)	→	Thon en conserve Jambon blanc Poitrine de dinde fumée
Craquelins divers	→	3 craquelins grains entiers, Triscuit + 30 g de fromage < 20 % M.G.
Pattes d'ours	→	Recette de pattes d'ours maison (voir p. 78)
Trempettes industrielles	→	Recettes de trempettes maison (voir p.210)
Boissons gazeuses Jus faits de concentré	→	Lait < 2 % M.G. Boisson de soya enrichie
Croustilles	→	Maïs soufflé
Jus de légumes	→	Jus de légumes réduit en sel ou légumes frais

« C'est toujours par la faim que commence un bon repas. »
— Jean Commerson

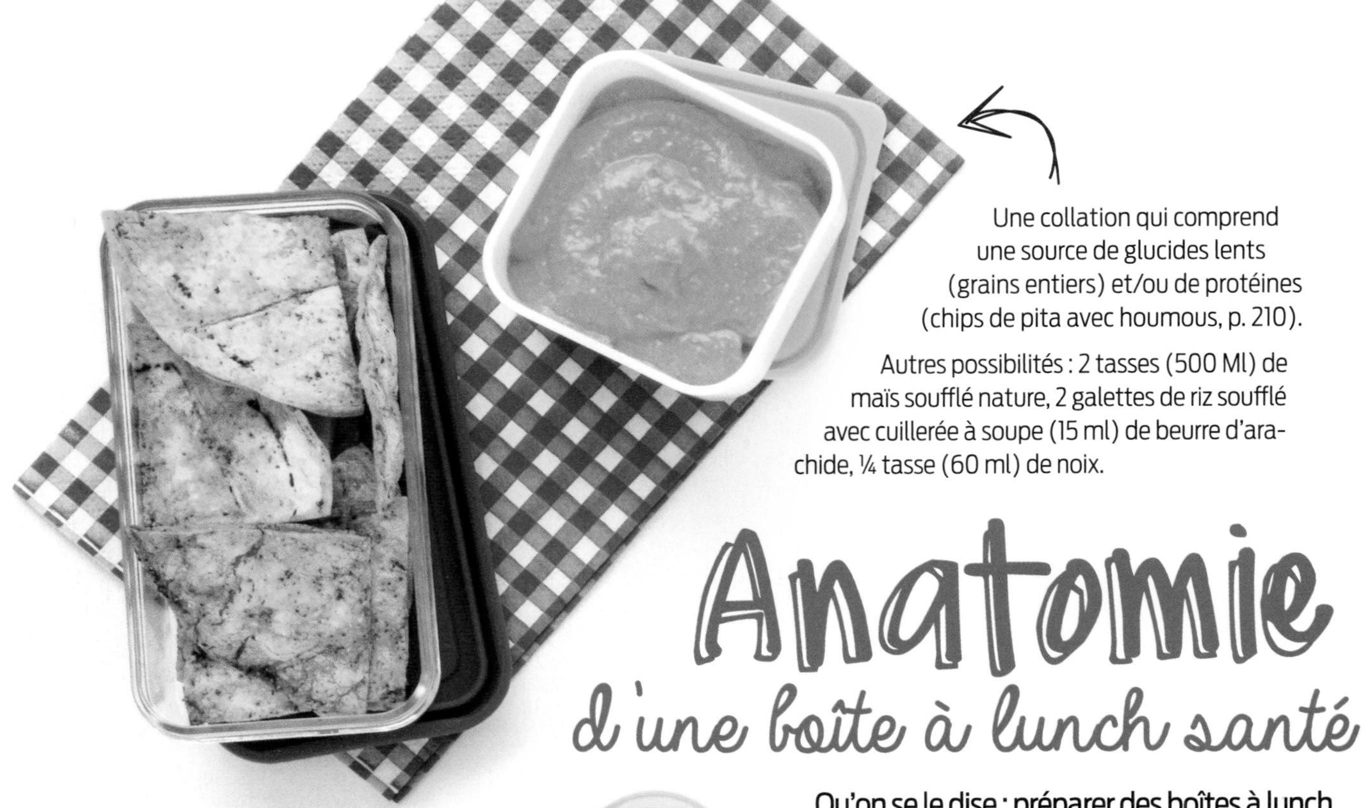

Une collation qui comprend une source de glucides lents (grains entiers) et/ou de protéines (chips de pita avec houmous, p. 210).

Autres possibilités : 2 tasses (500 Ml) de maïs soufflé nature, 2 galettes de riz soufflé avec cuillerée à soupe (15 ml) de beurre d'arachide, ¼ tasse (60 ml) de noix.

Anatomie d'une boîte à lunch santé

Qu'on se le dise : préparer des boîtes à lunch santé pour toute la famille cause bien des maux de tête aux parents. Il faut que les repas soient à la fois attrayants, nutritifs, bons au goût et, souvent, qu'ils soient froids. Il peut donc être tentant de se tourner vers des aliments préparés quand on est en panne d'idées. Voici de quoi devrait être composée une boîte à lunch.

Pour la vitalité, 1 à 2 portions de fruits !

Suggestions de repas pour une semaine	Lundi	Mardi
	Wrap au saumon fumé (p. 174) + 1 tasse de légumes crus (carotte et chou-fleur) + 1 pomme + ¼ tasse (60 ml) d'amandes	Salade tex-mex en pot Mason (p. 154) + 1 tasse (250 ml) de légumes crus (tomates cerises et bâtonnets de concombre) + 50 grammes de fromage + 1 tasse (25 ml) de petits fruits

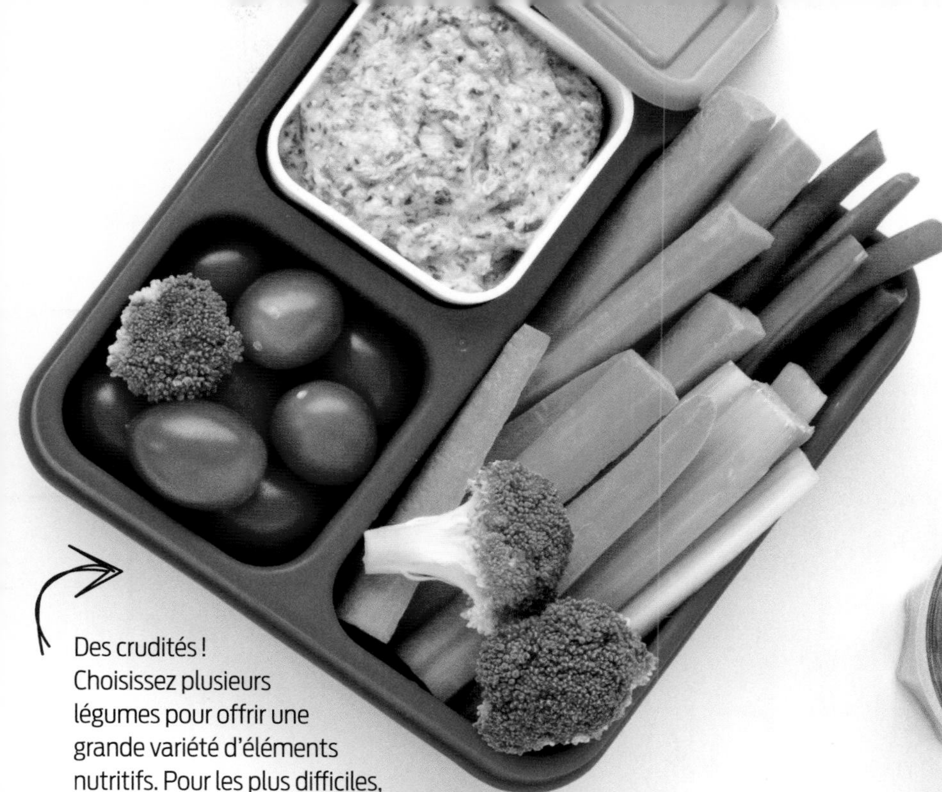

Une source d'hydratation pour rester concentré ! Comme de l'eau, de l'eau fruitée (p. 206) ou 1 tasse (250 ml) de jus de légumes réduit en sel.

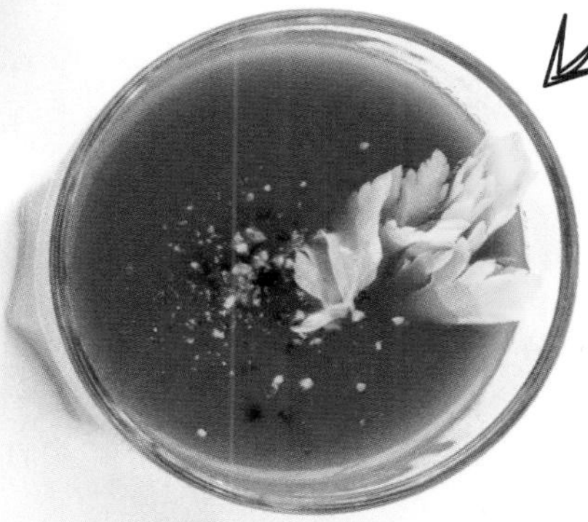

Des crudités ! Choisissez plusieurs légumes pour offrir une grande variété d'éléments nutritifs. Pour les plus difficiles, ajoutez une trempette santé (p. 210).

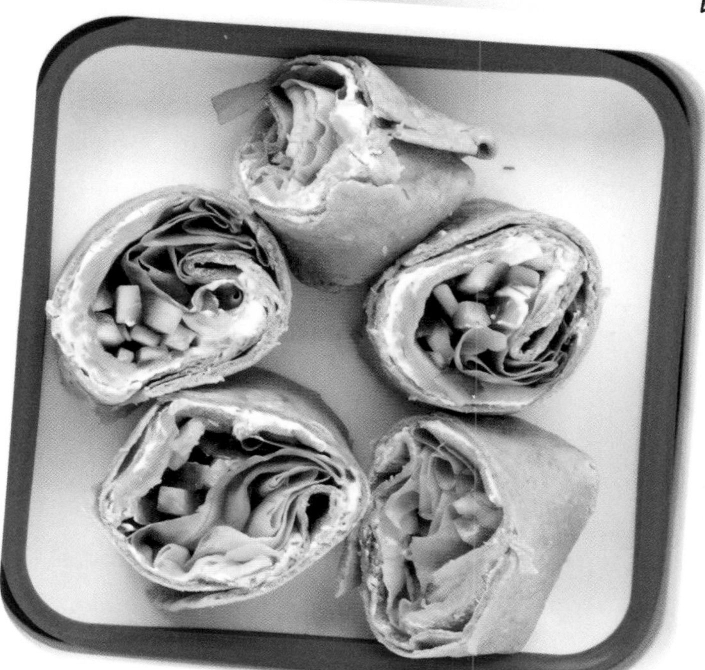

Un repas principal composé de protéines, de glucides lents et de bons gras ! Exemples : un wrap au saumon fumé (p. 174), le Petit cochon gourmand (p. 164), la salade de légumineuses (p. 152) ou encore le sandwich aux œufs santé (p. 170).

Problème de portion ? Référez-vous à notre guide pratique en page 21

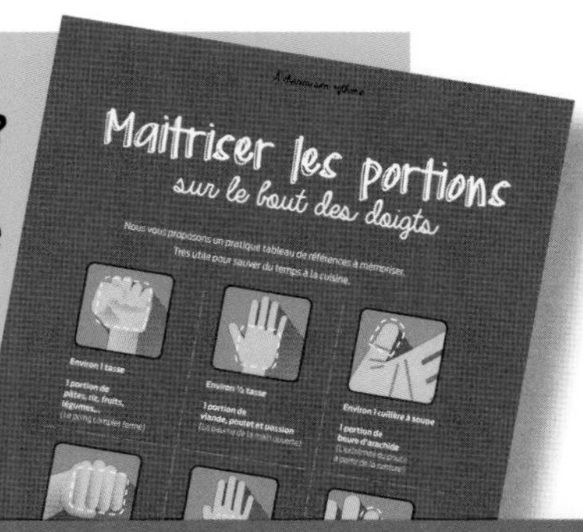

Mercredi	**Jeudi**	**Vendredi**
Chili à la dinde (p. 192) + petite salade verte + chips de pita (p. 204) + 2 cuillerées à soupe (30 ml) de houmous (p. 210) + 2 à 3 clémentines	Wrap au filet de porc BBQ (p. 174) + 1 tasse (250 ml) de légumes crus (brocoli, poivron rouge et céleri) + 2 tasses (500 ml) de maïs soufflé nature + 100 grammes de yogourt grec	Salade arc-en-ciel (p. 151) + 1 à 2 tasses (250 à 500 ml) de légumes crus + 1 galette de riz soufflé + ½ banane avec 1 cuillerée à soupe (15 ml) de beurre d'arachide + 1 yogourt

Trucs et astuces

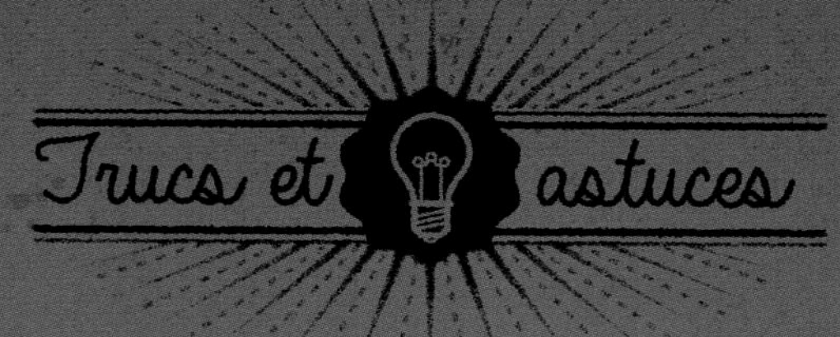

Comment faire manger des légumes aux enfants ?

Faire manger de beaux et bons légumes à vos mousses en pleine corissance vous semble une épreuve herculéenne ? Voici quelques trucs pratiques. Combinés à une bonne dose de patience parentale, ils vous aideront à leur donner de meilleures habitudes alimentaires.

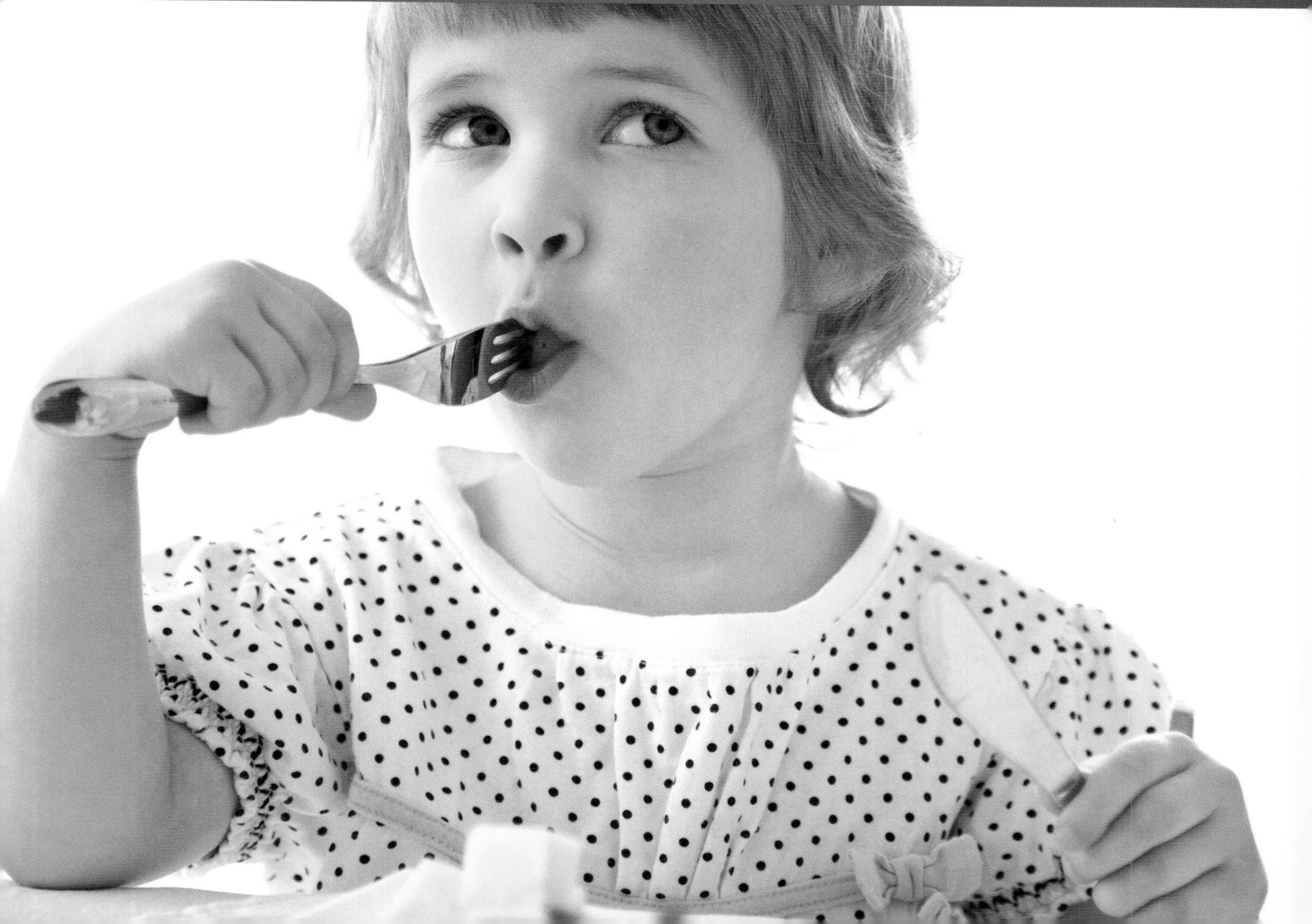

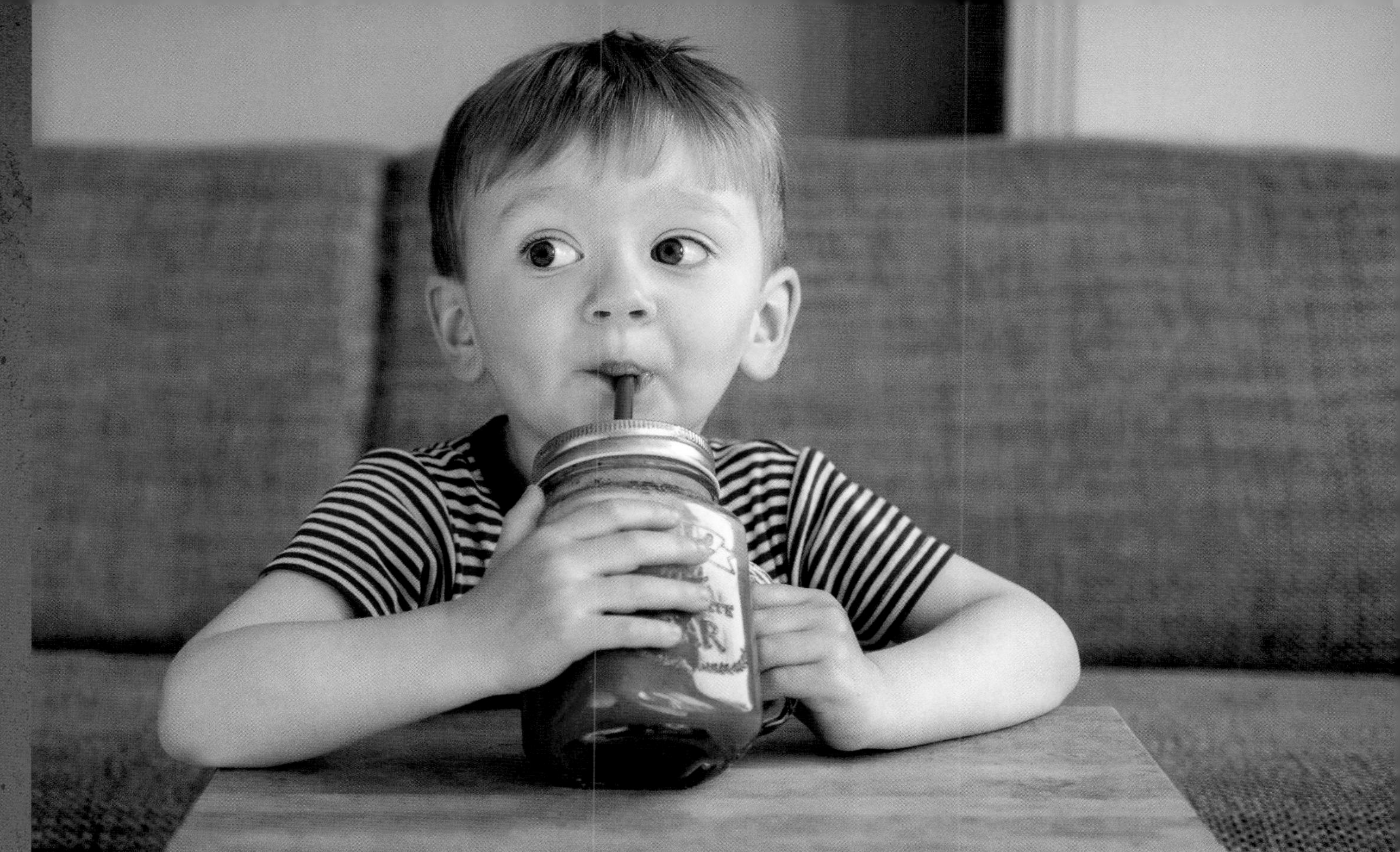

Introduisez les légumes graduellement

Afin de familiariser votre enfant aux nouvelles saveurs de légumes, introduisez-en de nouveaux progressivement et en petites quantités. Vous augmenterez graduellement la grosseur de la portion. Inutile de le forcer, car au fur et à mesure qu'il sera exposé à de nouveaux légumes, il apprendra à apprécier ces nouvelles saveurs et textures. Il vous faudra être patient, car il faut parfois qu'un enfant soit exposé au même aliment de 15 à 20 fois avant qu'il ne l'accepte.

Utilisez le renforcement positif

Lorsque votre enfant goûte à de nouveaux mets ou à des aliments dont il ne raffole pas, il est important de le féliciter. En voyant leurs efforts reconnus, les enfants sont plus motivés à renouveler l'expérience.

Offrez les légumes avec d'autres aliments qu'il aime

Pour inciter votre enfant à goûter ce que vous avez préparé, soyez rusé et offrez-le en même temps que des aliments dont il raffole. Vous parviendrez ainsi à détourner son attention. Par exemple, s'il adore la pizza mais refuse le brocoli, préparez-la avec des aliments qu'il aime, tout en y ajoutant quelques petits fleurons de brocoli. Vous pouvez également lui servir un légume gratiné avec un fromage qu'il adore.

Servez des légumes aux saveurs délicates

Les enfants préfèrent généralement les légumes aux saveurs douces comme la carotte, la patate douce, les haricots verts ou encore la tomate, les petits pois et la courgette. Tous ces légumes constituent de bonnes sources de vitamines, de minéraux et de nutriments. Il est donc intéressant de les intégrer régulièrement à vos recettes.

Offrez des légumes sous formes variées

Votre enfant lève le nez sur les légumes cuits à la vapeur ou nature ? Offrez-les-lui sous une autre forme ! Par exemple, faites-les griller, sauter ou servez-les sous forme de crudités accompagnés d'une trempette au yogourt. Faites-en un potage, une purée, râpez-les dans une recette de muffins ou dans une salade ou cuisez-les dans un bouillon de poulet plutôt que dans l'eau pour leur donner un goût différent. Bref,

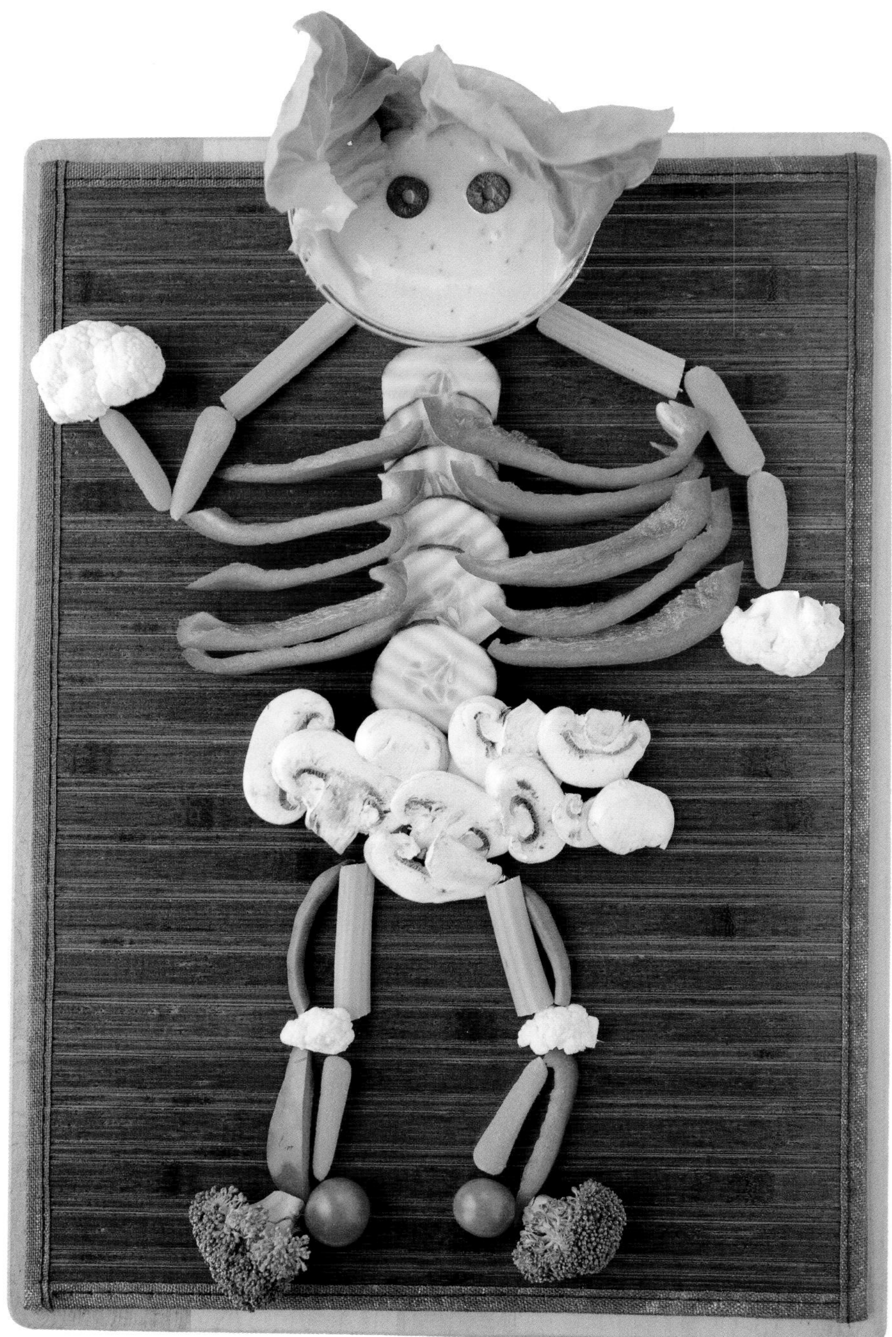

trouvez différentes façons de cuisiner les légumes pour les proposer à votre enfant. Par exemple, s'il refuse le navet, vous pourriez l'intégrer dans une purée de pommes de terre et de carottes. C'est l'art du camouflage ! Toutefois, si la technique du camouflage permet de faire consommer davantage de légumes aux tout-petits, il faut en user avec parcimonie et subtilité pour ne pas briser le lien de confiance entre vous et votre enfant. Par exemple, si vous cachez des morceaux de courgettes sous ses aliments et qu'il s'en aperçoit alors qu'il les refuse depuis longtemps, il se méfiera de vous chaque fois que vous lui présenterez un plat. Cependant, si vous préparez une soupe aux légumes ou même un pain aux courgettes et que vous y ajoutez ces légumes râpés, votre enfant ne s'en rendra jamais compte. Alors, assurez-vous de faire preuve de subtilité.

Mettez de la couleur et des formes dans l'assiette

Prenez le temps de choisir divers légumes colorés. Coupez-les de différentes façons : en cubes, en rondelles, en biseaux, en julienne afin de stimuler l'intérêt de votre enfant. Après tout, on mange avec nos yeux ! Votre enfant finira bien par trouver des légumes qui lui plairont.

Usez d'imagination

Les enfants aiment les clowns, les animaux, les fleurs, etc. Pourquoi ne pas créer avec des légumes un visage, un personnage ou tout autre objet important à leurs yeux ? Faites preuve d'imagination !

Faites participer votre enfant à la planification des repas

Chaque semaine, lorsque vous préparez la liste d'épicerie pour planifier vos repas, présentez le cahier publicitaire à votre enfant et demandez-lui de choisir des légumes qu'il aimerait manger ou goûter. Une fois à l'épicerie, demandez-lui de les mettre dans le panier. Vous pouvez aussi lui offrir d'en choisir sur place. Votre enfant sera heureux de trouver dans son assiette les légumes qu'il a lui-même sélectionnés. Vous pouvez aussi susciter son intérêt en lui expliquant la provenance des légumes ou encore, en lui proposant de créer son propre potager.

Réalisez votre potager

Au printemps, faites choisir des semences de légumes et des fines herbes à votre enfant, puis mettez-les en terre au jardin ou dans des pots à fleurs. Tout au long de la saison, donnez-lui la responsabilité d'arroser les plantations et demandez-lui de vous aider à désherber. Il verra ses semences devenir des légumes et les consommera fièrement.

Faites participer vos enfants à la préparation des aliments

Lorsque vous cuisinez, attribuez à votre enfant des tâches adaptées à son âge : cueillir des légumes au jardin, équeuter les épinards ou le maïs, détacher les fleurons du chou-fleur ou du brocoli, mesurer les ingrédients, mélanger les aliments, etc. Il sera probablement plus enclin à apprécier les légumes qu'il aura préparés avec vous !

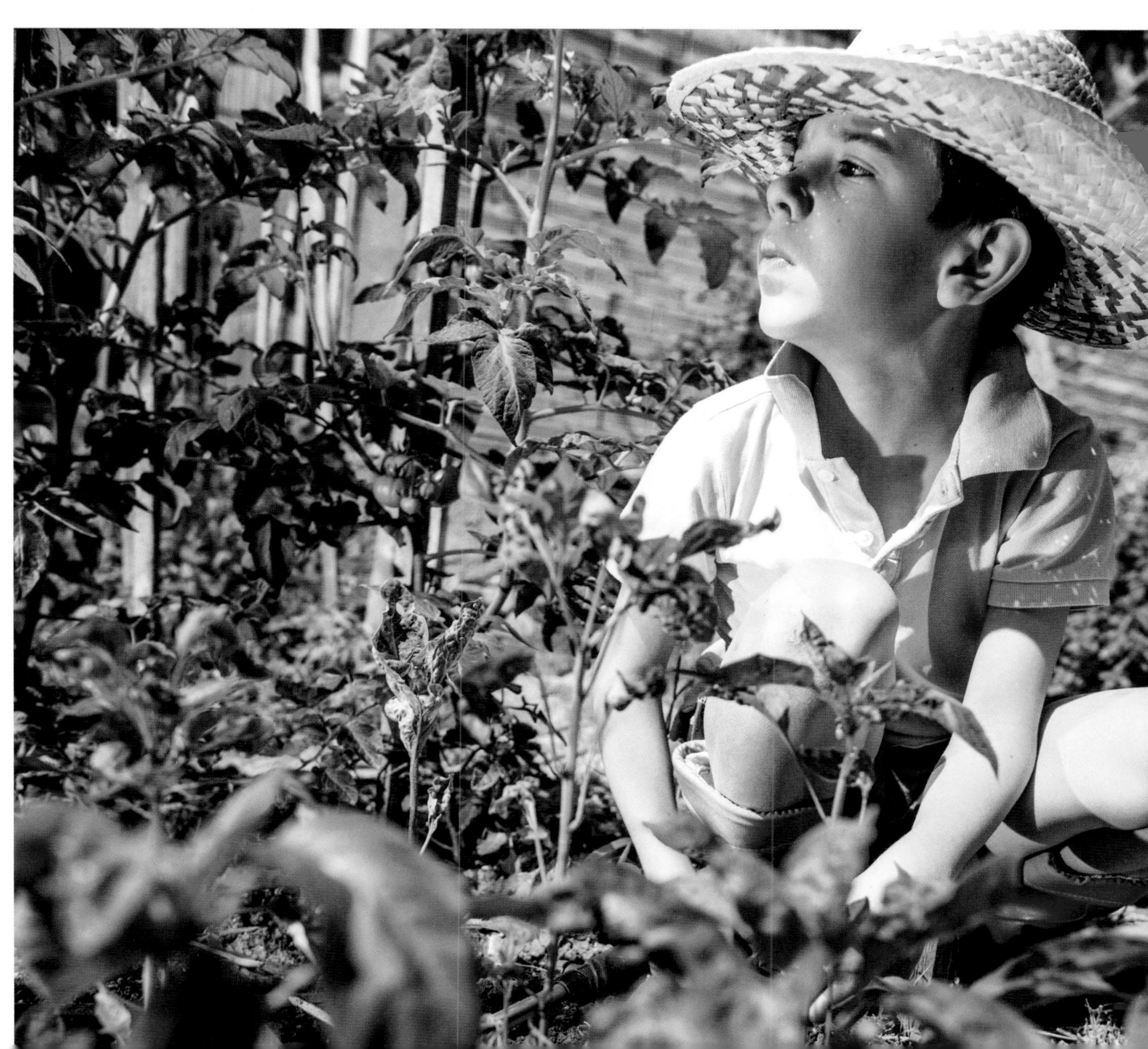

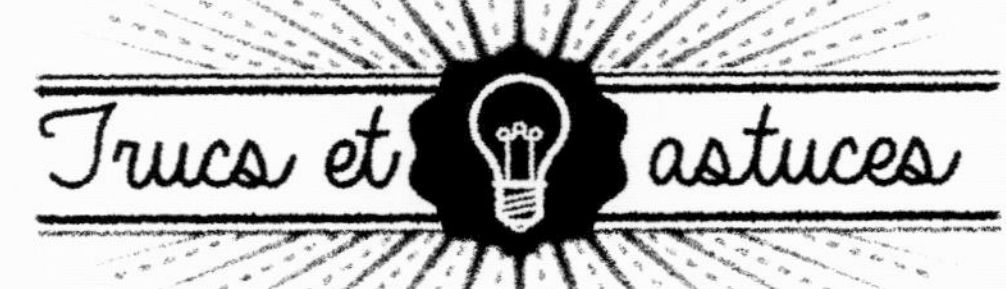

Comment faire manger des grains entiers aux enfants ?

Plutôt que de faire disparaître du jour au lendemain tous les aliments à faible valeur nutritive dont vos enfants raffolent, intégrez petit à petit des choix nutritifs comme des produits céréaliers à grains entiers.

Remplacez-les dans des mets qu'ils aiment. Par exemple, commencez la journée en offrant des céréales à grains entiers (céréales à déjeuner, gruau, crème de blé) et du pain fait à partir de farine intégrale à votre enfant. Pour son dîner, créez un délicieux sandwich à partir de pita ou de tortilla de blé entier, de bagel ou de ciabatta multigrain ou encore de blé entier.

Lorsque vous achetez du pain de grains entiers, recherchez les mots « farine de blé entier, intégrale ou germe » comme premier ingrédient. Attention, certains pains bruns sont en réalité des pains blancs auxquels on a ajouté de la mélasse. Soyez vigilant, ne vous fiez pas uniquement à la couleur.

Exemples de sandwichs faits de pain à grains entiers

Les sandwichs constituent un repas sain et nutritif. Il suffit d'ajouter différentes garnitures pour inclure les quatre groupes alimentaires, et le tour est joué !

- Pain de grains entiers tartiné de beurre d'arachide, banane et verre de lait.
- Muffin anglais de grains entiers avec œuf tourné, bol de salade de fruits et yogourt.
- Tortilla de grains entiers à la viande à fondue et au fromage râpé avec poivrons et courgettes.
- Bagel de grains entiers au thon, salade verte et yogourt.
- Pita de grains entiers poulet et fromage servi avec tranches de tomate et feuille de laitue.
- Pain de grains entiers grillé avec fromage, tranches de viande froide et de pomme.
- Pain de grains entiers avec garniture au poulet ou au thon, crudités, trempette et verre de lait.

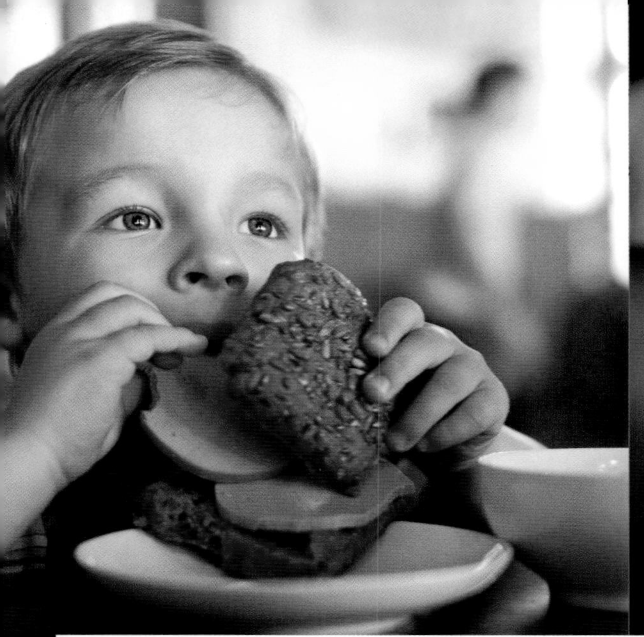

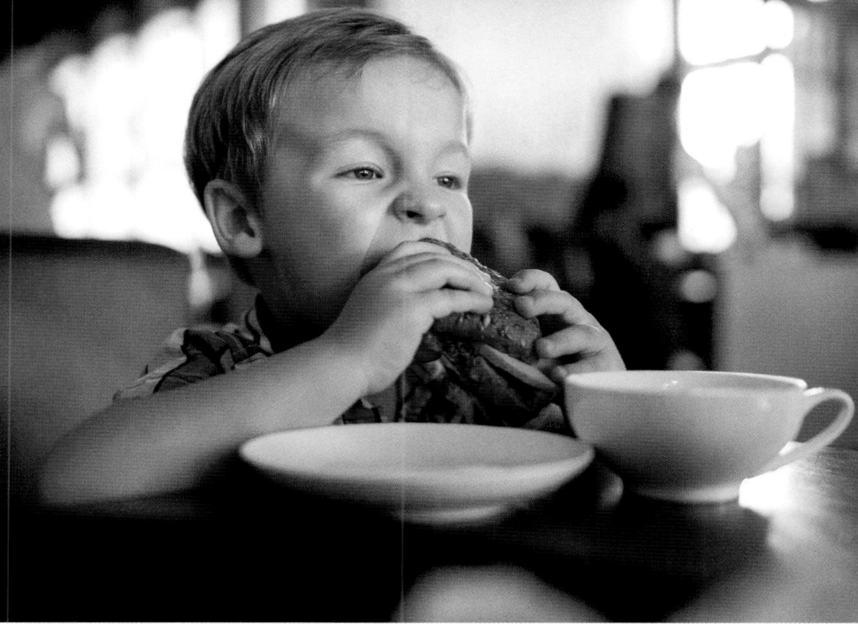

8 EXCELLENTS TRUCS

1 Offrez des produits céréaliers de grains entiers en accompagnement ou en repas, par exemple des pâtes (fettuccine, linguine, etc.). Si les pâtes de blé entier passent difficilement auprès de vos enfants, faites des compromis et servez une moitié de pâtes blanches et une moitié de pâtes brunes. Le quinoa, le couscous de grains entiers, l'orge mondé et le riz brun ou sauvage sont aussi de bons choix à intégrer à l'alimentation des enfants pour augmenter leur consommation de produits de grains entiers.

2 Cuisinez les collations et les desserts avec des farines à grains entiers, telles les farines entières, au son ou au germe de blé ainsi qu'aux flocons d'avoine. Vous obtiendrez des muffins, galettes, pains et biscuits beaucoup plus nutritifs. Dans les recettes de muffins, pains et gâteaux, remplacez la moitié de la farine tout usage par de la farine de blé, sarrasin, quinoa...

3 Donnez aux enfants des collations composées de céréales sèches peu sucrées et riches en fibres. (Voir le tableau ci-contre)

4 Remplacez les chapelures commerciales par du germe de blé, du son ou de l'avoine. Vous pouvez aussi concasser un mélange de céréales à déjeuner peu sucrées à base de grains entiers pour enrober le poulet, le poisson ou le veau.

5 Comme variante aux nachos, préparez des croustilles de pain pita de blé entier. Coupez les pitas en pointes, déposez-les sur une plaque de cuisson, badigeonnez-les légèrement d'huile d'olive et cuisez-les au four à 180ºC (350ºF) une dizaine de minutes.

6 Réalisez vos pizzas sur des pâtes de farine entière.

7 Saupoudrez vos potages de germe de blé, de son de blé ou de flocons d'avoine.

8 Ajoutez de l'avoine dans vos recettes : dans des galettes au gruau, des muffins, des pains (avoine, son d'avoine, céréales pour bébé à l'avoine) et même des pains de viande pour remplacer la mie de pain. Servez aussi du gruau le matin.

PLUTÔT QUE...		ESSAYEZ CECI
Riz blanc	→	Riz brun ou riz sauvage, quinoa, couscous de grains entiers
Pain, tortilla et pita blancs	→	Pain, tortilla et pita de blé entier, de son d'avoine, de grains entiers
Farine tout usage	→	Farines intégrales (blé, quinoa, sarrasin)
Pâtes blanches	→	Pâtes de blé entier
Céréales sucrées et raffinées	→	Céréales à déjeuner à grains entiers
Craquelins et biscottes raffinés	→	Craquelins et biscottes à grains entiers
Barres de céréales sucrées et raffinées	→	Barres de céréales avec grains entiers
Muffin, galette, gâteau du commerce	→	Muffin, galette, gâteau maison cuisinés avec des farines intégrales ou de son

Valeurs nutritives par portion
Calories : 340 kcal
Lipides : 3,5 g
Glucides : 59 g
Protéines : 23 g

 : 45 MINUTES  : 10 : 0,85 $/PORTION

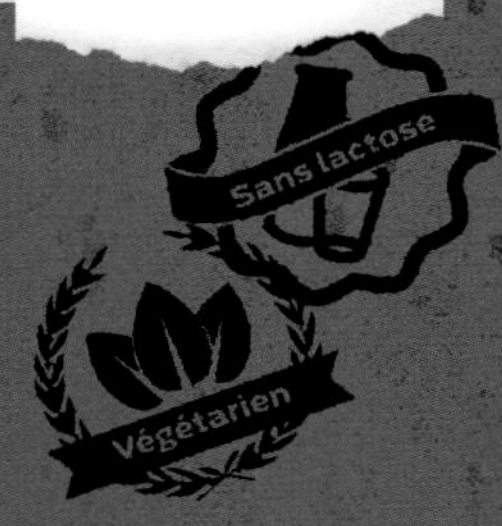

Soupe nourrissante

INGRÉDIENTS

- 2 c. à thé (10 ml) d'huile de canola
- 1 oignon, haché finement
- 1 gousse d'ail, hachée
- 2 carottes, coupées en dés
- 2 branches de céleri, coupées en dés
- 2 tasses (500 ml) de chou vert, coupé en petites lanières
- 3 tomates fraîches, coupées en dés
- 1 feuille de laurier
- 1 c. à thé (5 ml) de basilic séché
- 1 c. à thé (5 ml) de thym, séché
- 1 boîte de 19 oz (540 ml) de jus de tomate
- 8 tasses (2 litres) de bouillon de légumes réduit en sodium
- Sel et poivre
- 1 2/3 tasse (100 g) de pâtes rotelles
- 1 ½ boîte de 29 oz (810 ml) de haricots rouges, rincés et égouttés

PRÉPARATION

1- Dans une grande casserole, chauffer l'huile, puis ajouter l'oignon, l'ail, les carottes et le céleri. Faire revenir en remuant pendant 2 minutes à feu moyen.
2- Ajouter le chou et faire revenir de 2 à 3 minutes.
3- Ajouter les tomates, le laurier, le basilic, le thym, le jus de tomate, le bouillon, le sel et le poivre. Porter à ébullition.
4- Laisser mijoter à feu moyen pendant 10 minutes ou jusqu'à ce que les carottes soient tendres.
5- Ajouter les pâtes et les légumineuses.
6- Poursuivre la cuisson de 10 à 15 minutes. Retirer la feuille de laurier et rectifier l'assaisonnement.

Un bon coupe-fringale

La soupe nourrissante constitue un repas complet qui permet d'éviter les fringales tout au long de la journée. Pour optimiser l'apport en protéines de votre repas, vous pouvez terminer avec un dessert à base de lait comme un yogourt. En plus d'être nutritive, la soupe permet d'utiliser des restes de légumes.

BON À SAVOIR

Beau, bon, pas cher

Intégrer des légumineuses dans les soupes permet d'en faire un repas complet et nutritif à bas prix. Une portion de haricots rouges coûte 0,31 $ alors que les pois chiches battent tous les records avec un prix de 0,29 $/portion.

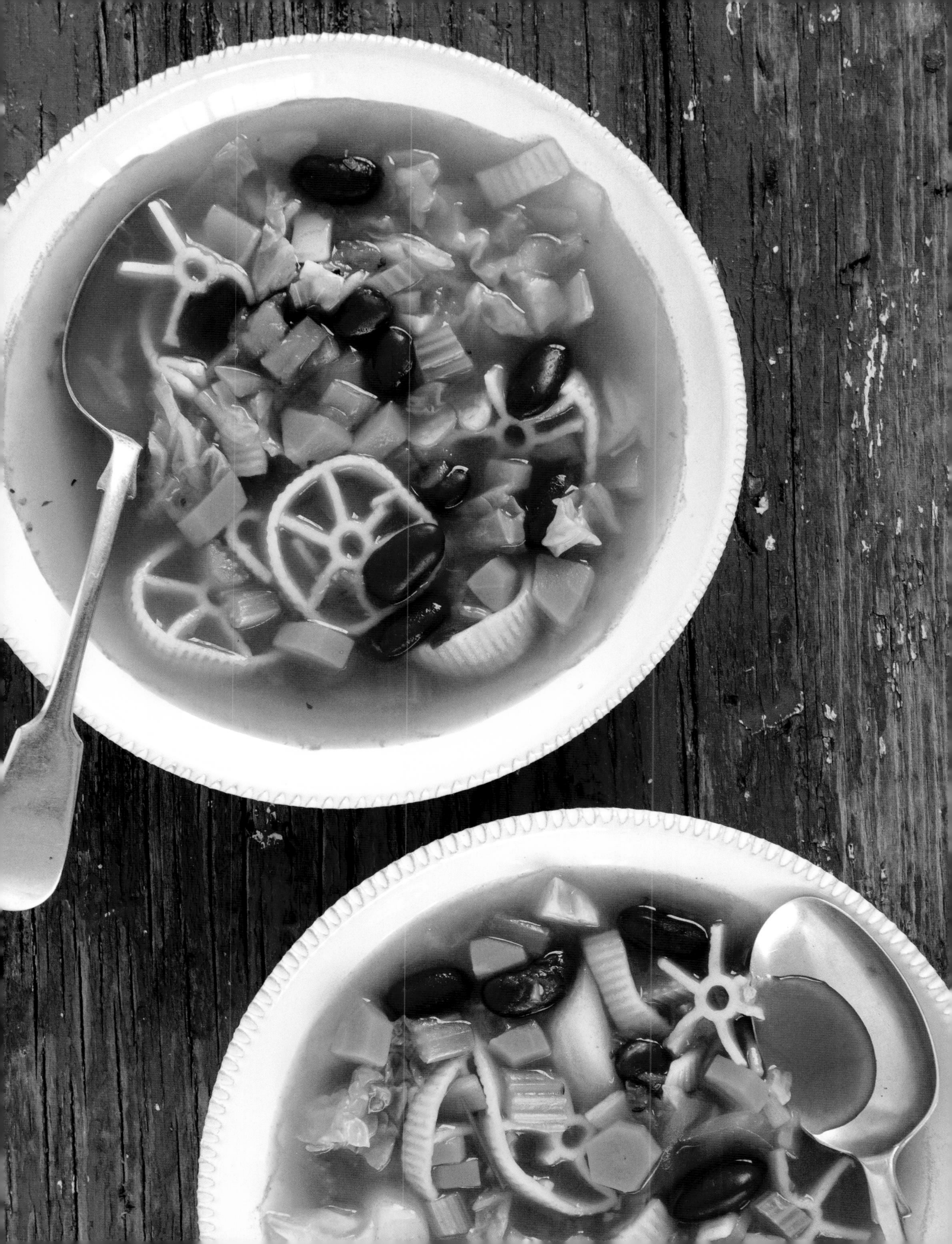

Valeurs nutritives par portion
Calories : 220 kcal
Lipides : 7 g
Glucides : 17 g
Protéines : 21 g

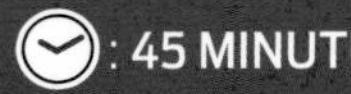

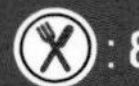

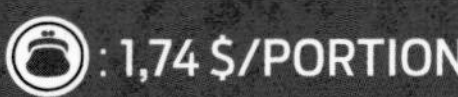

Sans lactose

Soupe aux boulettes

INGRÉDIENTS

Pour les boulettes

- 550 g de veau haché maigre
- 2 blancs d'œufs
- 2 c. à soupe (30 ml) de chapelure à l'italienne
- 2 c. à soupe (30 ml) de parmesan, râpé
- 1 pincée de poudre d'oignon
- 1 gousse d'ail, hachée
- Sel et poivre

Pour le bouillon

- 2 carottes, pelées et coupées en dés
- 2 branches de céleri, coupées en dés
- ½ oignon, haché
- 1 c. à thé (5 ml) d'huile d'olive
- 6 tasses (1,5 litre) de bouillon de poulet réduit en sodium
- ½ tasse (125 ml) de pâtes alphabet
- Sel et poivre
- ½ tasse (125 ml) de petits pois surgelés

PRÉPARATION

Pour les boulettes

1- Placer la grille au centre du four et préchauffer le four à 375 °F (190 °C).

2- Tapisser une plaque de cuisson de papier parchemin. Réserver.

3- Dans un bol, mélanger les ingrédients des boulettes avec les mains. Façonner des boulettes d'environ 1 po (2,5 cm) de diamètre et déposer sur la plaque de cuisson.

4- Cuire les boulettes au four environ 10 minutes ou jusqu'à ce qu'elles soient cuites et dorées, en retournant à mi-cuisson. Réserver.

Pour le bouillon

1- Dans une casserole, attendrir les carottes, le céleri et l'oignon dans l'huile.

2- Ajouter le bouillon et porter à ébullition. Laisser mijoter 5 minutes.

3- Incorporer les pâtes et l'assaisonnement.

4- Ajouter les petits pois et laisser mijoter 8 minutes.

5- Ajouter les boulettes et laisser mijoter jusqu'à ce que les pâtes soient cuites.

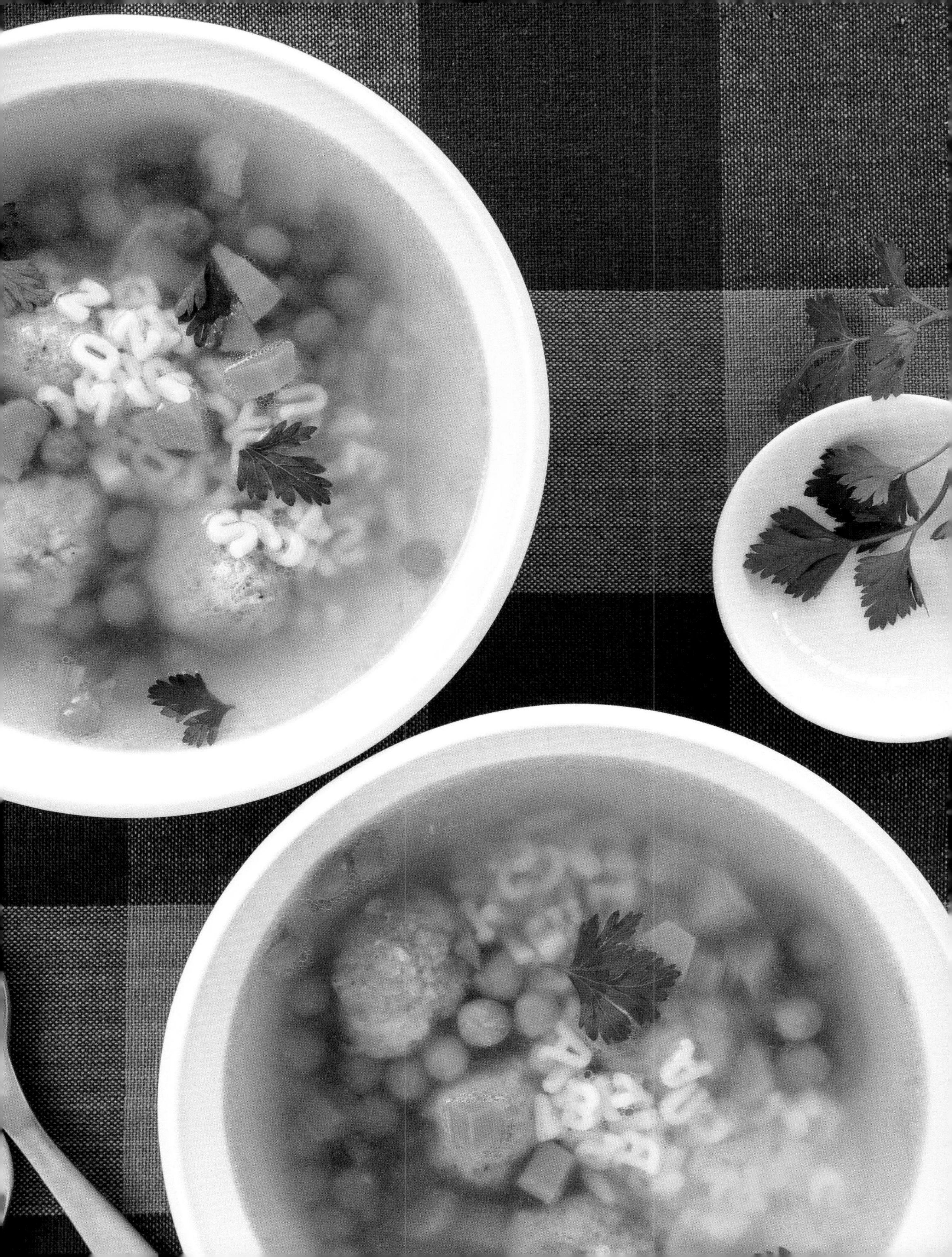

Valeurs nutritives par portion
Calories : 170 kcal
Lipides : 4,5 g
Glucides : 29 g
Protéines : 7 g

 : 15 MINUTES  : 5 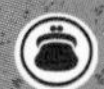 : 1,17 $/PORTION

Crème de tomate

INGRÉDIENTS

1 branche de céleri, coupée en dés
1 carotte, pelée et coupée en dés
1 oignon, haché
1 gousse d'ail, hachée
2 c. à thé (10 ml) d'huile d'olive
1 boîte de 28 oz (796 ml) de tomates italiennes
2 tasses (500 ml) de bouillon de poulet réduit en sodium
1 c. à thé (5 ml) de pâte de tomate
2 c. à soupe (30 ml) de sirop d'érable
½ tasse (125 ml) de lait écrémé
Sel et poivre

PRÉPARATION

1- Dans une grande casserole, faire revenir le céleri, la carotte, l'oignon et l'ail dans l'huile.
2- Ajouter les tomates et le bouillon, puis porter à ébullition. Laisser mijoter doucement jusqu'à ce que les carottes soient tendres.
3- Ajouter la pâte de tomate, le sirop d'érable et le lait.
4- Dans un mélangeur, réduire la soupe en purée lisse. Assaisonner au goût et servir.

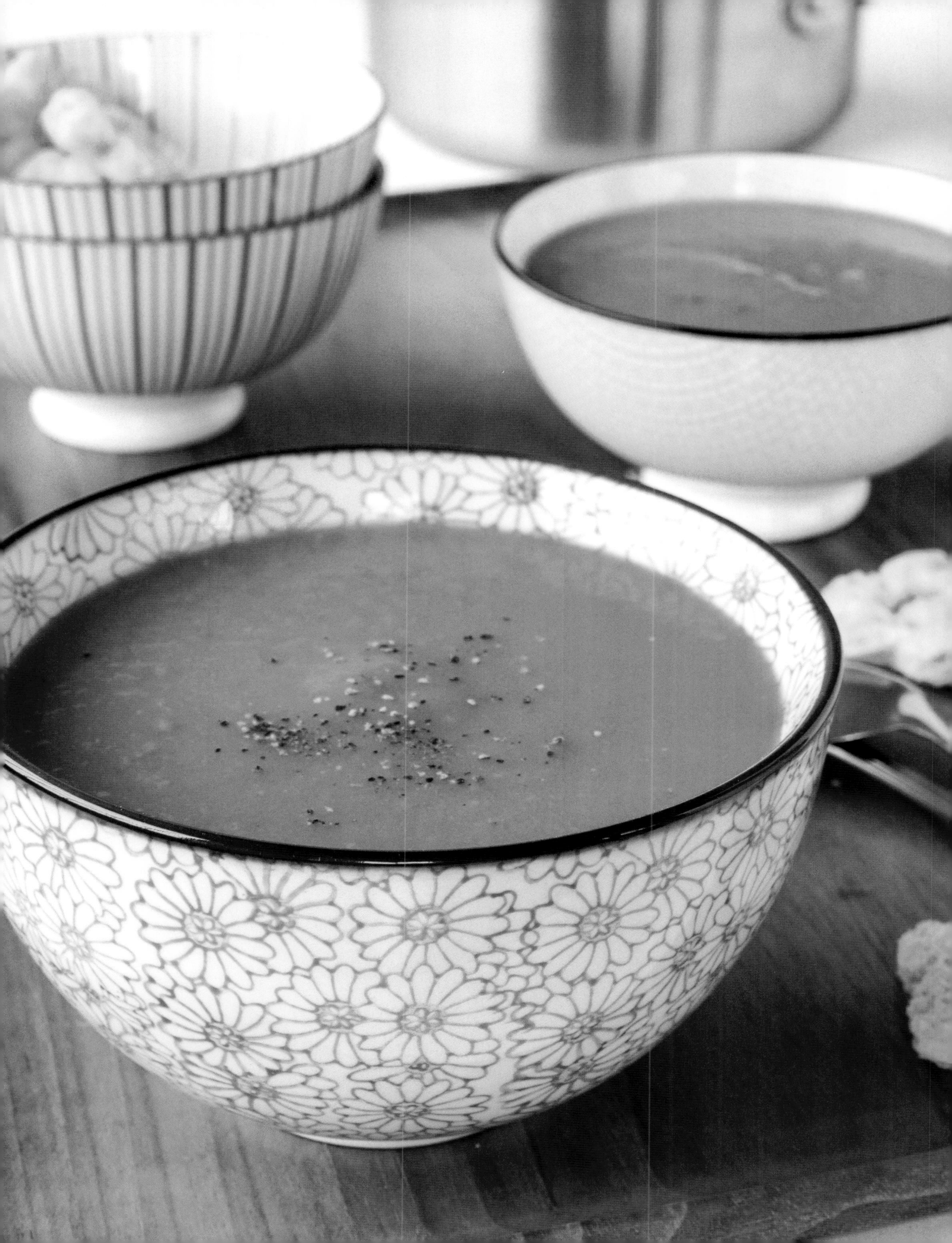

Valeurs nutritives par portion
Calories : 330 kcal
Lipides : 17 g
Glucides : 25 g
Protéines : 23 g

 : 15 MINUTES 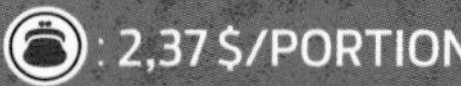 : 1 : 2,37 $/PORTION

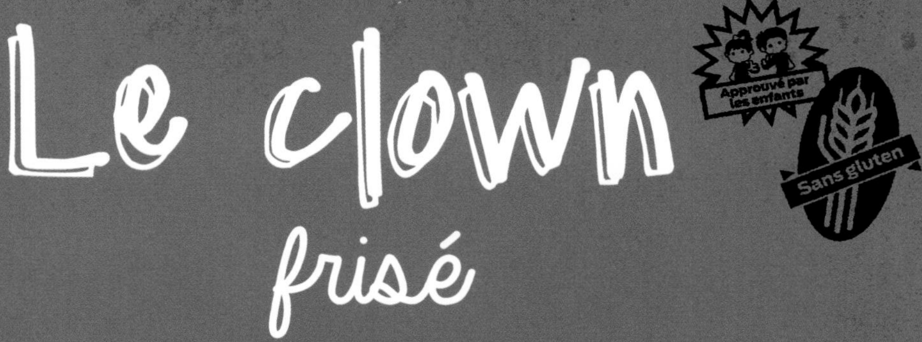

Le clown frisé

INGRÉDIENTS

1 œuf
2 tasses (500 ml) de laitue Boston
1 tranche de fromage cheddar léger
1 tranche de jambon dessalé
1 olive noire, dénoyautée et tranchée
1 tomate cerise
1 lanière de poivron rouge
2 lanières de poivron orange
1 rondelle de carotte

Pour la vinaigrette
1 c. à thé (5 ml) d'huile d'olive
1 c. à thé (5 ml) de miel
1 c. à thé (5 ml) de vinaigre de cidre de pomme
1 pincée de poivre
1 pincée de sel

PRÉPARATION

1- Dans une casserole, déposer l'œuf et le couvrir d'eau froide. Cuire l'œuf 9 minutes à partir de l'ébullition.
2- Pendant ce temps, laver la laitue et la déposer dans une assiette.
3- Couper la tranche de fromage en triangles pour former un chapeau.
4- Couper la tranche de jambon en deux et placer un morceau de chaque côté du chapeau pour former les oreilles.
5- Refroidir l'œuf cuit sous l'eau froide, enlever la coquille, le couper en deux et le déposer sur la laitue pour former les yeux.
6- Ajouter deux rondelles d'olive noire pour former les pupilles, la tomate cerise pour former le nez et la lanière de poivron rouge pour former la bouche.
7- Couper les lanières de poivron orange pour former les deux côtés de la cravate papillon. Avec les lanières de poivron orange et la rondelle de carotte, former la cravate sous la bouche.
8- Dans un bol, mélanger les ingrédients de la vinaigrette et verser sur le clown au moment de servir.

BON À SAVOIR

La laitue Iceberg, riche en vitamine K

La laitue Iceberg est une bonne source de vitamine K pour les femmes. Elle est aussi une simple source de vitamine K pour les hommes, les recommandations étant plus élevées pour ces derniers. La vitamine K participe à la formation des os et à la coagulation du sang.

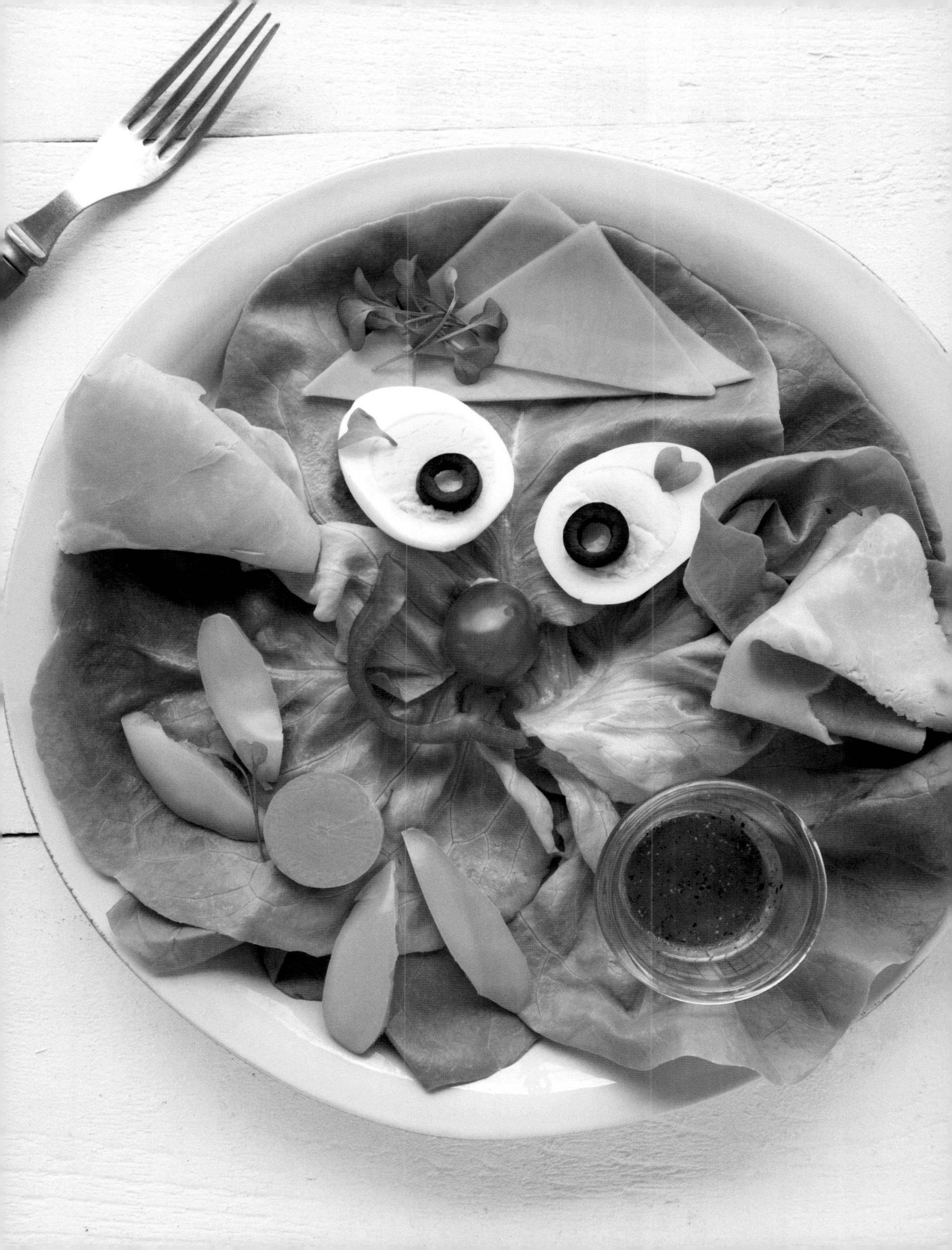

Valeurs nutritives par portion

Calories : 430 kcal	
Lipides : 27 g	
Glucides : 23 g	
Protéines : 29 g	

 : 20 MINUTES 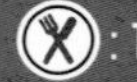 : 1 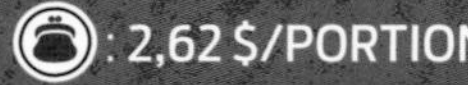 : 2,62 $/PORTION

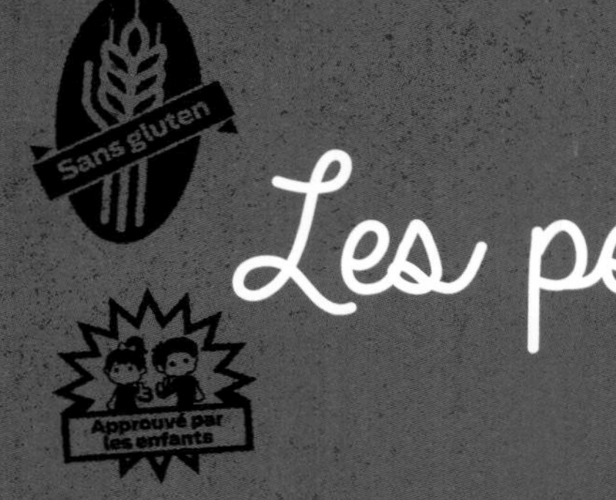

Les petits champignons sauvages

INGRÉDIENTS

2 œufs, de calibre « pee-wee » ou petits
1 tranche de fromage cheddar
1 tomate cerise, coupée en deux et épépinée
¼ de c. à thé (1 ml) de graines de sésame
1 feuille de laitue
5 fleurons de brocoli
5 haricots verts, taillés

Pour la v inaigrette

2 c. à thé (10 ml) d'huile d'olive
½ c. à thé (2,5 ml) de moutarde de Dijon
1 c. à thé (5 ml) de sirop d'érable
1 pincée de poivre
1 pincée de sel

PRÉPARATION

1- Dans une casserole, déposer les œufs et les couvrir d'eau froide. Cuire les œufs 7 minutes à partir de l'ébullition.
2- Pendant ce temps, à l'aide d'un emporte-pièce en forme de fleur, couper la tranche de fromage pour créer de 5 à 6 fleurs de cheddar. Réserver.
3- Refroidir les œufs cuits sous l'eau froide et enlever la coquille.
4- Couper légèrement la base des œufs et les déposer à la verticale dans une assiette.
5- Tremper les moitiés de tomate dans les graines de sésame et les déposer sur les œufs pour former un chapeau.
6- Utiliser le reste des ingrédients pour créer un paysage forestier dans l'assiette.
7- Dans un bol, mélanger les ingrédients de la vinaigrette et verser sur les champignons au moment de servir.

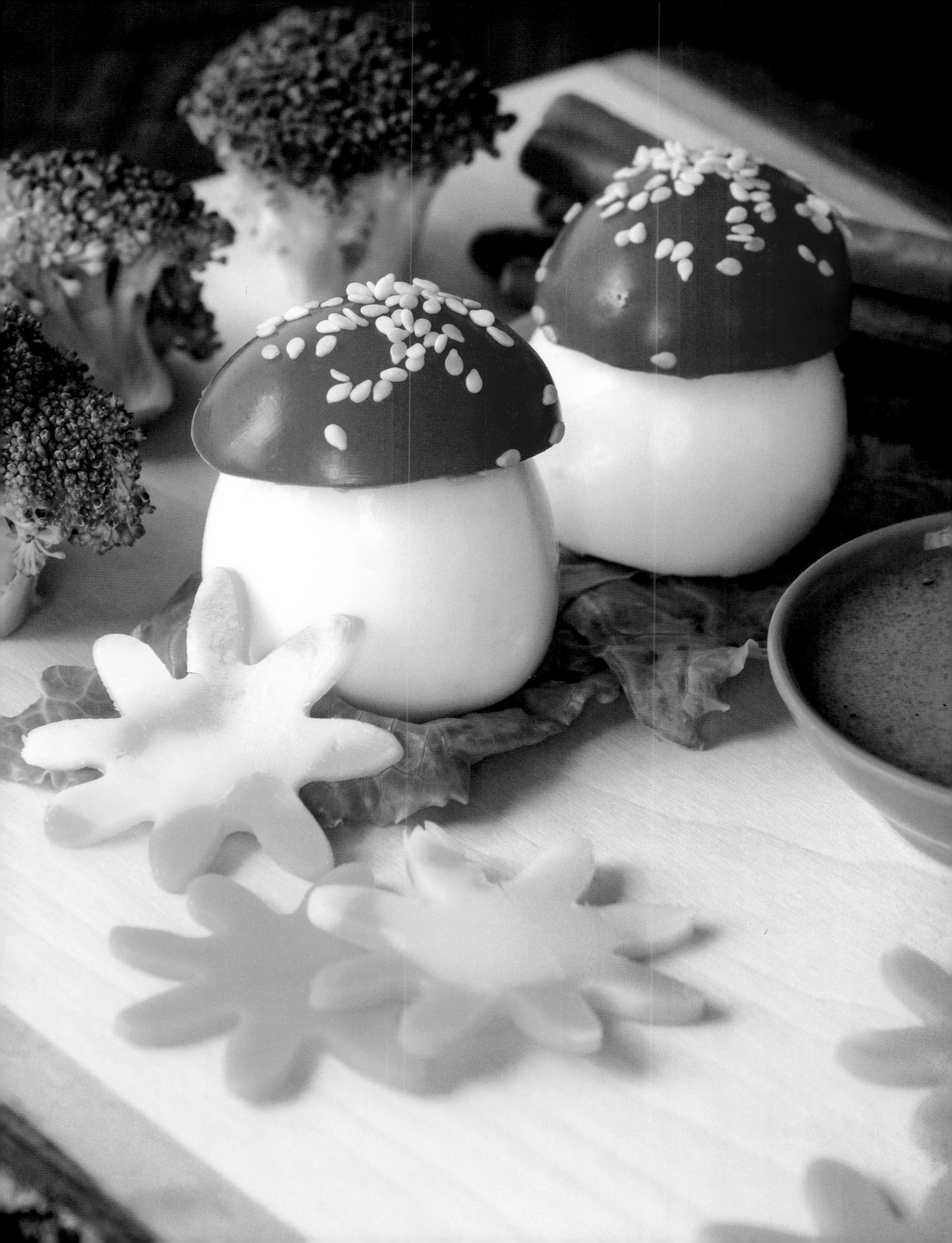

Valeurs nutritives par portion
Calories : 390 kcal
Lipides : 23 g
Glucides : 33 g
Protéines : 12 g

: 30 MINUTES  : 4  : 2,80 $/PORTION

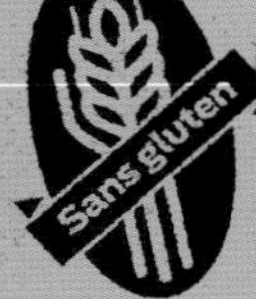

Quinoa moi ça !

INGRÉDIENTS

1 tasse (250 ml) de quinoa cru
10 asperges
¼ de tasse (60 ml) d'huile d'olive
2 c. à soupe (30 ml) de vinaigre de vin rouge
Sel et poivre
1 tasse (250 ml) de tomates cerises
2 tomates séchées, hachées
½ tasse (125 ml) de perles de bocconcini
¼ de tasse (60 ml) de feuilles de basilic frais, haché

PRÉPARATION

1- Dans une casserole, cuire le quinoa selon les instructions de l'emballage. Laisser tiédir.
2- Couper les têtes des asperges et les blanchir dans l'eau bouillante 1 minute.
3- Refroidir les asperges dans un bol d'eau froide, puis les couper en tronçons. Réserver.
4- Dans un grand bol, mélanger l'huile d'olive avec le vinaigre, le sel et le poivre.
5- Ajouter le quinoa, les tomates, le bocconcini, le basilic et les asperges. Mélanger.

BON À SAVOIR

Le quinoa : une céréale riche en protéines

Le quinoa est une pseudo-céréale riche en manganèse, en fer et en cuivre. Il constitue aussi une très bonne source de fibres alimentaires et de protéines. La teneur en fibres alimentaires contenue dans le quinoa équivaut à celle que l'on trouve dans une portion de produits céréaliers (½ tasse - 125 ml de riz ou une tranche de pain de blé entier). Les fibres alimentaires contenues dans le quinoa aident au traitement des maladies cardiovasculaires et à la stabilisation des niveaux de cholestérol, du glucose et de l'insuline dans le contrôle du diabète. Contrairement aux autres graines, le quinoa est constitué d'environ 15 % de protéines, lesquelles assurent la formation, la réparation et le maintien de la peau, des muscles et des os.

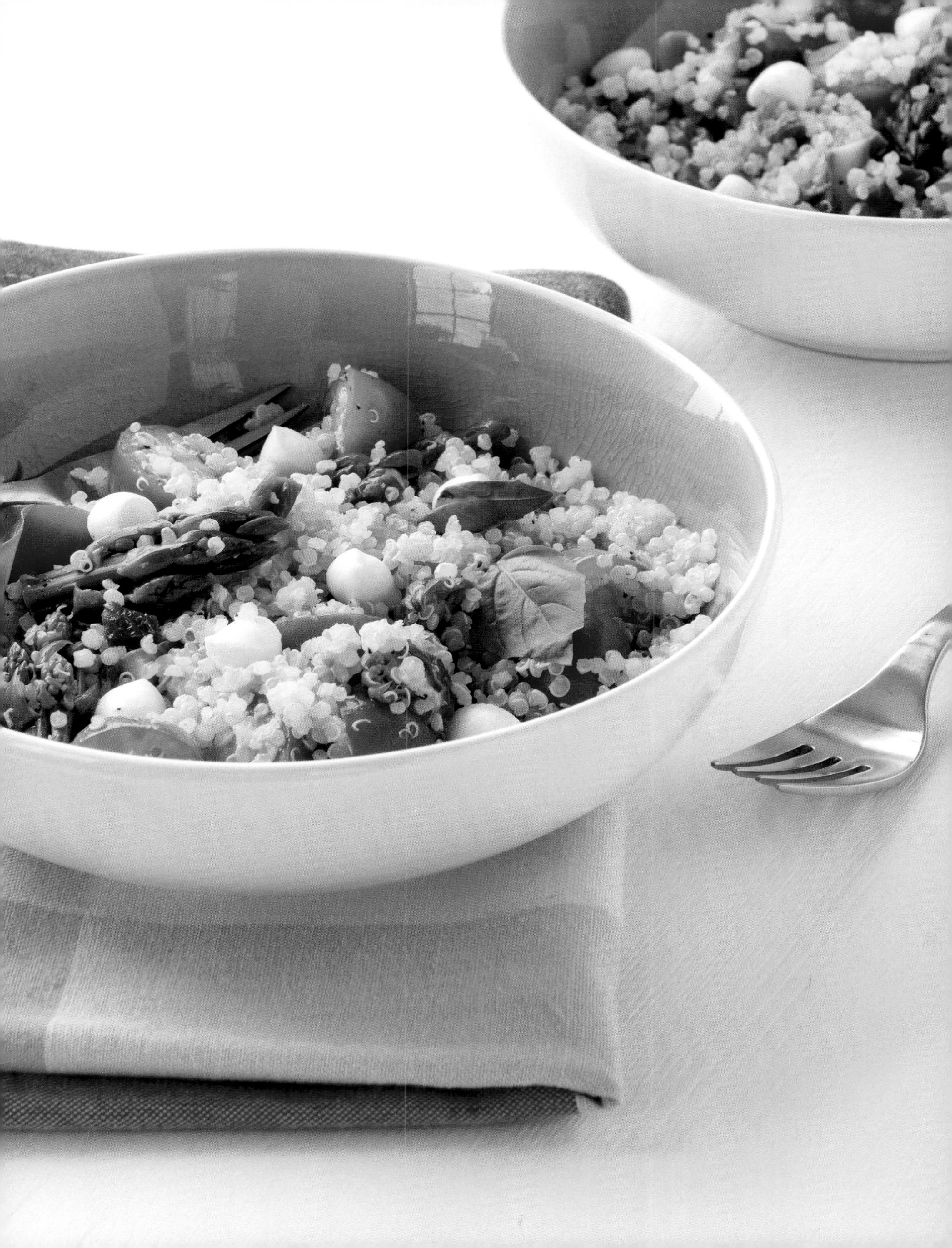

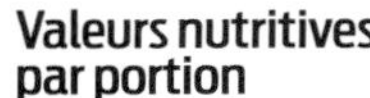

Valeurs nutritives par portion
Calories : 480 kcal
Lipides : 22 g
Glucides : 48 g
Protéines : 25 g

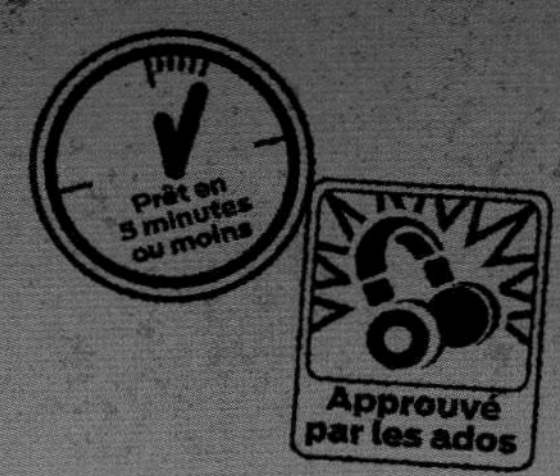

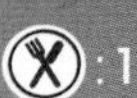
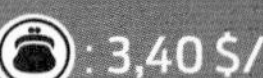

: 4 MINUTES : 1 : 3,40 $/PORTION

Le sandwich surprise

INGRÉDIENTS

- 2 tranches de pain aux noix
- 1 c. à soupe (15 ml) de beurre d'amande
- ½ poire, tranchée
- ½ poivron rouge, taillé en lanières
- ¼ de tasse (60 ml) de fromage suisse léger, râpé
- 1 c. à thé (5 ml) de raisins secs
- Poivre

PRÉPARATION

1- Tartiner les tranches de pain de beurre d'amande.

2- Ajouter les tranches de poire, les lanières de poivron, le fromage et les raisins secs.

3- Poivrer et refermer le sandwich.

Le beurre d'amande, bon pour le système immunitaire

BON À SAVOIR

Le beurre d'amande constitue une bonne source de magnésium avec 98 mg par portion de 30 ml (2 c. à soupe). Ceci représente 23 % de la valeur quotidienne recommandée. Le magnésium aide au développement des os, à la fabrication des protéines, à la santé des dents, à la contraction musculaire, en plus d'aider au fonctionnement du système immunitaire.

Valeurs nutritives par portion
Calories : 410 kcal
Lipides : 31 g
Glucides : 23 g
Protéines : 14 g

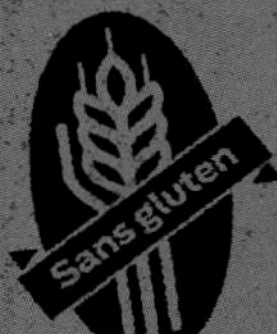

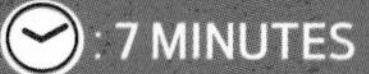 : 7 MINUTES 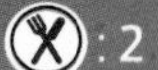 : 2 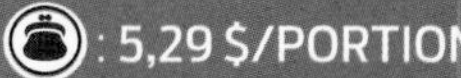 : 5,29 $/PORTION

Verdure d'été

INGRÉDIENTS

2 clémentines, pelées
10 fraises, coupées en deux
4 tasses (1 litre) de bébés épinards
½ tasse (125 ml) de fromage feta, émietté
2 c. à soupe (30 ml) de noix de pin

Pour la vinaigrette
1 c. à soupe (15 ml) d'huile d'olive
1 c. à thé (5 ml) de vinaigre balsamique
1 c. à thé (5 ml) de vinaigre de riz
1 c. à thé (5 ml) de sirop d'érable
Poivre

PRÉPARATION

1- Séparer les quartiers des clémentines.
2- Dans un grand bol, mélanger les clémentines avec les fraises, les épinards, le fromage feta et les noix de pin.
3- Dans un autre bol, mélanger les ingrédients de la vinaigrette et verser sur la salade au moment de servir.

BON À SAVOIR

Les épinards pour prévenir le cancer

Les épinards, meilleurs amis du célèbre Popeye, ne sont pas seulement riches en fer, mais ils contiennent aussi plusieurs vitamines et minéraux tels la vitamine A, la vitamine K, la vitamine B9, du magnésium et du manganèse. Se servant cuits, bouillis, sautés ou crus, les épinards sont aussi riches en lutéine et en zéaxanthine, des antioxydants de la famille des caroténoïdes qui seraient bénéfiques pour la santé oculaire et pour prévenir les cancers du sein et du poumon.

Valeurs nutritives par portion
Calories : 260 kcal
Lipides : 9 g
Glucides : 38 g
Protéines : 9 g

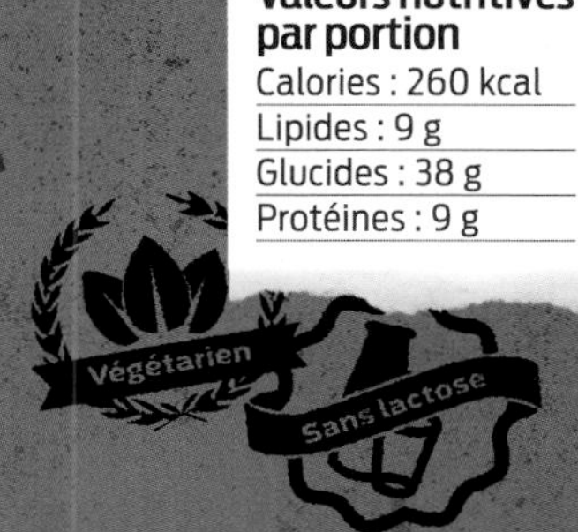

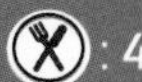 : 14 MINUTES  : 4 : 0,75 $/PORTION

Salade arc-en-ciel

INGRÉDIENTS

½ tasse (125 ml) de couscous cru
½ poivron rouge
1 carotte
½ courgette
½ branche de céleri
1 tasse (250 ml) de pois chiches, en conserve, rincés et égouttés
1 c. à soupe (15 ml) de persil, haché
Poivre

Pour la vinaigrette
2 c. à soupe (30 ml) d'huile d'olive
1 c. à soupe (15 ml) de jus de citron
2 c. à thé (10 ml) de moutarde de Dijon
1 petite gousse d'ail, hachée

PRÉPARATION

1- Dans une casserole, verser ½ tasse (125 ml) d'eau bouillante et ajouter le couscous. Laisser reposer 5 minutes.
2- Pendant ce temps, couper le poivron, la carotte et la courgette en dés. Tailler le céleri en biseau.
3- Dans un bol, mélanger les ingrédients de la vinaigrette.
4- Après 5 minutes, égrainer le couscous à l'aide d'une fourchette.
5- Ajouter les légumes, les pois chiches, le persil et le poivre.
6- Verser la vinaigrette au moment de servir.

Valeurs nutritives par portion
Calories : 390 kcal
Lipides : 14 g
Glucides : 50 g
Protéines : 18 g

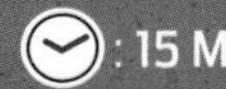 : 15 MINUTES 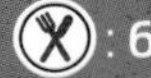 : 6 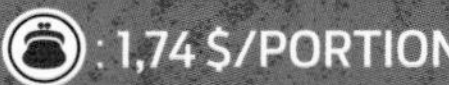 : 1,74 $/PORTION

Approuvé par les enfants

Sans gluten

Salade de légumineuses

INGRÉDIENTS

1 boîte de 19 oz (540 ml) de légumineuses mélangées, rincées et égouttées
½ poivron rouge, coupé en dés
½ poivron jaune, coupé en dés
½ poivron vert, coupé en dés
1 branche de céleri, coupée en dés
1 oignon vert, émincé
1 c. à soupe (15 ml) d'aneth, haché
½ tasse (125 ml) de fromage feta, coupé en petits cubes

Pour la vinaigrette
2 c. à soupe (30 ml) d'huile d'olive
2 c. à soupe (30 ml) de vinaigre de vin blanc
Sel et poivre

PRÉPARATION

1- Dans un grand bol, mélanger tous les ingrédients de la salade.
2- Dans un autre bol, mélanger les ingrédients de la vinaigrette et incorporer au mélange de légumineuses.
3- Servir immédiatement ou réfrigérer 1 heure pour laisser macérer.

BON À SAVOIR

Des pois pas chiches pour aider à contrôler le diabète

Les légumineuses sont des aliments aux vertus indiscutables en raison de leur contenu en protéines végétales de haute qualité, en vitamines et en minéraux. Les pois chiches, comme les autres légumineuses, sont reconnus pour améliorer le contrôle du diabète et pour diminuer les risques de maladies cardiovasculaires. De plus, leur apport élevé en fibres est bénéfique pour la fonction intestinale, en plus de diminuer les risques de cancer colorectal.

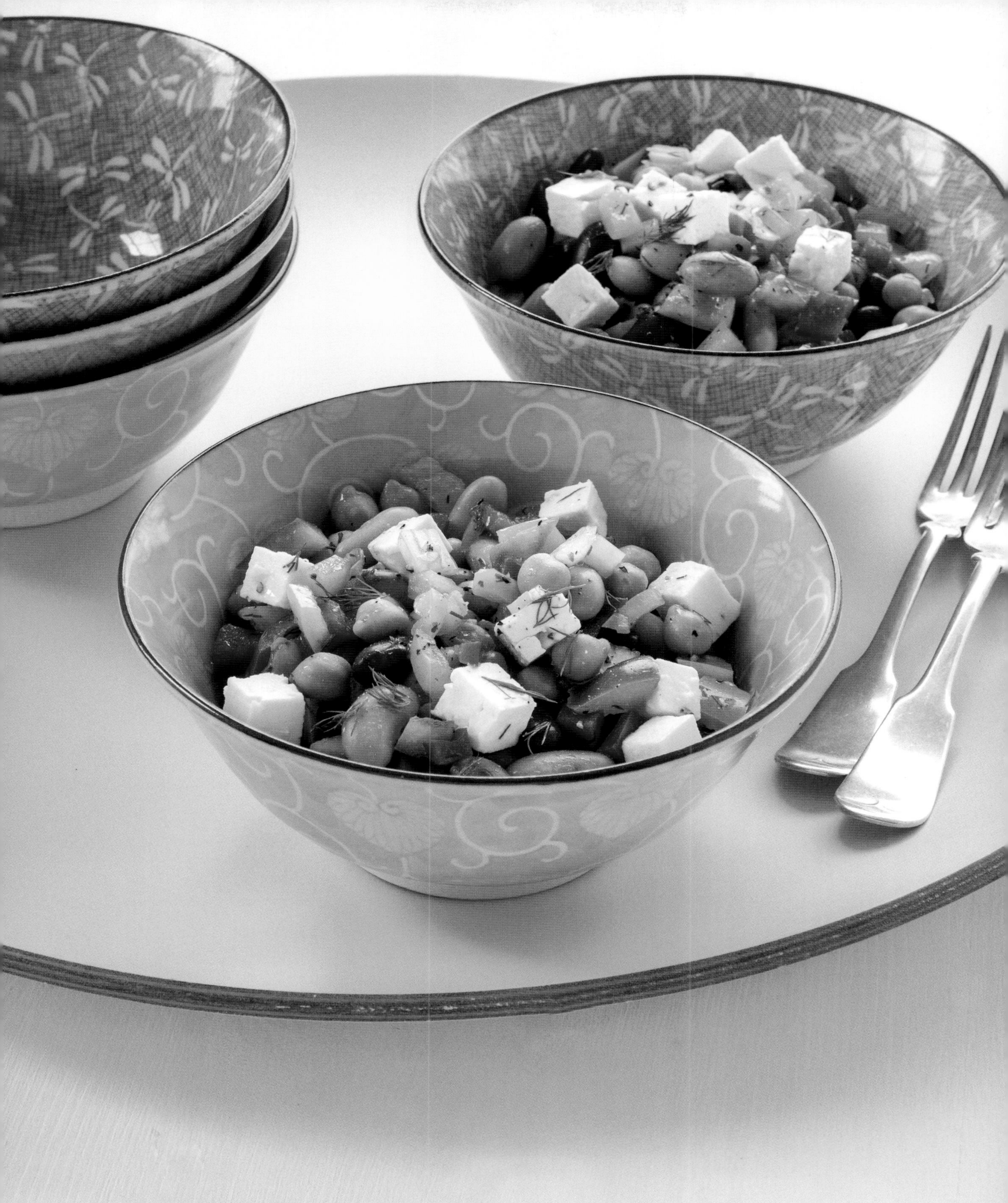

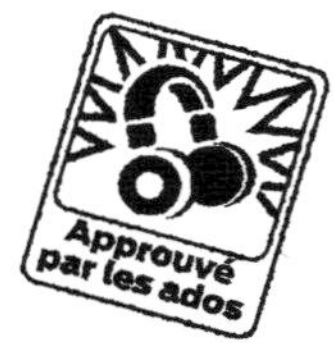

Quatre salades

Poulet tex-mex

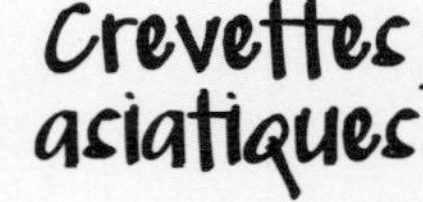

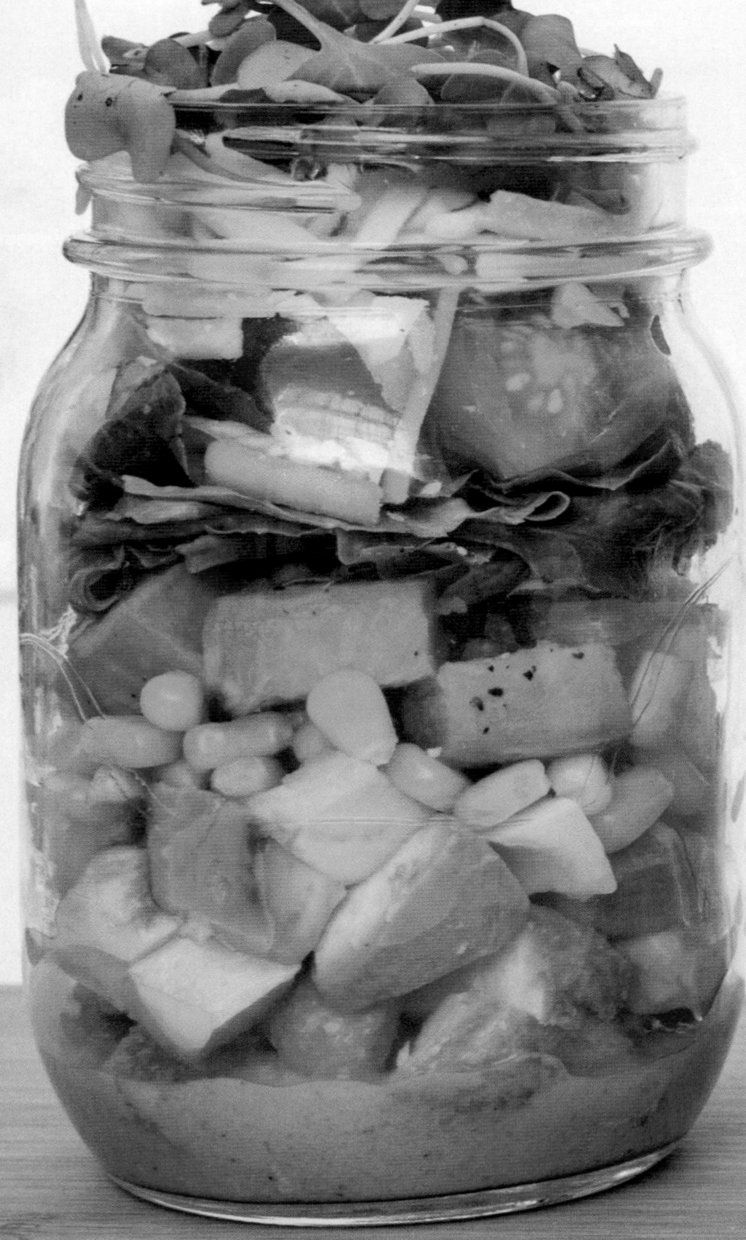

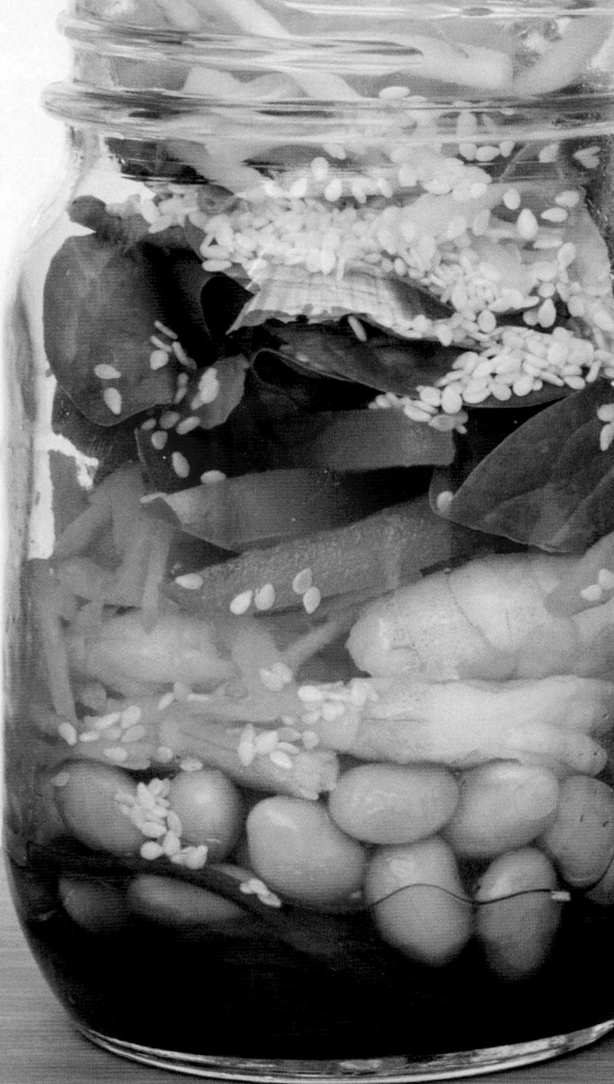

en pots Masson

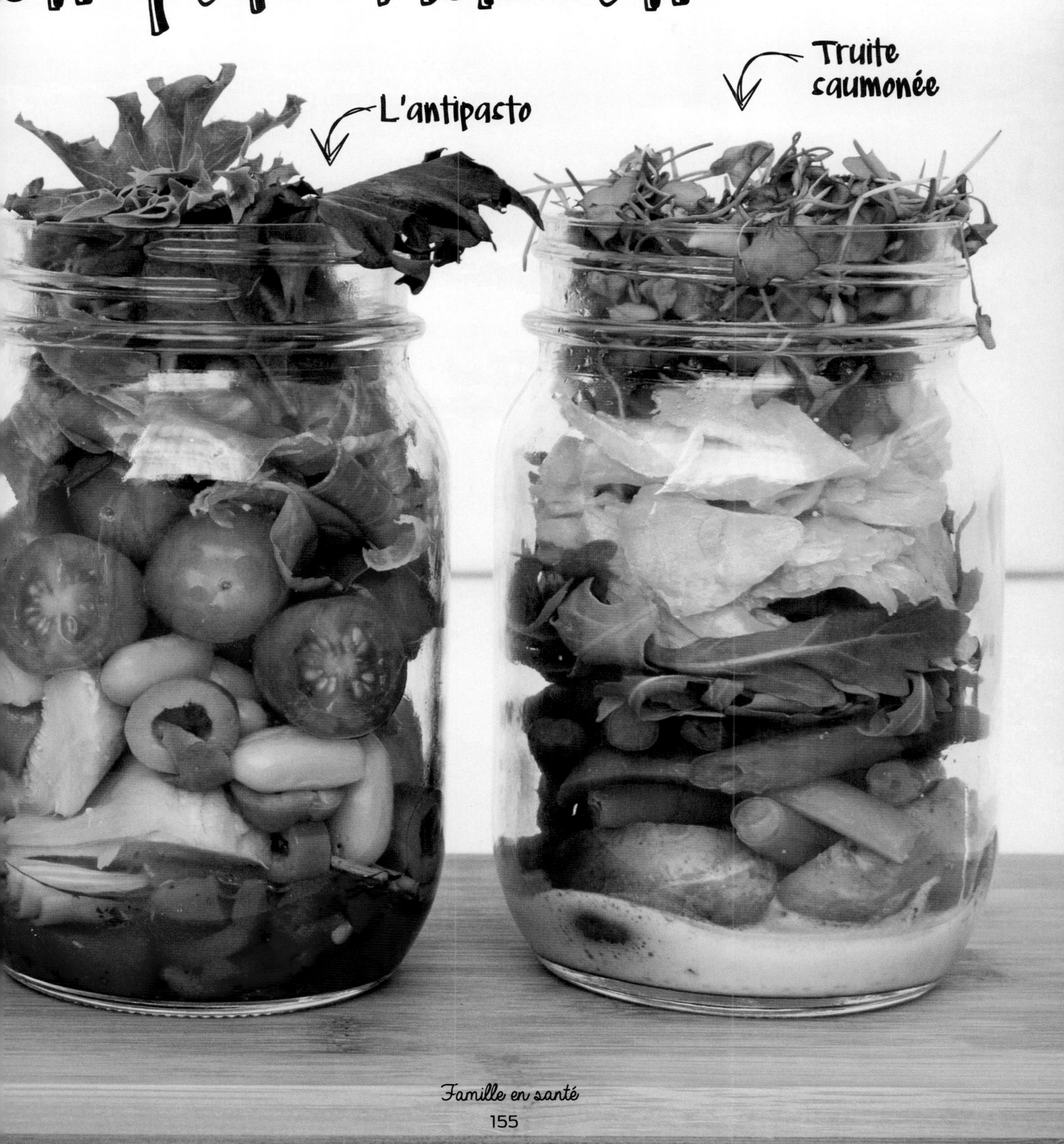

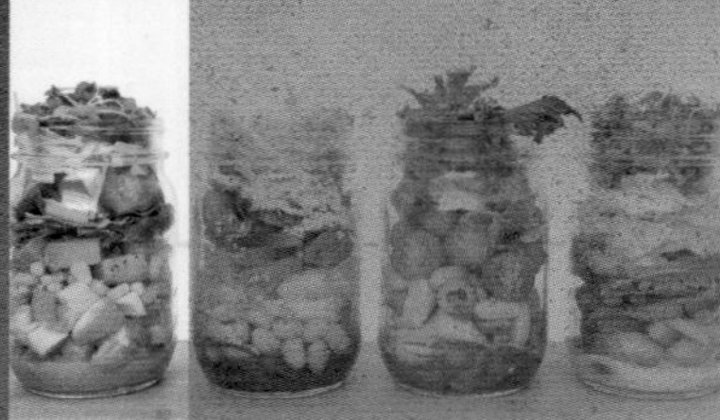

Valeurs nutritives par portion
Calories : 330 kcal
Lipides : 17 g
Glucides : 26 g
Protéines : 22 g

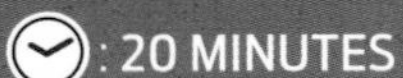 : 20 MINUTES 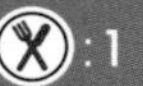 : 1 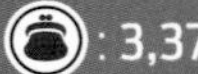 : 3,37$/PORTION

Poulet tex-mex

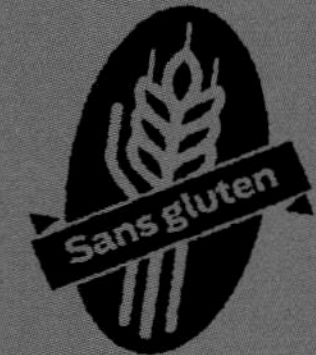

1 pot Masson 2 tasses - 500 ml

INGRÉDIENTS

Pour la vinaigrette

1 poivron rouge conservé dans l'eau, égoutté et coupé en lanières
¼ de gousse d'ail, émincée
2 c. à soupe (30 ml) de yogourt grec 0 % M.G.
½ c. à thé (2,5 ml) d'huile d'olive
Sel et poivre

Pour la salade

¼ de tasse (60 ml) de poitrine de poulet, cuite et coupée en cubes
¼ de tasse (60 ml) d'avocat, coupé en cubes
2 c. à soupe (30 ml) de maïs en grains
¼ de tasse (60 ml) de patates douces, coupées en cubes et rôties
¼ de tasse (60 ml) de laitue romaine, hachée
3 tomates cerises, coupées en deux
1 c. à soupe (15 ml) de fromage cheddar léger, râpé
¼ de tasse (60 ml) de pousses de radis ou de pousses de votre choix

PRÉPARATION

1- Dans un robot culinaire, mélanger les ingrédients de la vinaigrette et verser dans le pot Masson.
2- Dans le pot Masson, déposer les ingrédients dans l'ordre suivant : le poulet, l'avocat, le maïs, les cubes de patates douces, la laitue, les tomates, le fromage et les pousses de radis.
3- Fermer le pot et agiter juste avant de servir.

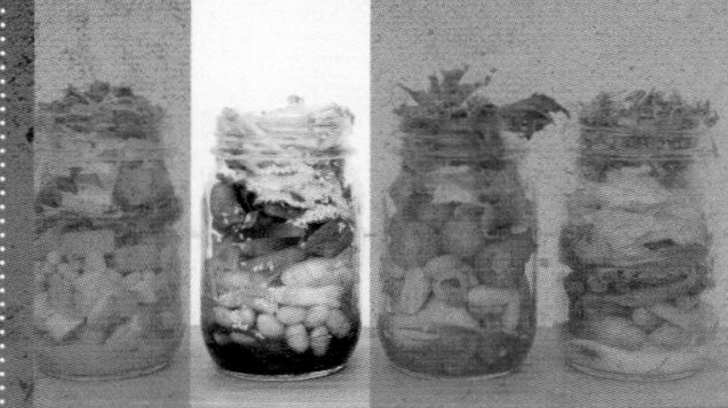

Valeurs nutritives par portion
Calories : 280 kcal
Lipides : 11 g
Glucides : 28 g
Protéines : 18 g

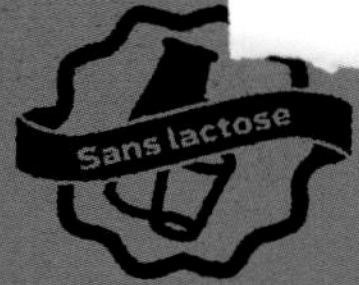

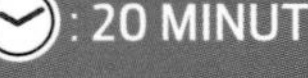 : 20 MINUTES  : 1 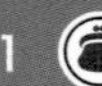 : 2,90$/PORTION

Crevettes asiatiques

1 pot Masson 2 tasses - 500 ml

INGRÉDIENTS

Pour la vinaigrette

1 c. à thé (5 ml) de sauce soya réduite en sodium
1 c. à thé (5 ml) de vinaigre de riz
½ c. à thé (2,5 ml) d'huile de sésame
½ c. à thé (2,5 ml) d'huile d'olive
½ c. à thé (2,5 ml) d'eau
½ c. à thé (2,5 ml) de miel
½ gousse d'ail, hachée

Pour la salade

¼ de tasse (60 ml) de nouilles de sarrasin (soba), cuites
¼ de tasse (60 ml) de fèves édamames
5 crevettes (calibre 31-40), cuites
¼ de tasse (60 ml) de carotte, râpée
¼ de tasse (60 ml) de poivron rouge, tranché finement
½ tasse (125 ml) de bébés épinards
1 c. à thé (5 ml) de graines de sésame
2 c. à soupe (30 ml) de fèves germées

PRÉPARATION

1- Dans un bol, mélanger les ingrédients de la vinaigrette et verser dans le pot Masson.
2- Dans le pot Masson, déposer les ingrédients dans l'ordre suivant : les nouilles de sarrasin, les fèves édamames, les crevettes, la carotte, le poivron rouge, les épinards, les graines de sésame et les fèves germées.
3- Fermer le pot et agiter juste avant de servir.

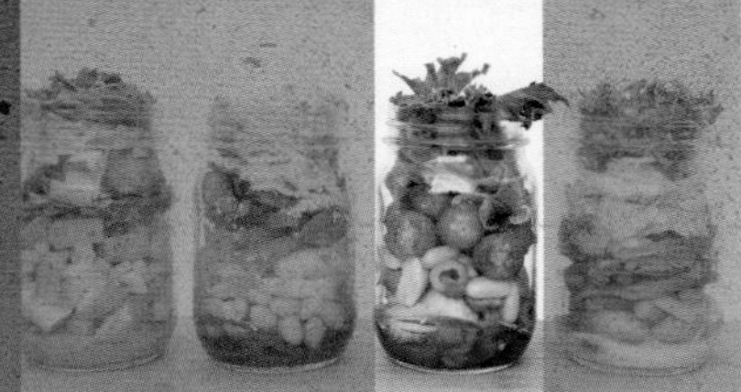

Valeurs nutritives par portion
Calories : 250 kcal
Lipides : 6 g
Glucides : 40 g
Protéines : 13 g

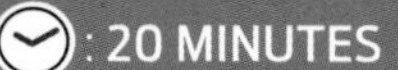 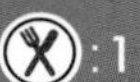 

: 20 MINUTES : 1 : 3,30 $/PORTION

L'antipasto

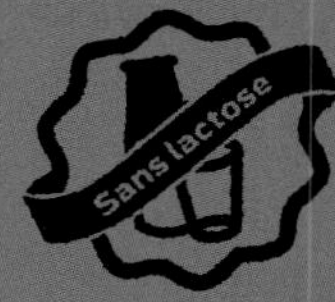

1 pot Masson 2 tasses - 500 ml

INGRÉDIENTS

Pour la vinaigrette

1 c. à thé (5 ml) d'huile d'olive
1 c. à thé (5 ml) de vinaigre de vin rouge
1 pincée de basilic, séché
Sel et poivre

Pour la salade

¼ de tasse (60 ml) de poivrons rouges conservés dans l'eau, égouttés et coupés en lanières
½ tasse (125 ml) de cœurs d'artichauts en boîte, égouttés et coupés en quartiers
2 olives vertes, tranchées
¼ de tasse + 2 c. à soupe (90 ml) de haricots blancs en boîte, égouttés et rincés
½ tasse (125 ml) de tomates cerises, coupées en deux
5 feuilles de basilic
½ tasse (125 ml) de salade mesclun
2 tranches de prosciutto, coupées grossièrement

PRÉPARATION

1- Dans un bol, mélanger les ingrédients de la vinaigrette et verser dans le pot Masson.
2- Dans le pot Masson, déposer les ingrédients dans l'ordre suivant : les poivrons, les cœurs d'artichauts, les olives, les haricots, les tomates cerises, le basilic, la salade mesclun et le prosciutto.
3- Fermer le pot et agiter juste avant de servir.

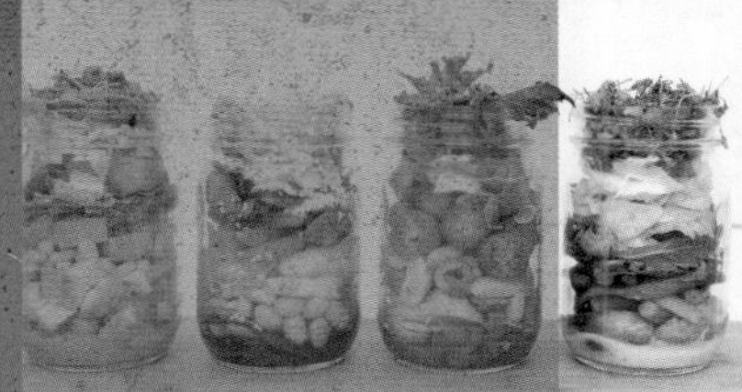

Valeurs nutritives par portion
Calories : 270 kcal
Lipides : 15 g
Glucides : 16 g
Protéines : 19 g

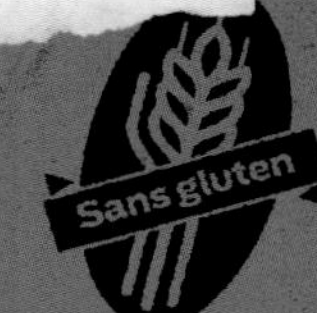

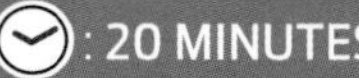 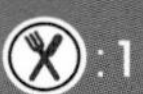 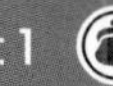

: 20 MINUTES : 1 : 3,74 $/PORTION

Truite saumonée

1 pot Masson 2 tasses - 500 ml

INGRÉDIENTS

Pour la vinaigrette

1 c. à thé (5 ml) d'huile d'olive
2 c. à thé (10 ml) de yogourt grec nature 0 % M.G.
1 c. à thé (5 ml) d'eau
¼ de c. à thé (1 ml) de moutarde de Dijon
1 pincée de poudre d'oignon

Pour la salade

2 pommes de terre grelots, cuites et coupées en deux
½ tasse (125 ml) de haricots verts, cuits à la vapeur
½ tasse (125 ml) de roquette
70 g de filet de truite saumonée, cuit et coupé en morceaux
¼ de tasse (60 ml) de pousses de chou frisé (kale) ou de pousses de votre choix

PRÉPARATION

1- Dans un bol, mélanger les ingrédients de la vinaigrette et verser dans le pot Masson.
2- Dans le pot Masson, déposer les ingrédients dans l'ordre suivant : les pommes de terre, les haricots verts, la roquette, les morceaux de truite et les pousses.
3- Fermer le pot et agiter juste avant de servir.

Valeurs nutritives par portion
Calories : 320 kcal
Lipides : 18 g
Glucides : 13 g
Protéines : 29 g

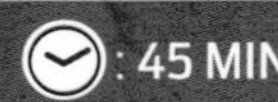 : 45 MINUTES 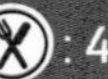 : 4 : 4,52 $/PORTION

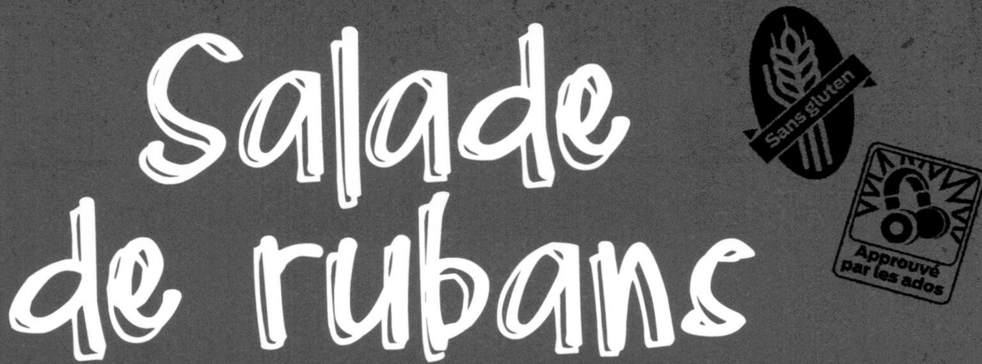

Salade de rubans

INGRÉDIENTS

Pour le poulet

1 c. à thé (5 ml) d'huile d'olive
2 c. à soupe (30 ml) de jus de citron
1 c. à soupe (15 ml) de paprika
1 gousse d'ail, hachée finement
300 g de poitrines de poulet, désossées, sans peau
Sel et poivre

Pour les légumes

3 courgettes
1 tasse (250 ml) de poivrons rouges conservés dans l'eau, égouttés et coupés en lanières
4 tasses (1 litre) de bébés épinards
½ tasse (125 ml) de fromage de chèvre, émietté
12 noix de pin

Pour la vinaigrette

2 c. à soupe (30 ml) d'huile d'olive
½ c. à soupe (7,5 ml) de vinaigre de vin blanc
Sel et poivre

PRÉPARATION

1- Préchauffer le four à 400 °F (200 °C).
2- Dans un grand bol, mélanger l'huile d'olive avec le jus de citron, le paprika et l'ail. Frotter les deux côtés des poitrines de poulet avec ce mélange.
3- Dans une poêle antiadhésive, faire dorer le poulet de chaque côté. Saler et poivrer. Transférer sur une plaque de cuisson et cuire au four environ 15 minutes ou jusqu'à ce que l'intérieur du poulet ait perdu sa teinte rosée. Réserver.
4- À l'aide d'un économe, couper de longs rubans de courgettes.
5- Blanchir dans l'eau bouillante pendant 30 secondes. Égoutter et passer à l'eau froide. Réserver.
6- Déposer les courgettes dans un grand bol et ajouter les poivrons, le poulet coupé en lanières et les épinards.
7- Répartir le mélange dans quatre bols. Garnir de fromage de chèvre et de noix de pin.
8- Dans un bol, mélanger les ingrédients de la vinaigrette et verser sur la salade au moment de servir.

La particularité du fromage de chèvre

Saviez-vous que seul le lait de chèvre peut permettre de créer des fromages de formes variées, soit des cylindres de 60 mm et de 65 mm de diamètre et des pyramides ?

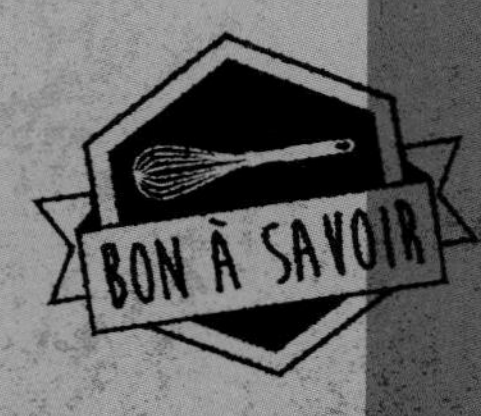

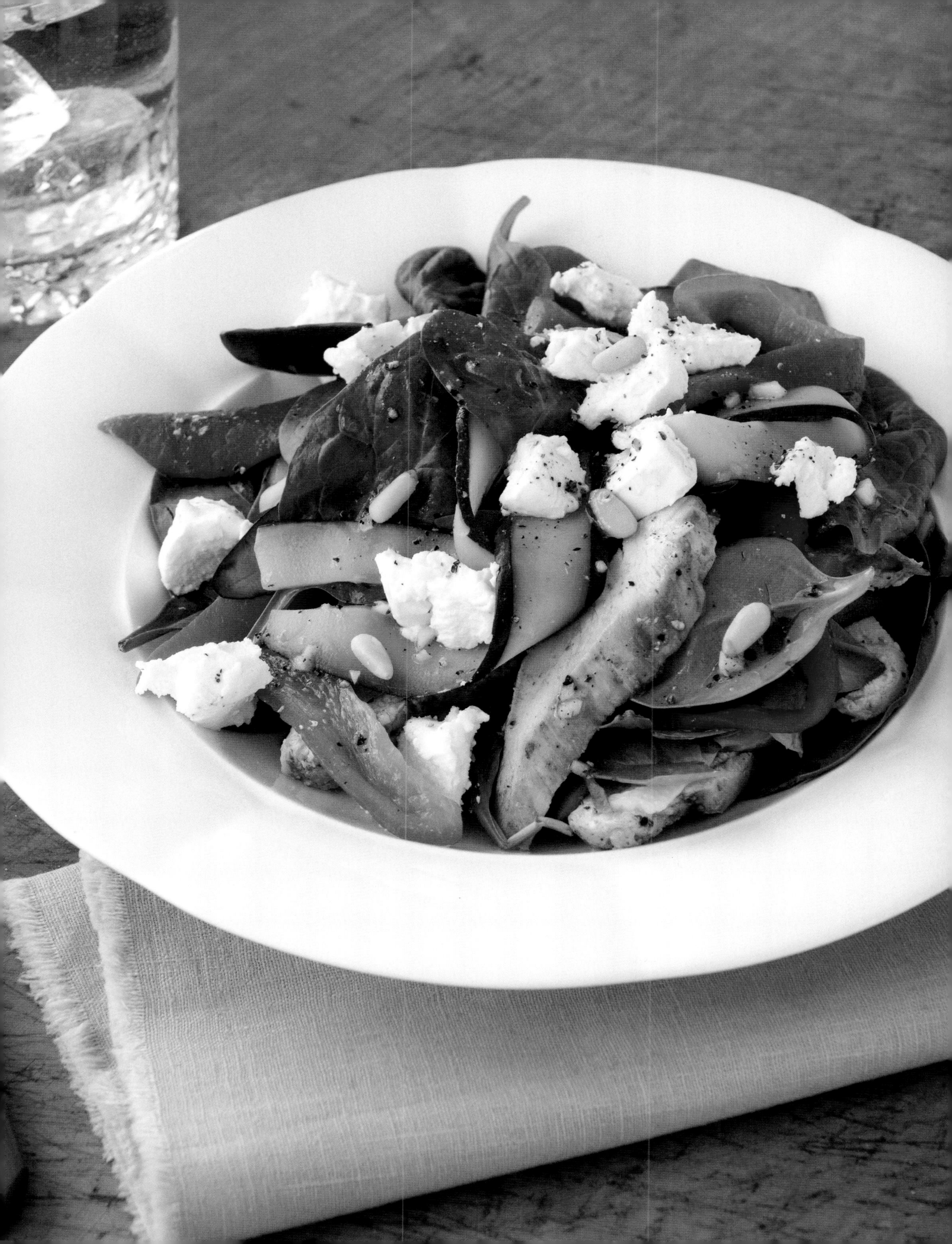

Valeurs nutritives par portion
Calories : 350 kcal
Lipides : 16 g
Glucides : 22 g
Protéines : 30 g

 : 15 MINUTES  : 4 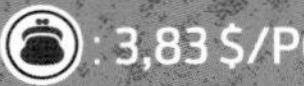 : 3,83 $/PORTION

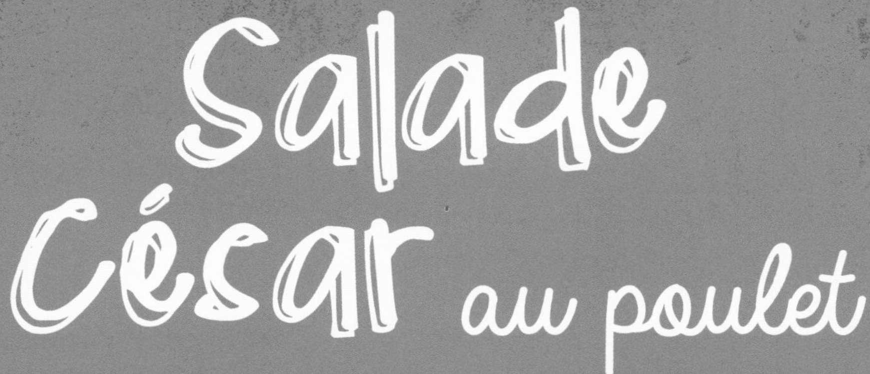

INGRÉDIENTS

Pour les croûtons

100 g (2 tranches) de pain, coupé en cubes
2 c. à soupe (30 ml) d'huile d'olive

Pour la vinaigrette

3 c. à soupe (45 ml) de mayonnaise légère
¼ de tasse (60 ml) de yogourt grec nature 0 % M.G.
1 c. à thé (5 ml) de moutarde de Dijon
1 gousse d'ail, hachée
2 filets d'anchois en conserve, hachés finement
½ c. à thé (2,5 ml) de sauce Worcestershire
2 gouttes de sauce Tabasco (facultatif)
1 c. à thé (5 ml) de jus de citron
Sel et poivre

Pour la salade

25 g de fromage parmesan, râpé
1 laitue romaine, lavée et coupée en morceaux
400 g de poitrines de poulet, cuites et tranchées

PRÉPARATION

1- Préchauffer le four à 375 °F (190 °C).
2- Dans un bol, enrober les cubes de pain d'huile d'olive.
3- Déposer les croûtons sur une plaque de cuisson et les faire griller au four jusqu'à ce qu'ils soient dorés et croustillants. Réserver.
4- Dans un grand bol, mélanger la mayonnaise avec le yogourt, la moutarde, l'ail, les filets d'anchois, la sauce Worcestershire, la sauce Tabasco, le jus de citron et la moitié du fromage parmesan. Saler et poivrer. Réserver.
5- Enrober la laitue et les croûtons avec suffisamment de vinaigrette.
6- Répartir la salade dans les assiettes, puis garnir du reste du fromage et de poulet.

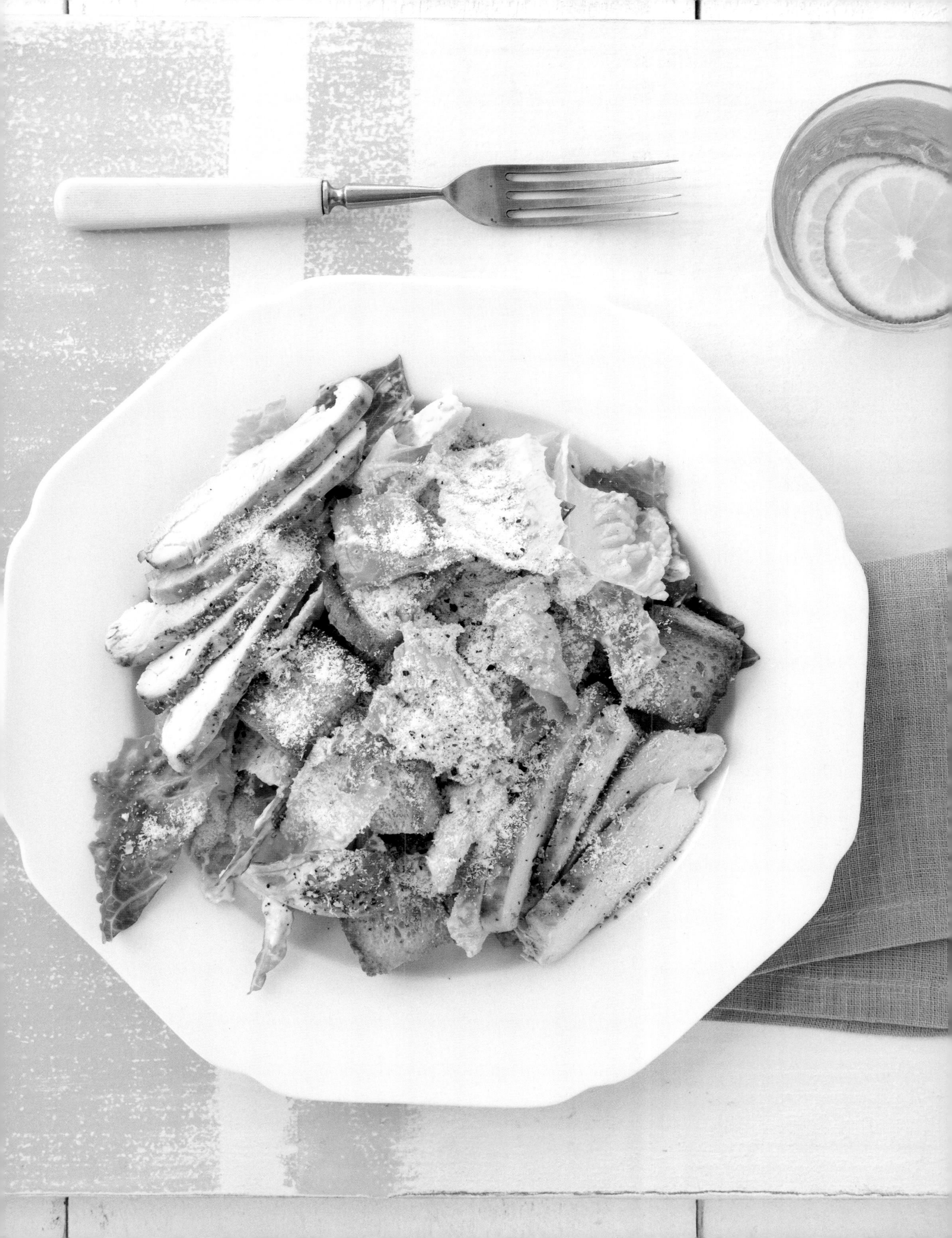

Valeurs nutritives par portion
Calories : 300 kcal
Lipides : 9 g
Glucides : 25 g
Protéines : 31 g

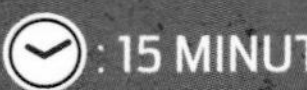 : 15 MINUTES  : 1 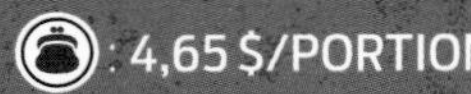 : 4,65 $/PORTION

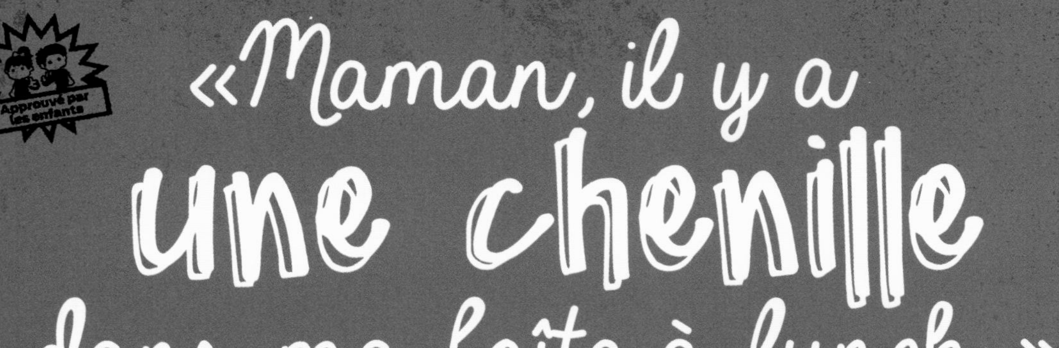

« Maman, il y a une chenille dans ma boîte à lunch »

INGRÉDIENTS

1 tortilla de blé entier
2 c. à thé (10 ml) de moutarde
90 g de tranches de dinde
1 tranche de fromage mozzarella léger
1 feuille de laitue
½ concombre, coupé en lanières (conserver les retailles)
Poivre
1 brochette de bois d'environ 5 po (12 cm)

Pour décorer
1 tomate cerise
Morceaux de fromage

Pour les crudités
5 bâtonnets de carotte
2 fleurettes de brocoli
2 fleurettes de chou-fleur

PRÉPARATION

1- Déposer la tortilla dans une assiette et tartiner de moutarde.
2- Garnir la tortilla avec les tranches de dinde, le fromage, la laitue et les lanières de concombre. Poivrer et rouler en serrant.
3- Couper en diagonale afin de former des tranches de ½ po (1,25 cm) d'épaisseur.
4- Enfiler les tranches sur la brochette et terminer avec la tomate pour former la tête.
5- Utiliser les morceaux de fromage pour faire les yeux de la chenille.
6- Couper les retailles de concombre pour former les antennes, la bouche et les pattes de la chenille. À l'aide d'un cure-dent, percer deux petits trous dans la tomate cerise et insérer les antennes.
7- Servir avec les crudités.

La dinde : un excellent choix protéique

La dinde contient des acides gras monoinsaturés qui diminuent le risque d'agrégation plaquettaire pouvant causer des maladies cardiovasculaires et une faible concentration d'acide myristique, un acide gras nocif pour le cœur. La chair de la dinde est aussi riche en sélénium, lequel protège nos cellules du stress oxydatif.

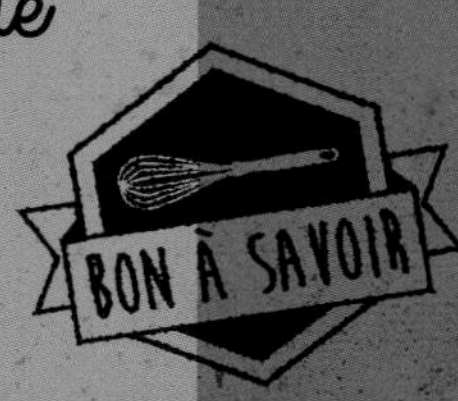

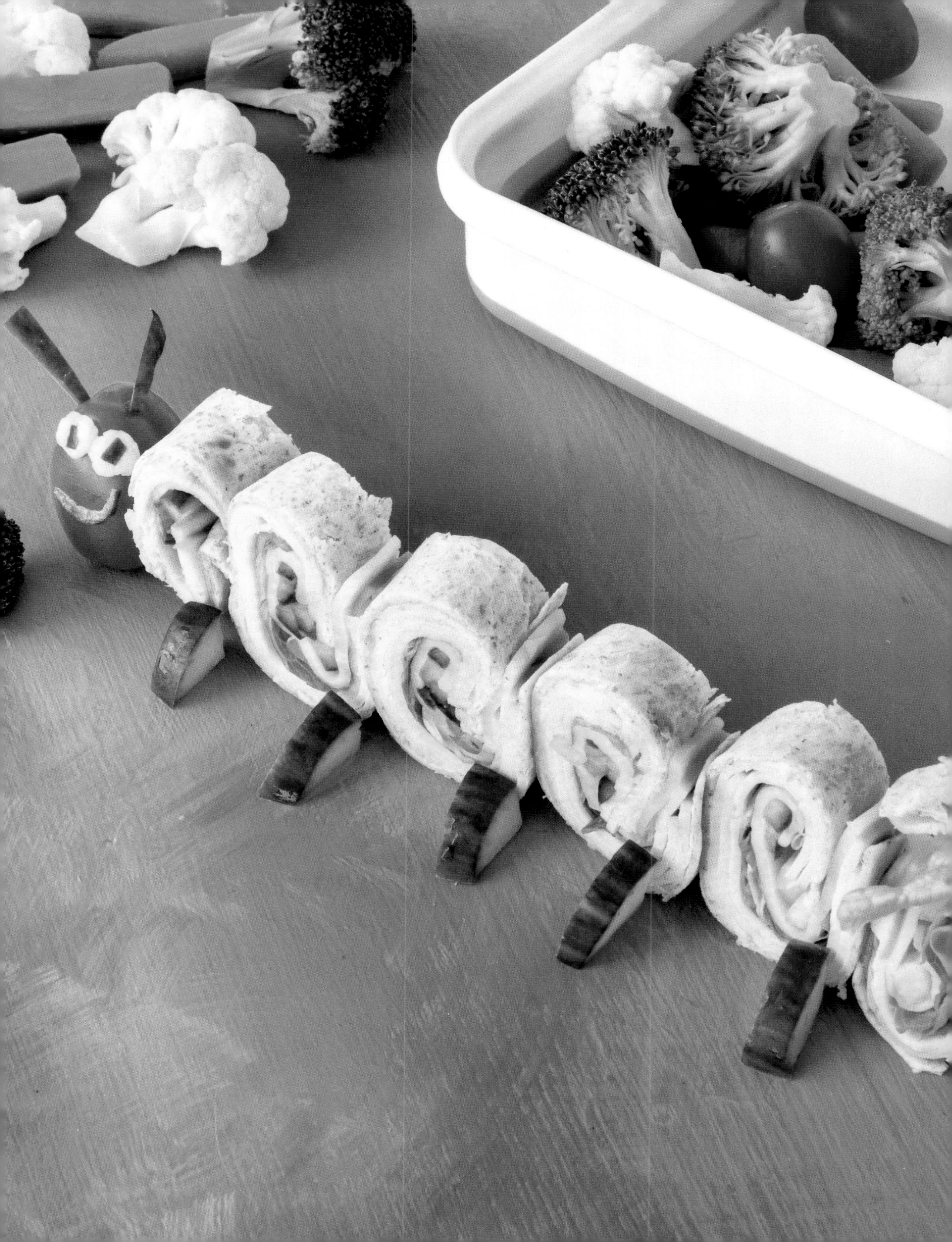

Valeurs nutritives par portion
Calories : 340 kcal
Lipides : 11 g
Glucides : 29 g
Protéines : 29 g

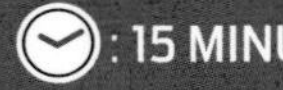 : 15 MINUTES  : 1 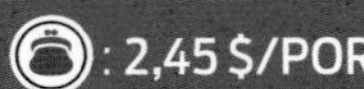 : 2,45 $/PORTION

Approuvé par les enfants

Le petit cochon gourmand

INGRÉDIENTS

- 2 tranches de pain d'avoine
- 2 c. à thé (10 ml) de mayonnaise légère
- 3 tranches de poitrine de poulet
- 1 tranche de fromage cheddar léger
- 1 feuille de laitue
- Poivre
- 1 olive noire, tranchée
- 1 branche de céleri
- Fromage à la crème

PRÉPARATION

1- Couper les croûtes des tranches de pain d'avoine.
2- Étaler la mayonnaise sur les tranches de pain.
3- Ajouter deux tranches de poitrine de poulet, le fromage, la laitue et le poivre, puis refermer le sandwich.
4- Dans la dernière tranche de poitrine de poulet, tailler un museau et des oreilles, puis les déposer sur le sandwich.
5- Utiliser deux rondelles d'olive noire pour faire les narines, un brin de céleri pour dessiner la bouche et deux rondelles d'olive garnies de fromage à la crème pour faire les yeux.
6- Servir avec des bâtonnets de concombre et de céleri.

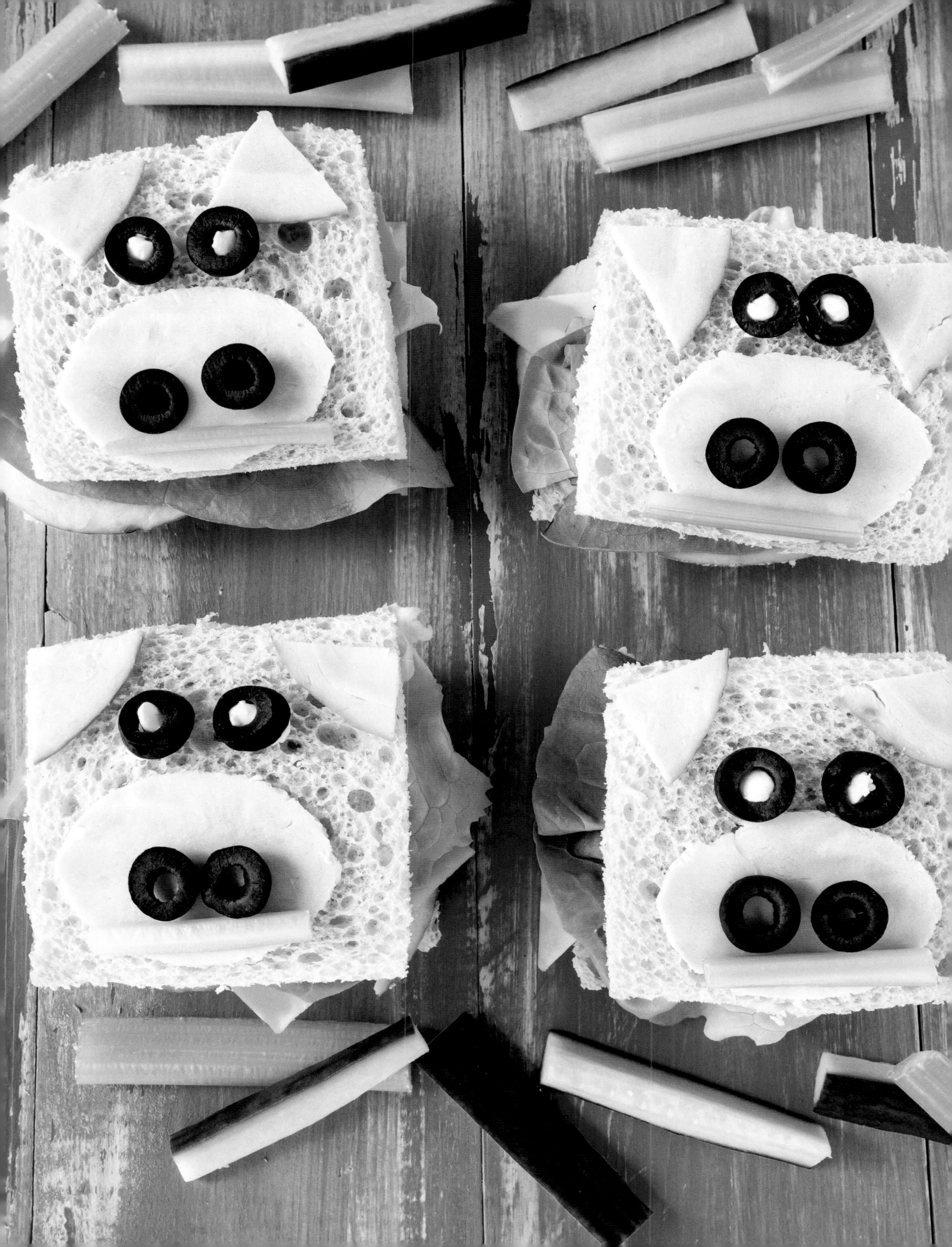

Valeurs nutritives par portion
Calories : 300 kcal
Lipides : 8 g
Glucides : 40 g
Protéines : 19 g

 : 30 MINUTES  : 2 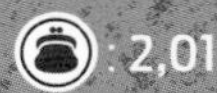 : 2,01 $/PORTION

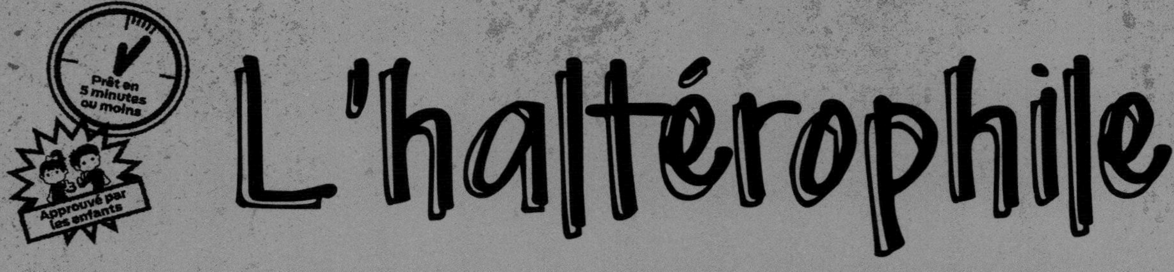

L'haltérophile

INGRÉDIENTS

4 tranches de pain de blé entier
4 tranches de fromage cheddar léger
3 tranches de poitrine de poulet extra-maigre
4 c. à thé (20 ml) de moutarde
Poivre
4 bâtonnets de blé, coupés en morceaux de 2 po (5 cm)

Pour la salade de chou
1 tasse (250 ml) de chou vert, haché finement
½ carotte, râpée
10 feuilles de persil plat, hachées
¼ de gousse d'ail, hachée
2 c. à soupe (30 ml) de yogourt grec nature 0 % M.G.
1 c. à thé (5 ml) d'huile d'olive
1 c. à thé (5 ml) de vinaigre de vin blanc
½ c. à thé (2,5 ml) de miel
Sel et poivre

PRÉPARATION

1- À l'aide d'un emporte-pièce, former 16 cercles dans les tranches de pain et 8 cercles dans les tranches de fromage.
2- Déposer les tranches de poitrine de poulet les unes par-dessus les autres et découper 8 cercles à l'aide d'un emporte-pièce.
3- Tartiner chaque cercle de pain de moutarde, puis poivrer.
4- Assembler chaque bout d'altère en alternant un cercle de pain, un cercle de fromage, un cercle de poitrine de poulet de trois épaisseurs et un cercle de pain.
5- Avec un couteau, découper un trou de la grosseur du bâtonnet au centre des altères et insérer les altères à chaque extrémité des bâtonnets.
6- Dans un bol, mélanger les ingrédients de la salade de chou.

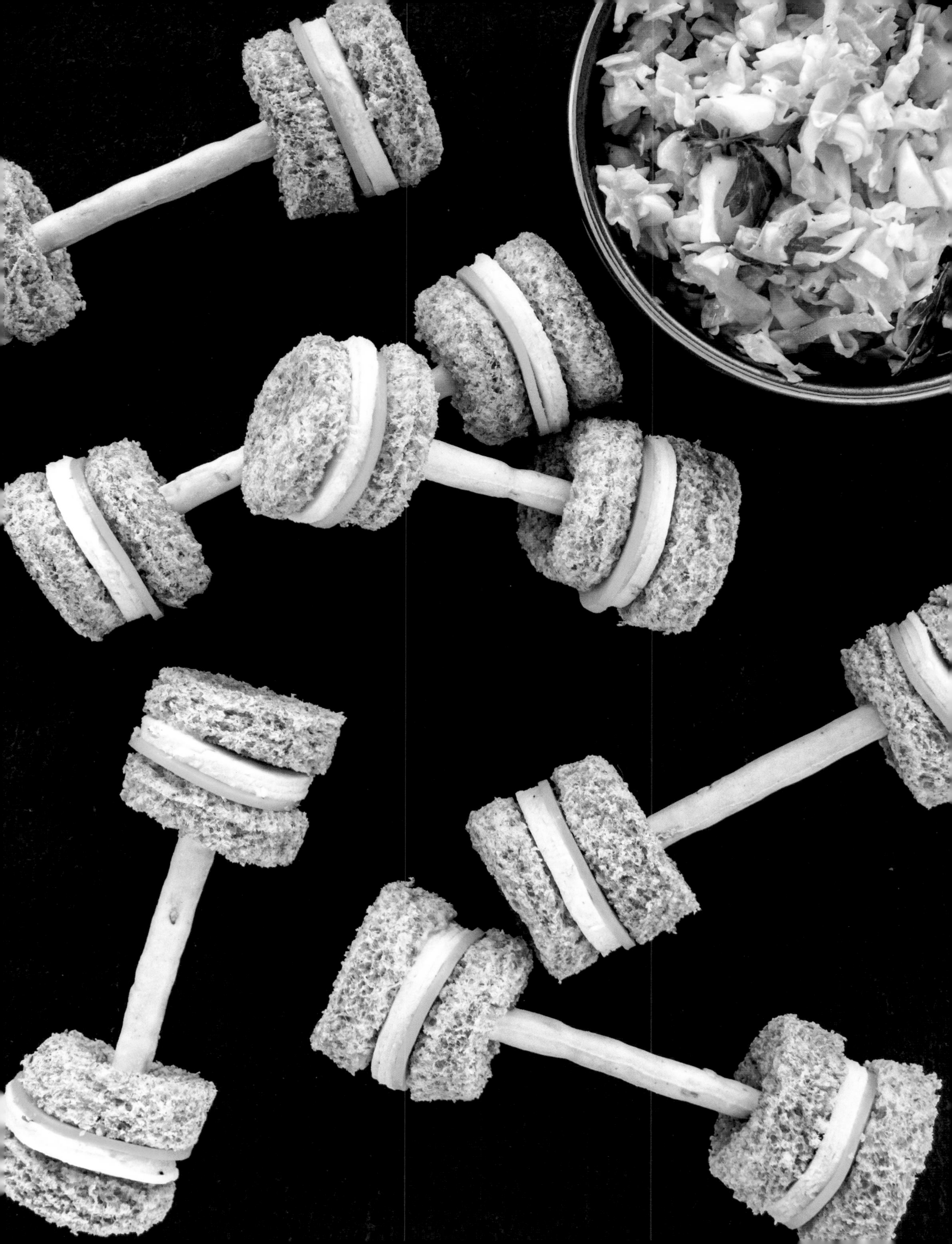

Valeurs nutritives par portion
Calories : 270 kcal
Lipides : 7 g
Glucides : 31 g
Protéines : 20 g

: 15 MINUTES  : 1 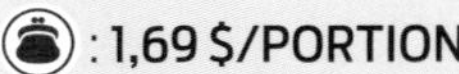 : 1,69 $/PORTION

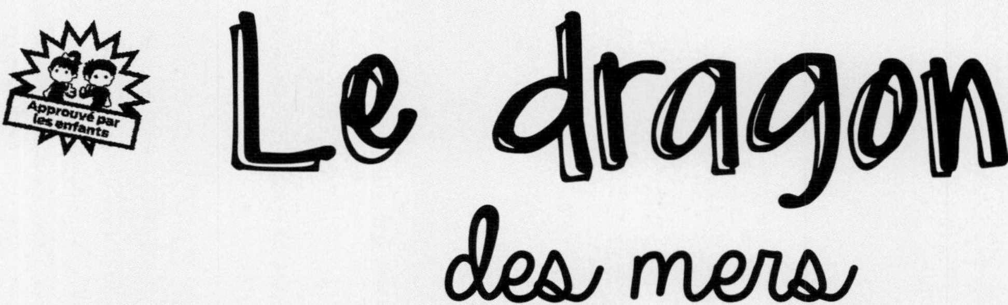

Le dragon des mers

Approuvé par les enfants

INGRÉDIENTS

- 1 c. à soupe (15 ml) de fromage à la crème léger
- 1 bagel de blé entier, tranché
- 3 tranches de saumon fumé
- 3 rondelles de concombre, coupées en deux
- Poivre
- 1 feuille de laitue
- 2 rondelles de concombre pour faire les crêtes du dragon
- 1 rondelle d'olive noire

Pour les crudités

- ⅓ de branche de céleri, coupée en bâtonnets
- ⅓ de carotte, coupée en bâtonnets
- 3 tranches de concombre

PRÉPARATION

1- Étaler le fromage à la crème sur les tranches de bagel et garnir de saumon fumé. Ajouter les rondelles de concombre coupées en deux, la laitue et poivrer. Refermer le sandwich.
2- Couper le bagel en deux et utiliser la première moitié pour faire la partie centrale du dragon.
3- Couper la deuxième moitié en deux et utiliser chacune des parties pour former la tête et la queue du dragon.
4- Tailler en triangles les rondelles de concombre restantes et les insérer légèrement entre les tranches de bagel pour former les crêtes.
5- Utiliser l'olive et un peu de fromage à la crème pour créer les yeux du dragon.
6- Servir avec les crudités.

BON À SAVOIR

Comment on obtient le fromage à la crème

On fabrique le fromage à la crème en ajoutant des bactéries à du lait pasteurisé. Durant la fermentation, le liquide se coagule et forme le fromage à la crème (le caillé). Lorsque le lait se sépare et que le petit-lait s'écoule, on brasse le caillé jusqu'à l'obtention d'un fromage homogène. Une portion de 100 g de fromage à la crème renferme 1343 µg de vitamine A et 98 mg de calcium.

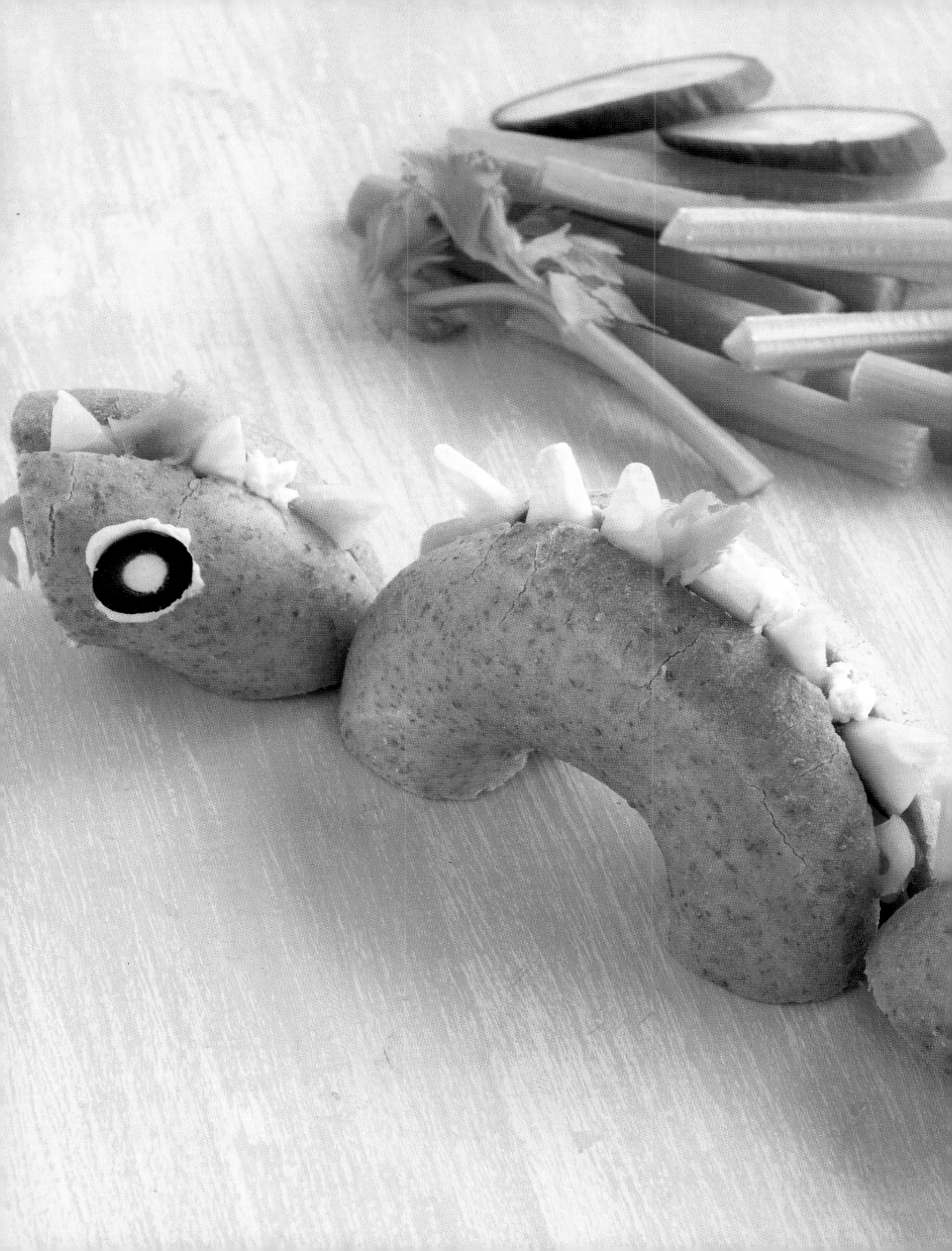

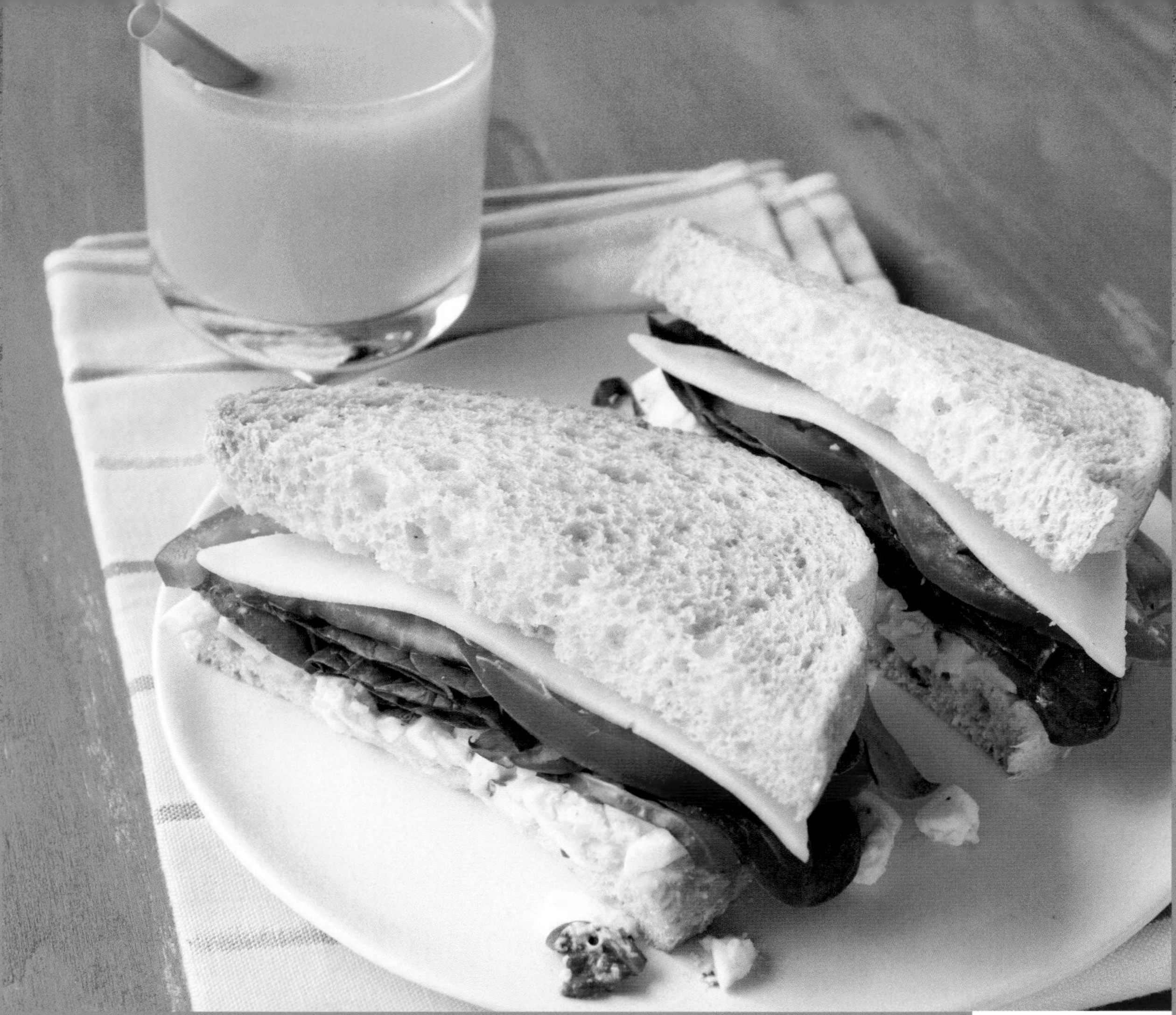

 : 15 MINUTES 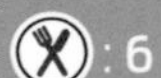 : 6 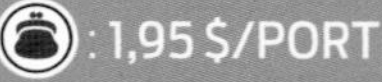 : 1,95 $/PORTION

Valeurs nutritives par portion

Calories : 310 kcal	
Lipides : 11 g	
Glucides : 30 g	
Protéines : 23 g	

Sandwich aux œufs

INGRÉDIENTS

8 œufs cuits durs, hachés finement
2 c. à soupe (30 ml) de mayonnaise légère
2 c. à soupe (30 ml) de yogourt nature 0 % M.G.
½ c. à thé (2,5 ml) de jus de citron
¼ de c. à thé (1 ml) de moutarde de Dijon
1 c. à soupe (15 ml) de ciboulette, hachée
Sel et poivre
1 tasse (250 ml) de bébés épinards
12 tranches de pain d'avoine
12 tranches de tomate
6 tranches de fromage cheddar allégé 4 % M.G.

PRÉPARATION

1- Dans un bol, mélanger les œufs avec la mayonnaise, le yogourt, le jus de citron, la moutarde et la ciboulette. Saler et poivrer.
2- Étaler la garniture aux œufs et les épinards sur six tranches de pain.
3- Garnir de tranches de tomate et de tranches de fromage, puis refermer les sandwichs.

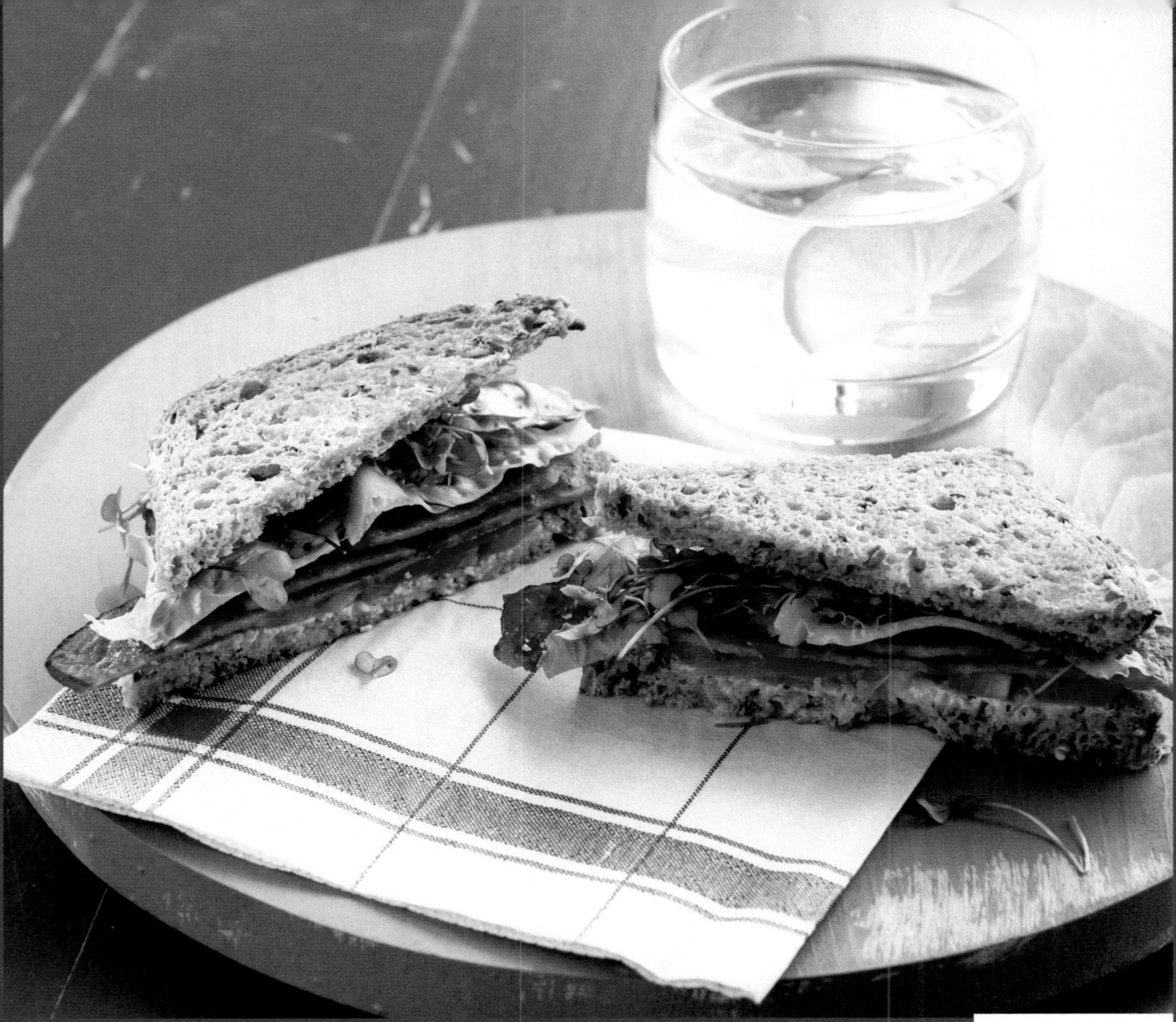

 : 12 MINUTES 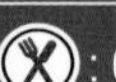 : 6 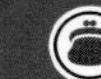 : 1,77 $/PORTION

Valeurs nutritives par portion

Calories : 230 kcal
Lipides : 7 g
Glucides : 29 g
Protéines : 12 g

Sandwich BLT

Approuvé par les ados

INGRÉDIENTS

2 c. à soupe (30 ml) de mayonnaise légère
2 c. à soupe (30 ml) de yogourt nature 0 % M.G.
12 tranches de pain multigrain
1 tasse (250 ml) de laitue romaine
2 tomates, tranchées
6 tranches de bacon de dinde, cuites
1 tasse (250 ml) de pousses de votre choix

PRÉPARATION

1- Dans un bol, mélanger la mayonnaise avec le yogourt.
2- Faire légèrement griller les tranches de pain puis tartiner de mayonnaise.
3- Garnir de laitue, de tranches de tomate, de bacon et de pousses, puis refermer les sandwichs.

Valeurs nutritives par portion

Calories : 290 kcal

Lipides : 13 g

Glucides : 21 g

Protéines : 23 g

: 20 MINUTES  : 1 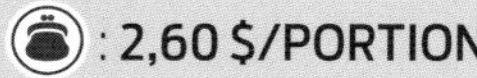 : 2,60 $/PORTION

Approuvé par les ados

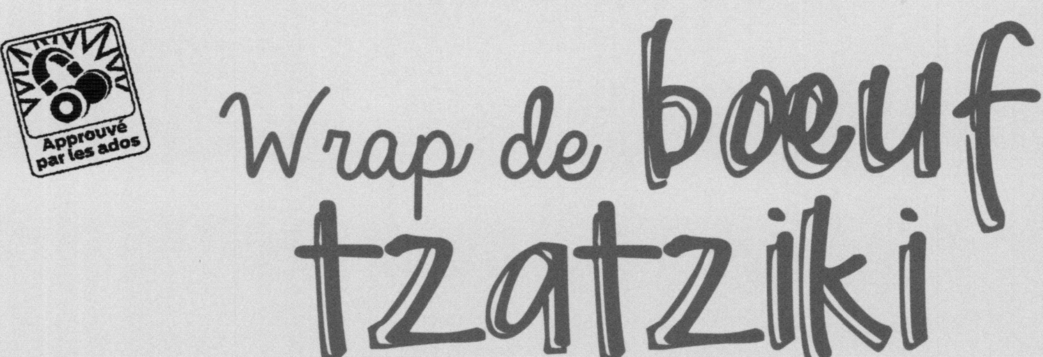

Wrap de boeuf tzatziki

INGRÉDIENTS

Pour la sauce tzatziki

- 2 c. à soupe (30 ml) de yogourt grec nature 0 % M.G.
- 1 c. à soupe (15 ml) de concombre, râpé
- ¼ de gousse d'ail, hachée
- Sel et poivre

Pour le wrap

- 1 c. à thé (5 ml) d'huile d'olive
- 2 c. à soupe (30 ml) d'oignon, tranché finement
- 90 g de bifteck sans gras, tranché en lanières
- ¼ de poivron vert, coupé en fines lanières
- 1 petite tortilla de tomates séchées
- 2 tranches de tomate
- 2 fines tranches de concombre
- ¼ de tasse (60 ml) de roquette

PRÉPARATION

1- Dans un bol, mélanger les ingrédients de la sauce tzatziki et réserver.

2- Dans un poêlon antiadhésif, verser l'huile et faire suer l'oignon de 1 à 2 minutes.

3- Ajouter le bifteck et le poivron. Poursuivre la cuisson de 4 à 5 minutes.

4- Garnir la tortilla du mélange de bifteck, de tranches de tomate, de concombre et de roquette.

5- Napper de sauce tzatziki. Assaisonner au goût et rouler la tortilla en prenant soin de refermer les extrémités.

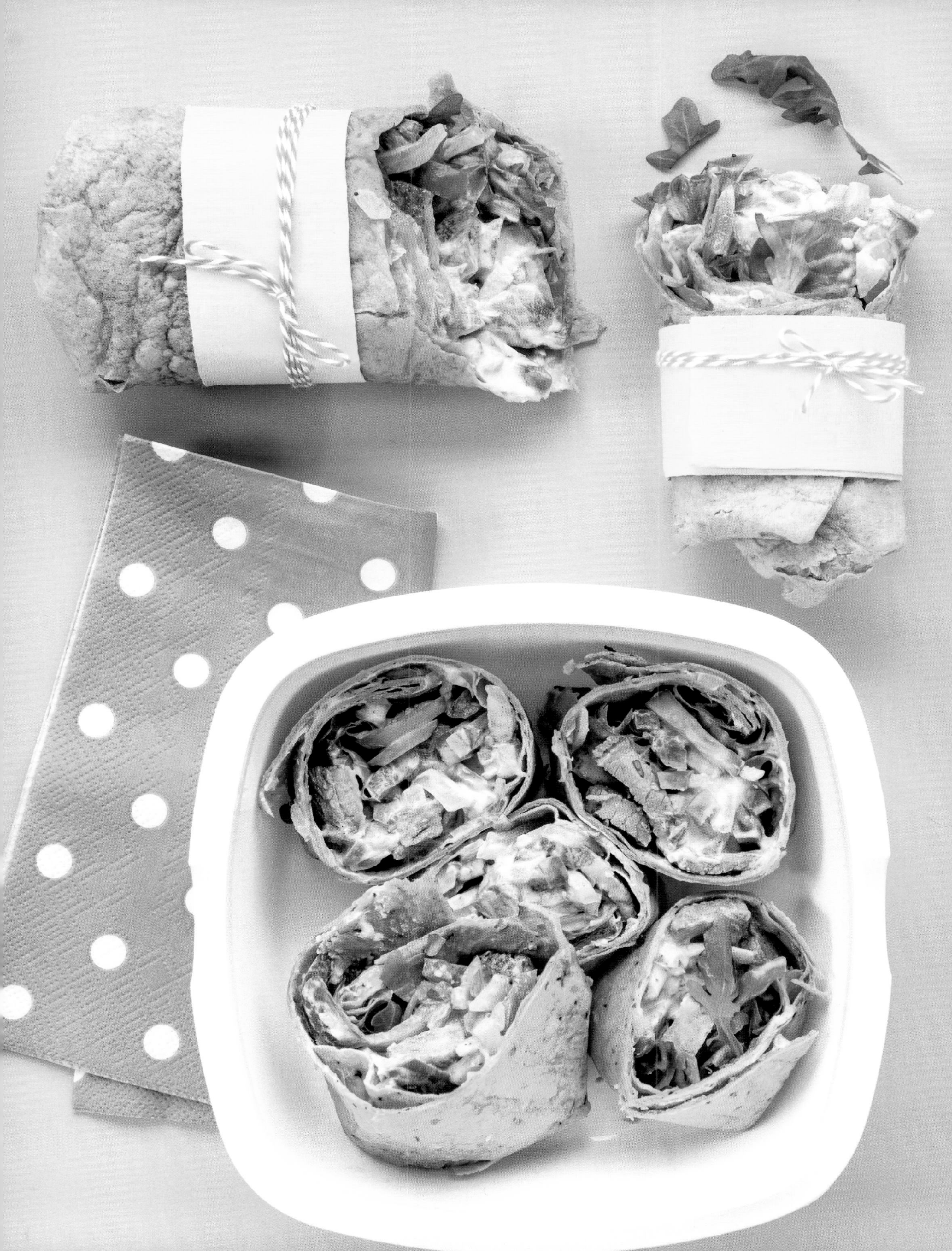

Valeurs nutritives par portion
Calories : 270 kcal
Lipides : 12 g
Glucides : 17 g
Protéines : 27 g

 : 15 MINUTES  : 1 : 2,77 $/PORTION

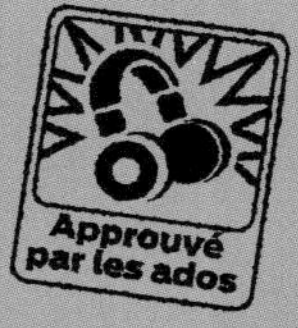

Wrap au saumon fumé

INGRÉDIENTS

- 2 c. à soupe (30 ml) de fromage Quark 0 % M.G.
- 1 c. à thé (5 ml) d'aneth, frais et haché
- Sel et poivre
- 1 tortilla d'épinards de 8 po (20 cm)
- 4 feuilles de laitue Boston
- 75 g de saumon fumé en tranches
- 1 concombre libanais, pelé et coupé en allumettes

PRÉPARATION

1- Dans un bol, mélanger le fromage Quark avec l'aneth, le sel et le poivre.
2- Napper la tortilla de sauce. Garnir de feuilles de laitue Boston, de saumon et de concombre. Rouler et couper en trois.

Valeurs nutritives par portion
Calories : 320 kcal
Lipides : 15 g
Glucides : 29 g
Protéines : 17 g

 : 15 MINUTES 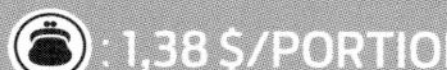 : 1 : 1,38 $/PORTION

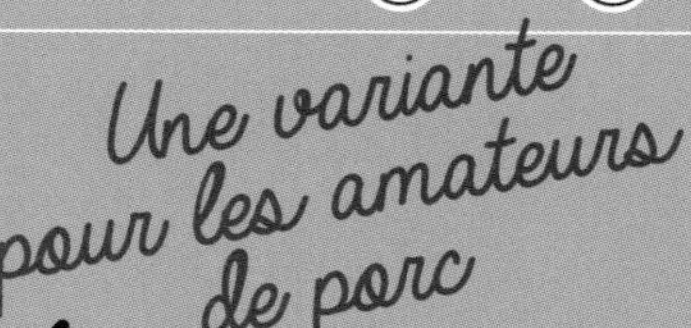

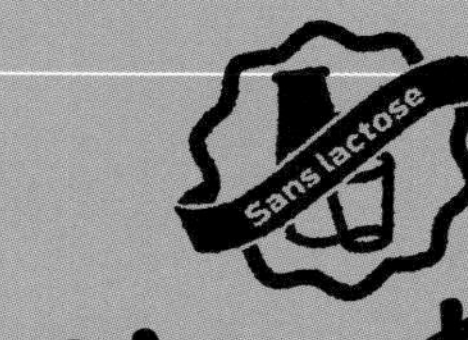

Une variante pour les amateurs de porc

Wrap au filet de porc BBQ

INGRÉDIENTS

- 1 c. à thé (5 ml) d'huile d'olive
- 2 c. à soupe (30 ml) d'oignon rouge, tranché finement
- 75 g de filet de porc, tranché finement
- 1 pincée de poudre d'ail
- 2 c. à soupe (30 ml) de sauce barbecue (voir recette page suivante)
- 1 tortilla de blé entier de 8 po (20 cm)
- 1 feuille de laitue romaine, coupée grossièrement
- 3 c. à soupe (45 ml) de carotte, râpée
- 1 c. à thé (5 ml) d'oignon vert, haché
- Sel et poivre

PRÉPARATION

1- Dans une poêle antiadhésive, verser l'huile d'olive et faire suer l'oignon 2 minutes.
2- Ajouter le porc et poursuivre la cuisson 5 minutes.
3- Retirer du feu, puis ajouter la poudre d'ail et la sauce barbecue.
4- Garnir la tortilla de porc, de laitue, de carotte et d'oignon vert. Assaisonner au goût et rouler la tortilla en prenant soin de refermer les extrémités.

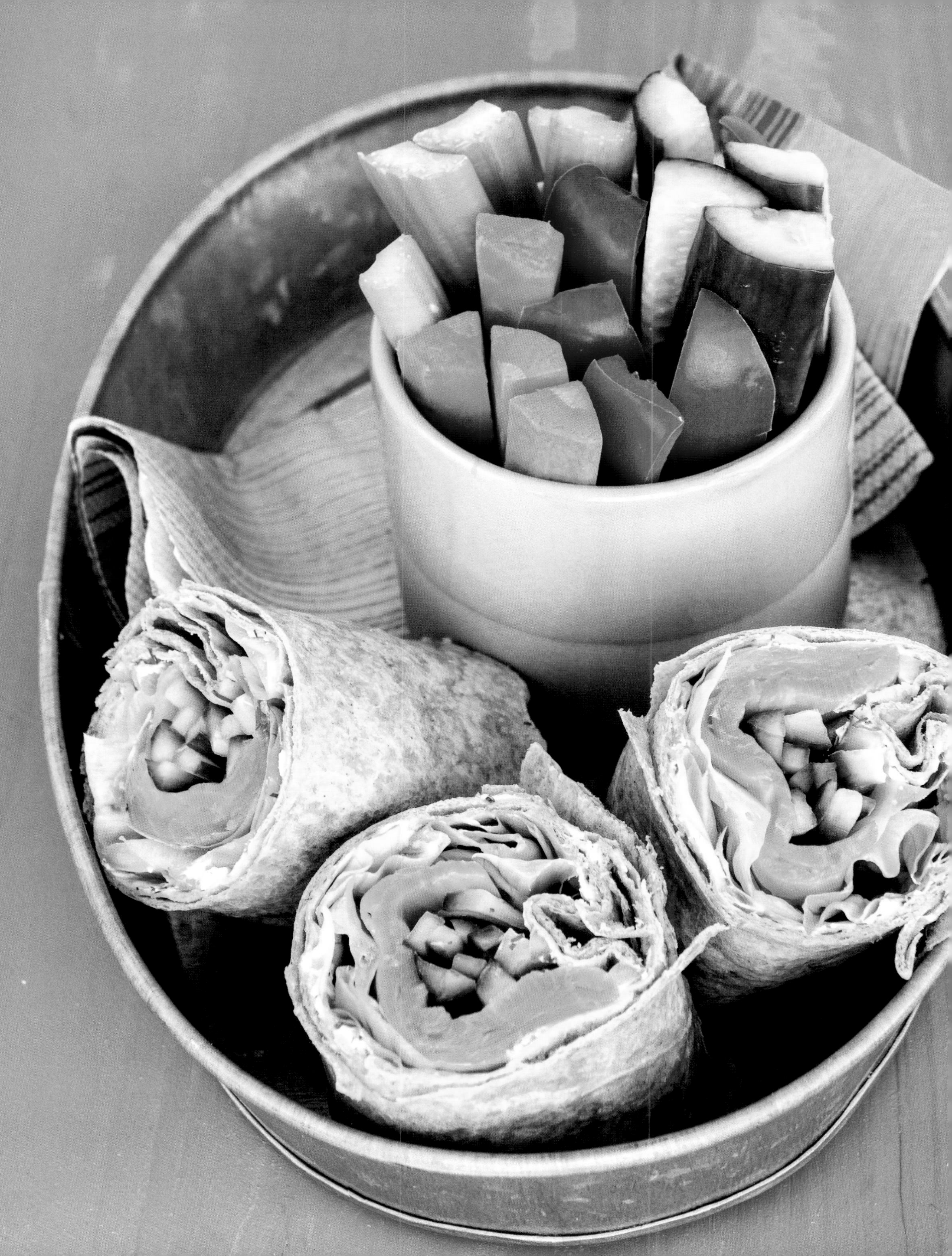

Valeurs pour 1 portion de 2 c. à soupe - 30 ml :
Calories : 40 kcal
Lipides : 1 g
Glucides : 7 g
Protéines : 1 g

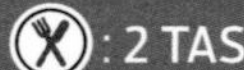 : 35 MINUTES 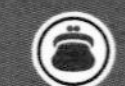 : 2 TASSES : 0,23 $/PORTION

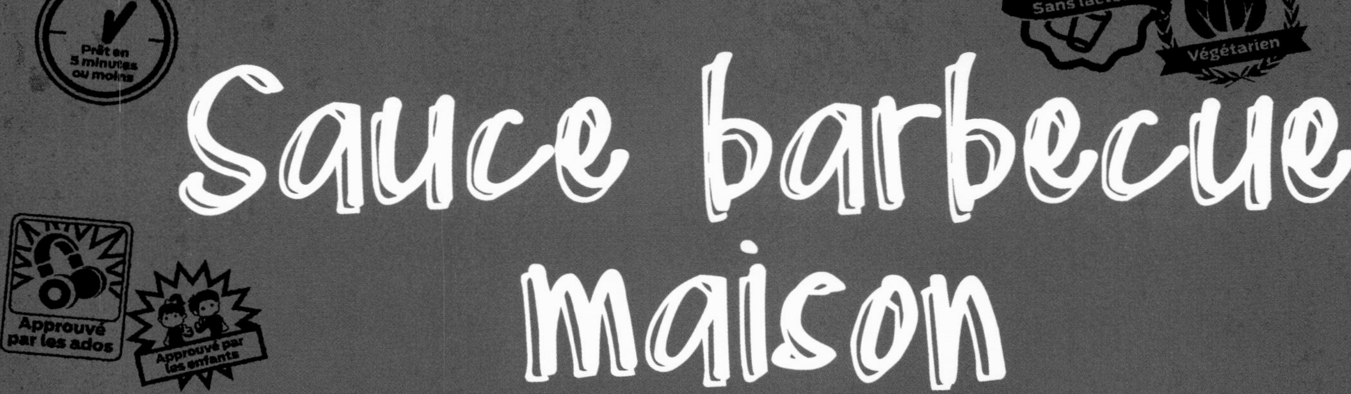

Sauce barbecue maison

INGRÉDIENTS

1 oignon, haché finement
3 gousses d'ail, hachées finement
1 c. à soupe (15 ml) d'huile végétale
7 tomates italiennes, coupées en dés
⅓ de tasse (80 ml) de vinaigre de cidre de pomme
¼ de tasse (60 ml) d'eau
¼ de tasse (60 ml) de ketchup
2 ½ c. à soupe (37,5 ml) de cassonade tassée
2 c. à soupe (30 ml) de sauce Worcestershire
2 c. à soupe (30 ml) de moutarde de Dijon
1 c. à soupe (15 ml) de mélasse
1 c. à soupe (15 ml) de sirop d'érable
1 c. à soupe (15 ml) de paprika
1 feuille de laurier
1 pincée de piment de la Jamaïque, en poudre
4 à 5 gouttes de sauce Tabasco « chipotle » (facultatif)
Sel et poivre

PRÉPARATION

1- Dans une casserole, faire suer à feu moyen l'oignon et l'ail dans l'huile environ 5 minutes.
2- Ajouter les tomates, porter à ébullition et laisser mijoter 10 minutes.
3- Pendant ce temps, mélanger les autres ingrédients dans un bol. Verser dans la casserole et laisser mijoter à feu doux 15 minutes.
4- Retirer la feuille de laurier et réduire la préparation en purée au robot culinaire. Réserver au réfrigérateur.

Valeurs nutritives par portion
Calories : 280 kcal
Lipides : 9 g
Glucides : 40 g
Protéines : 9 g

 : 30 MINUTES  : 4 : 1,18 $/PORTION

Approuvé par les ados

Sans lactose

Spirales au bacon et pois mange-tout

INGRÉDIENTS

- 2 tasses (500 ml) de fusillis
- 2 tranches de bacon, coupées en dés
- 1 poireau, coupé en dés
- 1 tasse (250 ml) de pois mange-tout
- ½ tasse (125 ml) de persil, haché
- Poivre
- 1 c. à soupe (15 ml) d'huile d'olive
- 1 c. à thé (5 ml) de jus de citron

PRÉPARATION

1- Dans une casserole d'eau bouillante, cuire les fusillis 8 minutes.

2- Dans une poêle antiadhésive, cuire le bacon jusqu'à l'obtention d'une belle coloration dorée.

3- Ajouter le poireau dans la poêle et cuire 10 minutes. Réserver.

4- Lorsque les pâtes sont cuites, les égoutter en gardant l'eau de cuisson et les passer sous l'eau froide. Réserver.

5- Dans la casserole, blanchir les pois mange-tout 2 minutes, puis les plonger dans l'eau glacée.

6- Dans la poêle contenant le bacon et le poireau, ajouter les fusillis, les pois mange-tout, le persil et le poivre. Bien mélanger.

7- Ajouter l'huile et le jus de citron, mélanger et servir.

Le pois mange-tout : le champion des fibres

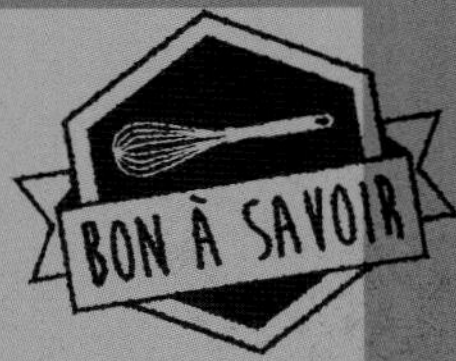

Les pois mange-tout contiennent plus de fibres et de protéines que la majorité des légumes. Bonne source de lutéine et de zéaxantine, ils sont bons pour la santé des yeux. De plus, ½ tasse (125 ml) de pois mange-tout renferme près de 50 % des besoins recommandés en vitamine C. Bouillis, ils représentent une bonne source de vitamine K.

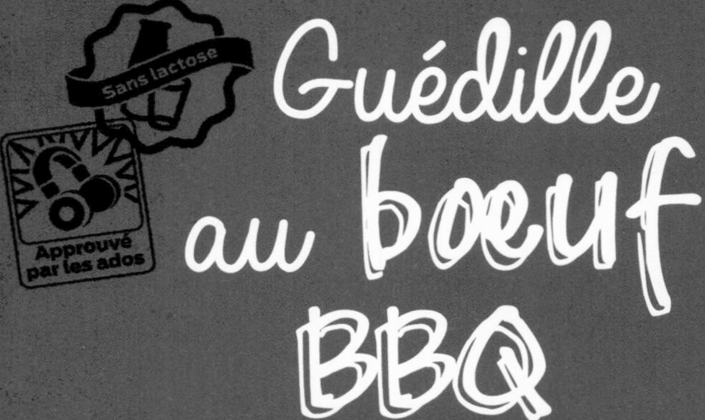

Guédille au bœuf BBQ

Valeurs nutritives par portion

Calories	280 kcal
Lipides	12 g
Glucides	26
Protéines	18 g

: 20 MINUTES

: 6

: 2,68 $/PORTION

INGRÉDIENTS

2 c. à soupe (30 ml) d'huile d'olive
1 oignon, tranché
½ poivron rouge, tranché finement
½ poivron vert, tranché finement
350 g de bœuf à fondue chinoise
3 c. à soupe (45 ml) de sauce barbecue maison (voir recette p. 176)
Sel et poivre
6 petits pains à hot dog
½ carotte, râpée
1 oignon vert, haché

PRÉPARATION

1- Dans un poêlon antiadhésif, verser l'huile et faire suer l'oignon de 1 à 2 minutes.
2- Ajouter les tranches de poivrons et poursuivre la cuisson 4 minutes.
3- Ajouter le bœuf et la sauce barbecue, puis poursuivre la cuisson de 2 à 3 minutes. Mélanger et assaisonner.
4- Répartir la préparation dans les pains. Garnir de carotte râpée et d'oignon vert.

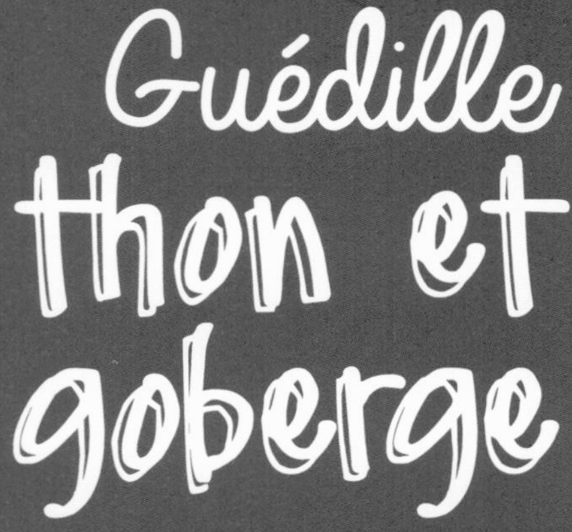

Guédille thon et goberge

Valeurs nutritives par portion

Calories	280 kcal
Lipides	13 g
Glucides	24 g
Protéines	17 g

: 15 MINUTES

: 6

: 1,45 $/PORTION

INGRÉDIENTS

2 c. à soupe (30 ml) de mayonnaise légère
2 c. à soupe (30 ml) de yogourt nature 0 % M.G.
½ gousse d'ail, hachée
1 oignon vert, émincé
1 boîte de thon entier de 170 g, égoutté et coupé grossièrement
100 g de goberge, coupée en morceaux
1 avocat, coupé en petits dés
Sel et poivre
6 petits pains à hot dog
1 tasse (250 ml) de laitue Iceberg, émincée
2 tranches de bacon, cuites et émincées

PRÉPARATION

1- Dans un bol, mélanger la mayonnaise avec le yogourt, l'ail et l'oignon vert. Réserver.
2- Dans un autre bol, déposer le thon, la goberge et l'avocat. Ajouter la mayonnaise et mélanger doucement. Saler et poivrer.
3- Garnir les petits pains de mélange thon et goberge, de laitue et de bacon.

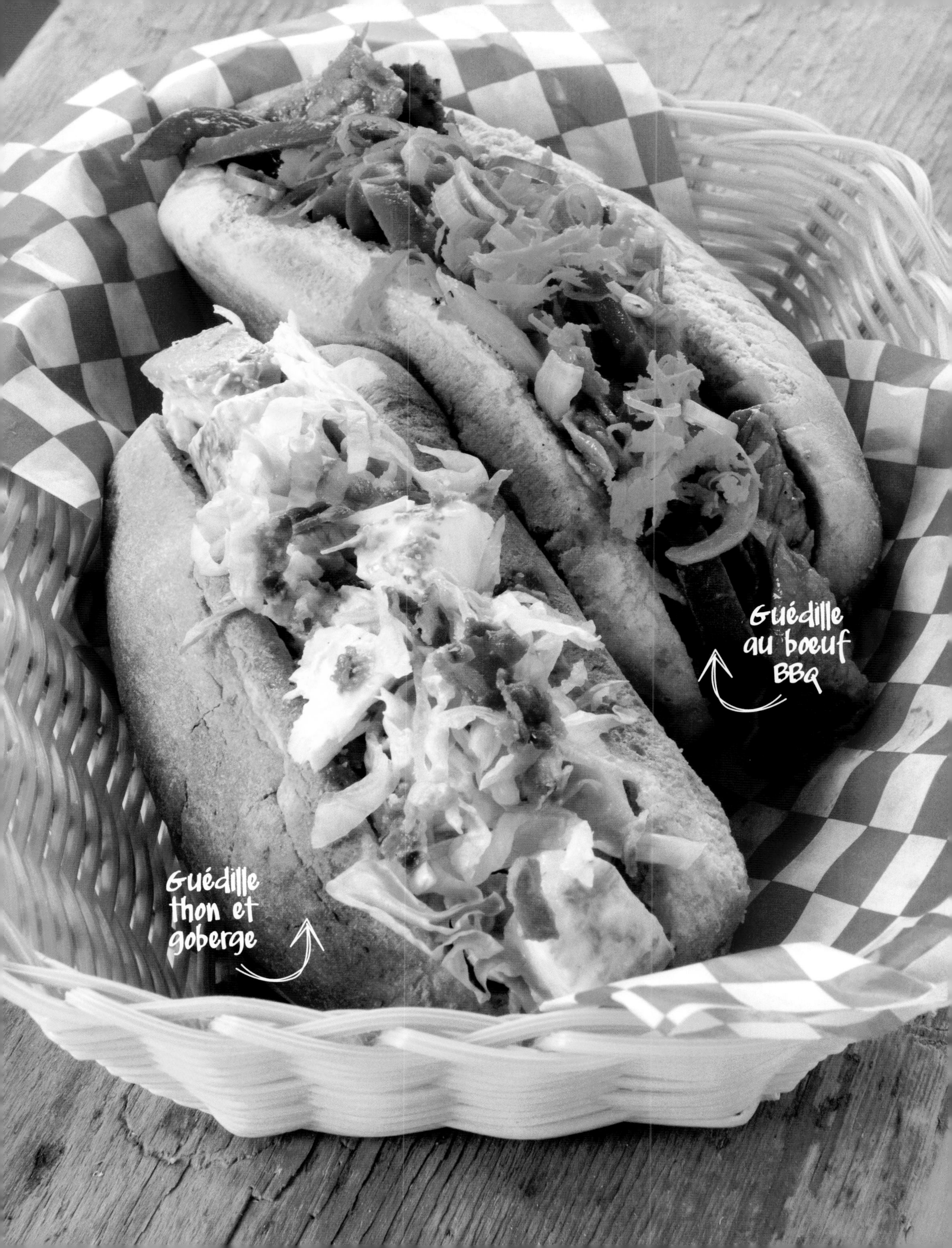
Guédille au boeuf BBQ
Guédille thon et goberge

Valeurs nutritives par portion
Calories : 190 kcal
Lipides : 9 g
Glucides : 16 g
Protéines : 10 g

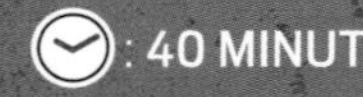 : 40 MINUTES 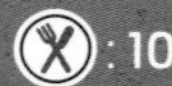 : 10 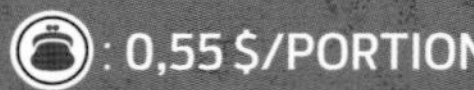 : 0,55 $/PORTION

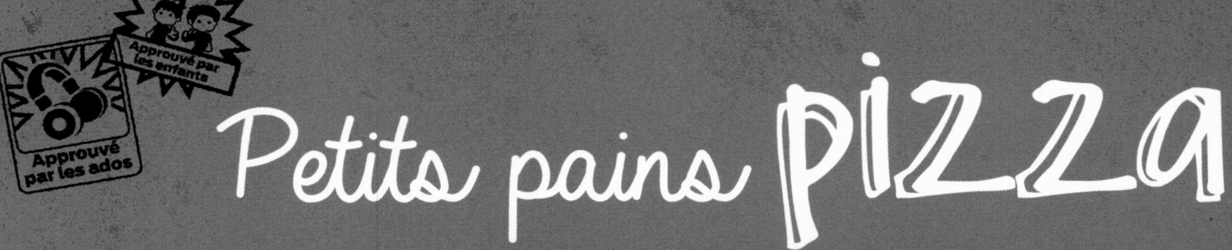

Petits pains pizza

INGRÉDIENTS

- Enduit à cuisson antiadhésif de type PAM
- ½ tasse (125 ml) de salami de Gênes, coupé en cubes
- ½ oignon, haché
- ½ gousse d'ail, hachée
- ⅓ de poivron vert, coupé en petits cubes
- 2 champignons de Paris, hachés
- 1 ½ tasse (375 ml) de farine de blé entier
- ¼ de c. à thé (1 ml) de sel
- 1 c. à thé (5 ml) de poudre à pâte
- 3 œufs
- ⅓ de tasse (80 ml) de lait écrémé
- 2 c. à soupe (30 ml) d'huile d'olive
- ½ tasse (125 ml) de fromage écrémé, râpé
- ¼ de c. à thé (1 ml) de basilic, séché
- 2 tomates, épépinées et coupées en petits cubes
- Poivre
- 1 c. à thé (5 ml) de graines de sésame

PRÉPARATION

1- Placer la grille au centre du four et préchauffer le four à 350 °F (180 °C).
2- Vaporiser un moule à douze muffins d'enduit à cuisson.
3- Dans un poêlon antiadhésif, faire revenir le salami et l'oignon 2 minutes à feu moyen.
4- Ajouter l'ail, le poivron et les champignons, puis cuire 2 minutes.
5- Dans un bol, mélanger la farine avec le sel et la poudre à pâte.
6- Dans un autre bol, battre les œufs avec le lait et l'huile.
7- Façonner un trou au milieu de la farine et y verser le mélange d'œufs. Mélanger.
8- Ajouter le fromage, le basilic, les tomates, le poivre et le mélange de salami. Mélanger.
9- Dans les moule à muffins, répartir la préparation (utiliser dix moules sur douze), puis garnir de graines de sésame.
10- Cuire au four 25 minutes ou jusqu'à ce qu'un cure-dent inséré au centre d'un petit pain en ressorte propre.

Quand le temps manque ou sur la route...

BON À SAVOIR

Les « petits pains pizza » sont le lunch idéal ! Accompagnez-les d'une salade, de quelques crudités et d'un fruit pour un repas complet !

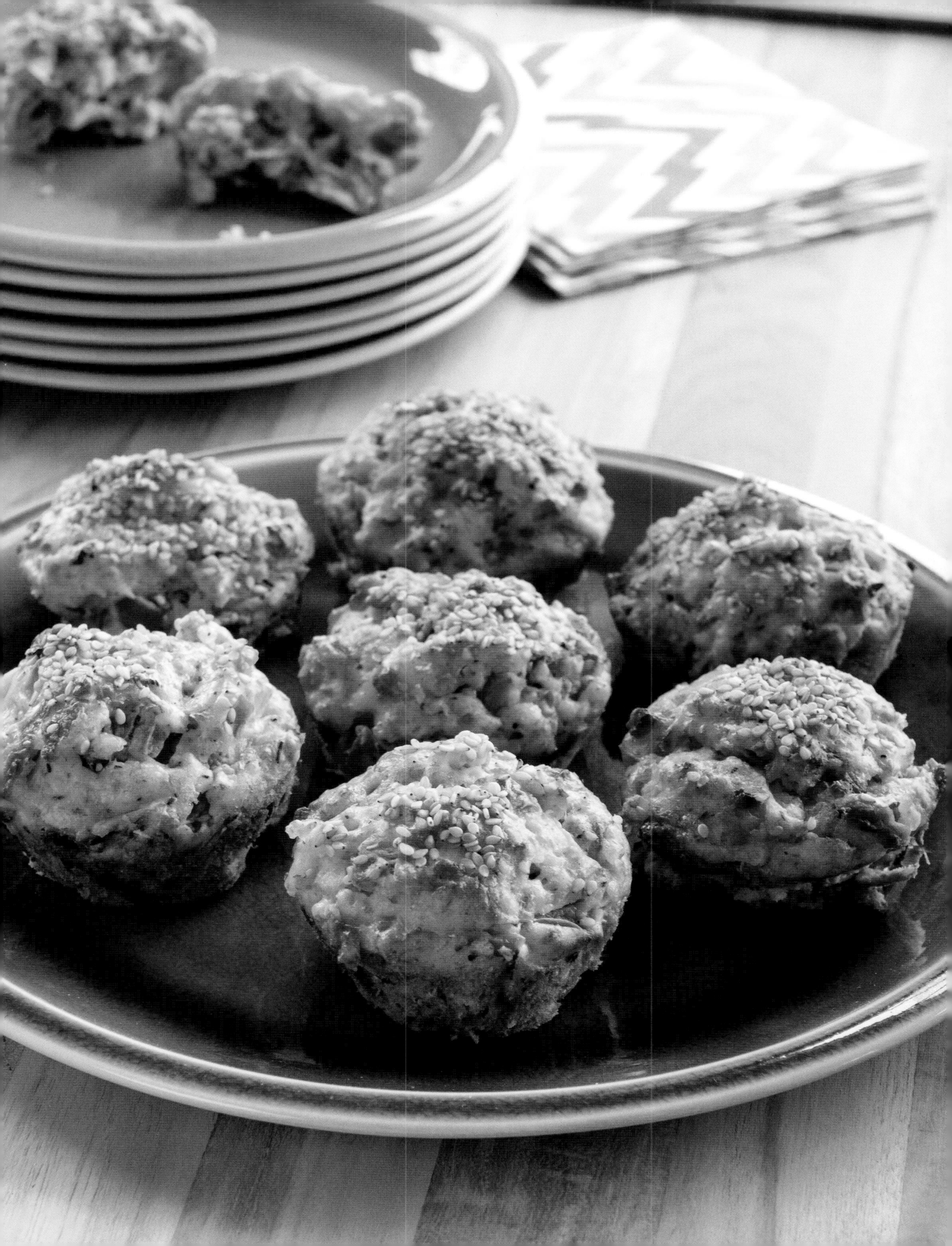

Valeurs nutritives par portion
Calories : 400 kcal
Lipides : 15 g
Glucides : 50 g
Protéines : 15 g

 : 30 MINUTES  : 4  : 2,49$/PORTION

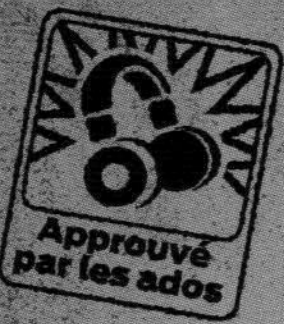

Sans lactose

Les boucles d'or

INGRÉDIENTS

- 2 tasses (500 ml) de pâtes farfalles au blé entier
- ¼ de tasse (60 ml) d'huile d'olive
- ½ petit oignon, émincé
- 120 g de crevettes nordiques
- 2 gousses d'ail, hachées
- 1 tomate jaune, coupée en quartiers
- 1 poivron jaune, coupé en petits cubes
- 4 cœurs de palmier, tranchés en rondelles
- 2 c. à soupe (30 ml) de jus de citron
- 1 c. a soupe (15 ml) de ciboulette, hachée
- ½ c. à thé (2,5 ml) de zeste de citron
- Sel et poivre

PRÉPARATION

1- Dans une casserole d'eau bouillante, cuire les pâtes selon les instructions de l'emballage. Égoutter et réserver.
2- Dans un poêlon antiadhésif, verser l'huile et faire suer l'oignon 2 minutes à feu moyen.
3- Ajouter les crevettes et l'ail. Faire sauter 3 minutes et verser dans la casserole avec les pâtes.
4- Ajouter le reste des ingrédients et bien mélanger.
5- Assaisonner au goût et servir.

Les cœurs de palmier : une source de protéines

BON À SAVOIR

Pauvres en calories et en gras, les cœurs de palmier constituent une source de protéines et de fibres. Une portion de 100 g de cœurs de palmier procure 2,52 g de protéines et 2,4 g de fibres, ces dernières favorisant l'effet de satiété et un poids santé. De plus, les cœurs de palmier contiennent des oméga-6 et des oméga-3 dans un ratio favorable (1,83) pour maintenir une santé vasculaire et cardiaque optimale.

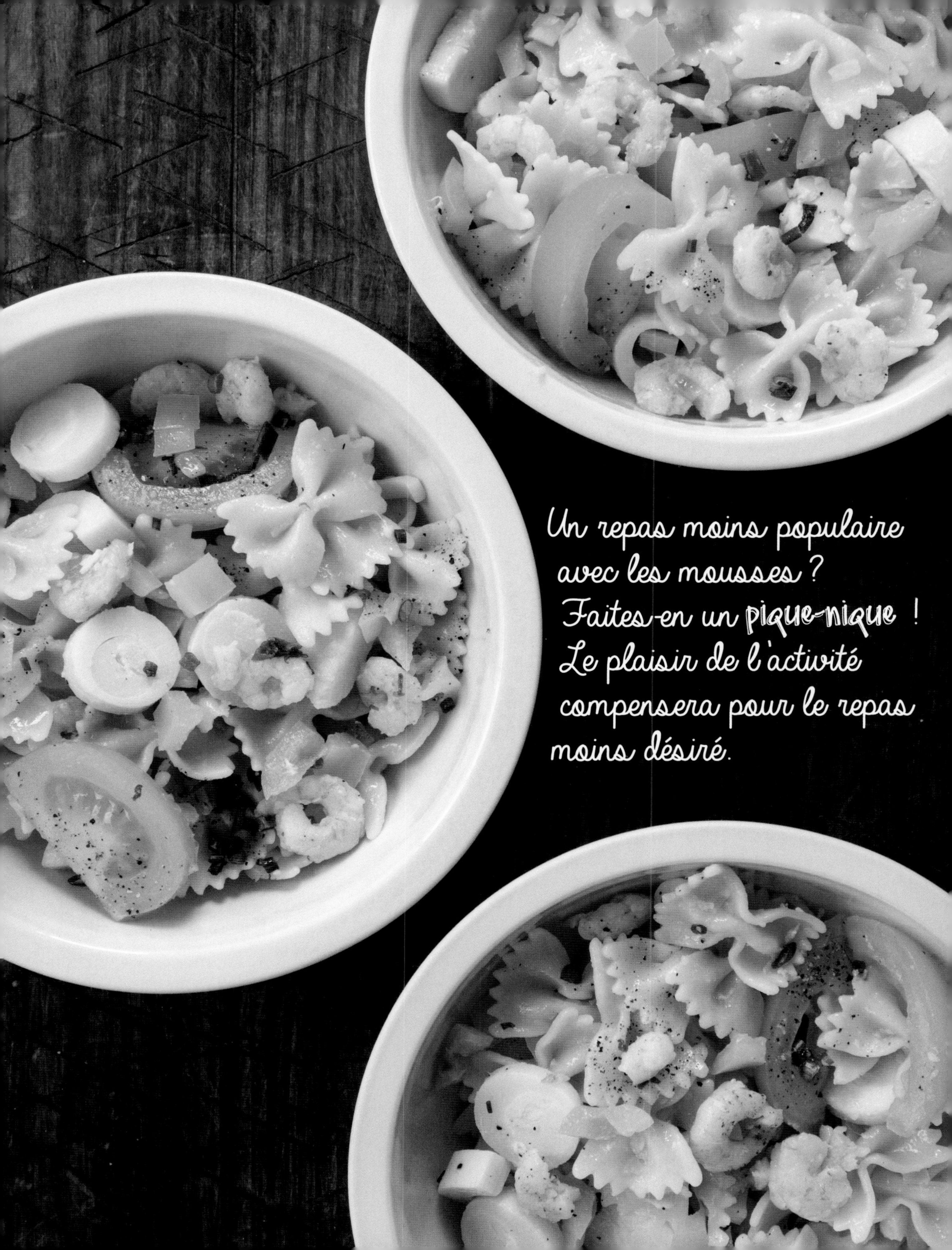
Un repas moins populaire
avec les mousses ?
Faites-en un pique-nique !
Le plaisir de l'activité
compensera pour le repas
moins désiré.

Valeurs nutritives par portion
Calories : 340 kcal
Lipides : 5 g
Glucides : 38 g
Protéines : 33 g

 : 35 MINUTES  : 6 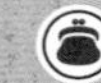 : 2,82 $/PORTION

Doigts de poulet

INGRÉDIENTS

Pour la sauce

¼ de tasse (60 ml) de crème sure 1 % M.G.
2 c. à thé (10 ml) de persil, haché
½ c. à thé (2,5 ml) de poudre d'oignon
½ c. à thé (2,5 ml) de poudre d'ail
½ c. à thé (2,5 ml) de thym, séché
½ c. à thé (2,5 ml) de jus de citron
Sel et poivre

Pour le poulet

650 g poitrines de poulet, désossées, sans peau
1 c. à thé (5 ml) d'huile d'olive
1 c. à thé (5 ml) de mélange d'épices pour volaille
1 c. à thé (5 ml) de jus de citron
Sel et poivre
Enduit à cuisson antiadhésif de type PAM
¼ de tasse (60 ml) de farine de blé entier
2 blancs d'œufs
2 tasses (500 ml) de lait 1 % M.G.
2 tasses (500 ml) de chapelure sans gluten, à base de riz*

PRÉPARATION

1- Dans un cul-de-poule, mélanger les ingrédients de la sauce et réserver.
2- Couper les poitrines de poulet en lanières de 1 po (2,5 cm) d'épaisseur. Déposer le poulet dans un bol et ajouter l'huile d'olive, les épices, le jus de citron, le sel et le poivre. Réserver.
3- Placer la grille au centre du four et préchauffer le four à 400 °F (200 °C).
4- Tapisser une plaque de cuisson de papier parchemin et vaporiser d'enduit à cuisson.
5- Dans un bol, verser la farine. Dans un deuxième bol, verser les blancs d'œufs et le lait, puis battre légèrement. Dans un troisième bol, verser la chapelure.
6- Fariner les lanières de poulet, les tremper dans les œufs, bien égoutter, puis les enrober de chapelure.
7- Déposer les lanières sur la plaque de cuisson.
8- Cuire au four 8 minutes de chaque côté, jusqu'à ce que les lanières soient dorées. Égoutter sur du papier absorbant et assaisonner au goût.

*peut être remplacée par la chapelure de pain

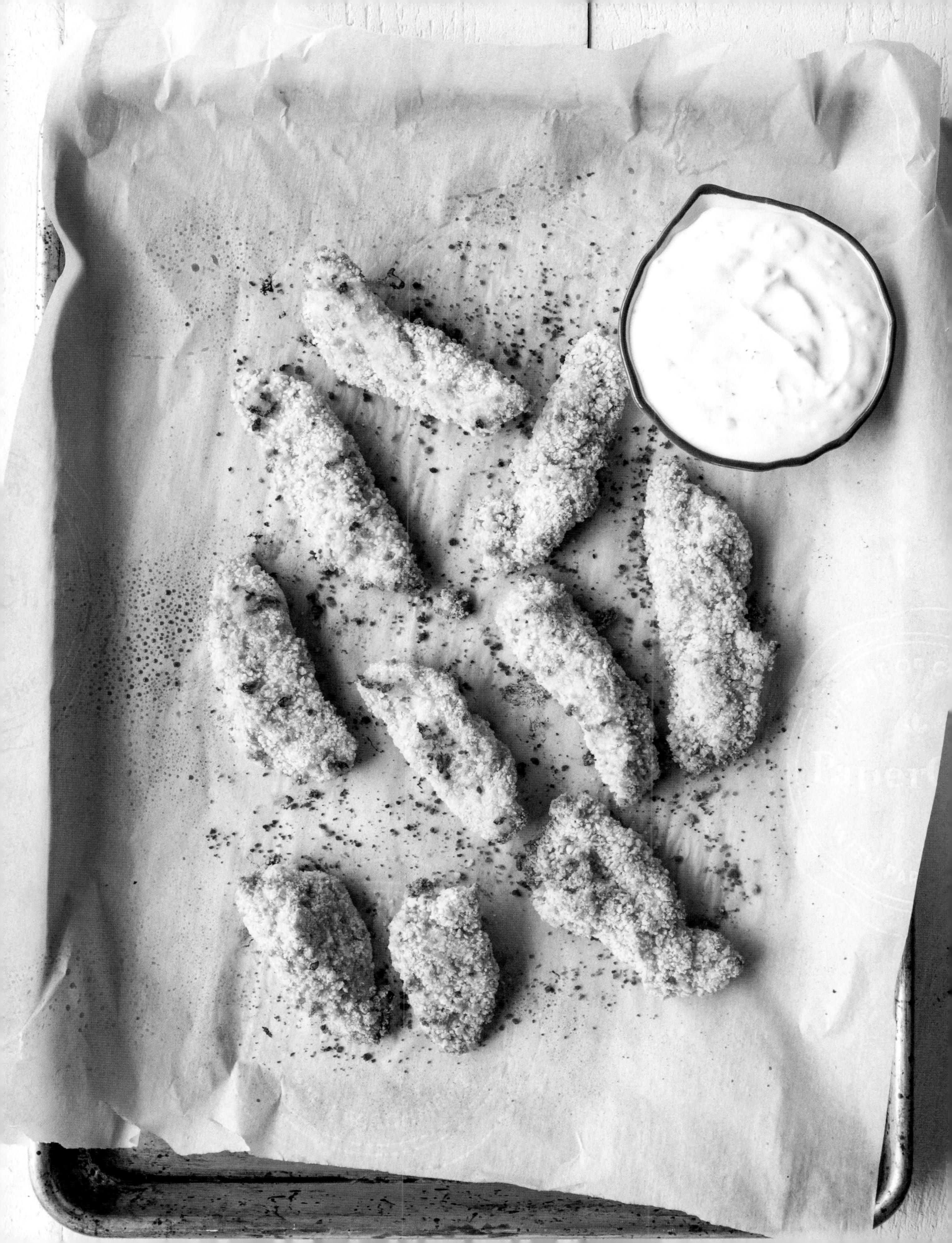

Valeurs nutritives par portion
Calories : 350 kcal
Lipides : 10 g
Glucides : 54 g
Protéines : 15 g

 : 20 MINUTES  : 30 MINUTES  : 5  : 1,06 $/PORTION

Falafels au four

INGRÉDIENTS

Pour la sauce au sésame

½ tasse (125 ml) de tahini (beurre de sésame)
½ tasse (125 ml) d'eau
2 c. à thé (10 ml) de jus de citron
½ gousse d'ail, hachée
Sel et poivre

Pour les falafels

Enduit à cuisson antiadhésif de type PAM
1 boîte de 19 oz (540 ml) de pois chiches, rincés et égouttés
2 gousses d'ail, hachées
¼ de tasse (60 ml) d'oignon, haché
¼ de tasse (60 ml) de persil, frais et haché
½ tasse (125 ml) de quinoa, cuit
1 blanc d'œuf
1 c. à soupe (15 ml) de cumin, moulu
1 c. à thé (5 ml) de jus de citron
1 c. à thé (5 ml) d'huile d'olive
1 c. à thé (5 ml) de coriandre, moulue
1 c. à thé (5 ml) de sel
1 pincée de poivre

PRÉPARATION

Pour la sauce

1- Dans un bol, mélanger tous les ingrédients. Réserver.

Pour les falafels

1- Placer la grille au centre du four et préchauffer le four à 400 °F (200 °C).
2- Tapisser une plaque de cuisson de papier parchemin et vaporiser d'enduit à cuisson.
3- Dans un robot culinaire, hacher finement les pois chiches, l'ail, l'oignon, le persil, le quinoa et le blanc d'œuf.
4- Verser la préparation dans un bol et incorporer le reste des ingrédients. Façonner 16 boules de la grosseur d'une balle de ping pong. Déposer les boulettes sur la plaque de cuisson.
5- Cuire au four 30 minutes en retournant aux 10 minutes.
6- Servir avec la sauce au sésame et du pain pita.

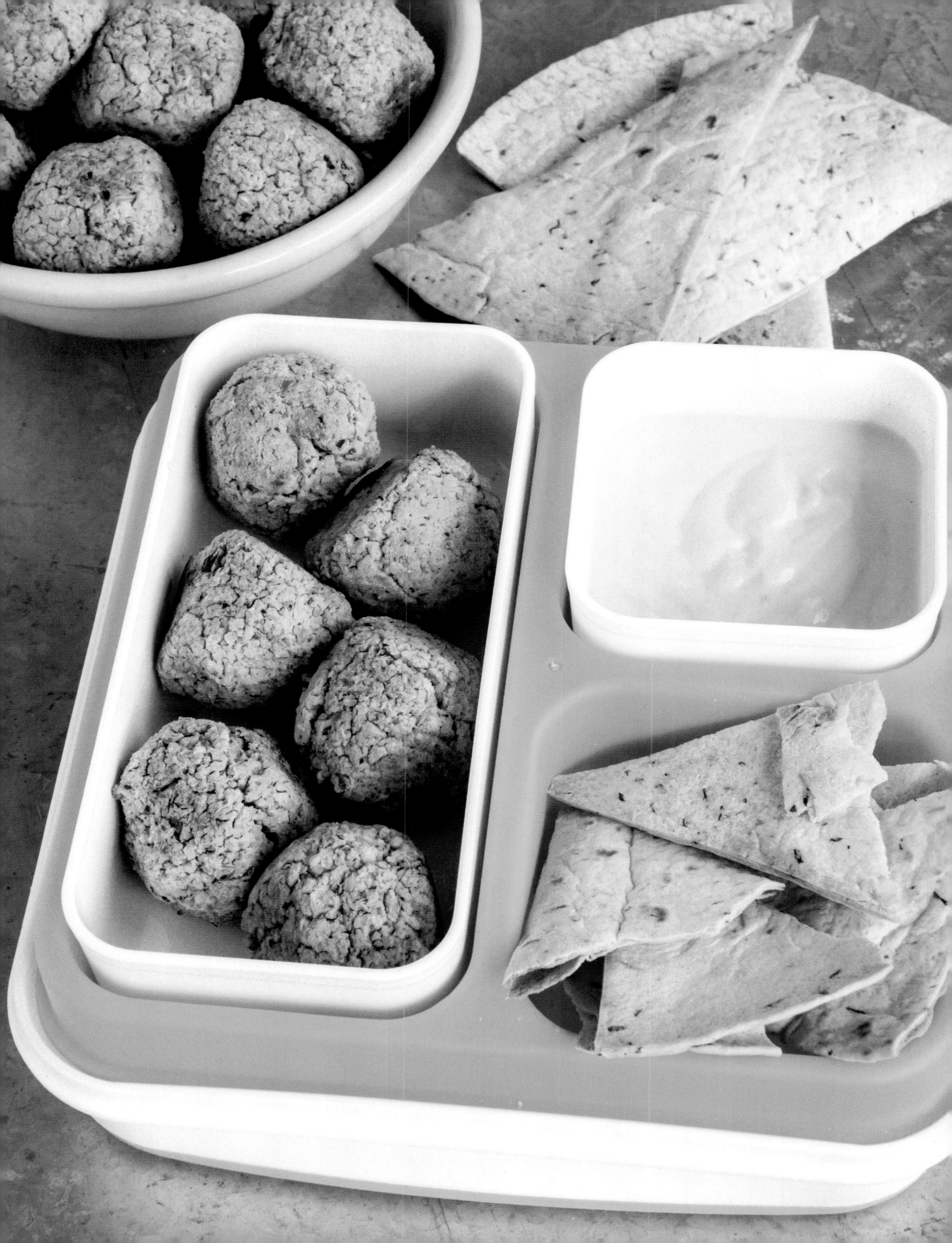

Valeurs nutritives par portion
Calories : 410 kcal
Lipides : 11 g
Glucides : 54 g
Protéines : 23 g

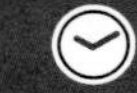 : 20 MINUTES 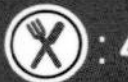 : 4 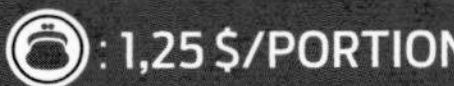 : 1,25 $/PORTION

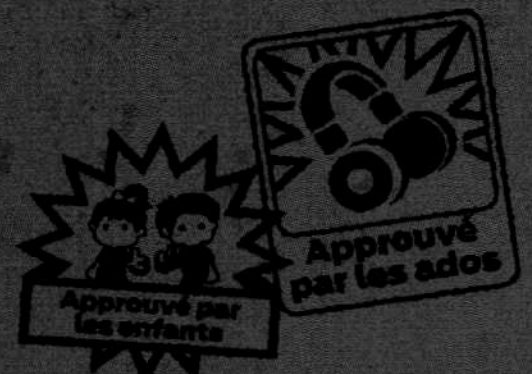

Macaroni au fromage

INGRÉDIENTS

½ oignon, haché finement
2 c. à soupe (30 ml) d'huile de canola
2 tasses (500 ml) de macaronis au blé entier
2 c. à soupe (30 ml) de farine tout usage
1 ½ tasse (375 ml) de lait écrémé chaud
1 c. à thé (5 ml) de moutarde de Dijon
¼ de c. à thé (1 ml) de poivre
75 g de fromage cheddar fort 18 % M.G., coupé en cubes
½ tasse (125 ml) de produit de fromage fondu (Le petit crémeux Boivin) 22 % M.G.

PRÉPARATION

1- Dans une casserole moyenne, faire revenir l'oignon dans l'huile quelques minutes.
2- Pendant ce temps, cuire les pâtes selon les instructions de l'emballage.
3- Ajouter la farine au mélange d'huile en fouettant. Incorporer une partie du lait chaud et fouetter pour dissoudre les grumeaux.
4- Ajouter le reste du lait chaud, la moutarde de Dijon et le poivre. Remuer fréquemment jusqu'à épaississement de la sauce.
5- Ajouter le fromage cheddar et lorsqu'il est presque fondu, incorporer le produit de fromage fondu.
6- Verser la sauce sur les pâtes égouttées et mélanger.
7- Servir avec une salade d'épinards et de tomates.

Simple, rapide, nourrissant et surtout adoré

BON À SAVOIR

Le macaroni au fromage est un mets simple dont les enfants raffolent et qui se prépare rapidement. D'un point de vue nutritif, il est intéressant pour sa teneur en calcium et en protéines de même que pour sa teneur réduite en sodium. Pour un repas complet, il suffit de l'accompagner de légumes colorés !

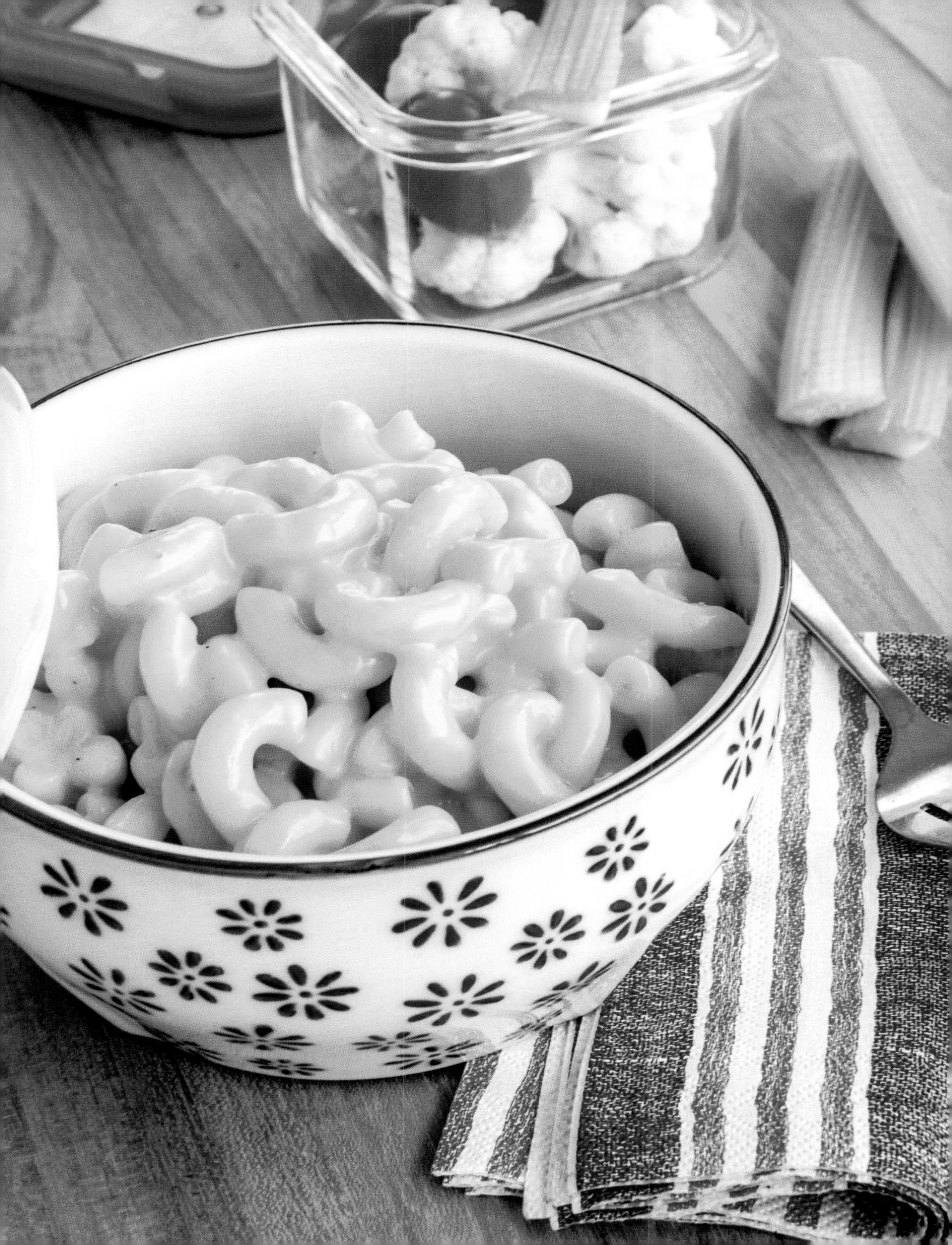

Valeurs nutritives par portion
Calories : 170 kcal
Lipides : 6 g
Glucides : 10 g
Protéines : 19 g

 : 40 MINUTES  : 9 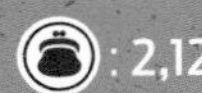 : 2,12 $/PORTION

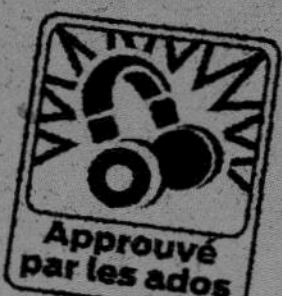

Petits pains de viande à l'italienne

INGRÉDIENTS

- 2 c. à thé (10 ml) d'huile d'olive
- 1 petit oignon, haché finement
- 1 gousse d'ail, hachée
- Enduit à cuisson antiadhésif de type PAM
- 1 c. à soupe (15 ml) de farine
- 454 g (1 lb) de poulet haché extra-maigre
- 1 œuf
- ¼ de tasse (60 ml) de lait écrémé
- ½ tasse (125 ml) de chapelure à l'italienne
- ½ tasse (125 ml) de fromage parmesan, râpé
- Sel et poivre
- ¾ de tasse (180 ml) de sauce tomate
- ½ tasse (125 ml) de fromage mozzarella léger 15 % M.G.
- 12 feuilles de basilic

PRÉPARATION

1- Dans un poêlon antiadhésif, verser l'huile, puis faire suer l'oignon et l'ail de 3 à 5 minutes à feu moyen. Réserver.

2- Placer la grille au centre du four et préchauffer le four à 350 °F (180 °C).

3- Vaporiser un moule à douze muffins d'enduit à cuisson et fariner légèrement.

4- Dans un grand bol, déposer le mélange d'oignon et d'ail, le poulet haché, l'œuf, le lait, la chapelure, le fromage parmesan, le sel et le poivre. Mélanger avec les mains.

5- Répartir la préparation dans les moules à muffins (utiliser seulement neuf moules sur douze) et presser légèrement.

6- Ajouter la sauce tomate sur les petits pains et cuire au four 20 minutes.

7- Parsemer de fromage mozzarella et poursuivre la cuisson 3 minutes ou jusqu'à ce que le fromage soit fondu.

8- Garnir de feuilles de basilic et servir.

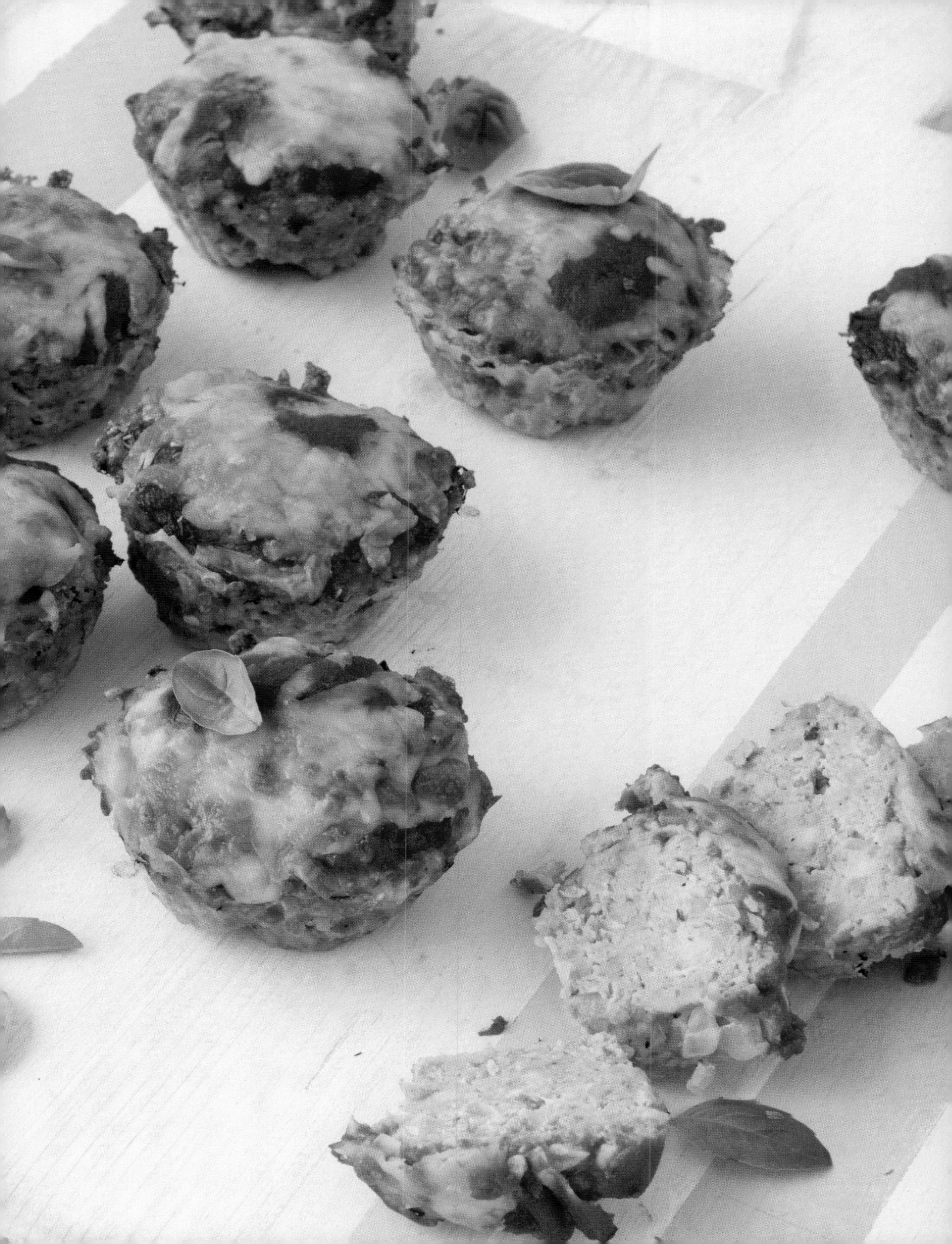

Valeurs nutritives par portion
Calories : 320 kcal
Lipides : 10 g
Glucides : 39 g
Protéines : 21 g

 : 30 MINUTES 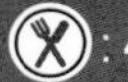 : 4 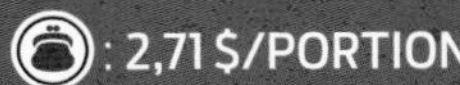: 2,71 $/PORTION

Chili à la dinde

Sans gluten

INGRÉDIENTS

- 2 c. à soupe (30 ml) d'huile d'olive
- 2 oignons, hachés
- 2 carottes, coupées en dés
- 2 branches de céleri, tranchées
- 1 poivron rouge, épépiné et coupé en dés
- 1 poivron vert, épépiné et coupé en dés
- 2 gousses d'ail, hachées
- 300 g de dinde hachée maigre
- 1 c. à soupe (15 ml) de paprika
- 2 c. à thé (10 ml) de cumin
- 1 boîte de 28 oz (796 ml) de tomates en dés
- 1 ½ c. à soupe (22,5 ml) de pâte de tomate
- ½ boîte de 19 oz (540 ml) de haricots noirs, rincés et égouttés
- ½ tasse (125 ml) de bouillon de légumes réduit en sodium
- 1 c. à soupe (15 ml) de mélasse
- 2 c. à thé (10 ml) de jus de lime
- 2 c. à thé (10 ml) de fécule de maïs
- 2 c. à soupe (30 ml) d'eau froide
- 1 c. à soupe (15 ml) d'origan, séché
- Sel et poivre
- ½ tasse (125 ml) de fromage cheddar 4 % M.G., râpé

PRÉPARATION

1- Dans une grande casserole faire chauffer l'huile à feu moyen. Ajouter les oignons, les carottes, le céleri, les poivrons et l'ail, puis faire revenir 5 minutes.

2- Ajouter la dinde, la paprika, le cumin, et cuire jusqu'à ce que la viande ne soit plus rose.

3- Ajouter les tomates, la pâte de tomate, les haricots, le bouillon, la mélasse et le jus de lime, puis porter à ébullition. Laisser mijoter à découvert 20 minutes, en remuant fréquemment ou jusqu'à ce que les carottes soient tendres.

4- Dissoudre la fécule de maïs dans l'eau froide et verser dans le chili. Ajouter l'origan et mélanger. Rectifier l'assaisonnement.

5- Garnir de fromage râpé et servir.

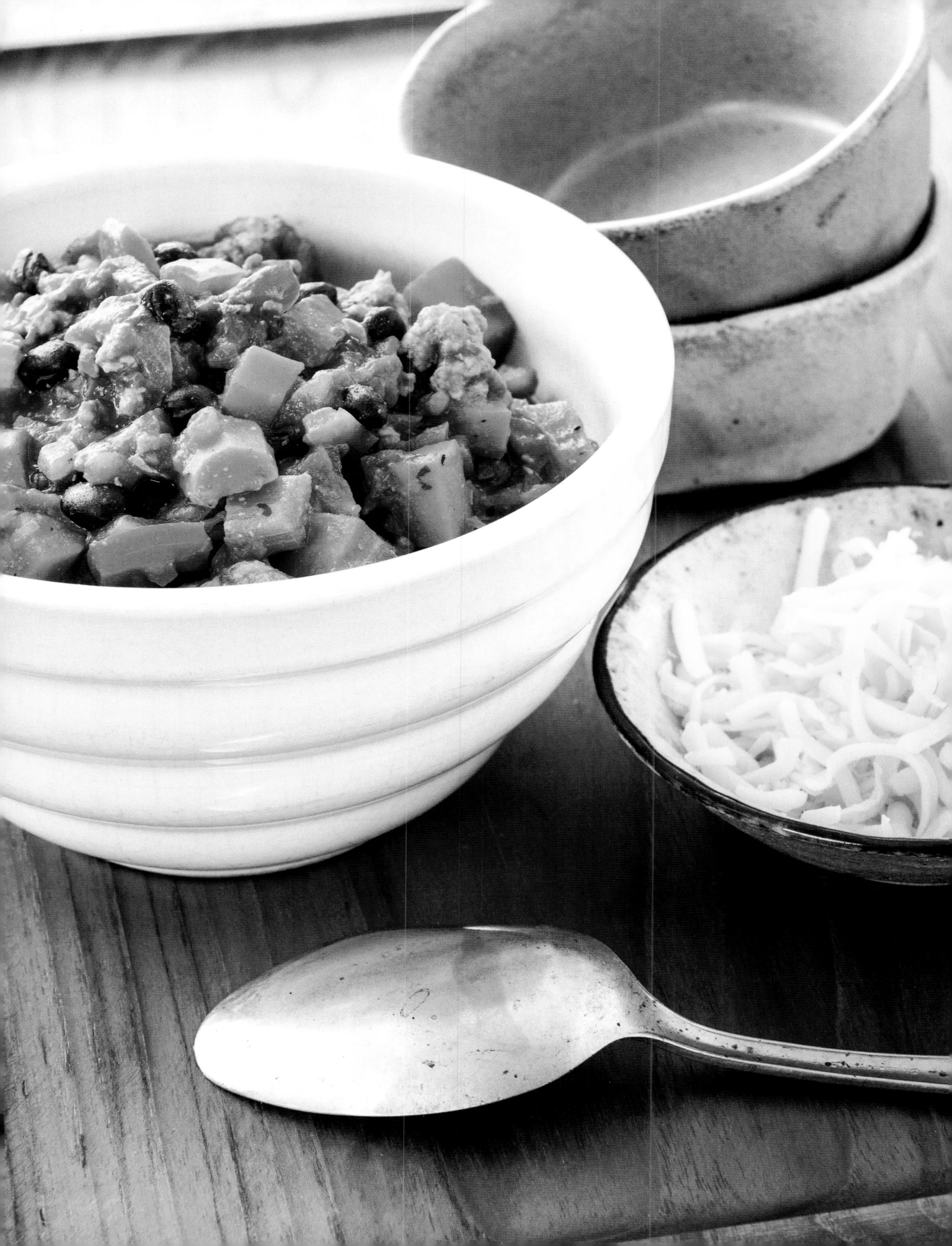

Valeurs nutritives par portion
Calories : 460 kcal
Lipides : 26 g
Glucides : 44 g
Protéines : 28 g

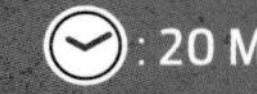 : 20 MINUTES  : 4 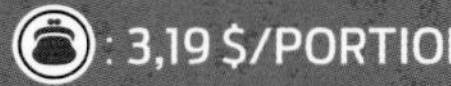 : 3,19 $/PORTION

Burrito dans un bol

INGRÉDIENTS

- 1 tasse (250 ml) de riz brun, non cuit
- 350 g de tofu aux fines herbes extra-ferme, coupé en lanières
- 2 c. à soupe (30 ml) d'huile d'olive
- ½ c. à thé (2,5 ml) de paprika
- ¼ de c. à thé (1 ml) de poudre d'ail
- ¼ de c. à thé (1 ml) de cumin, en poudre
- 1 tasse (250 ml) de fromage cheddar 18 % M.G., râpé
- 1 tasse (250 ml) de maïs en grains
- 2 tomates italiennes, coupées en dés
- 1 poivron vert, coupé en dés
- 2 oignons verts, hachés
- ½ avocat, coupé en dés
- ¼ de tasse (60 ml) de feuilles de coriandre
- 1 lime, coupée en quartiers
- Sel et poivre

PRÉPARATION

1- Préparer le riz selon les instructions de l'emballage.

2- Entretemps, dans une poêle, cuire le tofu dans l'huile d'olive 3 minutes.

3- Assaisonner le tofu avec le paprika, la poudre d'ail et le cumin. Réserver.

4- Déposer le riz au fond de quatre bols de service. Répartir le tofu, le fromage et les légumes sur le riz.

5- Garnir de feuilles de coriandre et de quartiers de lime. Assaisonner au goût et servir.

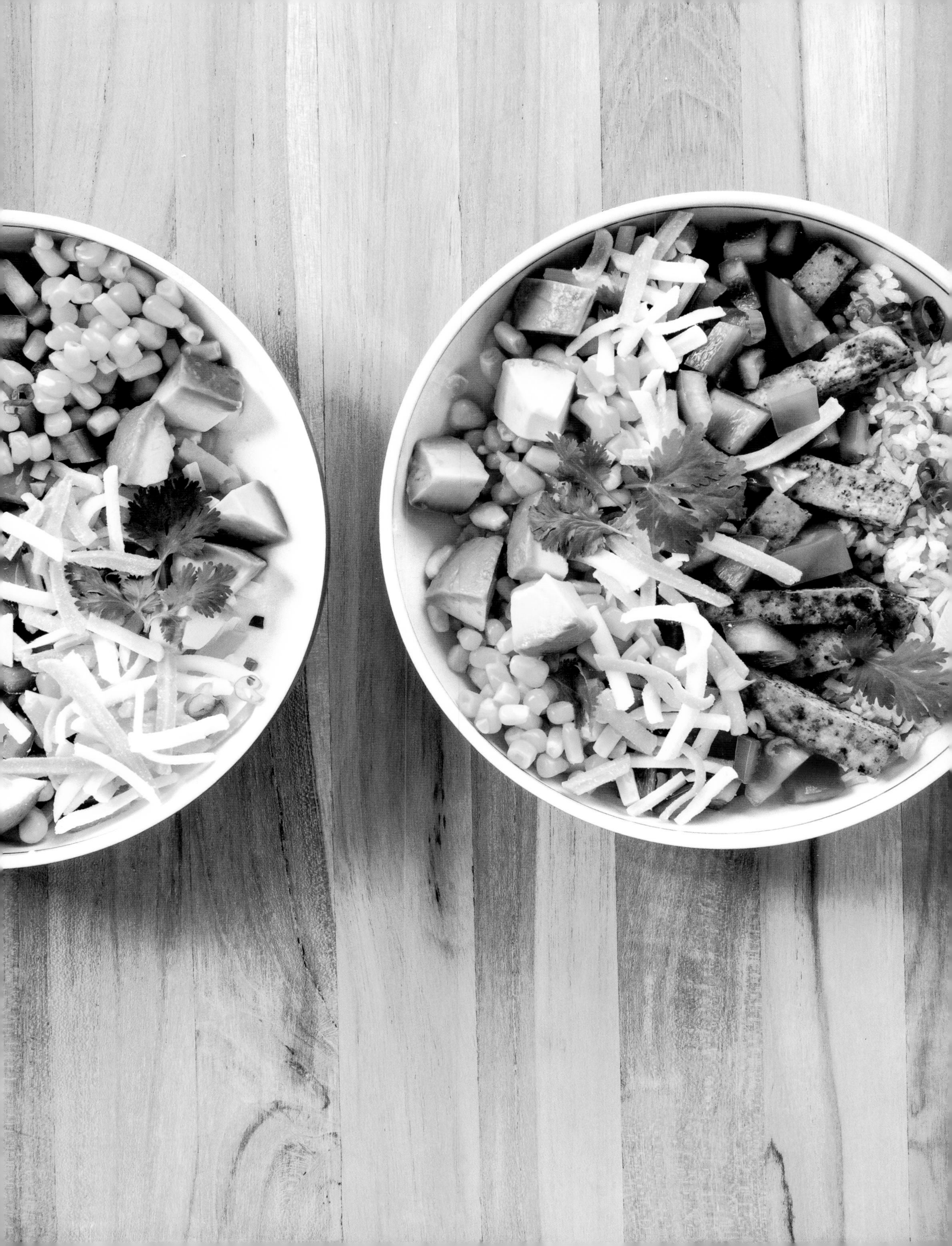

Valeurs nutritives par portion
Calories : 460 kcal
Lipides : 9 g
Glucides : 73 g
Protéines : 24 g

 : 15 MINUTES  : 1 HEURE 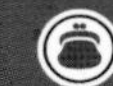 : 4 : 2,65$/PORTION

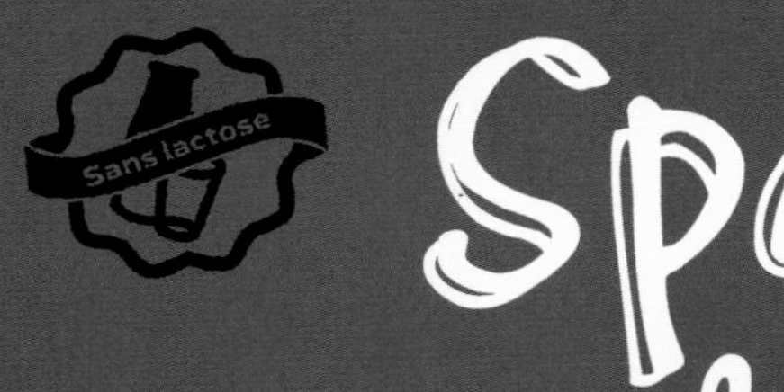

Spaghetti du mercredi

INGRÉDIENTS

- 1 oignon, émincé
- 1 c. à soupe (15 ml) d'huile d'olive
- 200 g de bœuf haché extra-maigre non cuit
- 2 gousses d'ail, hachées
- 2 branches de céleri, coupées en biseau
- 1 poivron rouge, coupé en cubes
- 1 tasse (250 ml) de champignons, coupés en morceaux
- 1 boîte de pâte de tomate
- 4 tasses (1 litre) de jus de tomate réduit en sodium
- 2 c. à thé (10 ml) de sirop d'érable
- 2 feuilles de laurier
- ¼ de c. à thé (1 ml) de piment rouge broyé (facultatif)
- Sel et poivre
- 239 g de spaghettis de blé entier

PRÉPARATION

1- Dans un chaudron, faire revenir l'oignon 2 minutes dans l'huile. Ajouter le bœuf et l'ail, puis faire revenir 6 minutes ou jusqu'à ce que la viande ait perdu sa teinte rosée.

2- Ajouter les légumes, la pâte de tomate, le jus de tomate, le sirop d'érable, les feuilles de laurier, le piment rouge broyé, le sel et le poivre. Laisser mijoter 1 heure à feu doux. Remuer de temps en temps.

3- 10 minutes avant la fin de la cuisson de la sauce, cuire les spaghettis.

4- Au moment de servir, retirer les feuilles de laurier et rectifier l'assaisonnement de la sauce.

Poivrons d'été

Les poivrons, dont la consommation est idéale entre les mois de juin et octobre, apportent couleur, vitamines et minéraux à vos repas. À 0,88 $ par portion de 100 g, profitez-en pour les intégrer à vos pâtes et à vos salades ou pour les présenter en accompagnement de vos viandes.

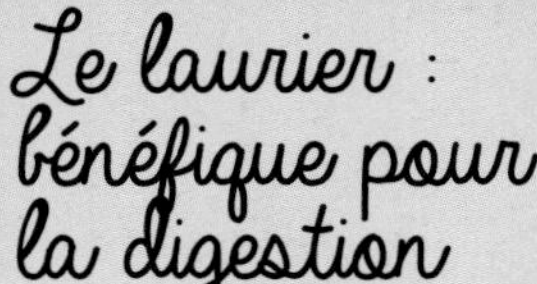

Le laurier : bénéfique pour la digestion

Très aromatique, la feuille de laurier stimule l'appétit et les estomacs au ralenti, ce qui a pour effet de soulager les flatulences occasionnelles.

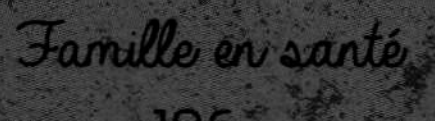

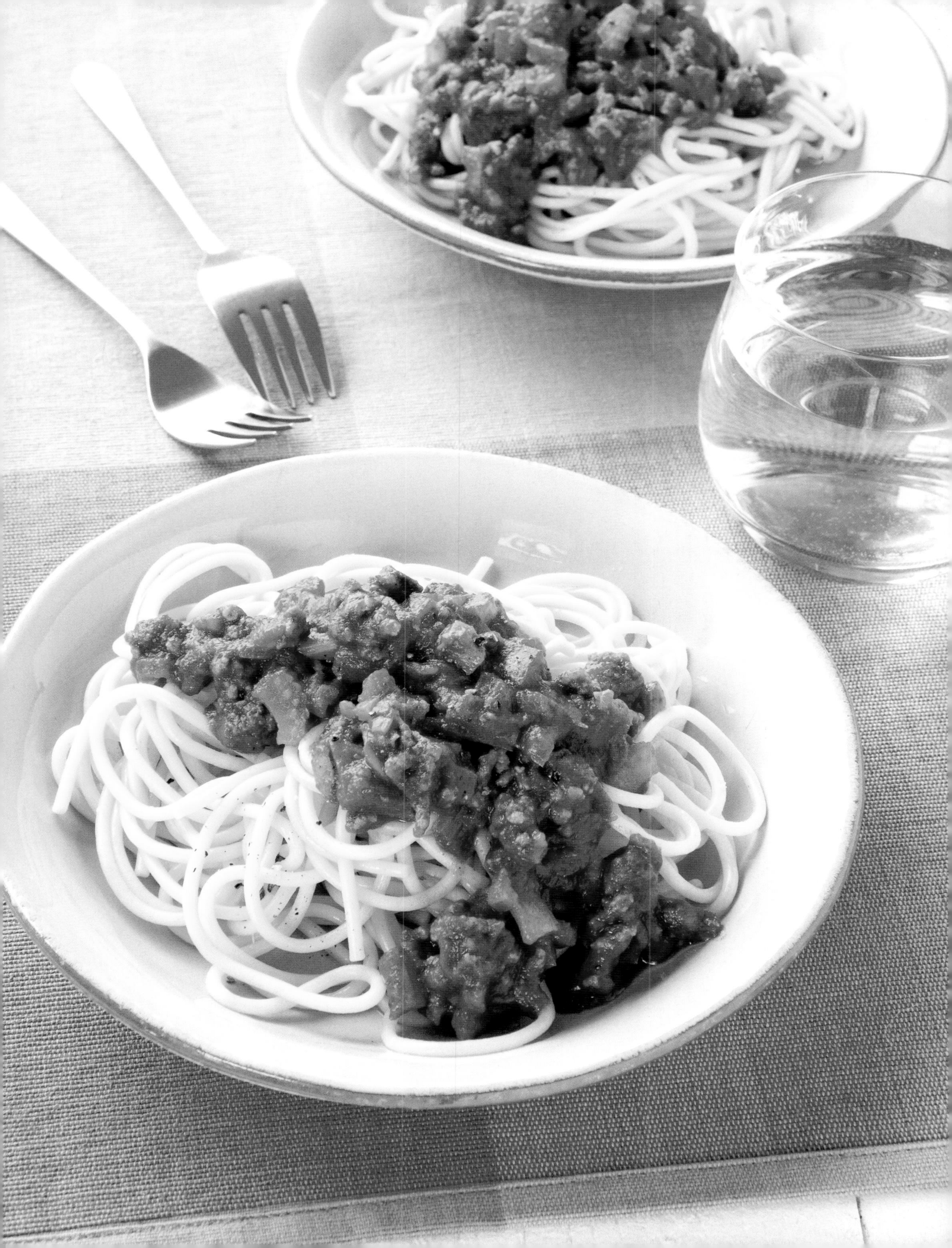

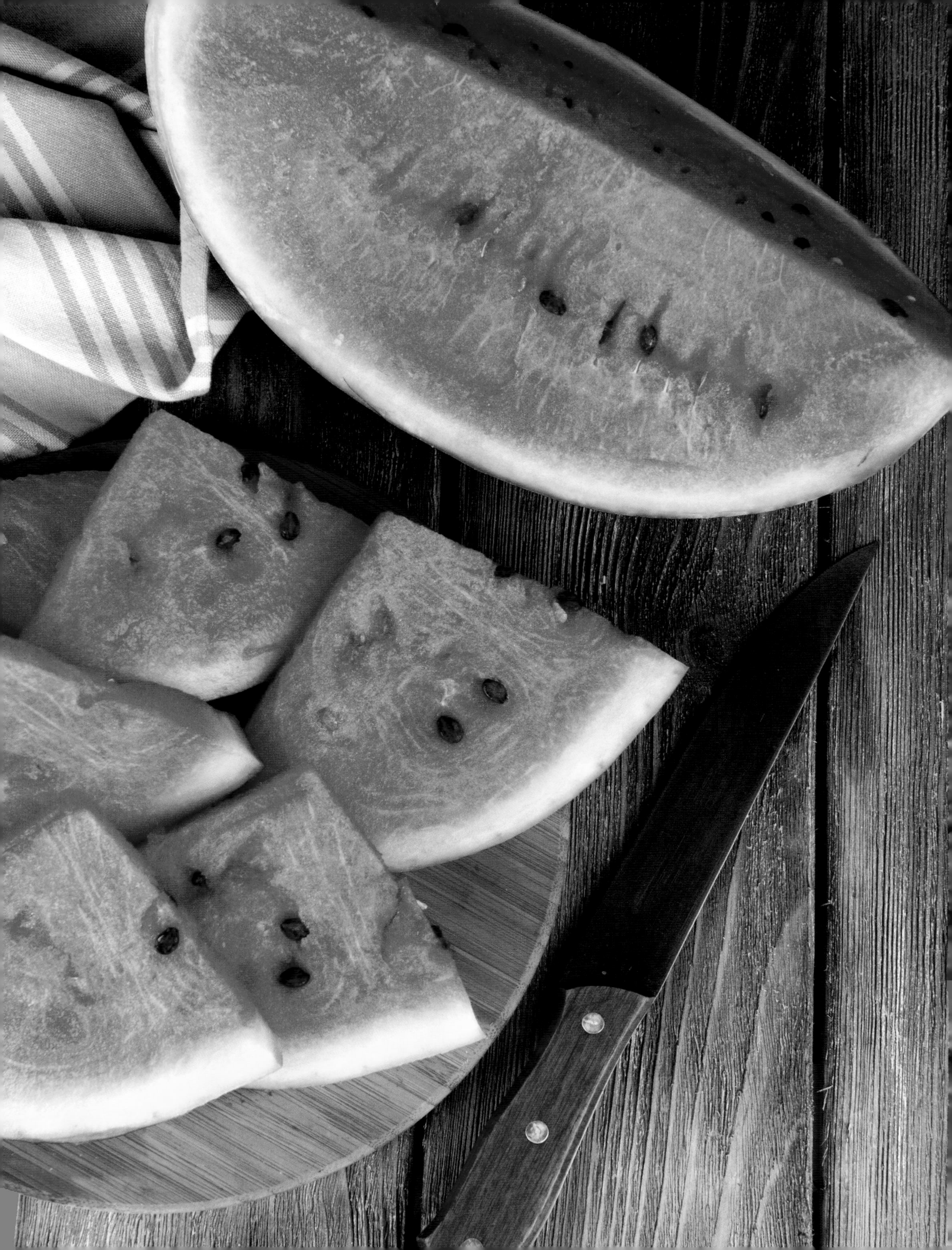

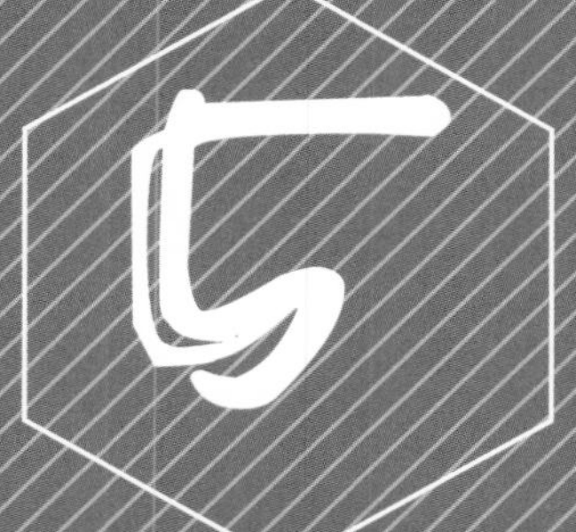

Les collations

Petites gâteries d'après-midi

Les 7 meilleures noix à consommer

Certaines personnes boudent les noix et les graines à cause de leur teneur élevée en matières grasses. Ce qu'il faut savoir, c'est qu'une portion de noix représente ¼ de tasse (60 ml), soit l'équivalent du creux de la paume de la main. Consommées raisonnablement, elles sont de vrais petits bijoux en terme de valeur nutritive.

Tout d'abord, elles sont riches en acides gras insaturés et ne contiennent pas de cholestérol, un avantage pour votre santé cardiovasculaire. Puisqu'elles constituent une bonne source de protéines végétales et de fibres alimentaires, elles représentent un bon choix de collation.

Leur teneur en antioxydants aide à vous protéger contre les radicaux libres et ainsi à réduire les risques de cancers et de maladies cardiovasculaires. Nous avons dressé une liste des sept meilleures noix offertes sur le marché !

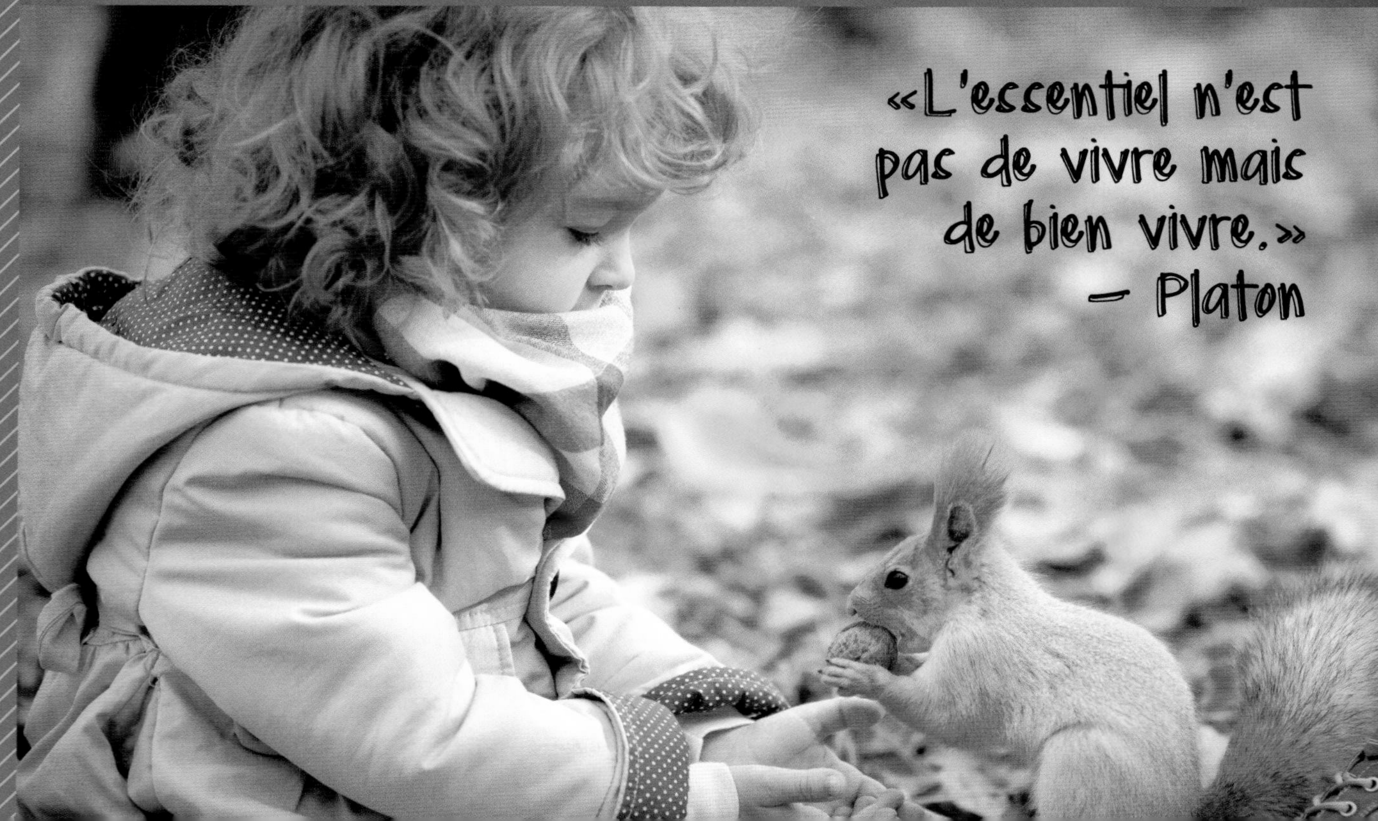

«L'essentiel n'est pas de vivre mais de bien vivre.» – Platon

En résumé...

	Pourquoi en manger ?	Calories (kcal)	Protéines (g)	Quantité totale de gras (g)	Gras non saturés (g)	Fibres (g)
		Par portion de ¼ tasse (60 ml)				
NOIX DE GRENOBLE	Riches en oméga-3 qui favorisent une bonne santé cardiovasculaire Riches en antioxydants	166	4	17	14	2
AMANDES	Diminuent le risque de maladie cardiovasculaire Diminuent le cholestérol sanguin Riches en fibres alimentaires, ce qui augmente la satiété	208	8	18	16	4
NOIX DU BRÉSIL	Teneur élevée en sélénium, un antioxydant qui participe à la formation des protéines musculaires Riches en magnésium, cuivre, phosphore et calcium, des minéraux essentiels	233	5	24	16	3
ARACHIDES	Diminuent le cholestérol sanguin Pourraient réduire le risque de souffrir de diabète de type 2 Riches en zinc, manganèse, cuivre et vitamine B3	210	10	18	15	3
NOIX DE PIN	Excellente source de phosphore (essentiel au maintien des os et des dents) Améliorent la santé cardiovasculaire Bonne source de magnésium, zinc, manganèse et cuivre	230	5	23	18	1
PACANES	Diminuent le cholestérol sanguin Excellente source d'antioxydants qui aident à prévenir les maladies liées au vieillissement Source d'arginine qui contribue à la sécrétion d'hormones de croissance et au bon fonctionnement du système immunitaire	173	2	18	15	2
NOIX DE MACADAMIA	Bonne source de potassium (nécessaire à la contraction musculaire) Bonne source de phosphore (régénération des tissus, croissance des os et des dents)	244	3	26	21	3

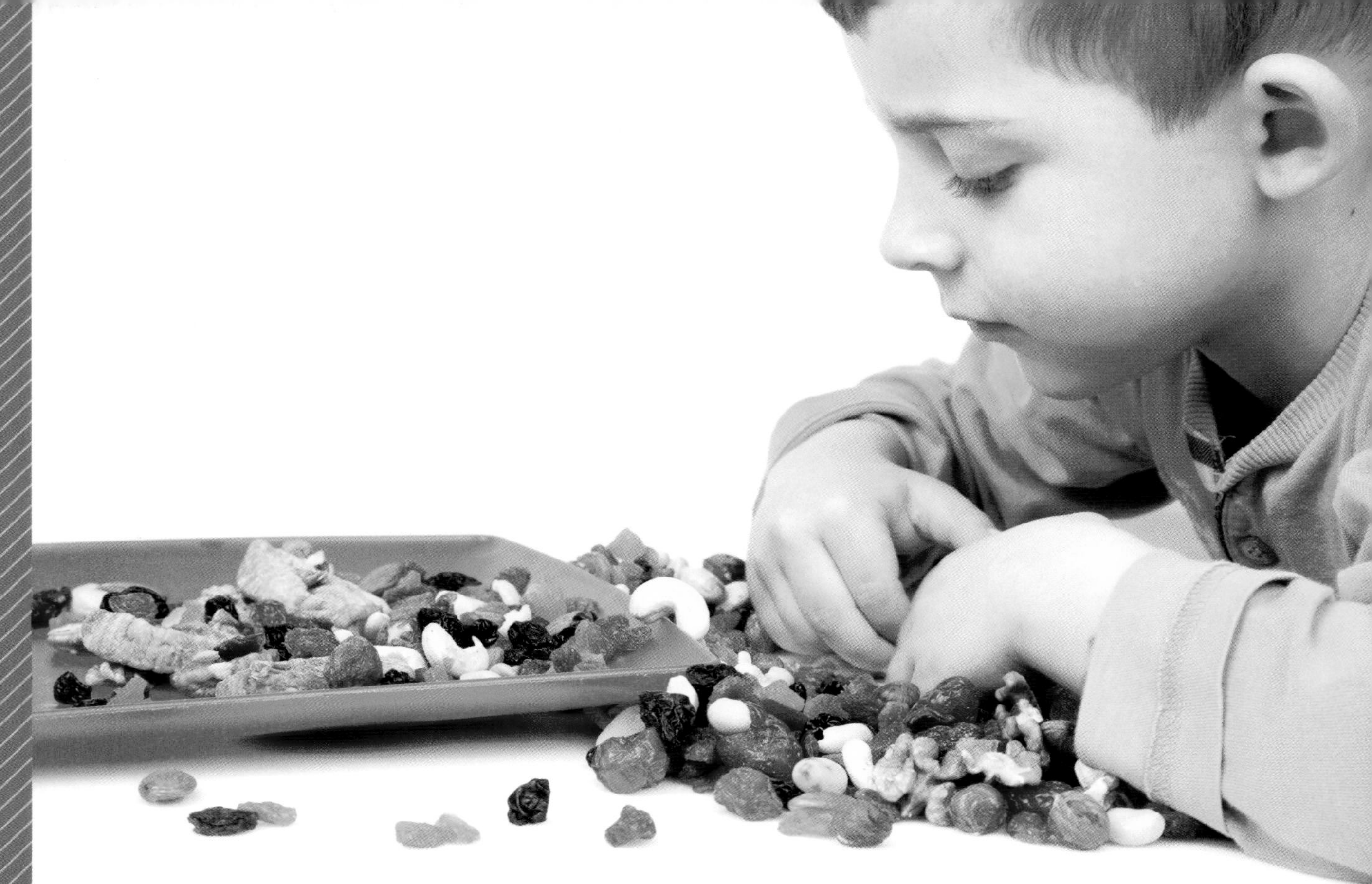

Faites votre propre mélange du randonneur !

Vous partez en randonnée ? Préparez votre version personnelle du mélange du randonneur, et nous vous garantissons que votre famille vous en redemandera. Pour ce faire, choisissez une sorte de noix non salée, un type de graine, un fruit séché et une sucrerie (optionnel) et mélangez. Le plus difficile sera de ne pas en abuser ! Bonne randonnée !

1 choix

Noix non salées (120 ml)

- ❍ Amandes
- ❍ Arachides
- ❍ Noix de Grenoble
- ❍ Noix du Brésil
- ❍ Pacanes
- ❍ Pistaches
- ❍ Noix de pin
- ❍ Noisettes
- ❍ Noix de macadamia

1 choix

Graines (120 ml)

- ❍ Graines de citrouille
- ❍ Graines de chanvre
- ❍ Graines de chia blanches
- ❍ Graines de chia noires
- ❍ Graines de lin non moulues
- ❍ Graines de tournesol
- ❍ Graines de sésame
- ❍ Graines de pavot
- ❍ Avoine
- ❍ Graines de soya
- ❍ Pois chiches grillés

1 choix

Fruits séchés (60 ml)

- ❍ Bananes séchées
- ❍ Canneberges séchées
- ❍ Raisins secs
- ❍ Bleuets séchés
- ❍ Kiwis séchés
- ❍ Abricots séchés
- ❍ Dattes séchées
- ❍ Pruneaux séchés

1 choix

Sucreries (60 ml)

- ❍ Pépites de chocolat noir à 70 %
- ❍ Noix de coco sucrée râpée
- ❍ Grappes de miel (Fibre 1)
- ❍ Bouchées de Mini-Wheats

Bons ou mauvais ? Le point sur les jus de fruits

Un grand nombre de Nord-Américains commencent la journée avec un verre de jus d'orange. Mais le jus de fruits à 100 % remplace-t-il une portion de fruits ?

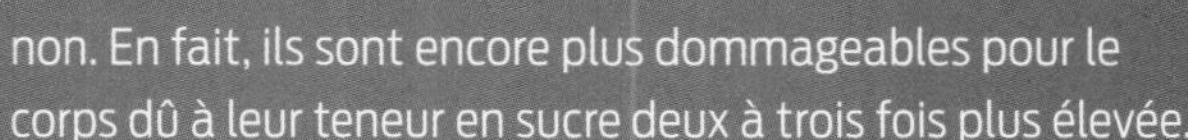

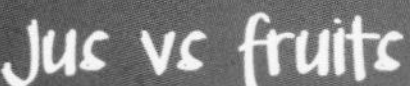

Jus vs fruits

« Fait de fruits à 100 % » et « Fraîchement pressé » sont deux allégations qui peuvent porter à confusion. On croit souvent qu'elles sont gage de santé. Cependant, qu'ils soient constitués de fruits à 100 % ou fraîchement pressés, les jus de fruits sont des boissons contenant des sucres concentrés et peu de fibres. Pour faire ½ tasse (125 ml) de jus d'oranges fraîchement pressées, il faut environ quatre à cinq fruits. On trouve donc dans un verre de jus le sucre de cinq oranges. Or, mangeriez-vous cinq oranges en vous levant le matin ? Pour votre corps qui sort d'un jeûne de plusieurs heures, une telle quantité de sucre a un effet réel, et plusieurs personnes en seront frappées de fatigue. Pour se réénergiser, elles seront portées à consommer plus de sucre. Pourquoi ? Tout simplement parce qu'après 30 à 40 minutes, le pancréas a travaillé trop fort pour sécréter de l'insuline pour faire entrer tout ce sucre dans les cellules. Le corps n'arrive pas à stabiliser le taux de sucre dans le sang et fait face à une chute de glycémie. Résultat : on se sent fatigué. Saviez-vous que même les boissons gazeuses populaires contiennent souvent moins de sucre que les jus de fruits ? Les nectars, les boissons aux fruits et les jus à base de concentrés sont-ils meilleurs ? Malheureusement non. En fait, ils sont encore plus dommageables pour le corps dû à leur teneur en sucre deux à trois fois plus élevée.

Un fruit frais n'a pas cet effet sur le corps et le pancréas puisqu'il contient des fibres alimentaires. Contrairement au sucre contenu dans le jus qui est assimilé très rapidement dans le sang, les fibres ralentissent son assimilation dans l'organisme en plus d'améliorer le transit intestinal.

Les études

Le gras a longtemps été tenu responsable de l'épidémie d'obésité dans le monde. Mais aujourd'hui, plusieurs recherches démontrent qu'une consommation régulière de jus de fruits contribue non seulement à l'obésité dans les pays industrialisés, mais aussi à une augmentation des risques de cancers et de maladies cardiovasculaires.

Devons-nous bannir les jus ?

En fait, non. Le jus peut être consommé, mais à des moments opportuns et en petites quantités. Par exemple, un jus de fruits pendant un entraînement apporte une dose de sucre rapide aux muscles et maximise le niveau d'énergie. Et il est parfait durant une randonnée en montage lorsqu'on se sent fatigué.

… et la controverse sur le lait

Depuis quelques années, il existe une controverse sur la consommation de lait. Il faut garder l'esprit critique et s'assurer que la source d'information qu'on consulte est fiable et basée sur de la littérature scientifique. En effet, le lait fait partie intégrante d'une saine alimentation puisqu'il est une excellente source de calcium et de vitamine D, tous deux essentiels au maintien d'une bonne santé osseuse. La consommation de lait durant l'enfance et l'adolescence a une influence directe sur la masse osseuse à l'âge adulte. En effet, 45 % de la masse osseuse s'acquiert durant cette période et a pour effet de prévenir l'ostéoporose.

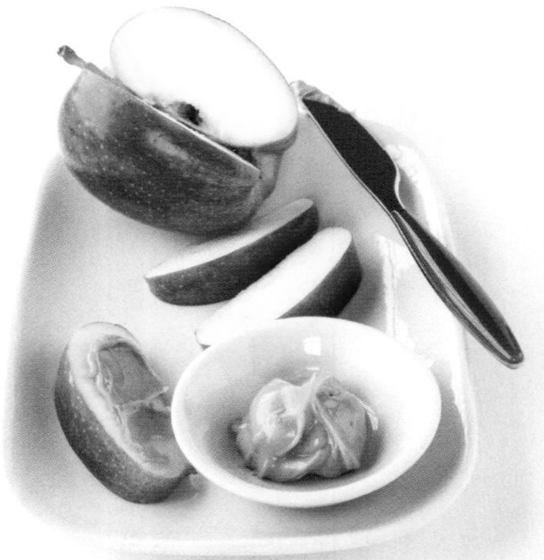

1 pomme coupée en tranches + 1 c. à soupe (15 ml) de beurre d'arachide

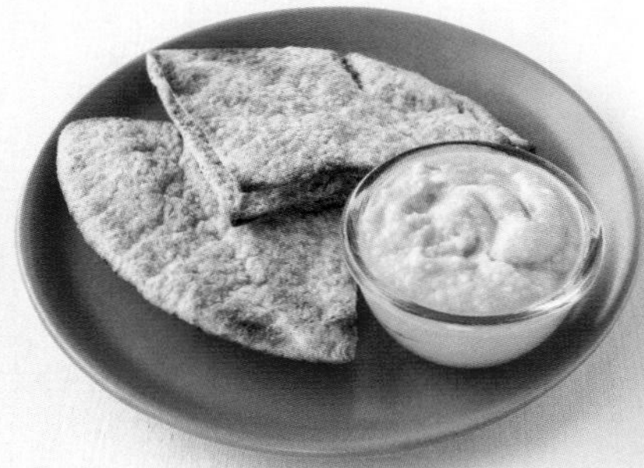

½ pain pita grillé + 2 c. à soupe (30 ml) de purée de pois chiches (houmous)

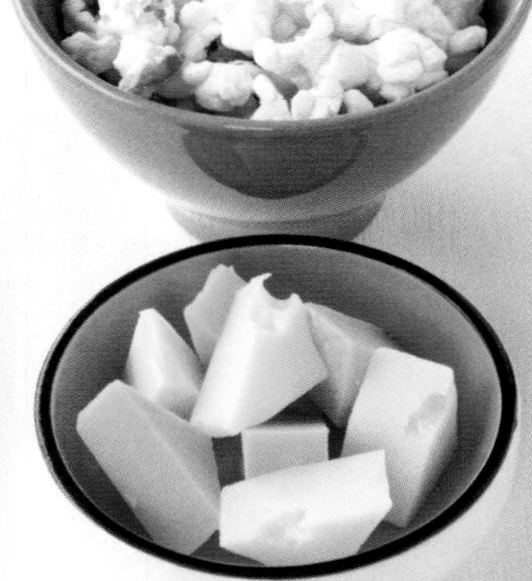

½ tasse (125 ml) de maïs soufflé sans beurre + 30 g de fromage < 20 % M.G.

15 collations sur le pouce

Prêt en 5 minutes ou moins

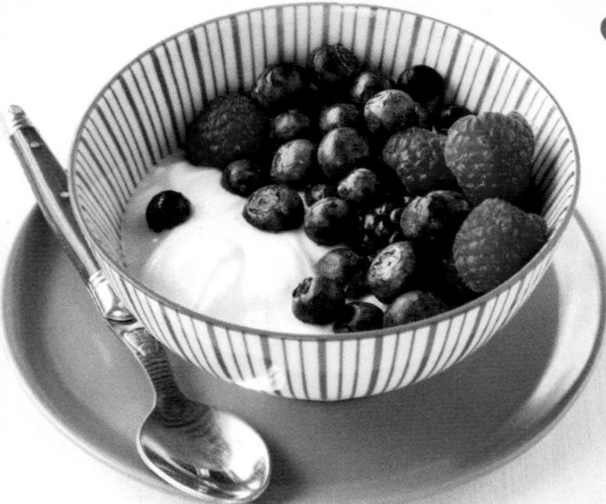

100 g de yogourt grec nature 0 à 2 % M.G. + ½ tasse (125 ml) de petits fruits

1 tasse (250 ml) de crudités diverses + 1 portion de trempette

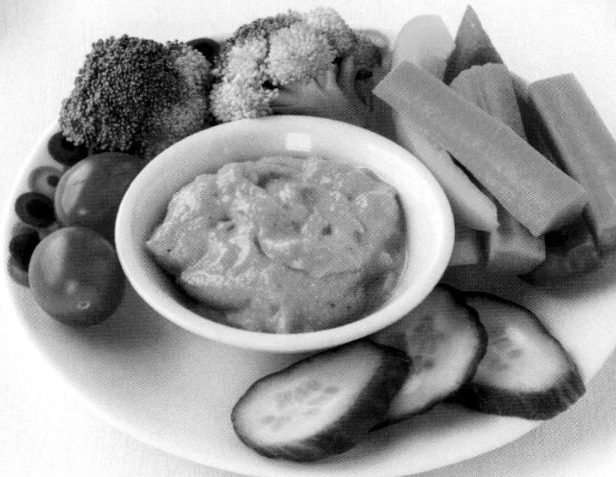

½ banane + ¼ de tasse (60 ml) de noix non salées

Les collations

½ tasse (125 ml) de compote de pommes non sucrée + 7 amandes non salées

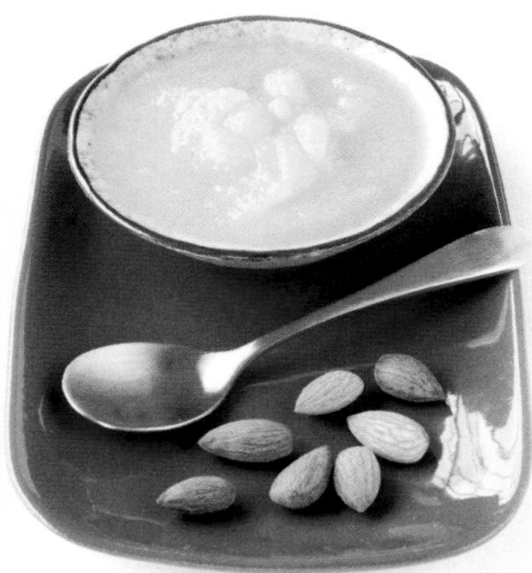

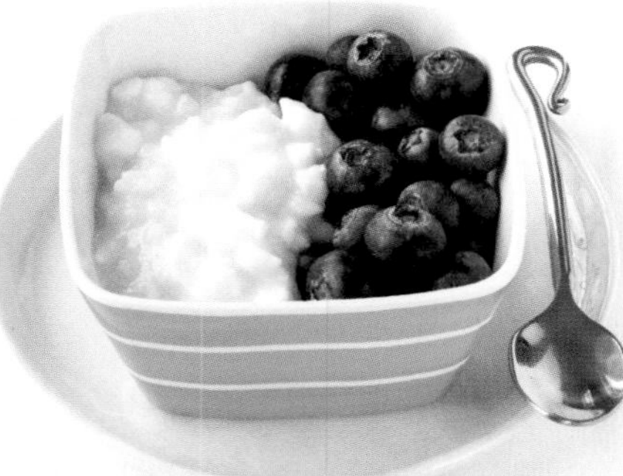

¼ de tasse (60 ml) de fromage cottage 1 % M.G. + ½ tasse (125 ml) de bleuets

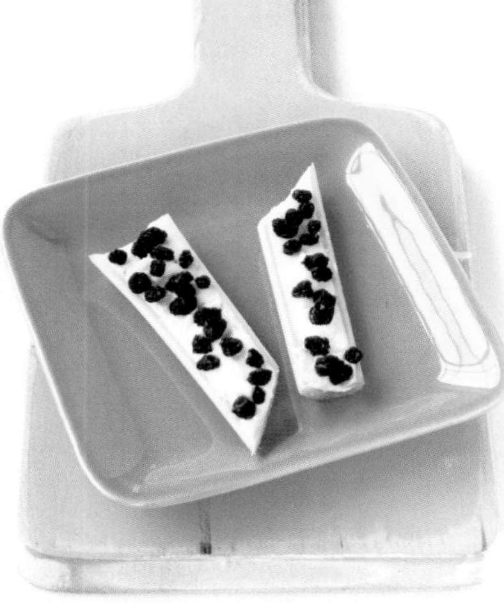

2 bâtonnets de céleri + 1 c. à soupe (15 ml) de fromage à la crème + 1 c. à thé (5 ml) de raisins secs

½ avocat écrasé + 4 toasts Melba

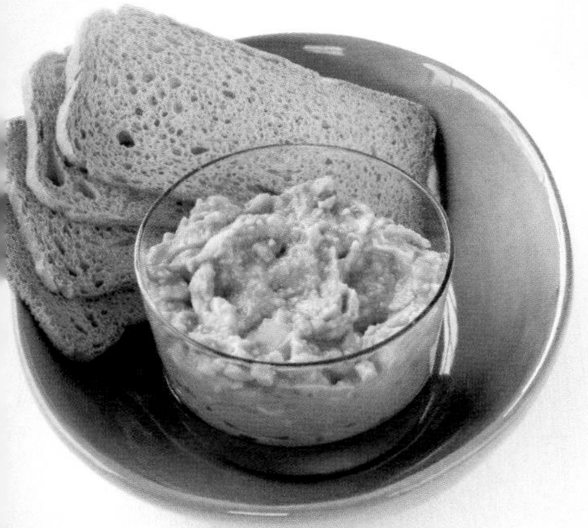

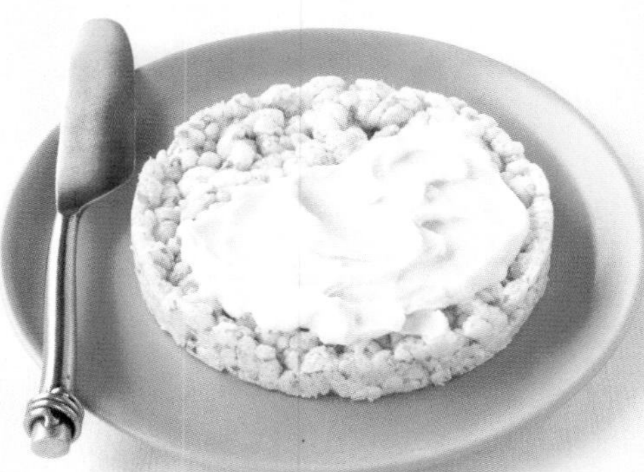

1 galette de riz + 1 c. à soupe (15 ml) de fromage à la crème

1 œuf à la coque + 2 biscuits Breton de blé entier

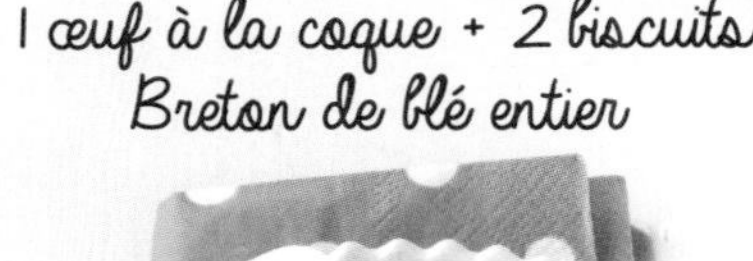

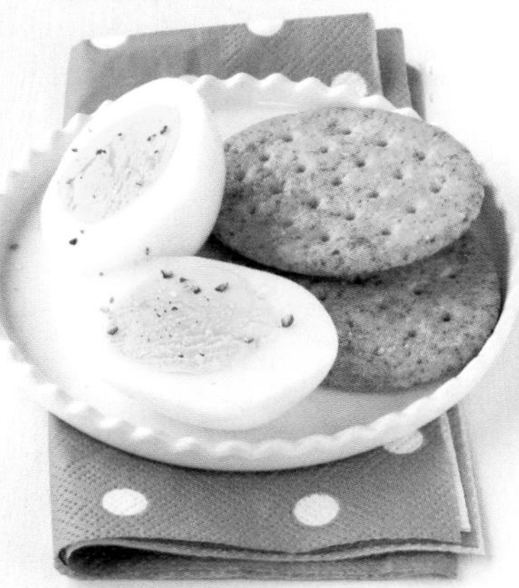

½ muffin anglais de blé entier + 2 c. à thé (10 ml) de beurre d'amande + ¼ de banane

1 tomate + 1 c. à soupe (15 ml) de fromage feta léger

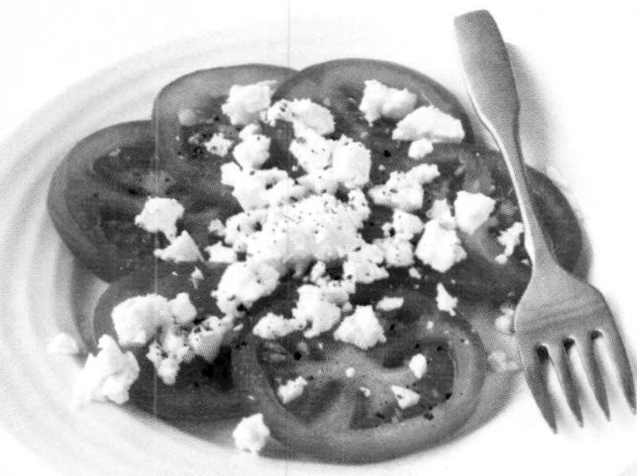

½ tasse (125 ml) de melon d'eau + ¼ de tasse (60 ml) de pistaches

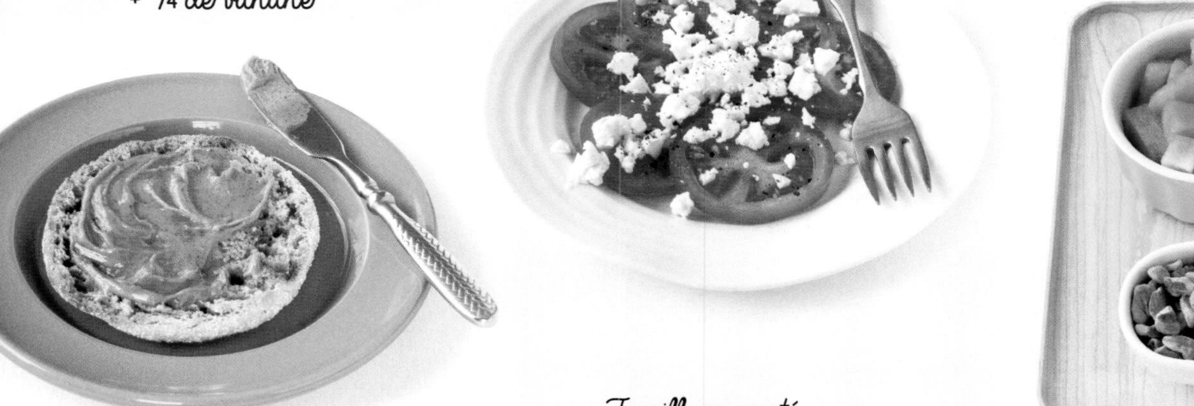

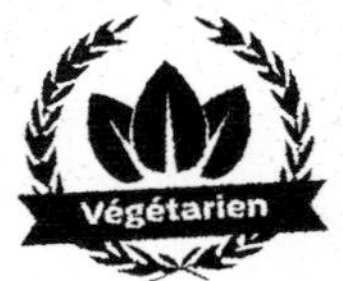

Des eaux fruitées

Sans gluten

Sans lactose

Plusieurs personnes ne boivent pas la quantité minimale d'eau recommandée, car elles disent ne pas aimer son goût « plate ». Pour booster votre eau et lui donner un petit goût estival, voici quelques idées qui sauront faire le bonheur des petits et des grands !

Booster concombre et persil
10 tranches de concombre minces + les feuilles de 2 brins de persil

Booster cantaloup, fraises et basilic
1 tranche de cantaloup, coupée en dés +5 fraises, coupées en deux +5 feuilles de basilic fraîches

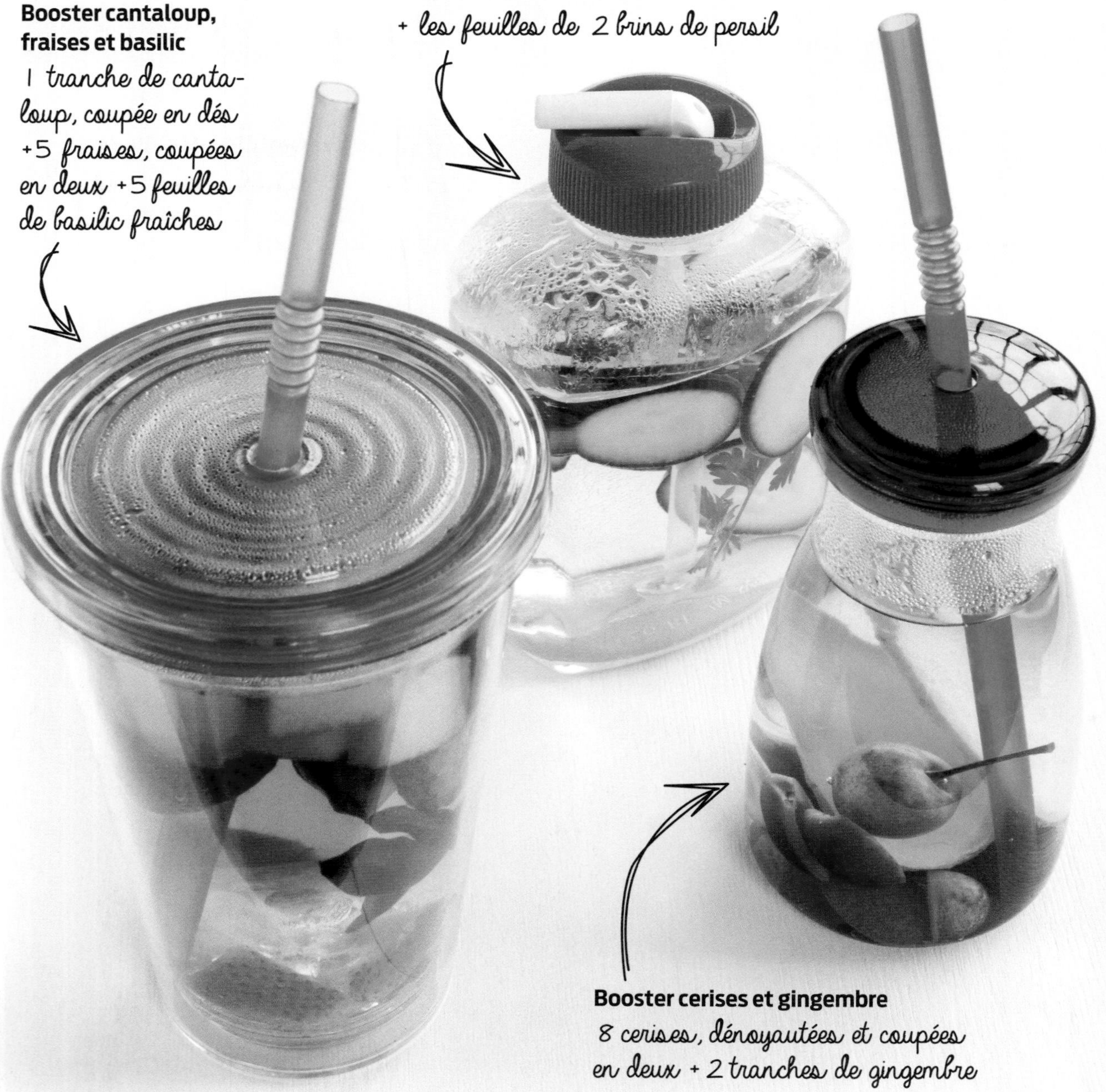

Booster cerises et gingembre
8 cerises, dénoyautées et coupées en deux + 2 tranches de gingembre

Booster framboises, orange et menthe
6 framboises fraîches
+ 3 suprêmes d'orange
+ 5 feuilles de menthe fraîches

Pour tous les boosters, la marche à suivre est la même : déposer les fruits et les fines herbes dans un verre ou un pot Masson, puis verser de l'eau fraîche (de 1 à 2 tasses - de 250 à 500 ml). Pour un goût plus prononcé, laissez reposer 15 minutes avant de consommer. L'eau aromatisée se conserve trois jours au réfrigérateur. Vous pouvez aussi récupérer les fruits et les fines herbes pour ajouter à vos smoothies.

Booster bleuets et menthe
25 bleuets frais + 6 feuilles de menthe fraîches

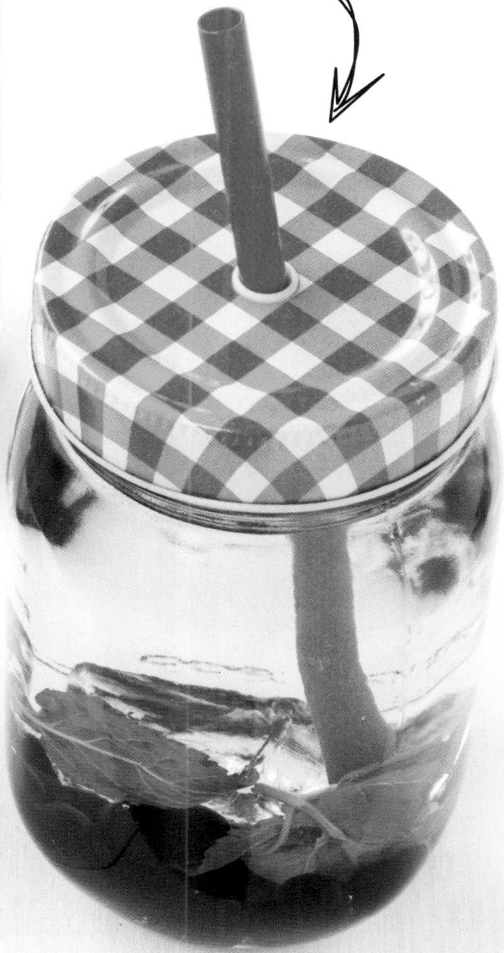

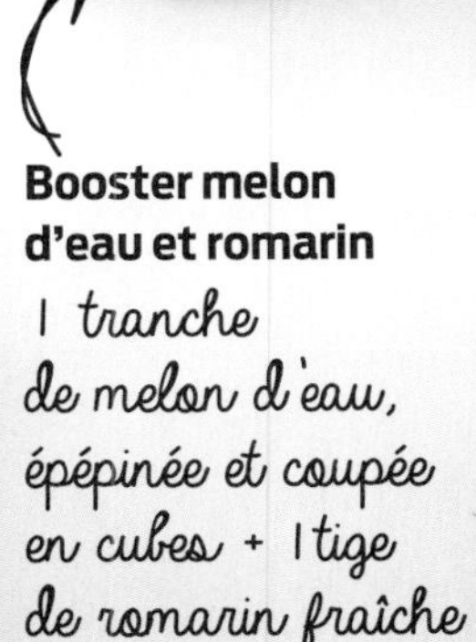

Booster melon d'eau et romarin
1 tranche de melon d'eau, épépinée et coupée en cubes + 1 tige de romarin fraîche

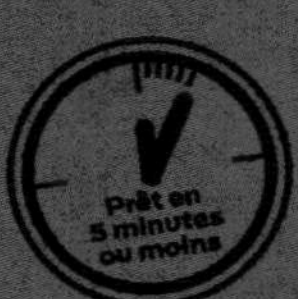

Valeurs nutritives par portion
Calories : 20 kcal
Lipides : 0,1 g
Glucides : 5 g
Protéines : 0,3 g

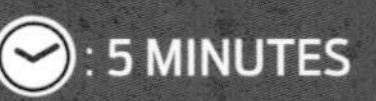
: 5 MINUTES : 10
: 0,28 $/PORTION

Chapeau de Noël

INGRÉDIENTS

- 1 banane, pelée
- 10 raisins verts
- 10 fraises
- 10 mini-guimauves
- 10 cure-dents

PRÉPARATION

1- Couper la banane en 10 rondelles.
2- Assembler les ingrédients sur les cure-dents dans l'ordre suivant : raisin, banane, fraise (la base appuyée sur la banane) et mini-guimauve.

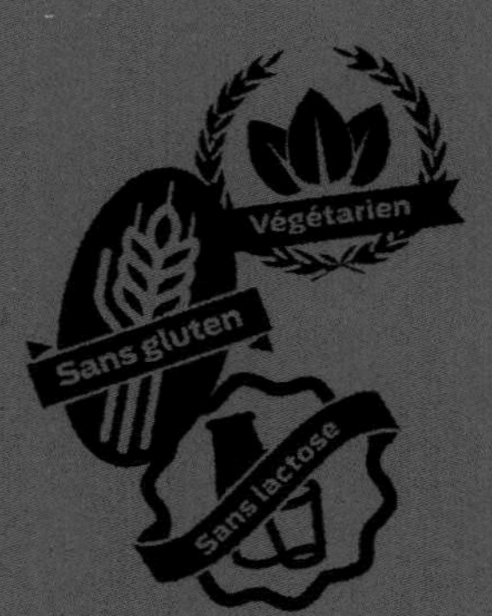

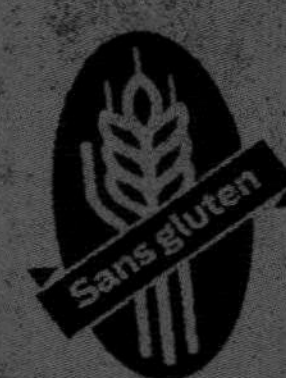

Valeurs nutritives par portion
Calories : 67 kcal
Lipides : 2,5 g
Glucides : 9 g
Protéines : 2 g

: 10 MINUTES : 6
: 0,94 $/PORTION

Plateau de crudités « vert »

INGRÉDIENTS

Pour la trempette

- ¾ de tasse (180 ml) de yogourt grec nature 0 % M.G.
- 2 c. à soupe (30 ml) de mayonnaise légère
- 1 c. à soupe (15 ml) de jus de citron
- 1 c. à thé (5 ml) de moutarde de Dijon
- 1 c. à thé (5 ml) de persil, haché
- 1 oignon vert, haché
- Sel et poivre

Pour les légumes

- 2 rondelles d'olive
- 10 bâtonnets de carotte
- 1 tête de brocoli
- 2 tranches de poivron rouge

PRÉPARATION

1- Mélanger les ingrédients de la trempette et répartir dans deux petits bols.
2- Déposer 1 rondelle d'olive dans chacun des bols.
3- Placer 5 bâtonnets de carotte au-dessus de chaque bol de trempette pour faire les cils.
4- Répartir les fleurons de brocoli tout autour des bols, puis ajouter les 2 tranches de poivron pour faire les lèvres.

Valeurs nutritives par portion
Calories : 100 kcal
Lipides : 6 g
Glucides : 1 g
Protéines : 13 g

: 5 MINUTES : 2
: 0,50 $/PORTION

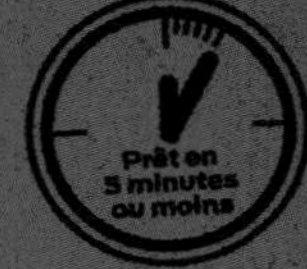

Collation sur une branche

INGRÉDIENTS

- 2 tranches de dinde froide
- 2 tranches de 30 g de fromage mozzarella < 20 % M.G.
- 4 bâtonnets de bretzel

PRÉPARATION

1- Couper les tranches de dinde et de fromage en deux.
2- Rouler les tranches de dinde sur elles-mêmes.
3- Enrouler une tranche de fromage sur chacun des rouleaux de dinde, puis les piquer d'un bâtonnet de bretzel.

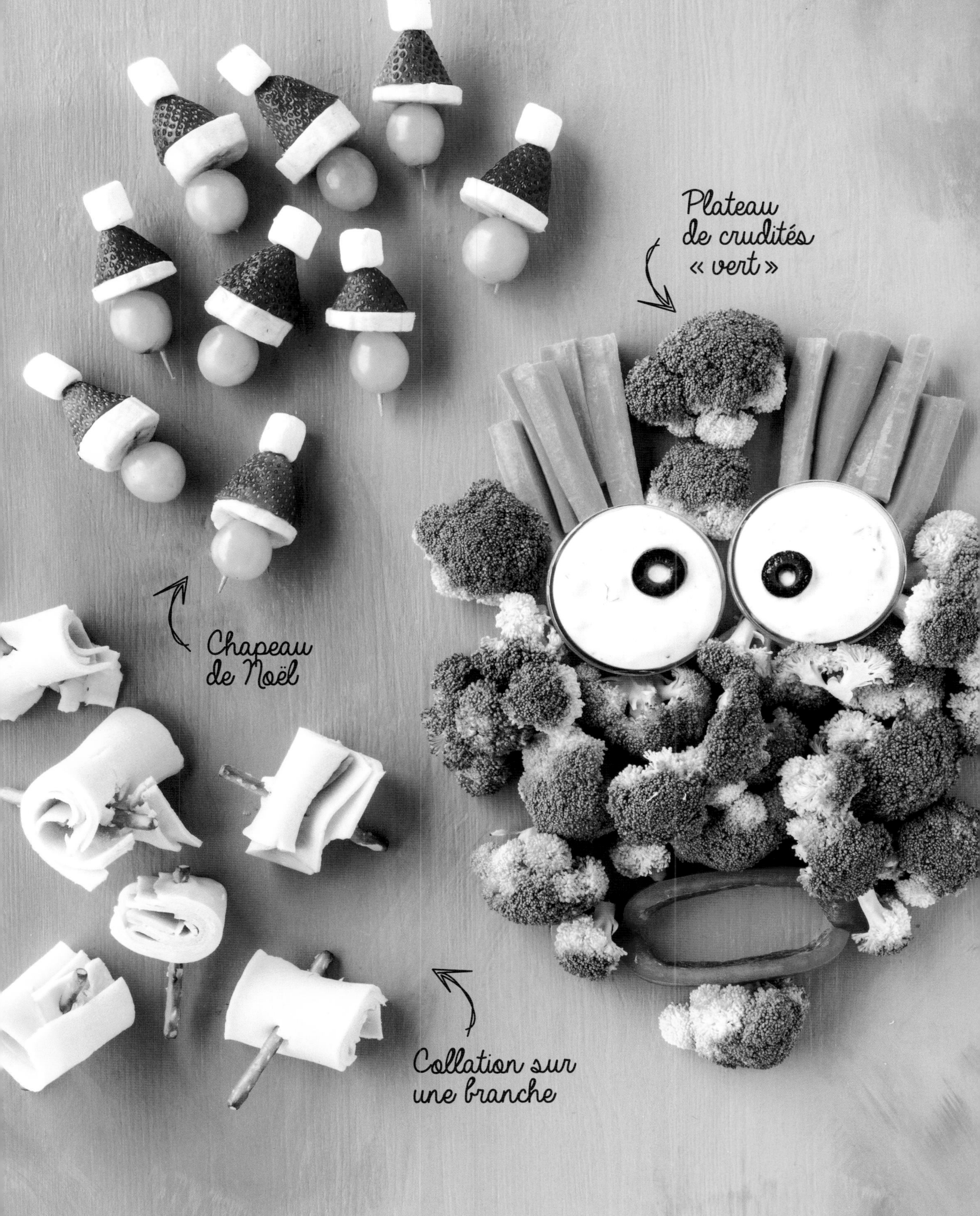
Plateau
de crudités
« vert »
Chapeau
de Noël
Collation sur
une branche

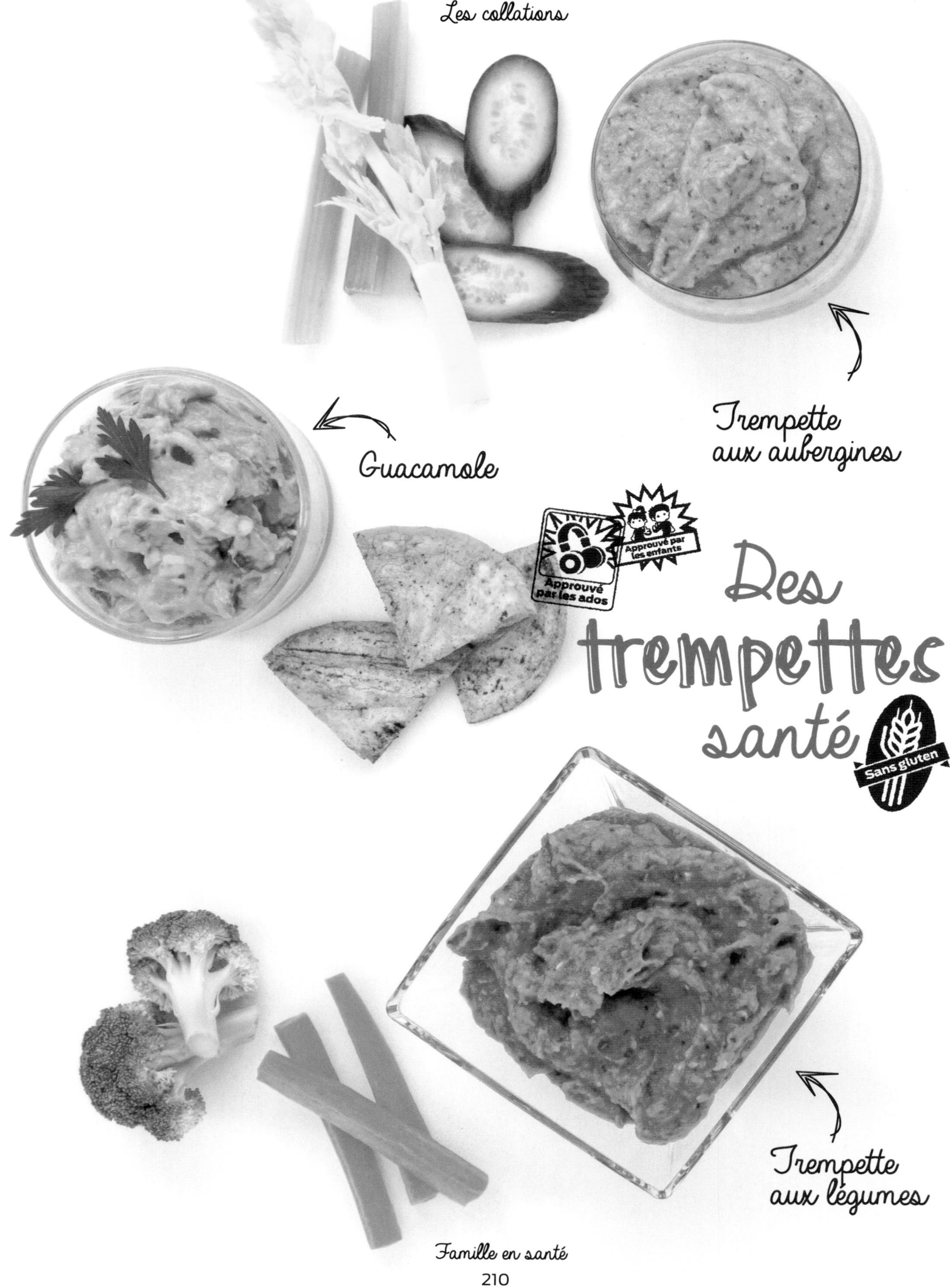
Trempette aux aubergines
Guacamole
Approuvé par les ados
Approuvé par les enfants
Des trempettes santé
Sans gluten
Trempette aux légumes

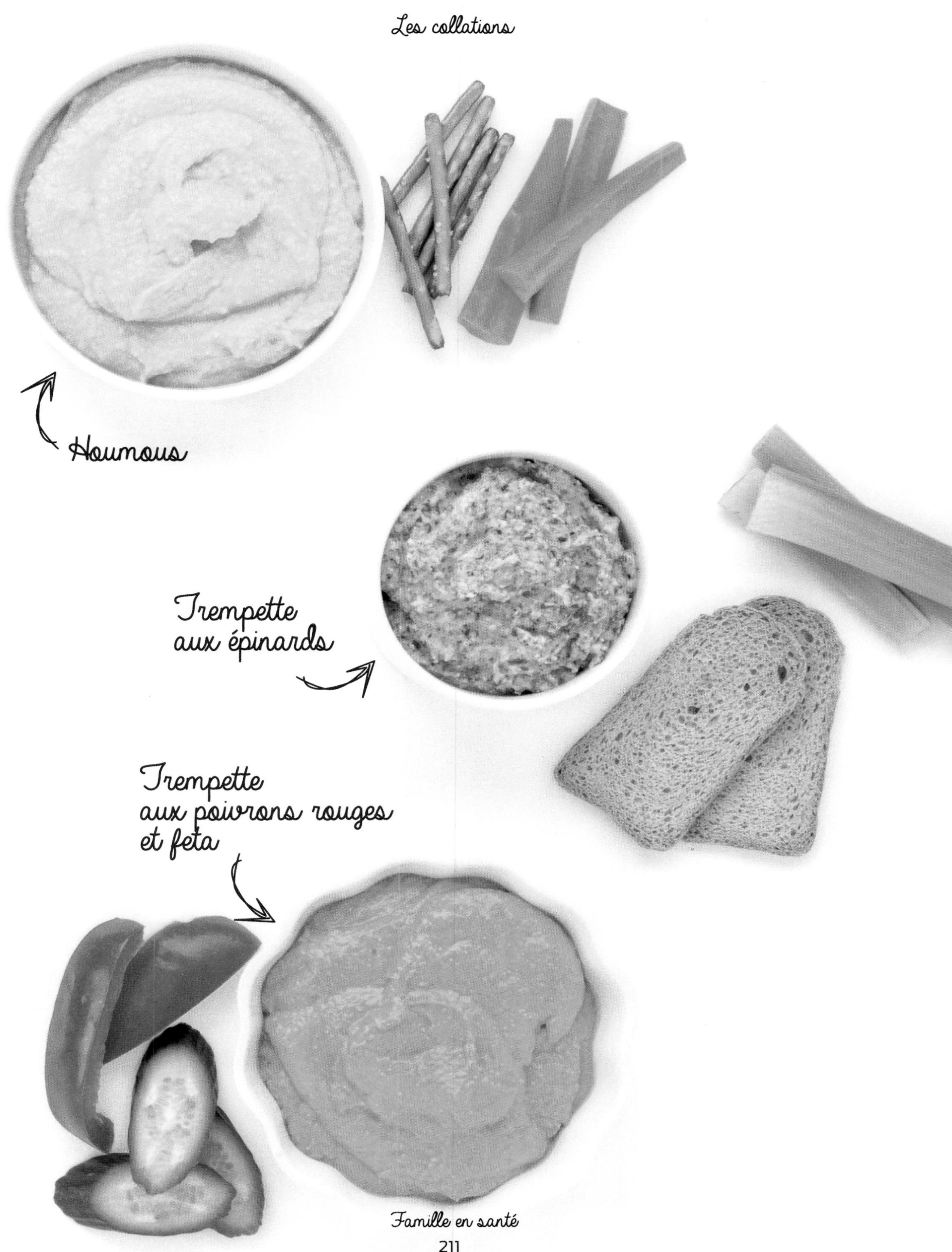
Houmous
Trempette
aux épinards
Trempette
aux poivrons rouges
et feta

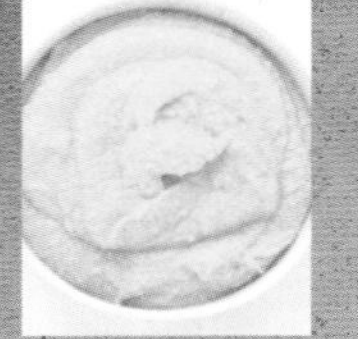

Valeurs nutritives par portion
Calories : 120 kcal
Lipides : 4 g
Glucides : 17 g
Protéines : 6 g

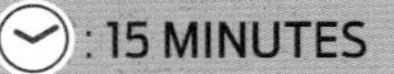

: 15 MINUTES : 20
: 0,18 $/PORTION

Houmous

INGRÉDIENTS

1 boîte de 19 oz (540 ml) de pois chiches, rincés et égouttés
2/3 de tasse (160 ml) d'eau
2 c. à soupe (30 ml) de tahini (beurre de sésame)
2 c. à soupe (30 ml) d'huile d'olive
2 c. à soupe (30 ml) de jus de citron
1 c. à thé (5 ml) de cumin, moulu
1 gousse d'ail, écrasée
Sel et poivre

PRÉPARATION

1- Dans un robot culinaire, mélanger les ingrédients jusqu'à l'obtention d'une purée lisse.
2- Assaisonner au goût.

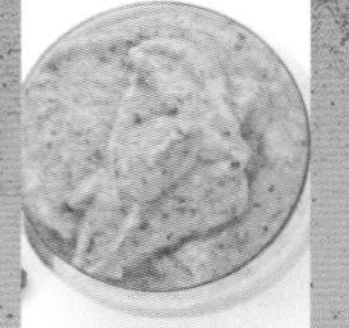

Valeurs nutritives par portion
Calories : 60 kcal
Lipides : 4,5 g
Glucides : 7 g
Protéines : 1 g

: 15 MINUTES 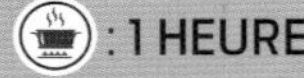 : 1 HEURE
: 10 : 0,76 $/PORTION

Trempette aux aubergines

INGRÉDIENTS

2 aubergines de taille moyenne
1 gousse d'ail, écrasée
2 c. à soupe (30 ml) de jus de citron
3 c. à soupe (45 ml) d'huile d'olive
1 c. à thé (5 ml) d'origan, séché
1 c. à soupe (15 ml) de persil, haché
Sel et poivre

PRÉPARATION

1- Préchauffer le four à 375 °F (190 °C).
2- Laver et déposer les aubergines sur une plaque de cuisson.
3- Griller au four environ 1 heure ou jusqu'à ce que les aubergines soient tendres.
4- Retirer les aubergines du four et les laisser tiédir.
5- Retirer la chair des aubergines et la déposer dans le bol d'un robot culinaire. Ajouter l'ail, le jus de citron et l'huile d'olive, puis mélanger jusqu'à l'obtention d'une purée lisse.
6- Ajouter l'origan et le persil. Remuer.
7- Assaisonner au goût et servir.

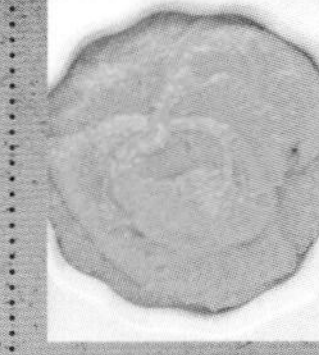

Valeurs nutritives par portion
Calories : 120 kcal
Lipides : 11 g
Glucides : 1 g
Protéines : 5 g

: 15 MINUTES : 10
: 1,07 $/PORTION

Trempette aux poivrons rouges et feta

INGRÉDIENTS

1 boîte (350 ml) de poivrons rouges rôtis ou 3 poivrons rouges, rôtis et pelés
1 tasse (250 ml) de fromage feta léger 13 % M.G., coupé en dés
½ tasse (125 ml) de fromage ricotta léger 5 % M.G.
3 c. à soupe (45 ml) d'huile d'olive extra-vierge
Sel et poivre

PRÉPARATION

1- Dans un robot culinaire, mélanger les ingrédients jusqu'à l'obtention d'une purée lisse.
2- Assaisonner au goût.

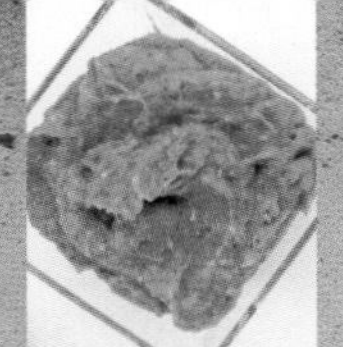

Valeurs nutritives par portion
Calories : 60 kcal
Lipides : 2,5 g
Glucides : 8 g
Protéines : 2 g

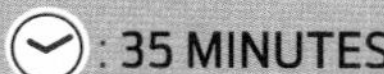

: 35 MINUTES : 10
: 0,34 $/PORTION

Trempette aux légumes

INGRÉDIENTS

1 poivron rouge, coupé en lanières
1 courgette, tranchée
3 gousses d'ail hachées
1 oignon rouge, coupé en rondelles
2 c. à soupe (30 ml) de graines de tournesol non salées, décortiquées
1 c. à soupe (15 ml) de graines de sésame non salées
1 c. à soupe (15 ml) d'huile d'olive
Sel et poivre
1 tasse (250 ml) de haricots blancs, cuits

PRÉPARATION

1- Préchauffer le four à 425 °F (220 °C).
2- Dans un grand bol, mélanger les lanières de poivron avec la courgette, l'ail, l'oignon rouge, les graines de tournesol, les graines de sésame, l'huile d'olive, le sel et le poivre.
3- Étaler le mélange sur une plaque de cuisson.
4- Cuire au four 20 minutes. Retourner les légumes et poursuivre la cuisson jusqu'à ce qu'ils soient dorés et tendres.
5- Retirer les légumes du four et laisser tiédir.
6- Dans un robot culinaire, mélanger les légumes avec les haricots blancs jusqu'à l'obtention d'une purée lisse.
7- Assaisonner au goût et servir.

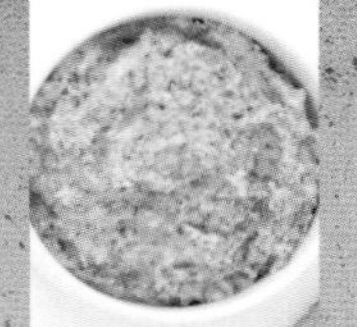

Valeurs nutritives par portion
Calories : 70 kcal
Lipides : 4,5 g
Glucides : 4 g
Protéines : 4 g

: 20 MINUTES : 10
: 0,92 $/PORTION

Trempette aux épinards

INGRÉDIENTS

1 c. à thé (5 ml) d'huile d'olive
1 petit oignon, coupé en dés
4 tasses (1 litre) d'épinards
4 cœurs d'artichauts en conserve, égouttés
½ tasse (125 ml) de fromage à la crème léger
½ tasse (125 ml) de fromage ricotta léger 5 % M.G.
¼ de tasse (60 ml) de yogourt nature 0 % M.G.
1 c. à soupe (15 ml) de jus de citron
Sel et poivre

PRÉPARATION

1- Dans un poêlon antiadhésif, verser l'huile et faire suer l'oignon de 1 à 2 minutes.
2- Ajouter les épinards et remuer. Retirer du feu et laisser tiédir.
3- Dans un robot culinaire, mélanger les artichauts avec l'oignon et les épinards.
4- Ajouter le reste des ingrédients et mélanger jusqu'à l'obtention d'une purée lisse.
5- Assaisonner au goût et servir.

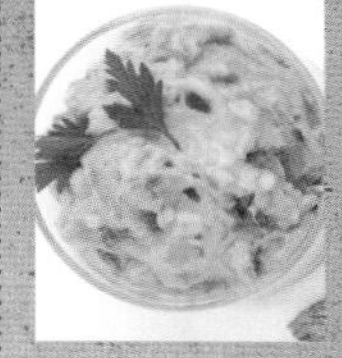

Valeurs nutritives par portion
Calories : 80 kcal
Lipides : 7 g
Glucides : 6 g
Protéines : 1 g

: 15 MINUTES : 10
: 1,01 $/PORTION

Guacamole

INGRÉDIENTS

2 avocats
¼ de tasse (60 ml) de poivron jaune, coupé en petits dés
¼ de tasse (60 ml) de tomates italiennes, coupées en petits dés
¼ de tasse (60 ml) de crème sure 0 % M.G.
2 c. à soupe (30 ml) de coriandre, hachée
1 c. à soupe (15 ml) de jus de lime
4 à 5 gouttes de sauce piquante (facultatif)
2 oignons verts, hachés
Sel et poivre

PRÉPARATION

1- Dans un bol, écraser la chair des avocats à la fourchette.
2- Ajouter le reste des ingrédients et bien mélanger.
3- Assaisonner au goût et servir.

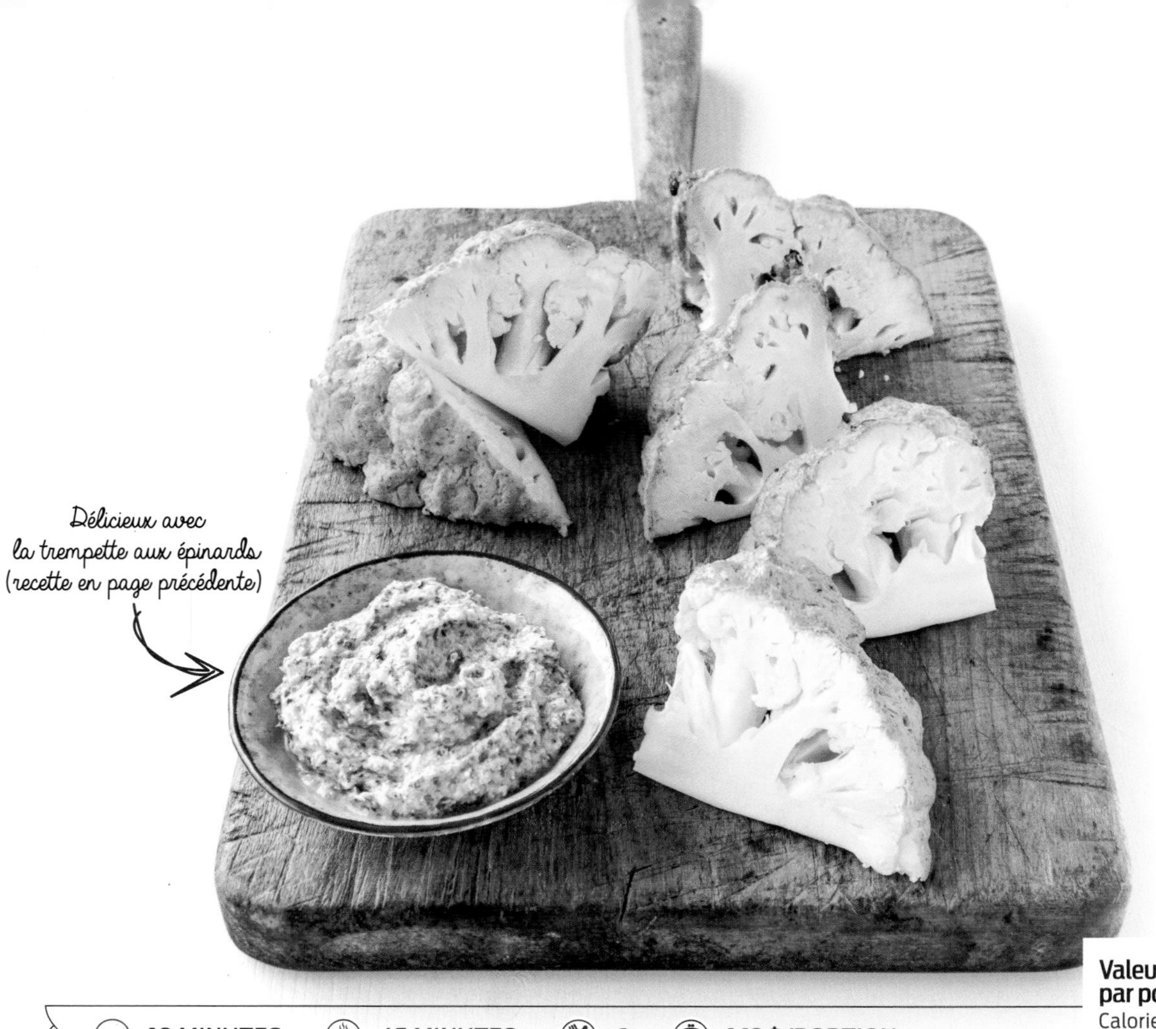

Délicieux avec la trempette aux épinards (recette en page précédente)

: 10 MINUTES : 45 MINUTES : 6 : 1,12 $/PORTION

Valeurs nutritives par portion
Calorie : 100 kcal
Lipides : 4,5 g
Glucides : 13 g
Protéines : 5 g

Chou-fleur Buffalo

Sans gluten

INGRÉDIENTS

¾ de tasse (180 ml) de yogourt grec nature 0 à 2 % M.G.
1 c. à soupe (15 ml) d'huile d'olive
2 c. à thé (10 ml) de cumin
1 c. à thé (5 ml) de paprika
1 c. à thé (5 ml) de poudre d'oignon
1 c. à thé (5 ml) de sel de mer
½ c. à thé (2,5 ml) de poivre noir
1 gousse d'ail, hachée
1 tête de chou-fleur
Enduit à cuisson antiadhésif de type PAM

PRÉPARATION

1- Préchauffer le four à 400 °F (200 °C).
2- Dans un grand bol, mélanger tous les ingrédients, à l'exception du chou-fleur.
3- Retirer les feuilles du chou-fleur, puis couper la base du chou-fleur pour qu'il puisse se tenir droit. Plonger le chou-fleur dans le bol d'épices pour qu'il en soit bien couvert.
4- Vaporiser une lèche-frite d'enduit à cuisson, puis poser le chou-fleur sur la lèche-frite.
5- Cuire au four 40 minutes ou jusqu'à ce que le mélange d'épices forme une croûte sur le chou-fleur.
6- Laisser refroidir puis déguster tel quel ou avec une trempette de votre choix.

Valeurs nutritives par portion
Calories : 230 kcal
Lipides : 5 g
Glucides : 36 g
Protéines : 11 g

: 10 MINUTES : 50 MINUTES : 8 : 0,29 $/PORTION

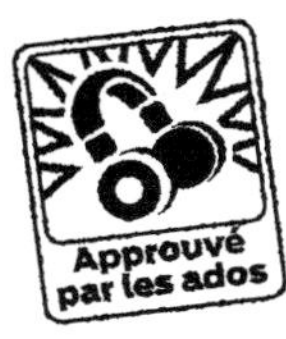

Grignotines de pois chiches

Sans lactose
Sans gluten
Végétarien

INGRÉDIENTS

2 tasses (500 ml) de pois chiches en conserve, égouttés et rincés
1 c. à soupe (15 ml) d'huile d'olive
2 c. à thé (10 ml) de cannelle
2 c. à thé (10 ml) de sucre
1 c. à thé (5 ml) de sel

PRÉPARATION

1- Préchauffer le four à 350 °F (180 °C).
2- À l'aide d'un papier absorbant, bien éponger les pois chiches.
3- Dans un bol, mélanger les pois chiches avec l'huile d'olive.
4- Dans un autre bol, mélanger la cannelle avec le sucre et le sel.
5- Ajouter les pois chiches au mélange de cannelle et mélanger.
6- Sur une lèche-frite couverte de papier parchemin, étaler les pois chiches. Cuire au four 50 minutes.

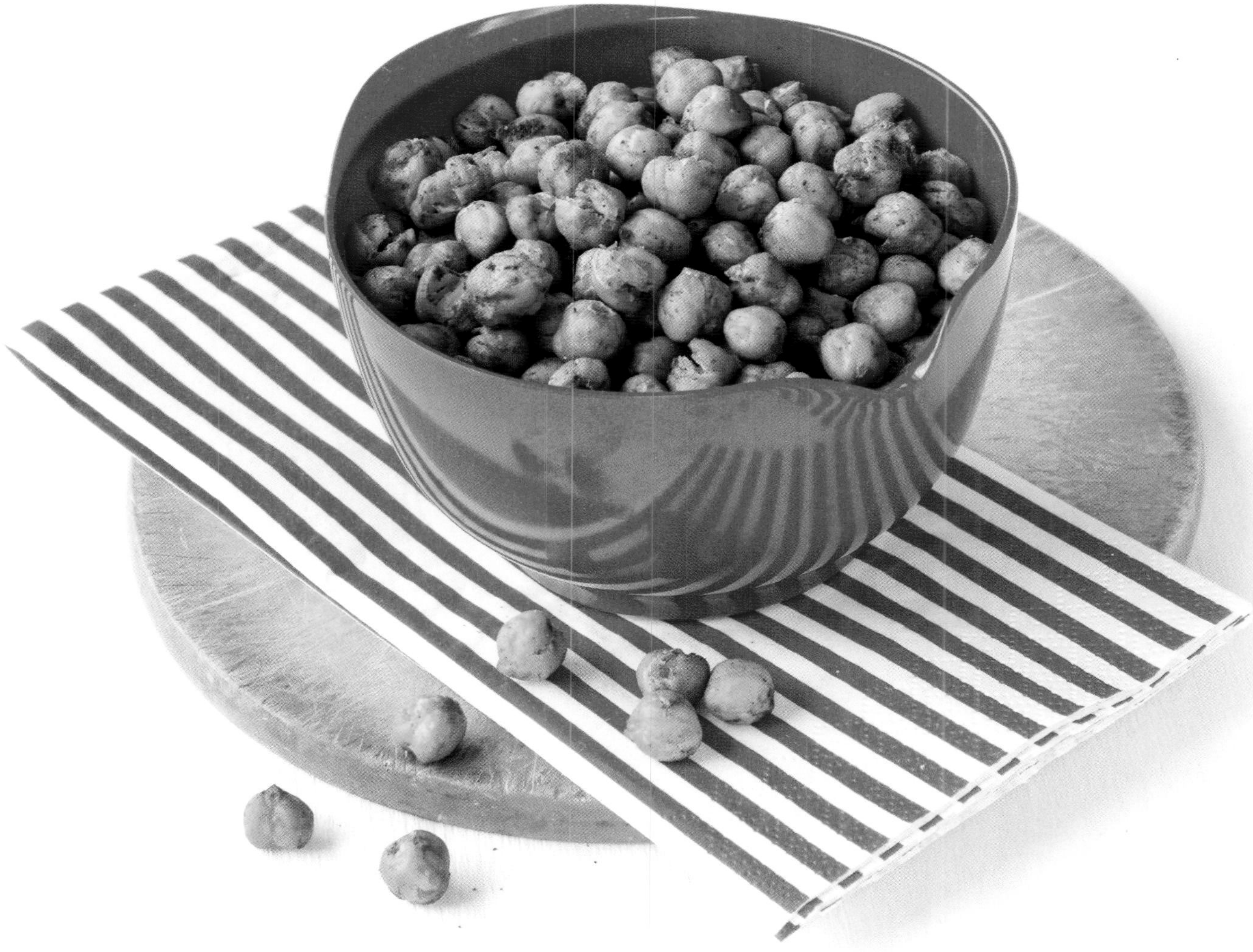

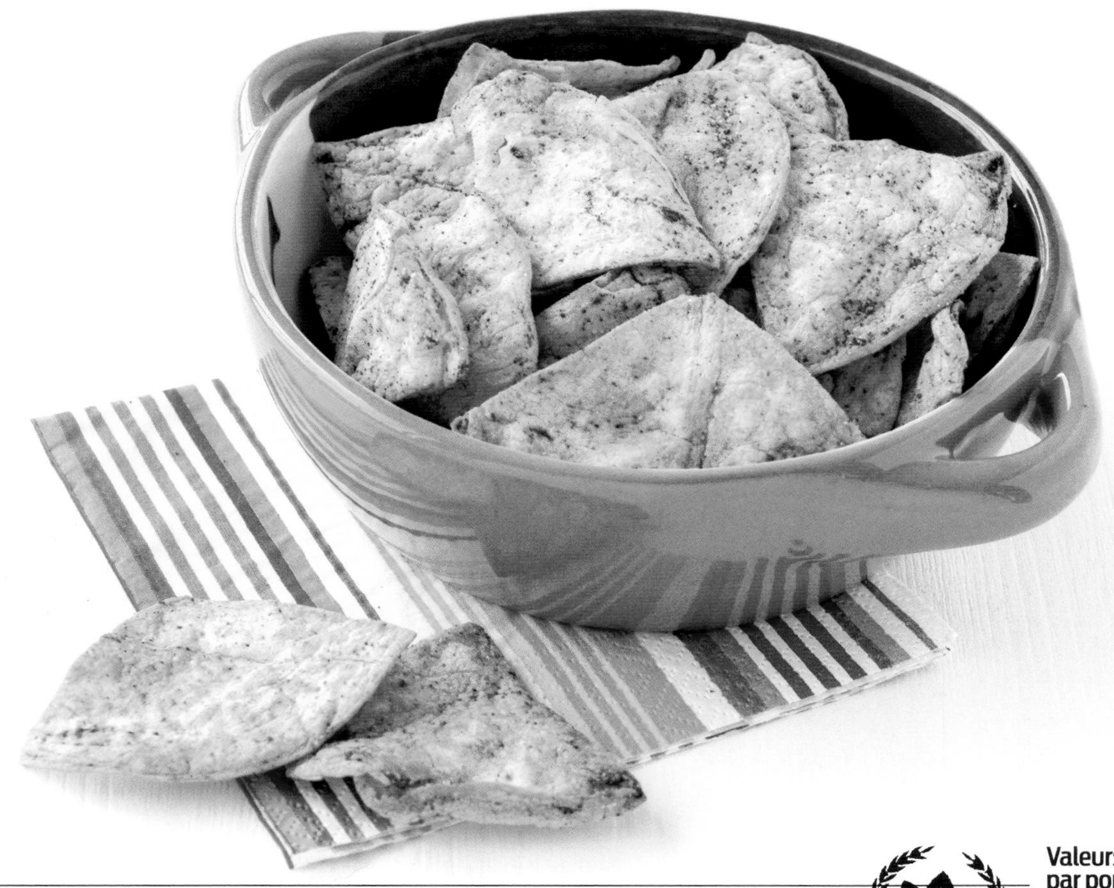

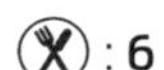

: 30 MINUTES | : 6 | : 0,46 $/PORTION

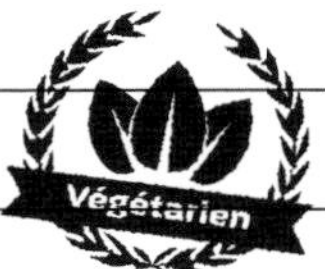

Valeurs nutritives par portion

Calories : 100 kcal
Lipides : 3,5 g
Glucides : 16 g
Protéines : 2 g

Croustilles nacho

Sans gluten · Sans lactose

INGRÉDIENTS

- 8 tortillas de maïs
- 1 c. à soupe (15 ml) d'huile d'olive
- ½ c. à thé (2,5 ml) de paprika doux
- 1 pincée de poudre de chili (facultatif)
- ½ c. à thé (2,5 ml) de poudre d'oignon
- Sel et poivre

PRÉPARATION

1- Placer la grille au centre du four et préchauffer le four à 350 °F (180 °C).

2- Tapisser une plaque de cuisson de papier parchemin.

3- Couper chaque tortilla en 8 triangles.

4- Dans un bol, mélanger l'huile d'olive avec le paprika, la poudre de chili et la poudre d'oignon.

5- Tremper les triangles de tortilla dans le mélange, puis étaler les tortillas sur la plaque de cuisson.

6- Cuire au four de 20 à 25 minutes, en retournant les triangles de temps en temps.

7- Égoutter sur du papier absorbant et assaisonner au goût.

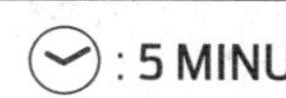 : 5 MINUTES  : 2 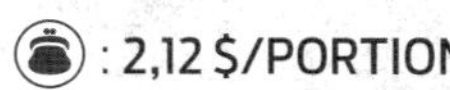 : 2,12 $/PORTION

Valeurs nutritives par portion
Calories : 220 kcal
Lipides : 1,5 g
Glucides : 52 g
Protéines : 7 g

Frites de melon d'eau et trempette

INGRÉDIENTS

¼ de melon d'eau, coupé en bâtonnets

½ tasse (125 ml) de yogourt grec à la vanille 0 % M.G.

PRÉPARATION

1- Dresser le melon d'eau dans un bol.

2- Verser le yogourt dans un petit contenant en à-côté. Servir.

Approuvé par les enfants

Prêt en 5 minutes ou moins

Sans lactose

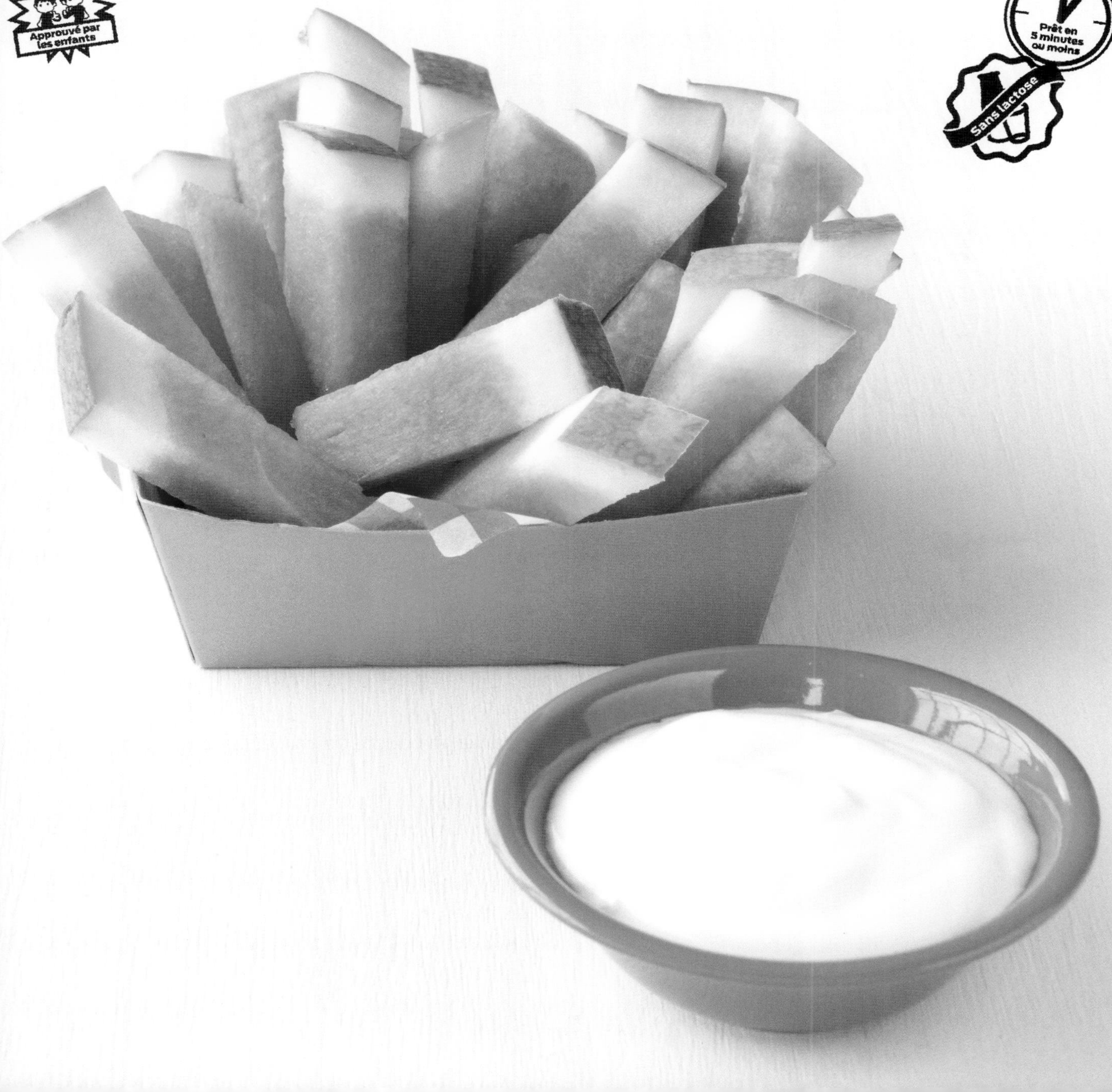

Approuvé par les enfants
Prêt en 5 minutes ou moins
Végétarien
Sans gluten
Sans lactose

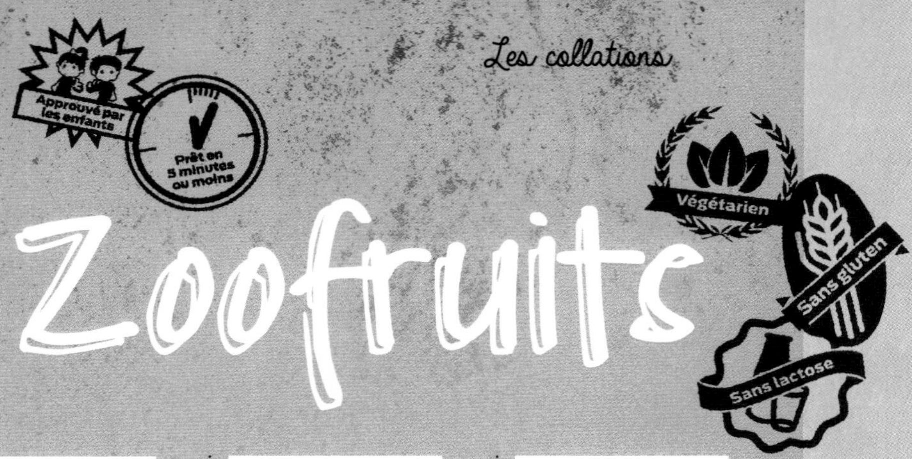

Zoofruits

Petites tortues

Valeurs nutritives par portion
Calories : 80 kcal
Lipides : 0,5 g
Glucides : 20 g
Protéines : 1 g

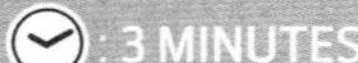

: 3 MINUTES

: 1

: 0,83 $/PORTION

INGRÉDIENTS

1 kiwi + 6 raisins verts

PRÉPARATION

1- Peler le kiwi et le couper en tranches épaisses.
2- Déposer 2 tranches de kiwi dans une assiette.
3- Ajouter 1 raisin à l'une des extrémités de chaque tranche de kiwi.
4- Couper 4 raisins en deux pour faire les pattes de la tortue.
5- Utiliser 4 grains de kiwi pour faire les yeux.

Papillon

Valeurs nutritives par portion
Calories : 15 kcal
Lipides : 0,1 g
Glucides : 3 g
Protéines : 0,3 g

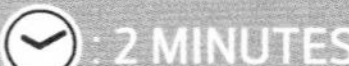

: 2 MINUTES

: 1

: 0,60 $/PORTION

INGRÉDIENTS

2 mûres + 2 fraises + 1 framboise + 2 bleuets

PRÉPARATION

1- Dans une assiette, déposer les mûres côte à côte.
2- Couper les fraises en deux sur la longueur et déposer deux morceaux de fraise de chaque côté des mûres pour faire les ailes.
3- Couper la framboise en deux et déposer les deux moitiés sur les ailes du haut.
4- Déposer les 2 bleuets sur les ailes du bas.

Dauphin banane

Valeurs nutritives par portion
Calories : 140 kcal
Lipides : 0,4 g
Glucides : 36 g
Protéines : 2 g

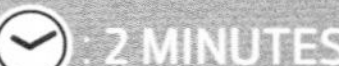

: 2 MINUTES

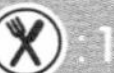

: 1

: 1,44 $/PORTION

INGRÉDIENTS

10 raisins rouges + ½ banane avec la pelure (côté avec la queue)

PRÉPARATION

1- Placer 9 des 10 raisins dans un petit plat à rebords.
2- Couper la queue de la banane à la moitié et y insérer le dernier raisin.
3- Déposer la banane au centre du plat.
4- Vous pouvez ajouter des yeux au dauphin sur la pelure de la banane à l'aide d'un crayon indélébile.

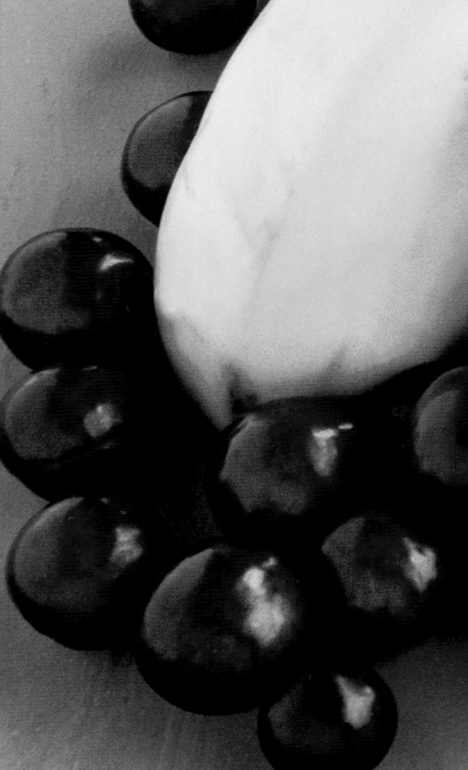

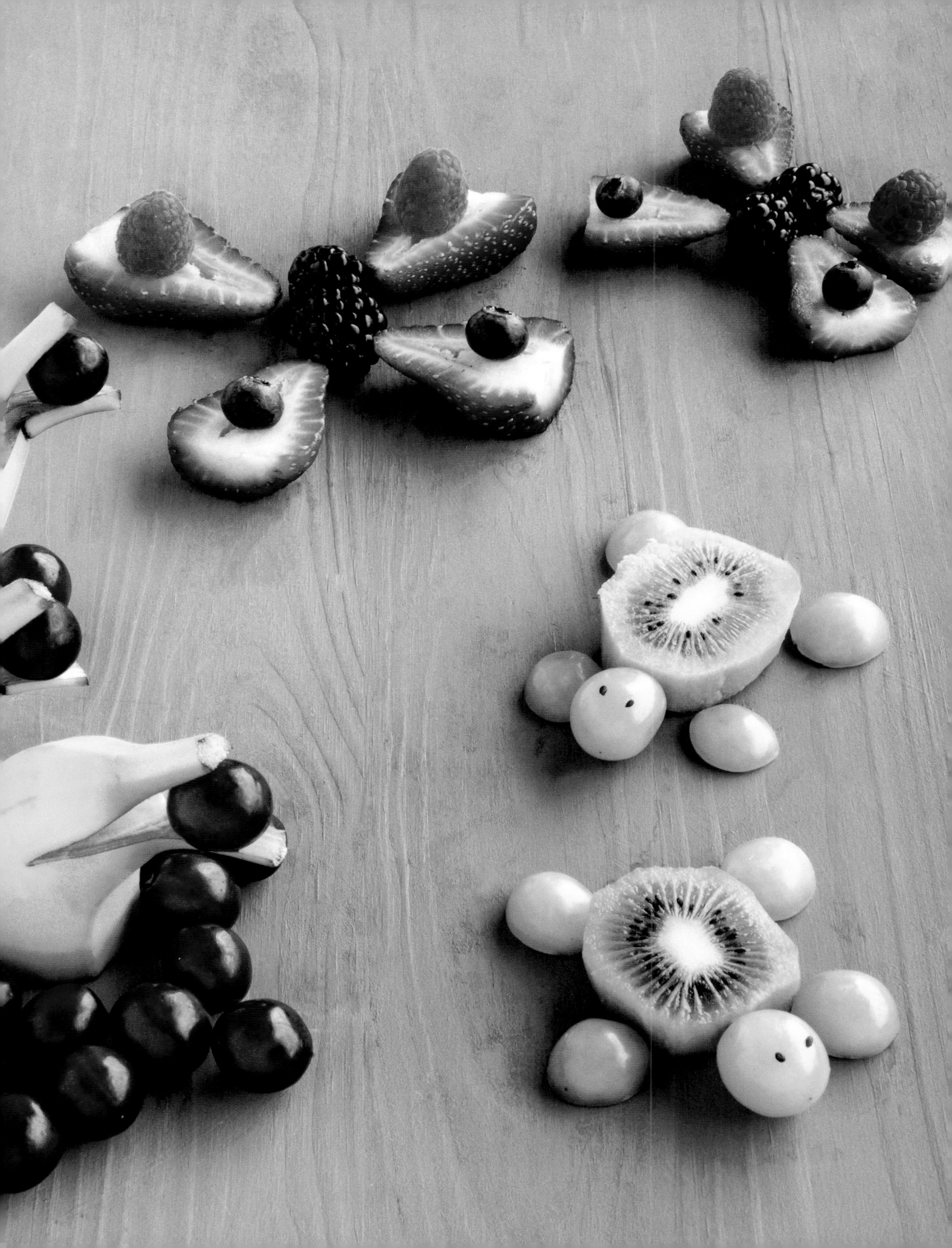

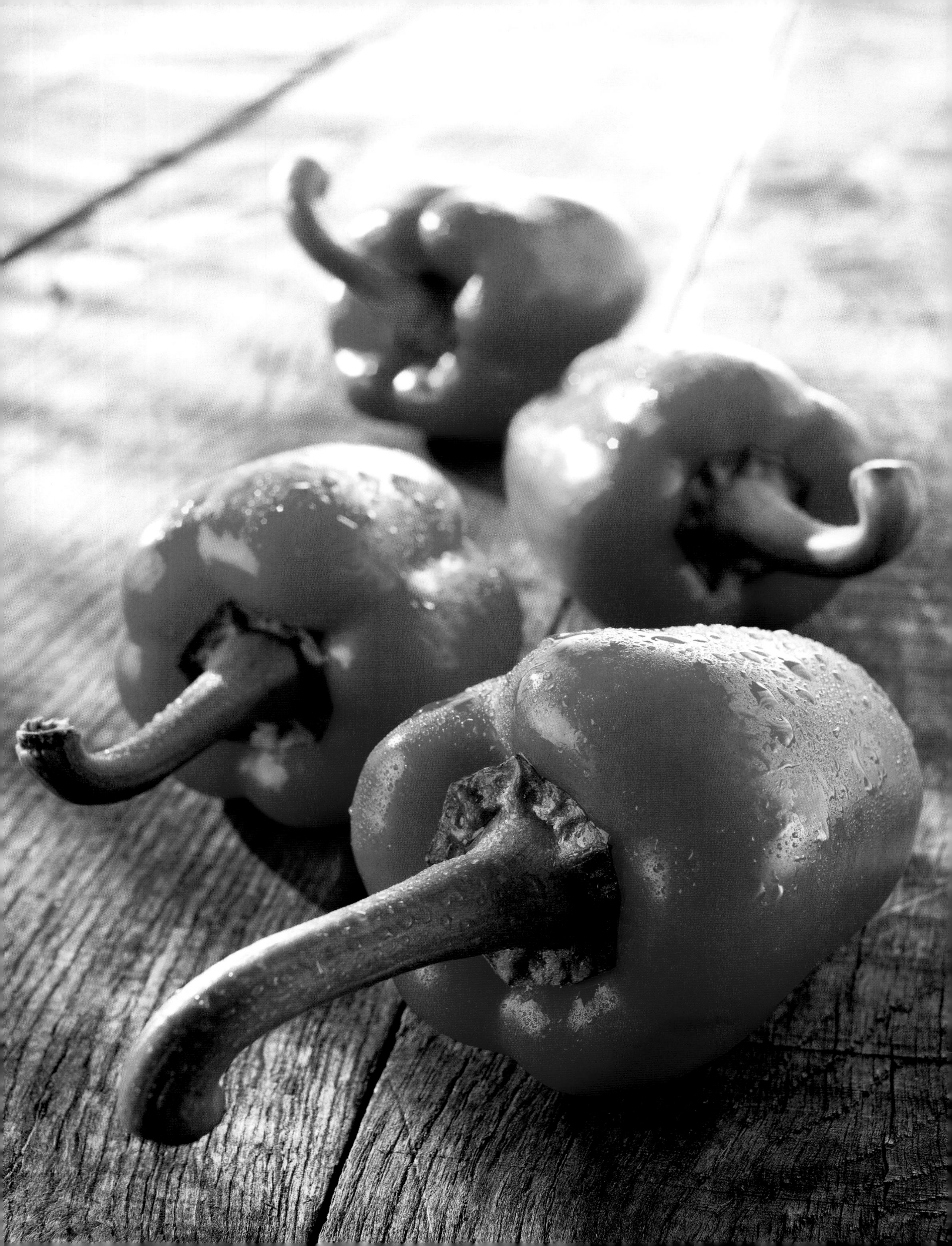

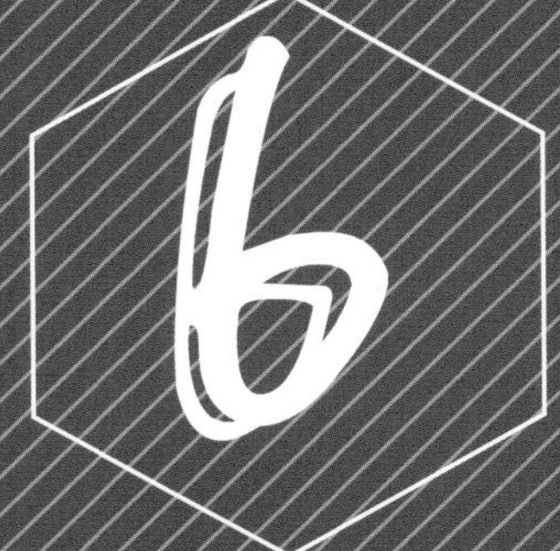

Les soupers

Finir la journée en beauté... et en santé

Les soupers

Finir la journée en beauté

... et en santé

Synonyme de fin de journée, ce repas est souvent le préféré de bien des familles. Il permet en effet de passer du temps réunis, et ainsi de marquer une pause dans la journée. Souvent composé de mets réconfortants, il fait le plaisir des petits et des grands à travers le monde. Prendre le temps de souper ensemble c'est... prendre le temps de dire au revoir à la journée qui vient de se terminer pour pouvoir vivre à fond celle qui s'en vient.

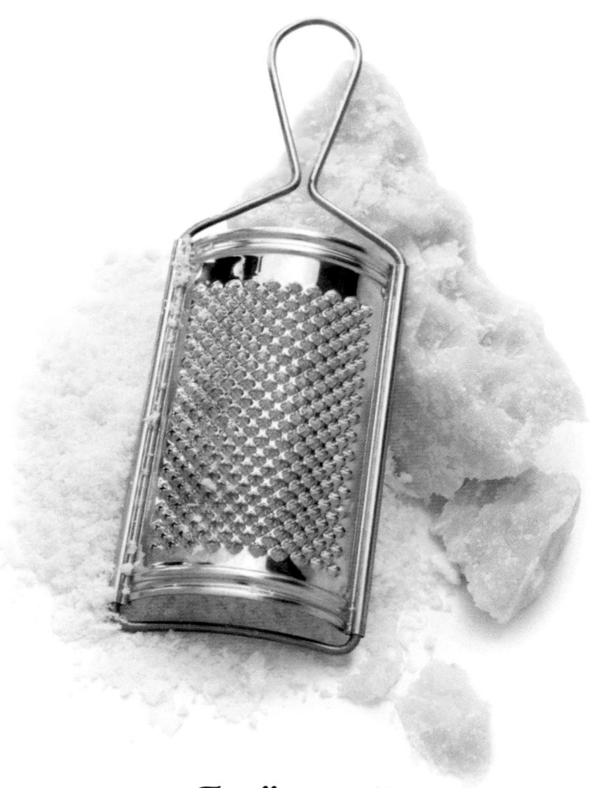

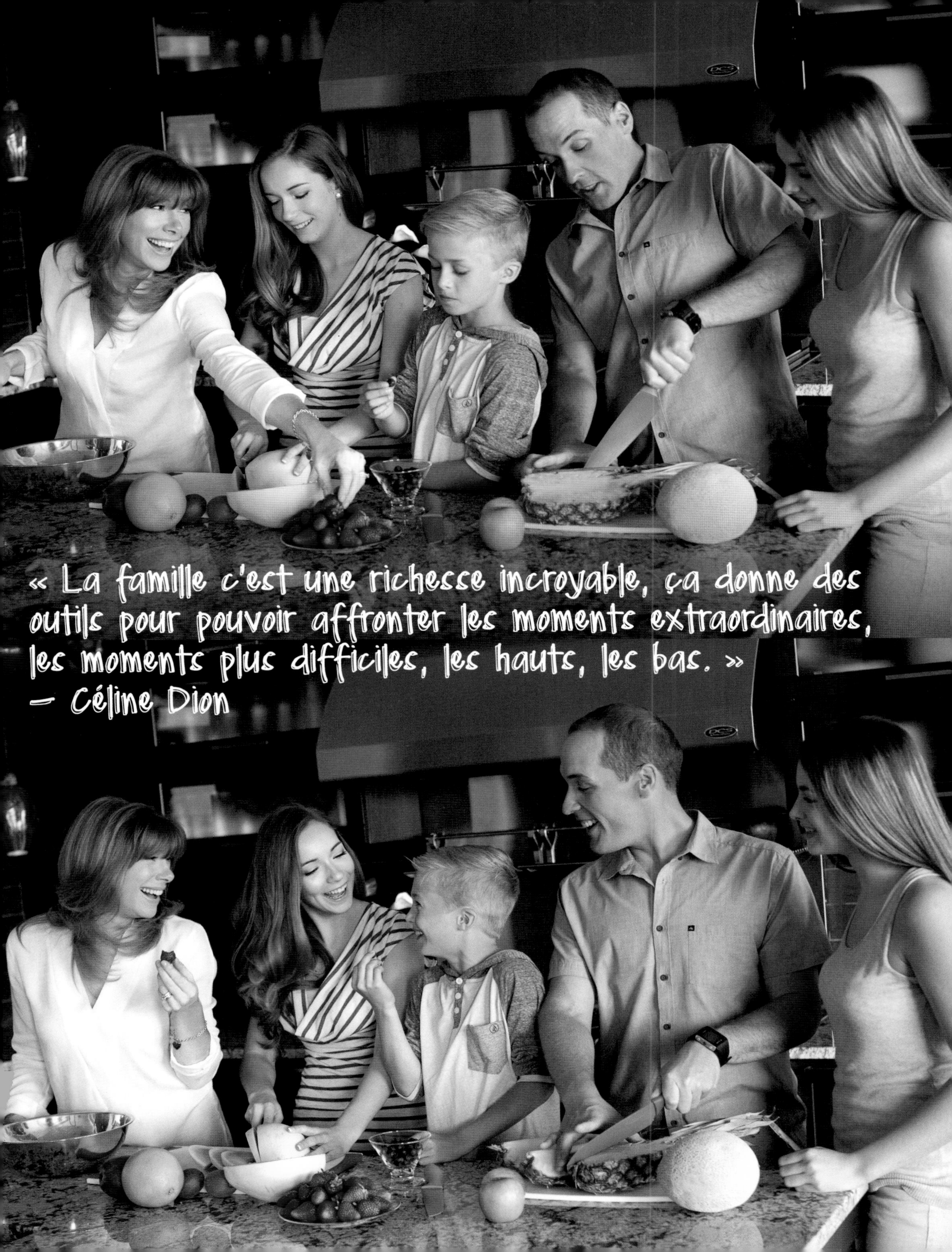
« La famille c'est une richesse incroyable, ça donne des outils pour pouvoir affronter les moments extraordinaires, les moments plus difficiles, les hauts, les bas. »
— Céline Dion

Valeurs nutritives par portion

Calories : 410 kcal	
Lipides : 9 g	
Glucides : 58 g	
Protéines : 30 g	

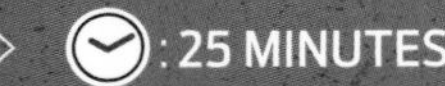 : 25 MINUTES  : 4 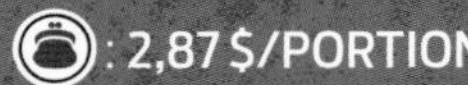 : 2,87 $/PORTION

Quesadilla

INGRÉDIENTS

Pour la salsa

4 tomates italiennes, coupées en petits dés
¼ de tasse (60 ml) d'oignon rouge, coupé en petits dés
¼ de tasse (60 ml) de coriandre fraîche, hachée
1 c. à thé (5 ml) de jus de lime
¼ de c. à thé (1 ml) de cumin, en poudre
¼ de c. à thé (1 ml) d'origan, séché

Pour les quesadillas

1 tasse (250 ml) de haricots noirs faibles en sodium
1 c. à thé (5 ml) de sauce piquante (facultatif)
Sel et poivre
4 tortillas de blé entier de 8 po (20 cm)
1 avocat, tranché finement
4 tasses (1 litre) de roquette ou de bébés épinards ou de jeune chou frisé (kale)
1 tasse (250 ml) de fromage cheddar allégé (4% M.G.), râpé
Enduit à cuisson antiadhésif de type PAM

PRÉPARATION

Pour la salsa

1- Dans un bol, mélanger les ingrédients de la salsa. Réserver.

Pour les quesadillas

1- Dans un bol, écraser les haricots noirs avec la sauce piquante et assaisonner au goût.
2- Répartir le mélange de haricots sur les tortillas. Ajouter l'avocat, la roquette et le fromage.
3- Plier les tortillas en deux et presser légèrement.
4- Dans un grand poêlon antiadhésif, vaporisez l'enduit à cuisson et faire dorer les quesadillas environ 3 minutes de chaque côté à feu doux.
5- Déguster avec la salsa.

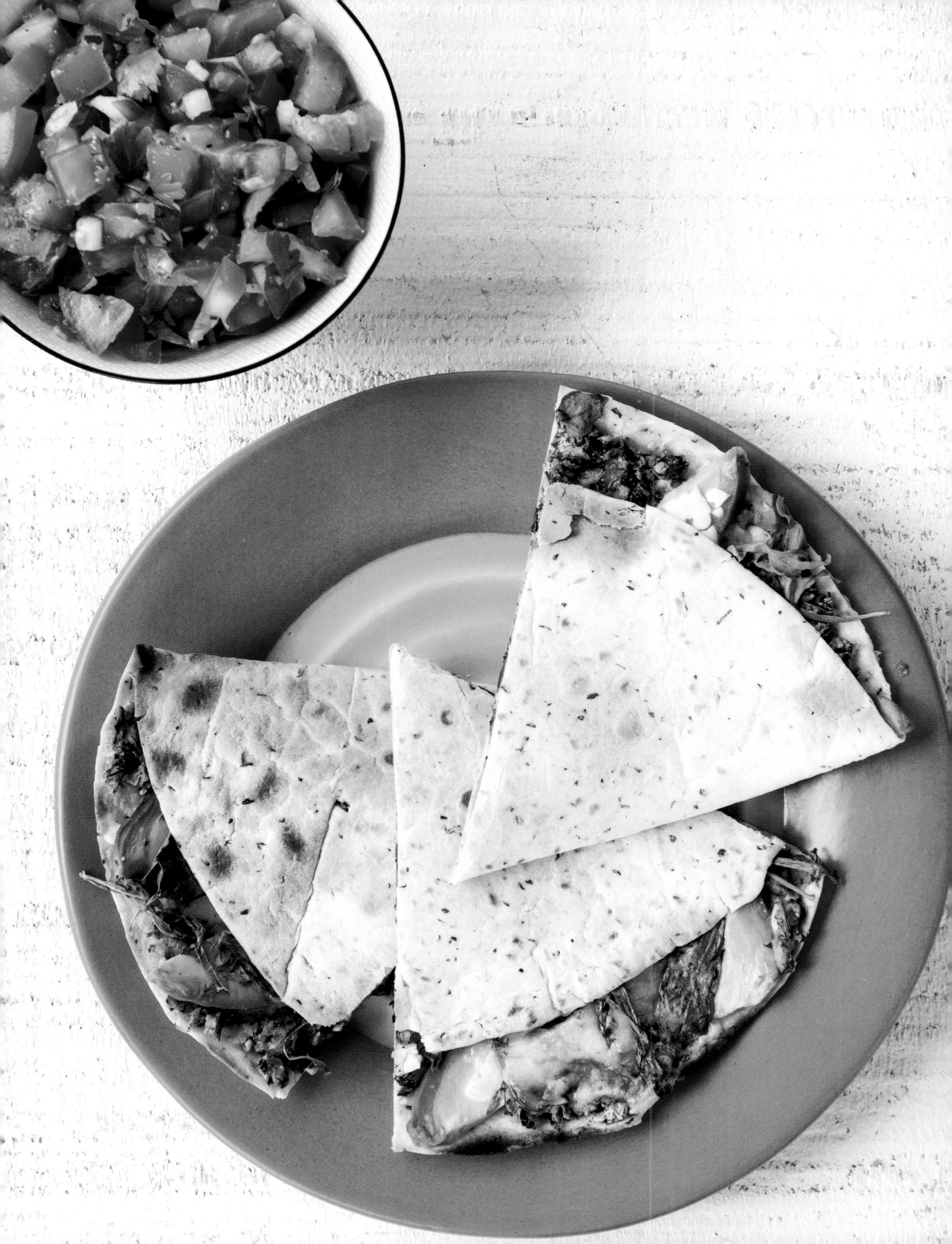

Valeurs nutritives par portion
Calories : 260 kcal
Lipides : 10 g
Glucides : 21 g
Protéines : 21 g

: 22 MINUTES : 6 : 2,77 $/PORTION

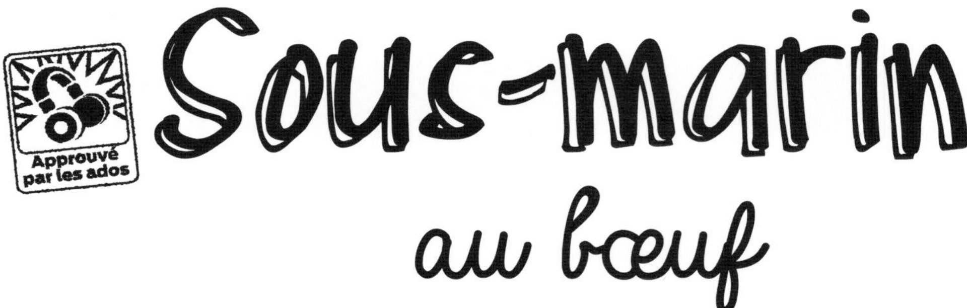

Sous-marin au bœuf

INGRÉDIENTS

- 1 c. à soupe (15 ml) d'huile de canola
- 1 ½ tasse (375 ml) d'oignons rouges, tranchés
- ½ poivron rouge, tranché finement
- ½ poivron jaune, tranché finement
- 8 champignons, tranchés finement
- 350 g de bœuf à fondue chinoise
- 1 c. à soupe (15 ml) de sauce Worcestershire
- ½ c. à thé (2,5 ml) d'origan, séché
- 2 gousses d'ail, hachées
- Sel et poivre
- 2 baguettes de blé entier, coupées en trois
- 100 g de fromage provolone léger, râpé
- 2 tasses (500 ml) de laitue Iceberg, hachée

PRÉPARATION

1- Dans un poêlon antiadhésif, verser l'huile et faire suer les oignons de 1 à 2 minutes.
2- Ajouter les poivrons et les champignons. Poursuivre la cuisson de 4 à 5 minutes.
3- Ajouter le bœuf, la sauce Worcestershire, l'origan et l'ail, puis poursuivre la cuisson de 2 à 3 minutes.
4- Retirer le poêlon du feu et assaisonner au goût.
5- Couper les pains en deux sur l'épaisseur. Répartir la garniture au bœuf, le fromage et la laitue dans les sous-marins.

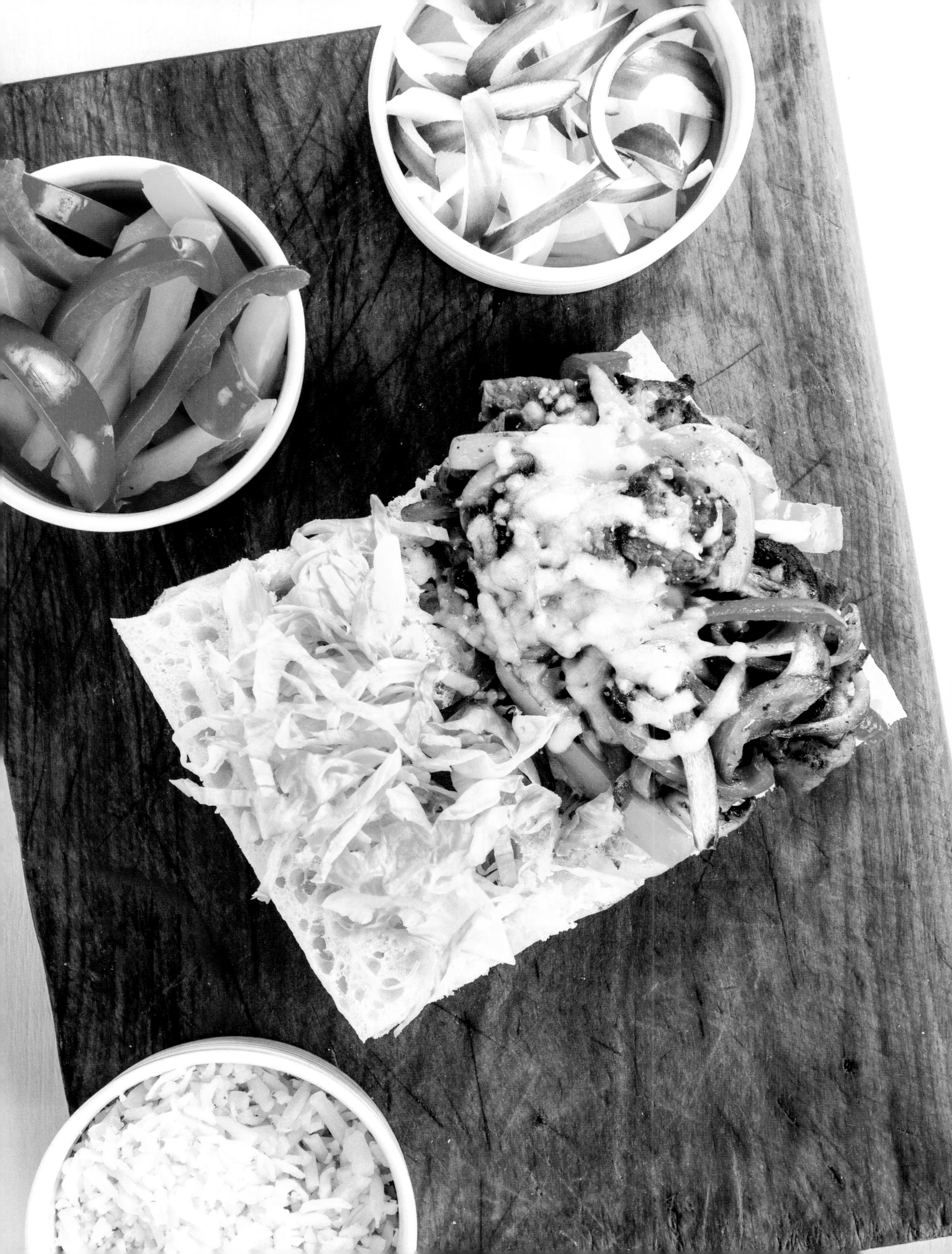

Valeurs nutritives par portion
Calories : 470 kcal
Lipides : 24 g
Glucides : 34 g
Protéines : 30 g

 : 32 MINUTES  : 4  : 3,91 $/PORTION

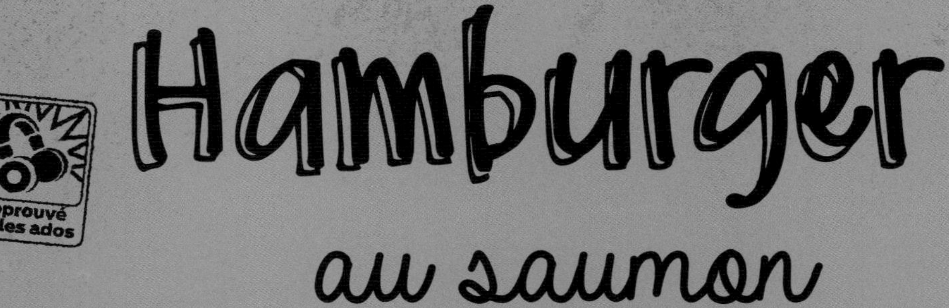

Hamburger au saumon

INGRÉDIENTS

Pour la sauce

¾ de tasse (180 ml) de crème sure 0 % M.G.
1 c. à soupe (15 ml) d'aneth, haché
1 c. à soupe (15 ml) de zeste de citron
½ gousse d'ail, hachée finement
Sel et poivre

Pour les hamburgers

400 g de filets de saumon frais, désossés, sans peau et coupés en morceaux
1 c. à soupe de ciboulette haché
2 c. à soupe (30 ml) de chapelure nature
1 c. à soupe (15 ml) de persil frais, haché
½ c. à thé (2,5 ml) de sel
½ c. à thé (2,5 ml) de jus de citron
¼ de c. à thé (1 ml) de poivre noir du moulin
1 c. à thé (2,5 ml) de moutarde de Dijon à l'ancienne
4 pains à hamburger
4 feuilles de laitue Boston, lavées
1 tasse (250 ml) de concombre, coupé en bâtonnets

PRÉPARATION

Pour la sauce

1- Dans un bol, mélanger les ingrédients de la sauce. Assaisonner au goût. Réserver au réfrigérateur.

Pour les hamburgers

1- Dans un robot culinaire, hacher grossièrement le saumon avec la ciboulette, la chapelure, le persil, le sel, le jus de citron, le poivre et la moutarde de Dijon.
2- Façonner quatre galettes avec le mélange.
3- Préchauffer le barbecue à puissance moyenne-élevée. Huiler la grille.
4- Griller les galettes sur le barbecue de 4 à 5 minutes de chaque côté.
5- Griller les pains sur le barbecue de 1 à 2 minutes.
6- Garnir chacun des pains d'une galette de saumon, de sauce, de laitue et de concombre.

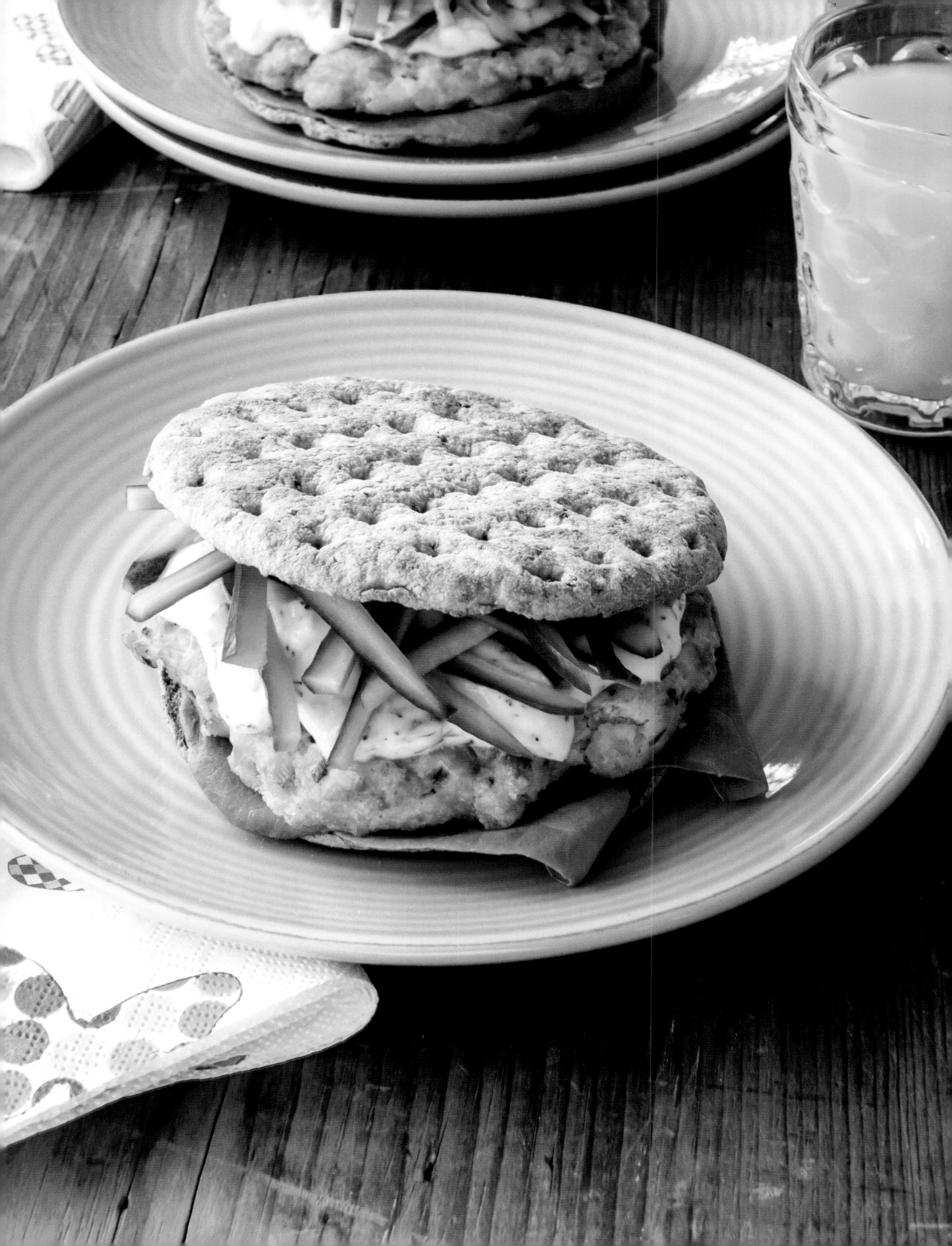

Valeurs nutritives par portion
Calories : 360 kcal
Lipides : 14 g
Glucides : 27 g
Protéines : 29 g

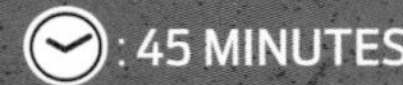  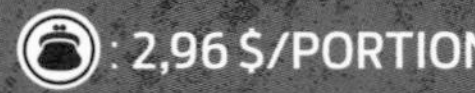

: 45 MINUTES : 4 : 2,96 $/PORTION

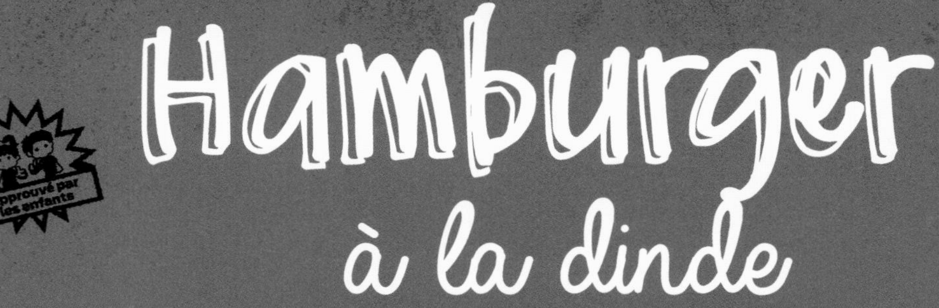

Hamburger à la dinde

Approuvé par les enfants

INGRÉDIENTS

Pour la sauce

1 c. à soupe (15 ml) de mayonnaise légère
1 c. à soupe (15 ml) de crème sure 0 % M.G.
1 c. à soupe (15 ml) de moutarde de Dijon à l'ancienne

Pour les hamburgers

1 c. à thé (5 ml) d'huile végétale
1 oignon, haché finement
500 g de dinde extra-maigre hachée
1 c. à soupe (15 ml) de moutarde de Dijon
1 c. à soupe (15 ml) de compote de pommes sans sucre
1 c. à soupe (15 ml) de sirop d'érable
½ c. à soupe (7,5 ml) de thym frais, haché
Sel et poivre
Enduit à cuisson antiadhésif de type PAM
4 pains à hamburger
1 tasse (250 ml) de mesclun
1 tomate, coupée en tranches

PRÉPARATION

Pour la sauce

1- Dans un bol, mélanger les ingrédients de la sauce et réserver au réfrigérateur.

Pour les hamburgers

1- Préchauffer le four à 375 °F (190 °C).
2- Dans un poêlon antiadhésif, verser l'huile et faire suer l'oignon de 1 à 2 minutes. Laisser tiédir et réserver.
3- Dans un cul-de-poule, mélanger la dinde avec la moutarde de Dijon, la compote de pommes, le sirop d'érable, le thym et l'oignon. Assaisonner au goût.
4- Façonner quatre galettes avec le mélange.
5- Vaporiser une plaque de cuisson d'enduit à cuisson et déposer les galettes.
6- Cuire au four 12 minutes de chaque côté, jusqu'à ce que le centre des galettes ait perdu sa teinte rosée.
7- Griller les pains au four de 1 à 2 minutes.
8- Garnir chacun des pains d'une galette de dinde, de sauce, de mesclun et de tomate.

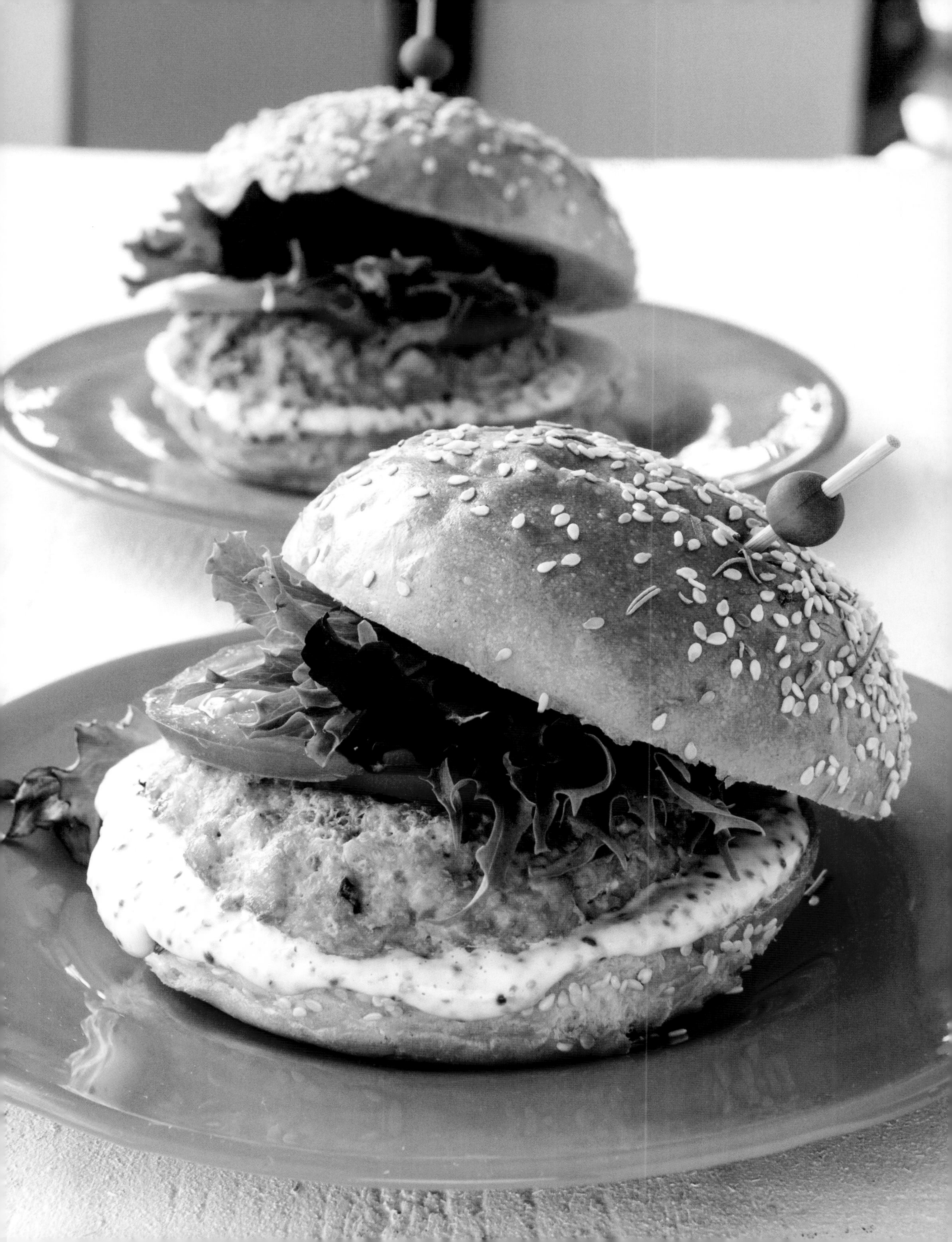

Champignons, roquette et bacon

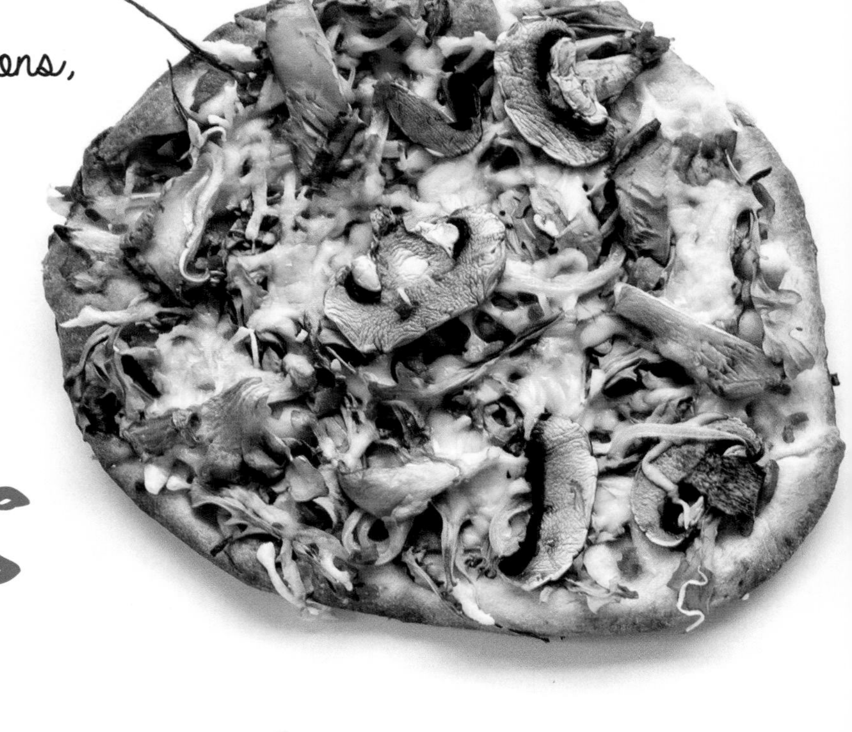

Cinq pizzas délicieuses

Margarita

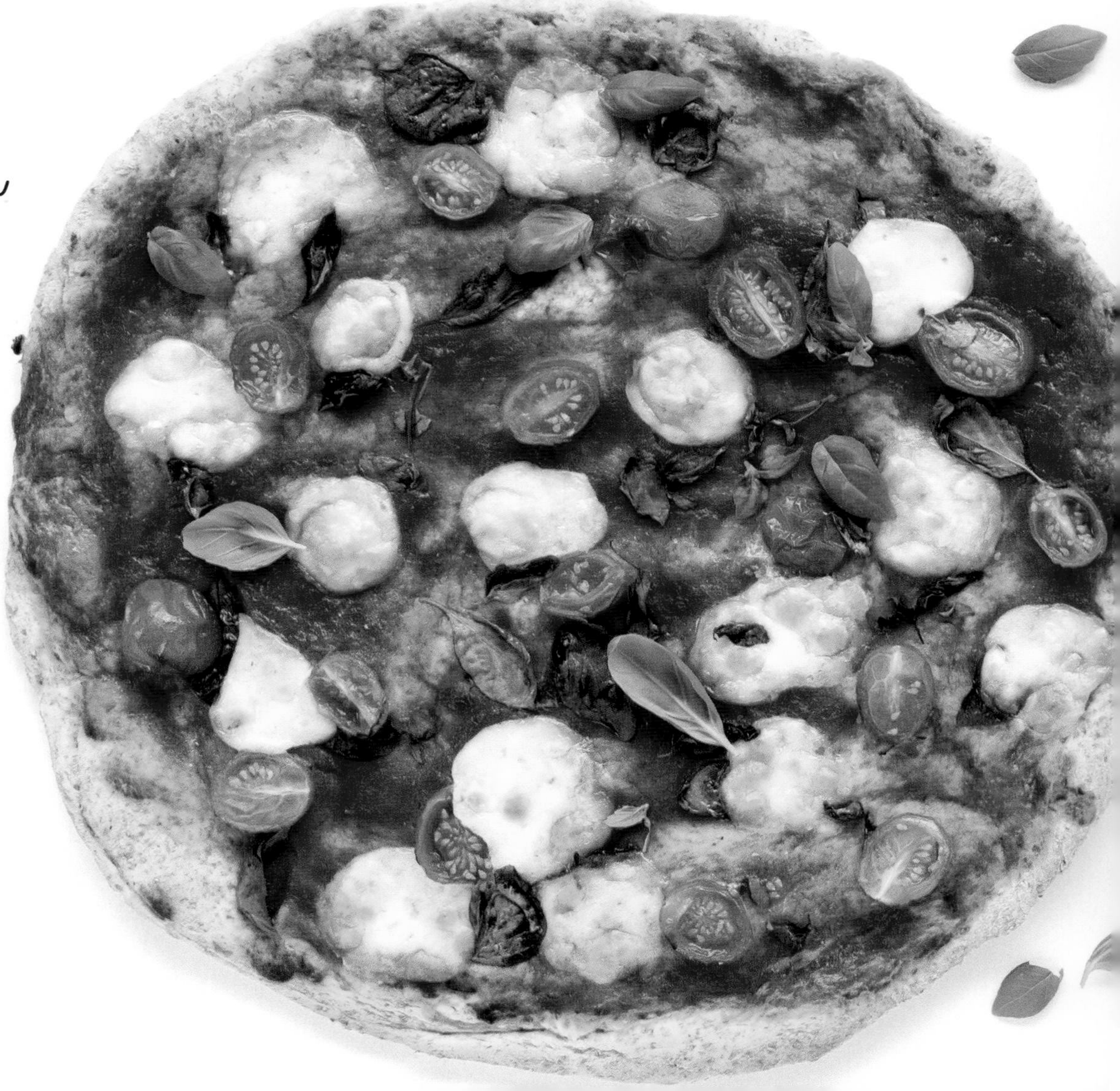

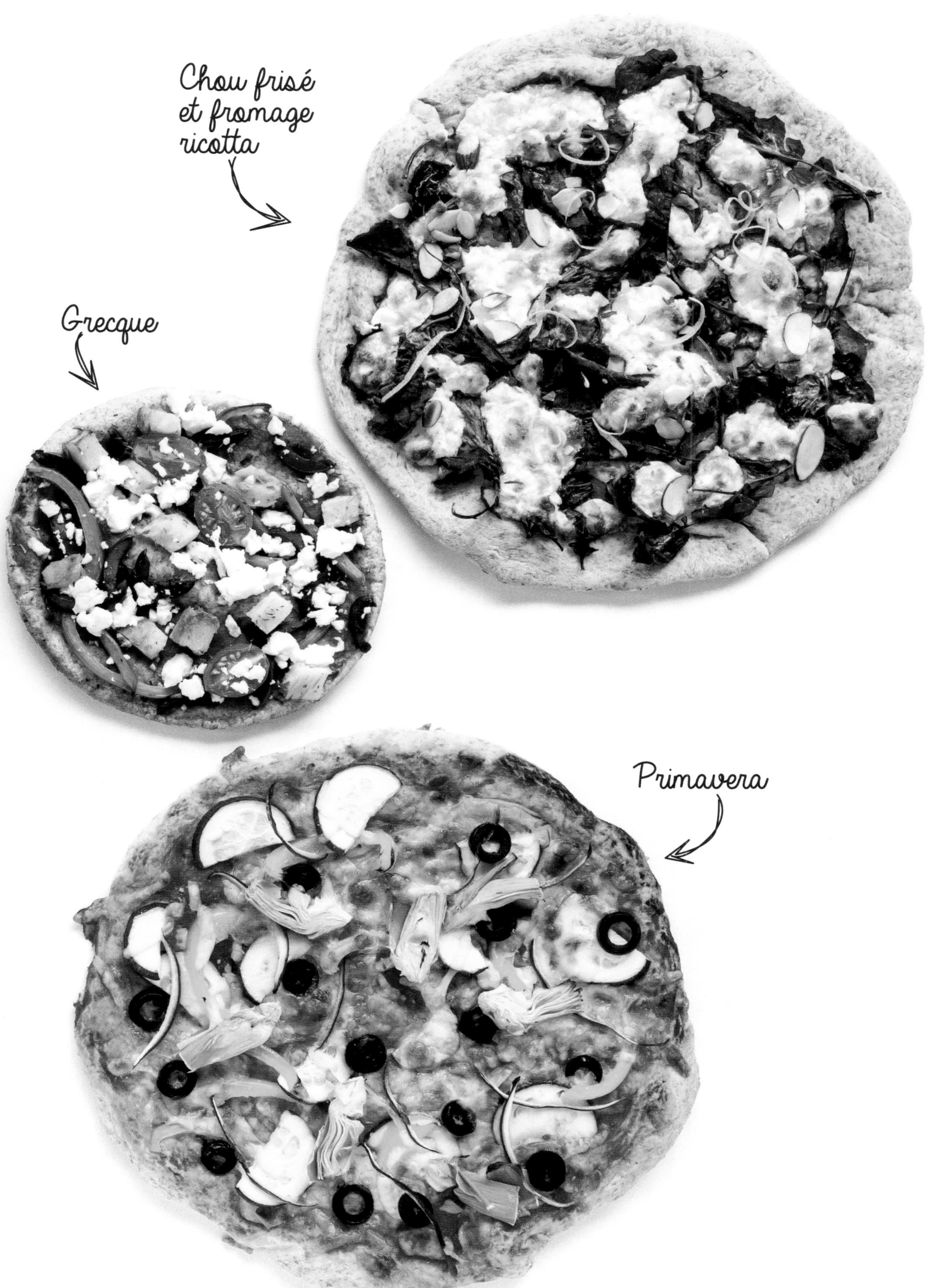
Chou frisé et fromage ricotta
Grecque
Primavera

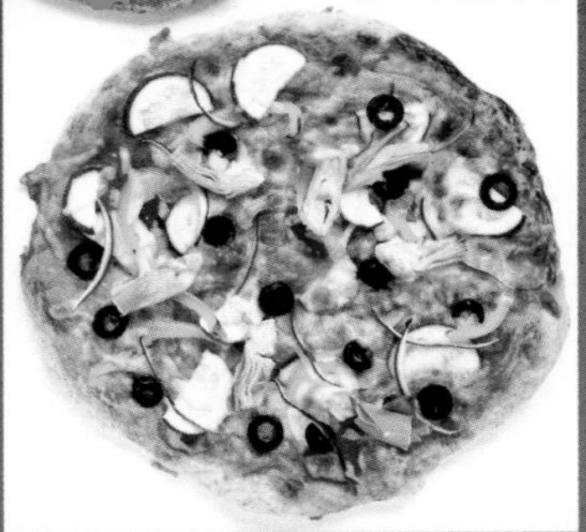

Valeurs nutritives par portion

Calories : 310 kcal
Lipides : 11 g
Glucides : 38 g
Protéines : 15 g

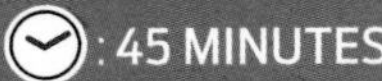  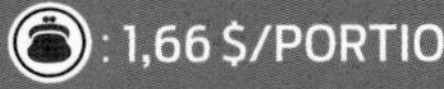

: 45 MINUTES : 4 : 1,66 $/PORTION

Pizza primavera

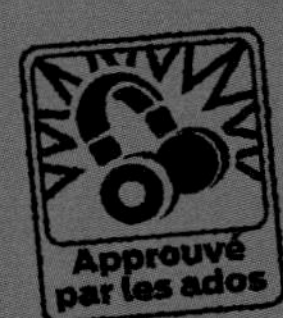

INGRÉDIENTS

1 pâte à pizza (voir recette page suivante)
½ tasse (125 ml) de sauce à pizza (voir recette page suivante)
1 courgette, tranchée
½ poivron jaune, coupé en lanières
3 olives noires, tranchées finement
4 cœurs d'artichauts en conserve, égouttés
⅙ d'oignon rouge, coupé en petits dés
⅔ de tasse (160 ml) de fromage mozzarella 15 % M.G., râpé

PRÉPARATION

1- Placer la grille au centre du four et préchauffer le four à 375 °F (190 °C).
2- Tapisser une plaque à pizza de 12 po (30 cm) de diamètre d'un papier parchemin.
3- Sur un plan de travail fariné, pétrir la pâte quelques minutes.
4- Étaler la pâte avec les doigts sur la plaque à pizza et couvrir de sauce. Répartir les légumes et le fromage mozzarella.
5- Cuire au four environ 20 minutes ou jusqu'à ce que le fromage soit fondu.

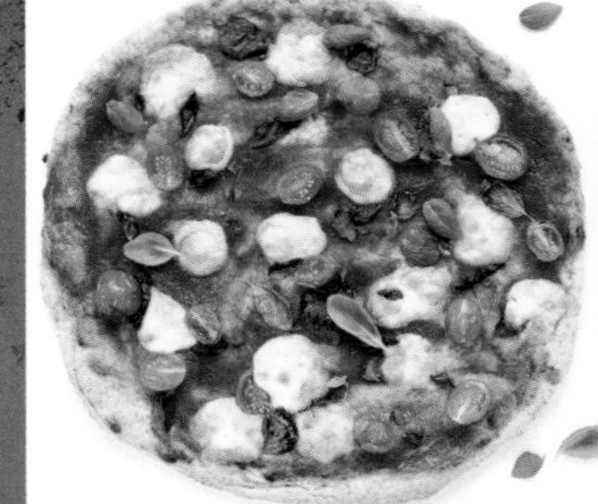

Valeurs nutritives par portion

Calories : 460 kcal
Lipides : 21 g
Glucides : 35 g
Protéines : 31 g

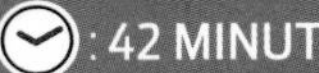  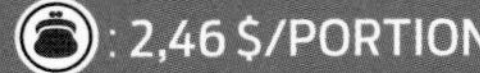

: 42 MINUTES : 4 : 2,46 $/PORTION

Pizza margarita

INGRÉDIENTS

1 pâte à pizza (voir recette page suivante)
½ tasse (125 ml) de sauce à pizza (voir recette page suivante)
15 à 20 feuilles de basilic
10 tomates cerises, coupées en deux
120 g (8 boules) de fromage bocconcini 13 % M.G., coupées en deux

PRÉPARATION

1- Placer la grille au centre du four et préchauffer le four à 375 °F (190 °C).
2- Tapisser une plaque à pizza de 12 po (30 cm) de diamètre d'un papier parchemin.
3- Sur un plan de travail fariné, pétrir la pâte quelques minutes.
4- Étaler la pâte avec les doigts sur la plaque à pizza et couvrir de sauce. Répartir les feuilles de basilic, les tomates et les bocconcinis.
5- Cuire au four environ 20 minutes ou jusqu'à ce que le fromage soit fondu.

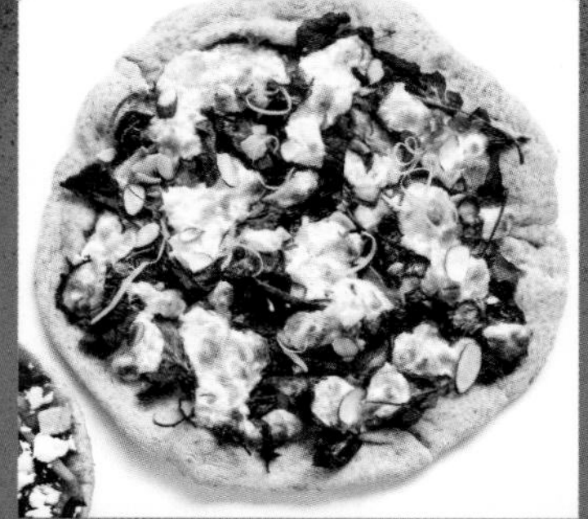

Valeurs nutritives par portion

Calories : 370 kcal	
Lipides : 17 g	
Glucides : 31 g	
Protéines : 20 g	

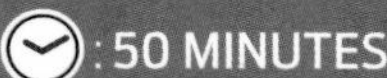
: 50 MINUTES
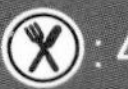
: 4 : 1,54 $/PORTION

Pizza au chou frisé et fromage ricotta

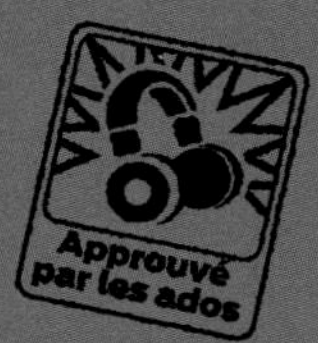

INGRÉDIENTS

- 2 tasses (500 ml) de jeune chou frisé (kale)
- 1 c. à thé (5 ml) d'huile d'olive
- 1 gousse d'ail, hachée finement
- 1 pâte à pizza (voir recette page suivante)
- ½ tasse (125 ml) de fromage ricotta 5 % M.G.
- ½ tasse (125 ml) de fromage mozzarella 15 % M.G., râpé
- ⅓ de tasse (80 ml) de fromage parmesan, râpé
- ½ c. à thé (2,5 ml) de zeste de citron
- 2 c. à thé (10 ml) d'amandes, tranchées
- 1 pincée de chili, broyé (facultatif)
- Sel et poivre

PRÉPARATION

1- Placer la grille au centre du four et préchauffer le four à 375 °F (190 °C).

2- Dans un bol, mélanger le chou frisé avec l'huile d'olive et l'ail. Réserver.

3- Tapisser une plaque à pizza de 12 po (30 cm) de diamètre d'un papier parchemin.

4- Sur un plan de travail fariné, pétrir la pâte quelques minutes.

5- Étaler la pâte avec les doigts sur la plaque à pizza et couvrir du mélange de chou frisé. Répartir les fromages, puis le zeste de citron et les amandes tranchées. Ajouter une pincée de chili, si désiré. Assaisonner au goût.

6- Cuire au four environ 20 minutes ou jusqu'à ce que les fromages soient fondus.

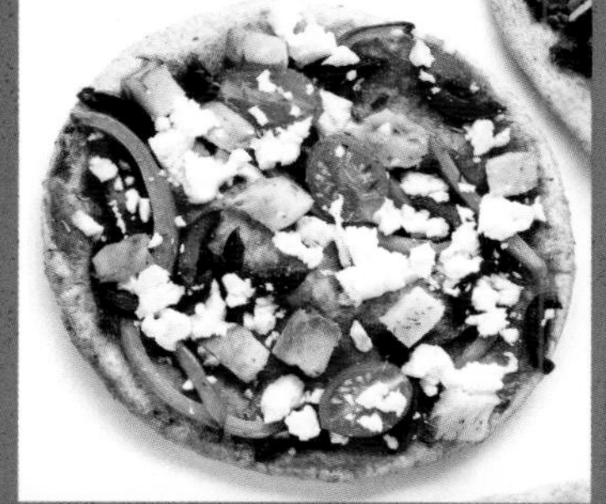

Valeurs nutritives par portion

Calories : 270 kcal	
Lipides : 13 g	
Glucides : 22 g	
Protéines : 17 g	

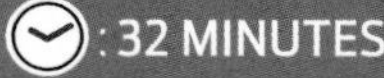
: 32 MINUTES
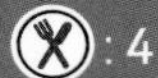
: 4
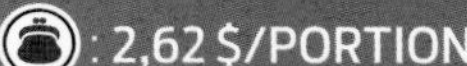
: 2,62 $/PORTION

Pizza grecque

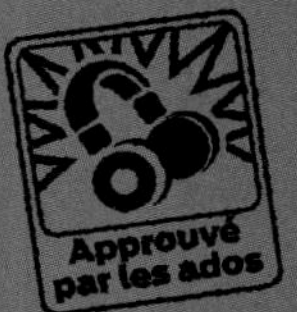

INGRÉDIENTS

- 4 pains pita de blé entier de 8 po (20 cm)
- ½ tasse (125 ml) de sauce à pizza (voir recette page suivante)
- 6 tomates cerises, coupées en deux
- ½ poivron vert, tranché finement
- 8 olives Kalamata, coupées en rondelles
- ⅙ d'oignon rouge, tranché finement
- ⅔ de tasse (160 ml) de poitrine de poulet cuite, coupée en petits cubes
- ½ c. à thé (2,5 ml) d'origan, séché
- 120 g de fromage feta léger (13 % M.G.), émietté
- Poivre

PRÉPARATION

1- Placer la grille au centre du four et préchauffer le four à 350 °F (180 °C).

2- Déposer les pitas sur une plaque de cuisson et les badigeonner de sauce.

3- Répartir les légumes, le poulet, l'origan et le fromage. Poivrer au goût.

4- Cuire au four environ 20 minutes jusqu'à ce que le fromage soit fondu.

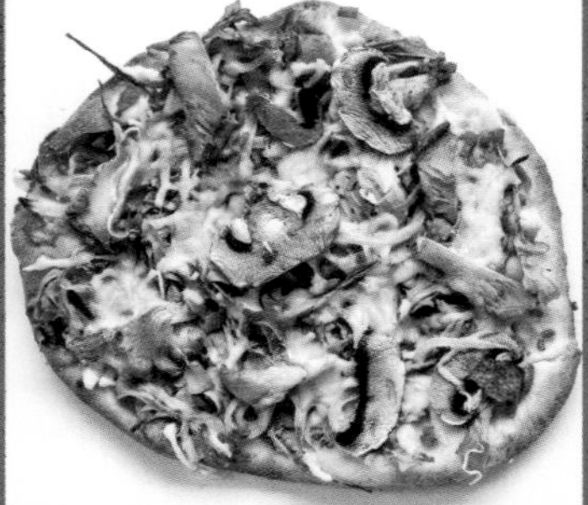

Valeurs nutritives par portion
Calories : 520 kcal
Lipides : 19 g
Glucides : 63 g
Protéines : 28 g

 : 35 MINUTES 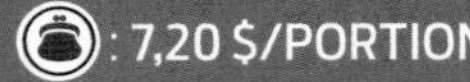 : 4 : 7,20 $/PORTION

Pizza aux champignons, roquette et bacon

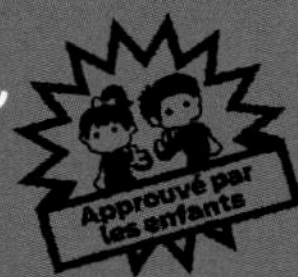

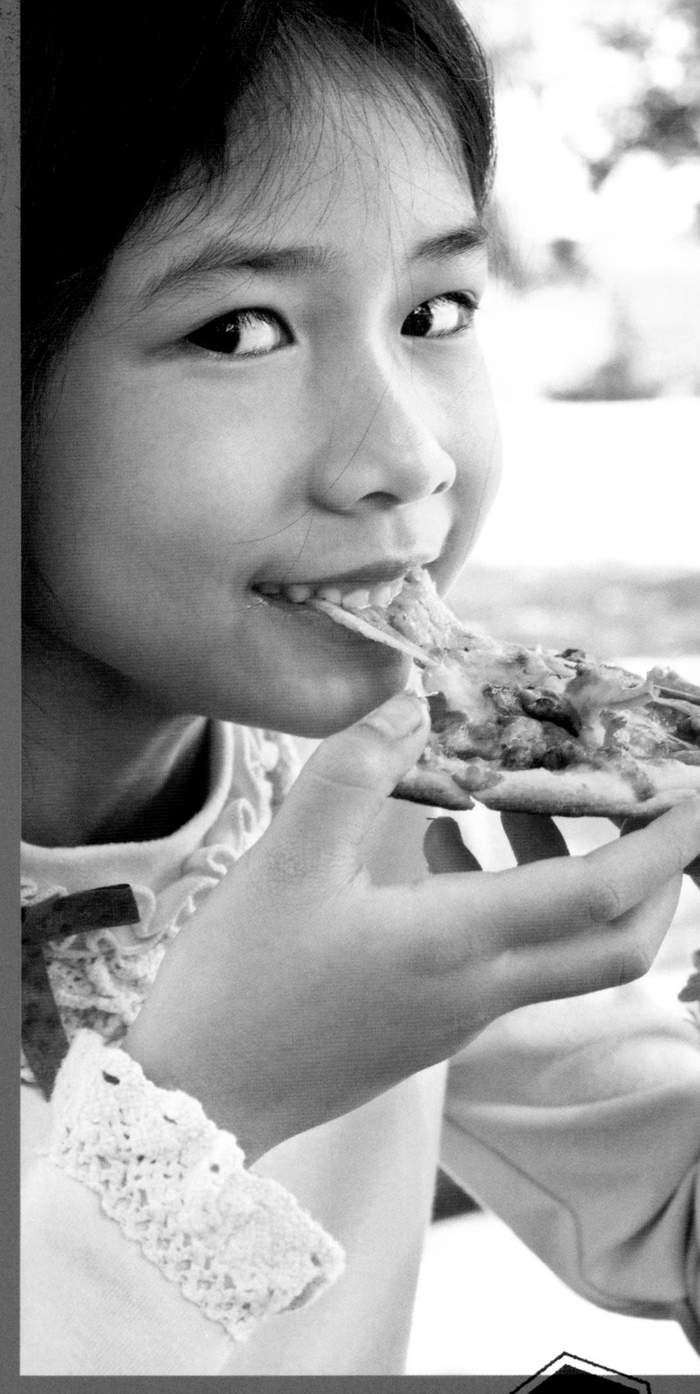

INGRÉDIENTS

- 1 c. à soupe (15 ml) d'huile d'olive
- ½ oignon, tranché finement
- 2 pains naan
- 2 tasses (500 ml) de roquette
- ¼ de tasse (60 ml) de fromage parmesan, râpé
- 1 tasse (250 ml) de fromage suisse 17% M.G., râpé
- ½ tasse (125 ml) de champignons pleurotes, tranchés
- ½ tasse (125 ml) de champignons de Paris, tranchés
- ½ tasse (125 ml) de champignons cremini (café), tranchés
- 4 tranches de bacon de dinde, crues et hachées
- Poivre

PRÉPARATION

1- Placer la grille au centre du four et préchauffer le four à 350 °F (180 °C).
2- Dans un poêlon antiadhésif, verser l'huile et faire suer l'oignon de 1 à 2 minutes. Réserver.
3- Déposer les pains sur une plaque de cuisson. Répartir la roquette, les fromages, l'oignon, les champignons et le bacon. Poivrer au goût.
4- Cuire au four environ 20 minutes ou jusqu'à ce que les fromages soient fondus.

Le champignon : un prébiotique efficace

BON À SAVOIR

Le champignon est un aliment passe-partout qui s'intègre bien à n'importe quelle recette et permet de rehausser la saveur des mets. Il est composé de plusieurs éléments nutritifs, dont le cuivre, le sélénium, les vitamines B2 et B3, l'acide pantothénique et la vitamine D. Les champignons contiennent aussi de l'amidon résistant, un prébiotique servant de nourriture aux bactéries du côlon et contribuant à maintenir une bonne santé intestinale.

Valeurs nutritives par portion
Calories : 180 kcal
Lipides : 4,5 g
Glucides : 29 g
Protéines : 6 g

: 1 ¼ HEURE : 12 HEURES
: 8 : 0,20 $/PORTION

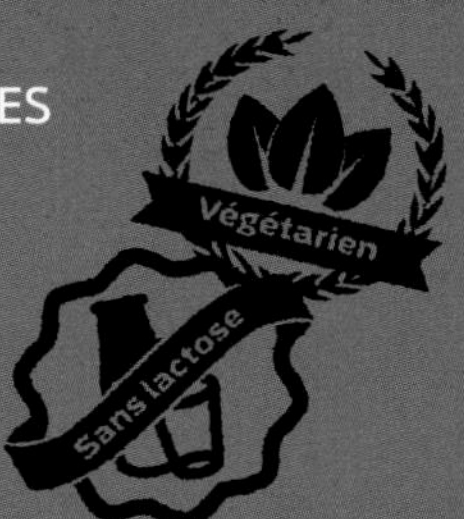

Pâte à pizza

INGRÉDIENTS

2/3 de tasse (160 ml) d'eau tiède
2 c. à soupe (30 ml) d'huile d'olive
1 sachet de 7 g de levure rapide
1 pincée de sucre
1 ½ tasse (375 ml) de farine tout usage
1 tasse (250 ml) de farine de blé entier (plus une pincée pour rouler la pâte)
¼ de c. à thé (1 ml) de sel

PRÉPARATION

1- Dans un bol, mélanger l'eau avec l'huile, la levure et le sucre. Réserver.
2- Dans un autre grand bol, mélanger les farines avec le sel.
3- Incorporer le mélange solide au mélange liquide. Pétrir environ 8 minutes.
4- Déposer la boule de pâte dans un bol huilé, couvrir d'un linge propre et réserver 45 minutes ou jusqu'à ce que la boule de pâte double de volume.
5- Pétrir de nouveau quelques minutes.
6- Utiliser immédiatement la pâte à pizza ou l'emballer dans une pellicule de plastique. La pâte peut être conservée au réfrigérateur jusqu'à 12 heures ou congelée.

Valeurs nutritives par portion
Calories : 15 kcal
Lipides : 1 g
Glucides : 2 g
Protéines : 0,3 g

: 27 MINUTES : 18 : 0,33 $/PORTION

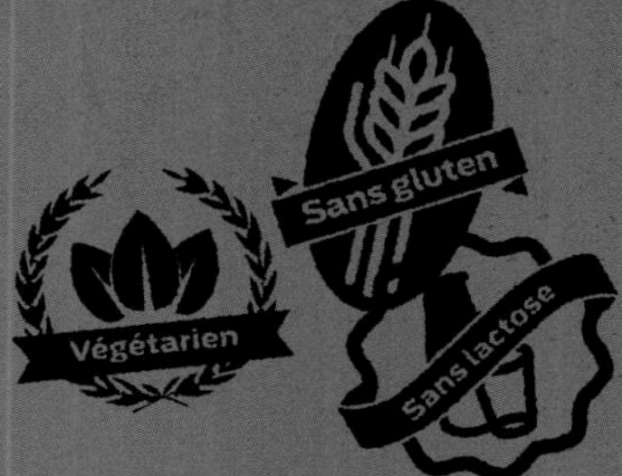

Sauce à pizza

INGRÉDIENTS

1 c. à soupe (15 ml) d'huile d'olive
½ oignon, haché
2 gousses d'ail, hachées
1 boîte de 19 oz (540 ml) de tomates en dés
1 c. à soupe (15 ml) de vin rouge (facultatif)
1 pincée de sucre
1 feuille de laurier
Sel et poivre

PRÉPARATION

1- Dans une casserole, verser l'huile, puis faire suer l'oignon et l'ail. Ajouter le reste des ingrédients.
2- Porter à ébullition et laisser mijoter de 15 à 20 minutes.
3- Retirer la feuille de laurier et réduire la préparation en purée dans un robot culinaire.
4- Assaisonner au goût.
5- Réserver au réfrigérateur.

Valeurs nutritives par portion
Calories : 520 kcal
Lipides : 6 g
Glucides : 75 g
Protéines : 22 g

: 30 MINUTES : 50 MINUTES 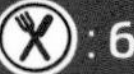 : 6 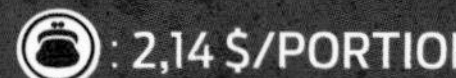

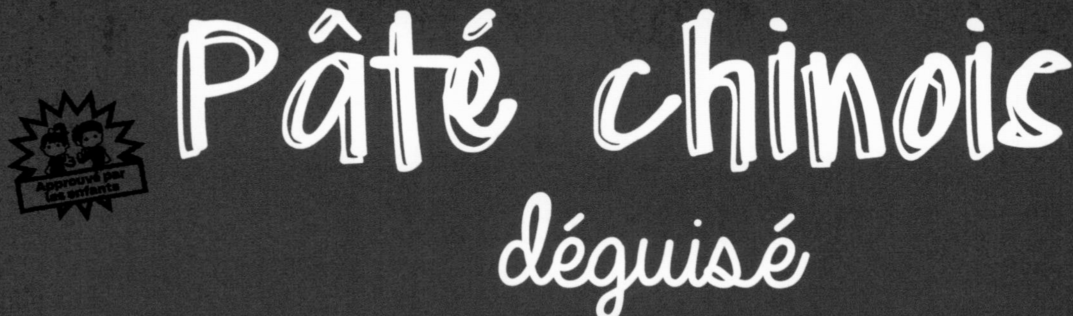

INGRÉDIENTS

¼ de tasse (60 ml) de maïs en crème
2 tasses (500 ml) de grains de maïs, surgelés
2 tasses (500 ml) de pommes de terre, pelées et coupées en gros cubes
½ tête de chou-fleur, défaite en bouquets
1 c. à soupe (15 ml) de beurre
¼ de tasse (60 ml) de lait écrémé
Sel et poivre
1 c. à soupe (15 ml) d'huile végétale
1 oignon, haché finement
1 gousse d'ail hachée
1 ½ boîte de 14 oz (398 ml) de lentilles brunes, rincées et égouttées
1 c. à soupe (15 ml) de ketchup
2 c. à thé (10 ml) de sauce soya réduite en sodium
1 c. à thé (5 ml) de farine tout usage

PRÉPARATION

1- Dans un bol, mélanger les deux maïs. Réserver.
2- Dans une grande casserole d'eau bouillante, cuire les pommes de terre 5 minutes. Ajouter le chou-fleur et poursuivre la cuisson environ 10 minutes ou jusqu'à ce que les légumes soient bien tendres. Égoutter.
3- À l'aide d'un pilon, écraser grossièrement les pommes de terre et le chou-fleur avec le beurre. Ajouter le lait et réduire le mélange en purée à l'aide d'un batteur électrique. Saler et poivrer. Réserver.
4- Placer la grille au centre du four et préchauffer le four à 400 °F (200 °C).
5- Dans un poêlon antiadhésif, verser l'huile et faire suer l'oignon de 1 à 2 minutes.
6- Ajouter l'ail et les lentilles. Faire revenir en remuant environ 2 minutes, jusqu'à ce que l'ail soit fragrant.
7- Ajouter le ketchup, la sauce soya et la farine. Mélanger, puis retirer du feu. Assaisonner au goût.
8- Presser légèrement le mélange de lentilles au fond d'un plat de cuisson carré de 8 po (20 cm). Étaler le maïs, puis la purée de pommes de terre et chou-fleur.
9- Cuire au four environ 50 minutes.

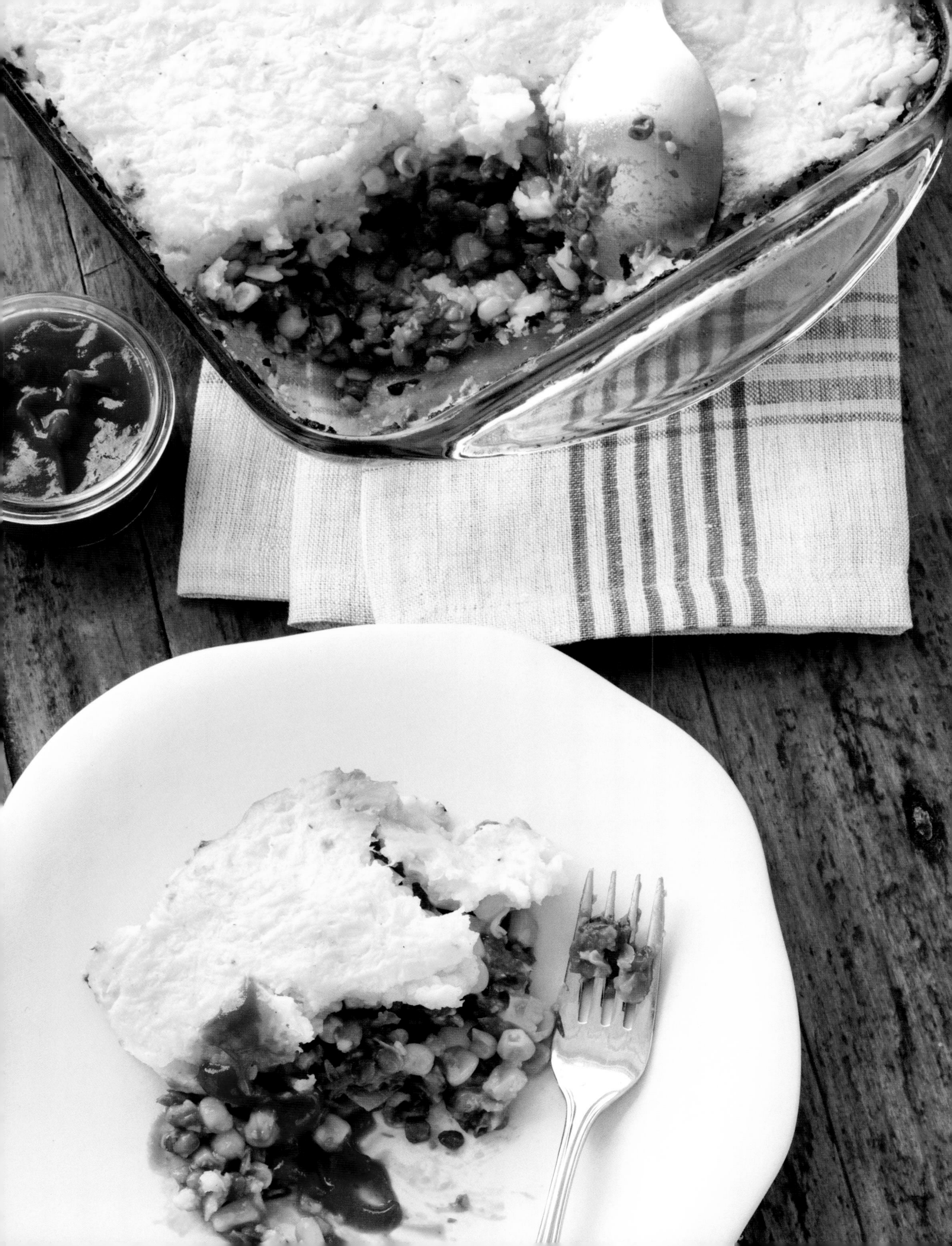

Valeurs nutritives par portion
Calories : 400 kcal
Lipides : 6 g
Glucides : 57 g
Protéines : 30 g

 : 45 MINUTES 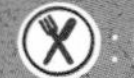 : 5 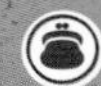 : 5,60 $/PORTION

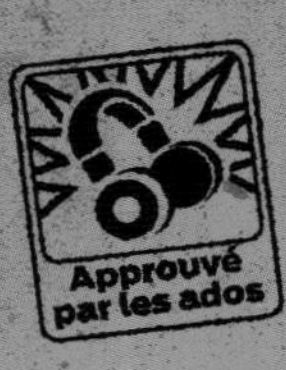

Sans lactose

Général Tao santé

INGRÉDIENTS

Pour la sauce

- 2 c. à thé (10 ml) d'eau
- 2 c. à thé (10 ml) de fécule de maïs
- 1 c. à thé (5 ml) d'huile de sésame
- 1 c. à thé (5 ml) d'huile végétale
- 1 c. à thé (5 ml) d'ail, haché
- 1 c. à soupe (15 ml) de gingembre, râpé
- 4 c. à thé (20 ml) de sauce soya réduite en sodium
- 2 c. à thé (10 ml) de vinaigre de riz
- 1 c. à thé (5 ml) de saké (facultatif)
- 1 c. à soupe (15 ml) de miel
- 1 tasse (250 ml) de bouillon de poulet réduit en sodium
- 1 c. à soupe (15 ml) de ketchup
- 1 c. à thé (5 ml) de sauce hoisin
- ½ c. à thé (2,5 ml) de pâte de chili (facultatif)

Pour le poulet

- 450 g de poitrines de poulet, désossées, sans peau et coupées en morceaux de 1 po (2,5 cm)
- ½ c. à thé (2,5 ml) de graines de sésame
- 1 oignon vert, finement tranché

Pour les accompagnements

- 2 ¼ tasses (560 ml) de riz brun, cuit
- 1 poivron orange, cuit à la vapeur
- 3 tasses (750 ml) de brocoli, défait en bouquets et cuit à la vapeur

PRÉPARATION

Pour la sauce

1- Dans un petit bol, mélanger l'eau avec la fécule de maïs. Réserver.

2- Dans une petite casserole, verser l'huile de sésame et l'huile végétale, puis faire revenir l'ail et le gingembre 1 minute à feu doux.

3- Ajouter la sauce soya, le vinaigre de riz, le saké, le miel, le bouillon, le ketchup, la sauce hoisin et la pâte de chili. Mélanger au fouet et porter à ébullition.

4- Retirer du feu et ajouter le mélange de fécule de maïs. Mélanger au fouet et réserver.

Pour le poulet

1- Placer la grille au centre du four et préchauffer le four à 400 °F (200 °C).

2- Tapisser une plaque de cuisson d'un papier parchemin.

3- Déposer le poulet sur la plaque de cuisson et cuire au four de 12 à 15 minutes en retournant les morceaux à mi-cuisson.

4- Déposer le poulet dans la sauce et remuer pour bien enrober.

5- Déposer les morceaux de poulet dans une assiette. Parsemer de graines de sésame et d'oignon vert.

6- Servir avec les accompagnements.

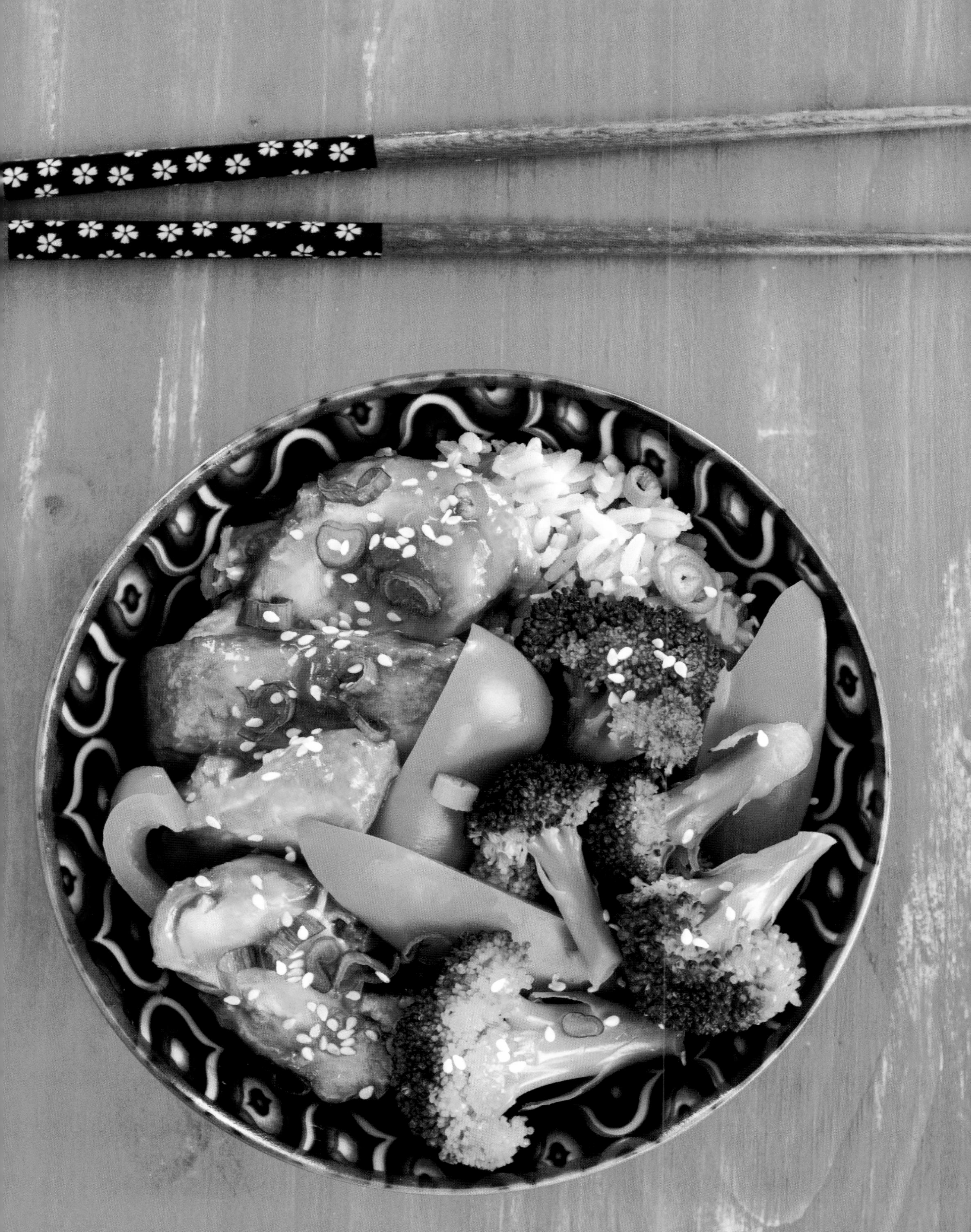

Valeurs nutritives par portion
Calories : 450 kcal
Lipides : 21 g
Glucides : 36 g
Protéines : 29 g

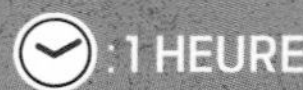

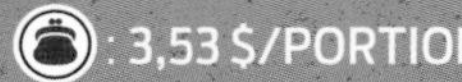

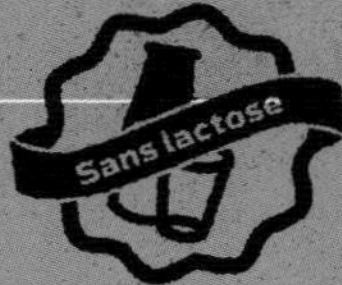

Flétan au sirop d'érable en papillote

INGRÉDIENTS

- 1 c. à soupe (15 ml) d'huile d'olive
- 2 c. à soupe (30 ml) de sirop d'érable
- 2 c. à soupe (30 ml) de moutarde de Dijon à l'ancienne
- 2 c. à thé (10 ml) de sauce soya réduite en sodium
- 1 gousse d'ail, hachée
- 1 tasse (250 ml) d'orge perlé
- 3 tasses (750 ml) d'eau
- ½ tasse (125 ml) de bébés épinards, hachés
- Sel et poivre
- 2 carottes, pelées et coupées en petits bâtonnets
- 12 asperges, parées
- 550 g de filets de flétan, sans peau et coupés en quatre

PRÉPARATION

1- Dans un bol, mélanger l'huile d'olive avec le sirop d'érable, la moutarde de Dijon, la sauce soya et l'ail.

2- Dans une casserole, verser l'orge perlé, l'eau et une pincée de sel.

3- Couvrir et porter à ébullition à feu élevé, puis réduire le feu au minimum. Cuire environ 30 à 40 minutes ou jusqu'à ce que l'orge soit *al dente*.

4- Ajouter les épinards. Saler, poivrer et remuer. Réserver.

5- Placer la grille au centre du four et préchauffer le four à 375 ºF (190 ºC).

6- Répartir l'orge sur quatre feuilles de papier d'aluminium, puis ajouter les bâtonnets de carottes et les asperges.

7- Déposer les filets de flétan sur les légumes et répartir la sauce sur les filets de poisson. Assaisonner au goût.

8- Fermer les papillotes hermétiquement et déposer sur une plaque de cuisson.

9- Cuire au four 20 minutes. Laisser reposer 5 minutes puis servir.

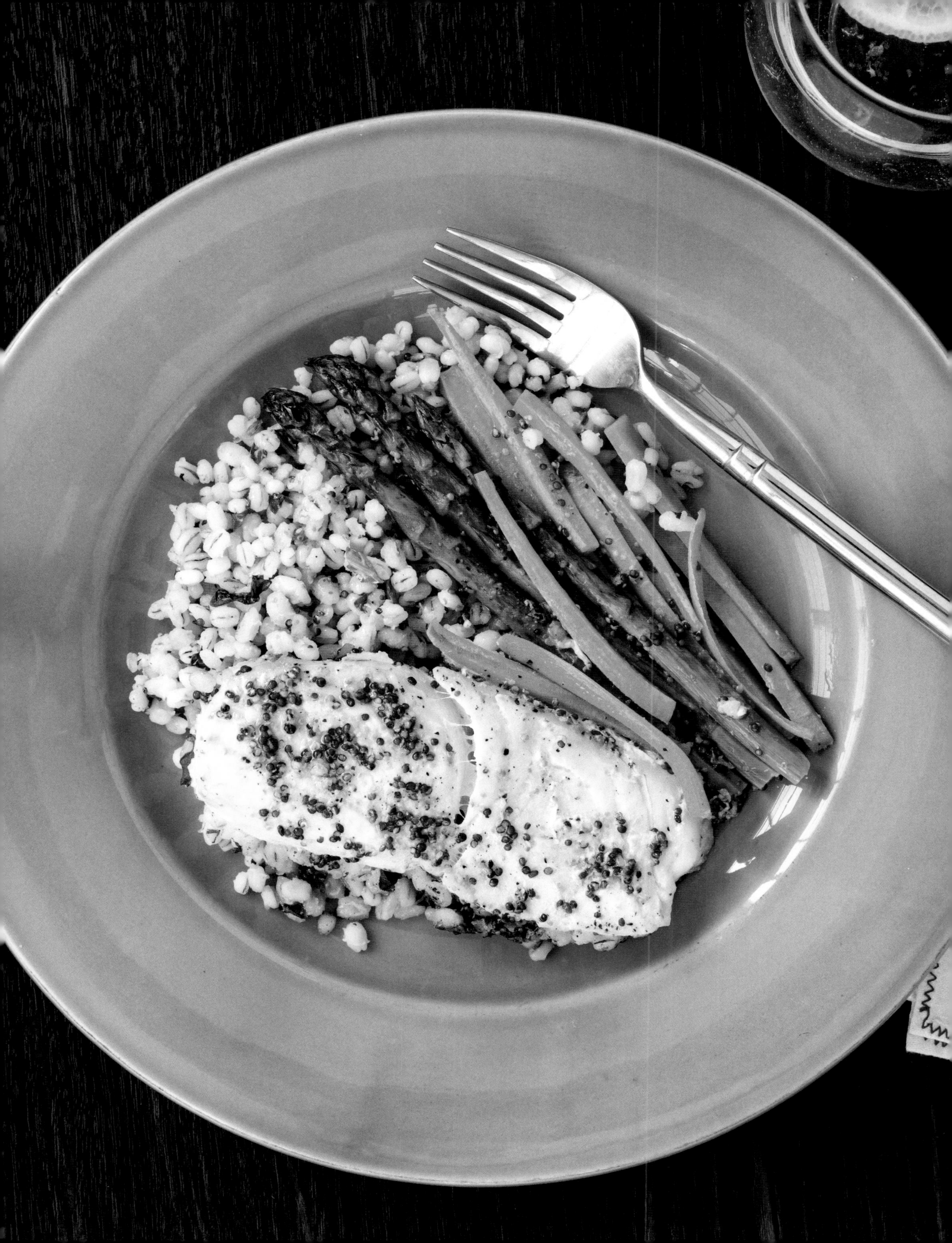

Valeurs nutritives par portion
Calories : 460 kcal
Lipides : 21 g
Glucides : 30 g
Protéines : 37 g

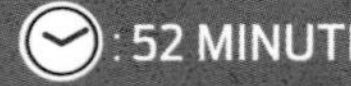 : 52 MINUTES 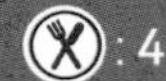 : 4 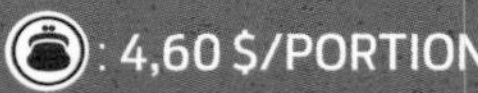 : 4,60 $/PORTION

Crêpes au jambon et fromage

INGRÉDIENTS

Pour les crêpes

½ tasse (125 ml) de farine de blé entier
¼ de tasse (60 ml) de farine tout usage
1 pincée de sel
2 œufs
1 c. à soupe (15 ml) d'huile d'olive
1 tasse (250 ml) de lait écrémé

Pour la garniture

8 tranches de jambon Forêt-Noire
4 tranches de fromage suisse 17 % M.G., coupées en deux
8 asperges, blanchies et coupées en morceaux

Pour la béchamel

¼ de tête de chou-fleur, défaite en bouquets
¼ de tasse (60 ml) de bouillon de légumes réduit en sodium
3 c. à soupe (45 ml) de lait écrémé
1 c. à soupe (15 ml) de fromage parmesan, râpé
1 pincée de muscade
Sel et poivre

PRÉPARATION

Pour les crêpes

1- Dans un bol, mélanger les farines avec le sel.
2- Dans un autre bol, mélanger au fouet les œufs avec l'huile et le lait.
3- Incorporer le mélange solide au mélange liquide.
4- Dans une poêle antiadhésive, cuire huit crêpes. Réserver.

Pour la garniture

1- Sur chacune des crêpes, déposer une tranche de jambon, une demi-tranche de fromage et des morceaux d'asperge. Rouler en cigare.
2- Déposer les crêpes dans un plat de cuisson rectangulaire.
3- Préchauffer le four à 400 °F (200 °C).

Pour la béchamel

1- Dans une grande casserole d'eau bouillante, cuire le chou-fleur environ 10 minutes ou jusqu'à ce qu'il soit bien tendre. Égoutter.
2- Dans un robot culinaire, déposer le chou-fleur avec le bouillon de légumes, le lait, le parmesan et la muscade. Mélanger jusqu'à l'obtention d'une sauce lisse. Assaisonner au goût.
3- Verser 1 c. à soupe (15 ml) de béchamel sur chacune des crêpes.
4- Cuire au four jusqu'à ce que les crêpes et la béchamel soit dorées.

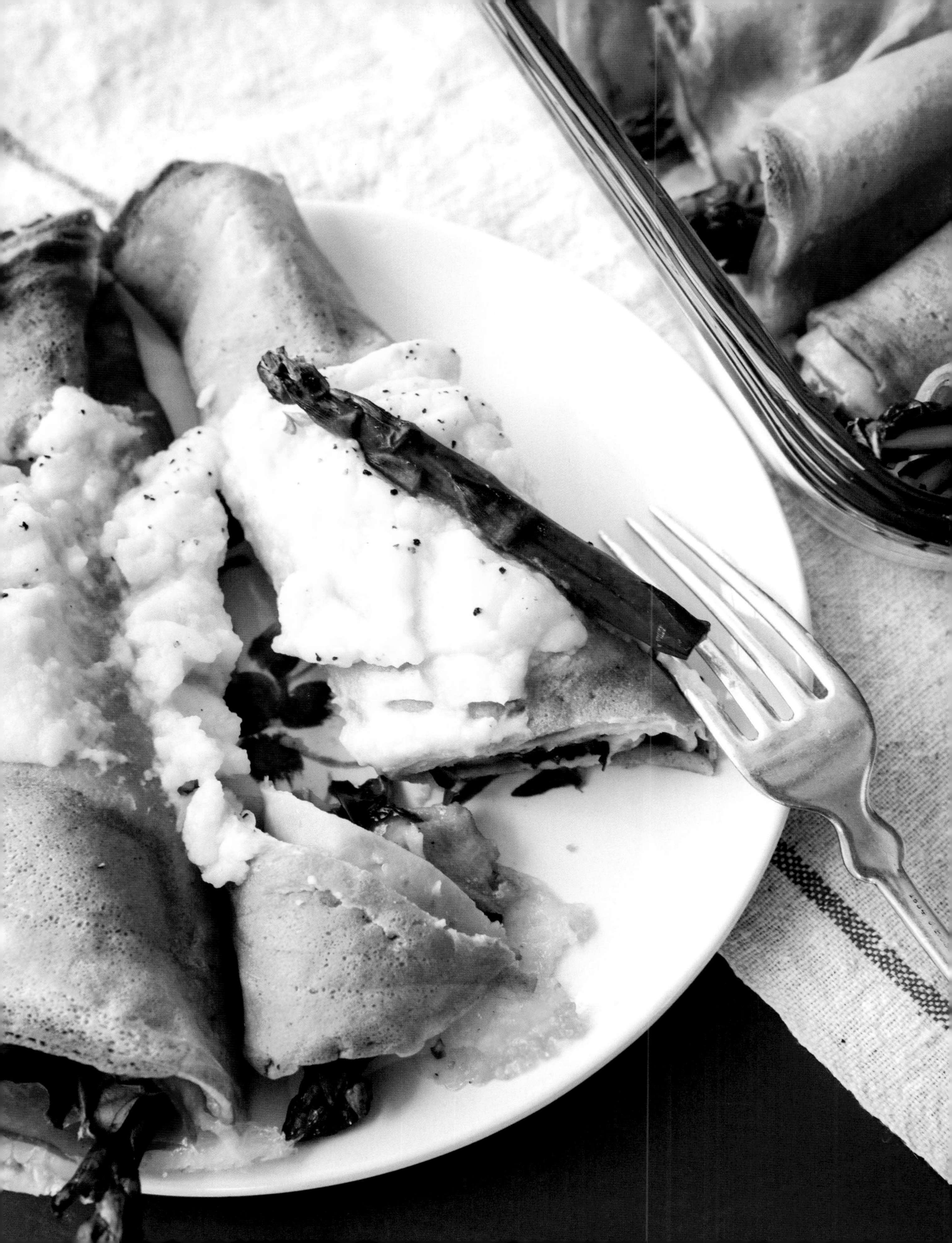

Valeurs nutritives par portion

Calories : 350 kcal	
Lipides : 16 g	
Glucides : 23 g	
Protéines : 28 g	

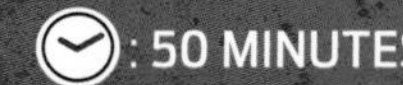

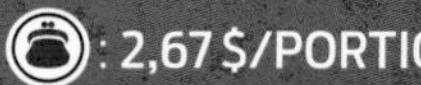

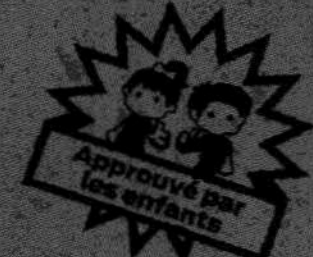

Pizza-ghetti

INGRÉDIENTS

¼ de paquet (125 g) de spaghettis de blé entier
1 œuf
¼ de tasse (60 ml) de parmesan, râpé
1 c. à thé (5 ml) d'huile d'olive
½ oignon, haché
250 g de bœuf haché extra-maigre
2 tasses (500 ml) de champignons, tranchés
Enduit à cuisson antiadhésif de type PAM
1 ½ tasse (375 ml) de sauce tomate-légumes (voir recette p. 258)
1 tasse (250 ml) de fromage ricotta 0 % M.G.

Pour la garniture

1 champignon, tranché
3 fines tranches de poivron vert
1 c. à soupe (15 ml) de poivron rouge, coupé en petits dés

PRÉPARATION

1- Préchauffer le four à 350 °F (180 °C).
2- Cuire les pâtes selon les instructions de l'emballage.
3- Pendant ce temps, mélanger l'œuf avec le parmesan dans un bol. Réserver.
4- Dans une poêle antiadhésive, verser l'huile et faire suer l'oignon de 1 à 2 minutes à feu moyen.
5- Ajouter le bœuf et les champignons. Cuire 5 minutes.
6- Ajouter la sauce et poursuivre la cuisson 4 minutes. Réserver.
7- Lorsque les pâtes sont cuites, verser dans un bol. Ajouter le mélange d'œuf et bien remuer pour enrober les nouilles.
8- Verser les pâtes dans un moule à tarte vaporisé d'enduit à cuisson et bien presser.
9- Couvrir de sauce et de fromage ricotta. Garnir de champignons et de poivrons.
10- Cuire au four 30 minutes, puis laisser reposer quelques minutes avant de servir.

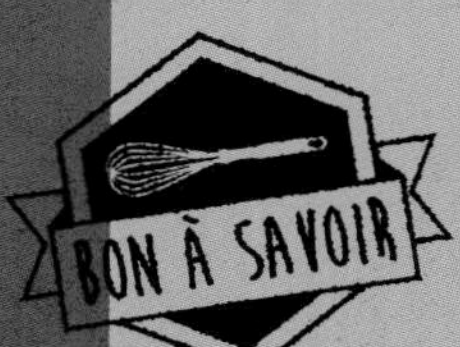

De la ricotta pour faire le plein de calcium

Riche en eau et peu calorique, la ricotta est constituée à 50 % de protéines. Une portion de 30 g comble 12 % des besoins quotidiens en calcium et 7 % des besoins en sélénium et en phosphore.

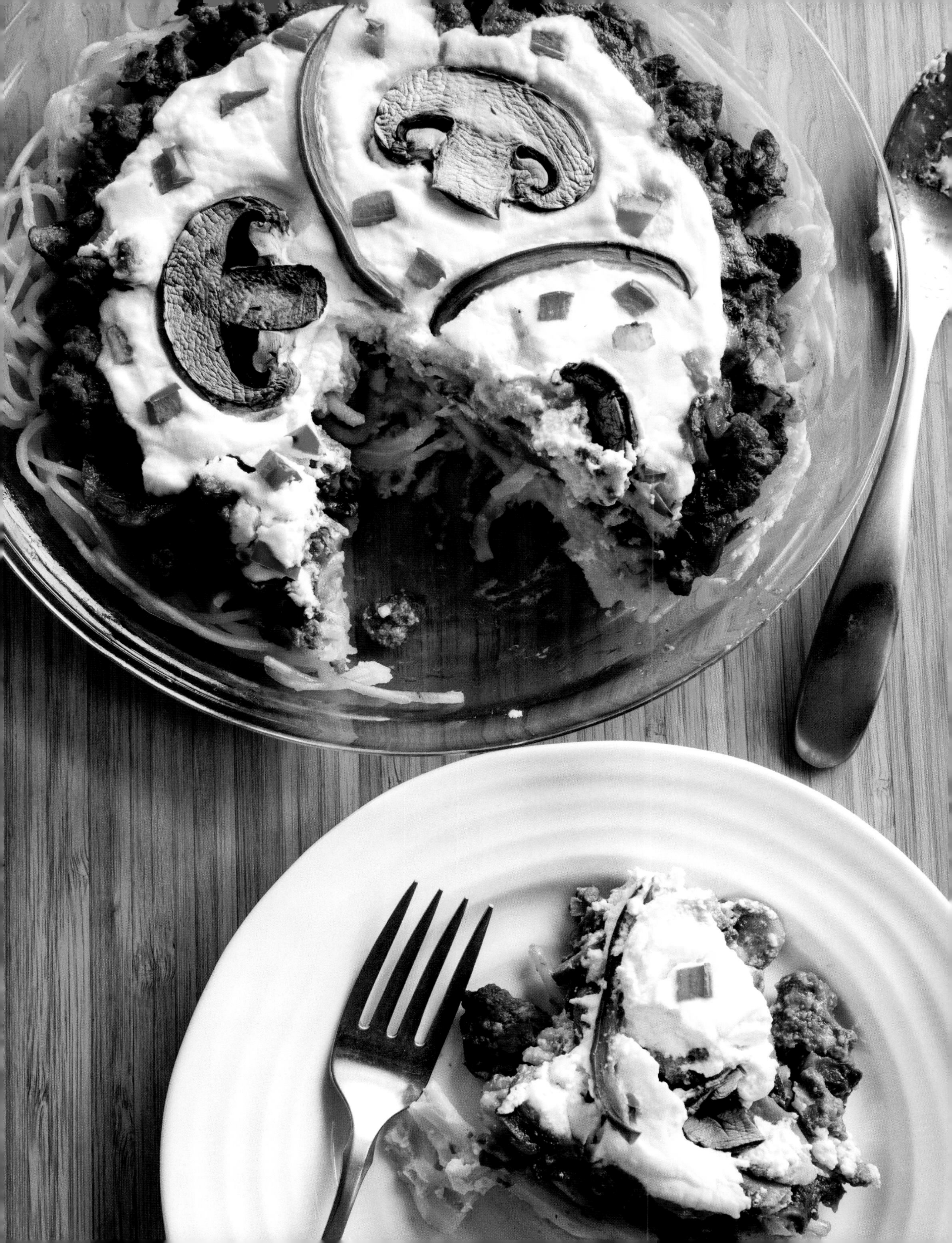

Valeurs nutritives par portion
Calories : 370 kcal
Lipides : 14 g
Glucides : 40 g
Protéines : 21 g

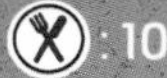 : 55 MINUTES 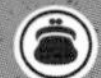 : 10 MINUTES : 2,49 $/PORTION

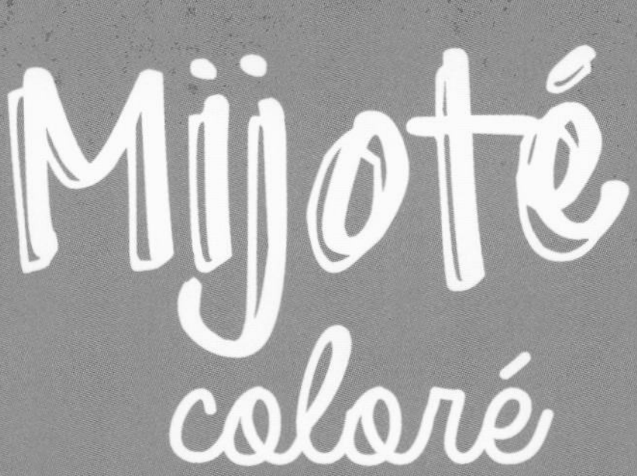

Mijoté coloré

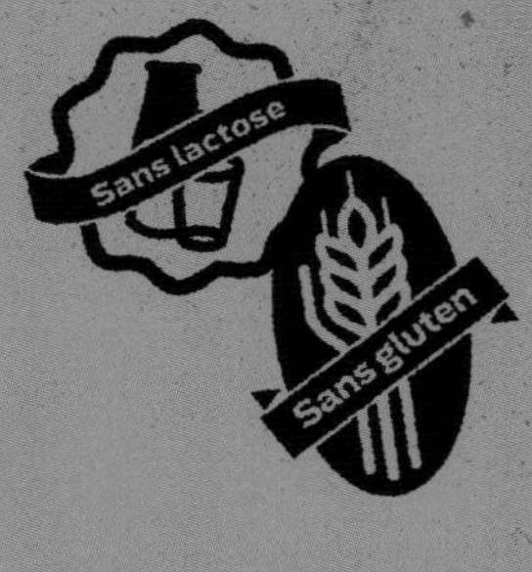

INGRÉDIENTS

- 1 tasse (250 ml) de quinoa, cru
- 2 pincées de safran (facultatif)
- 1 c. à soupe (15 ml) d'huile d'olive
- 450 g de longe de porc, coupée en dés
- ½ tasse (125 ml) d'oignon rouge, haché
- 1 gousse d'ail, hachée
- ⅓ de poivron jaune, coupé en dés
- ⅓ de poivron rouge, coupé en dés
- ½ poivron vert, coupé en dés
- ½ c. à thé (2,5 ml) de paprika
- ½ c. à thé (2,5 ml) de curcuma
- ½ c. à thé (2,5 ml) de gingembre, moulu
- Sel et poivre
- 1 feuille de laurier
- 2 tasses (500 ml) de tomates en conserve non égouttées ou fraîches, coupées en dés
- 2 c. à thé (10 ml) de pâte de tomate

PRÉPARATION

1- Dans une casserole, cuire le quinoa selon les instructions de l'emballage. Ajouter le safran, remuer et réserver.

2- Dans une autre casserole, faire chauffer l'huile à feu moyen. Ajouter le porc et faire dorer de 1 à 2 minutes. Retirer le porc de la casserole et réserver.

3- Dans la même casserole, faire suer l'oignon rouge, l'ail et les poivrons 2 minutes.

4- Ajouter les épices et la feuille de laurier, puis poursuivre la cuisson 1 minute.

5- Ajouter les tomates, la pâte de tomate et le porc. Porter à ébullition. Laisser mijoter environ 10 minutes ou jusqu'à ce que le porc ait perdu sa teinte rosée. Remuer à quelques reprises.

6- Retirer la feuille de laurier et rectifier l'assaisonnement. Servir avec le quinoa au safran.

BON À SAVOIR

Les grains entiers : bons pour la santé

Les grains entiers contiennent des fibres, des antioxydants, des vitamines et des minéraux qui diminueraient les risques de maladies cardiovasculaires, de diabète, de certains cancers et d'obésité.

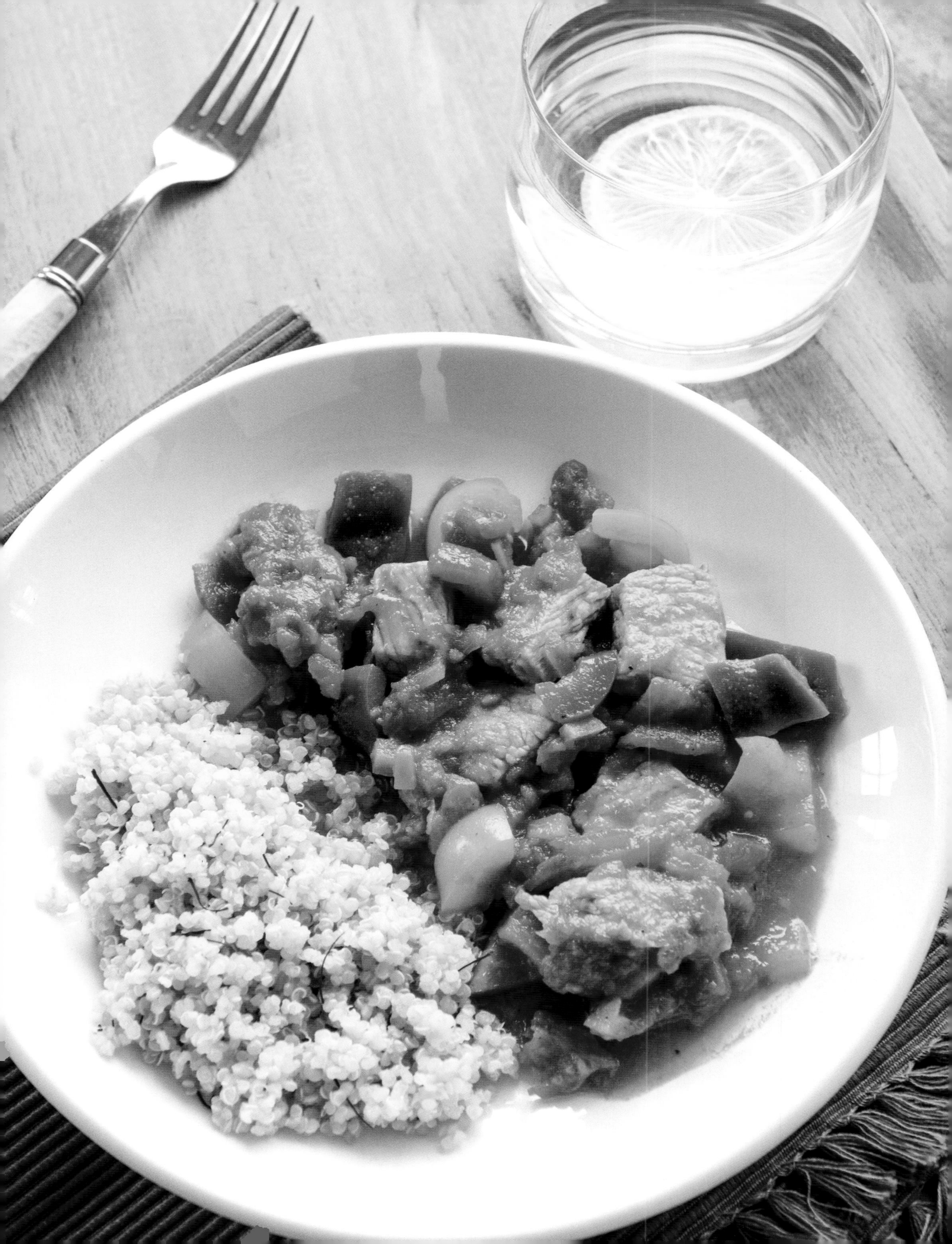

Valeurs nutritives par portion
Calories : 470 kcal
Lipides : 16 g
Glucides : 44 g
Protéines : 36 g

: 60 MINUTES : 4 : 3,82 $/PORTION

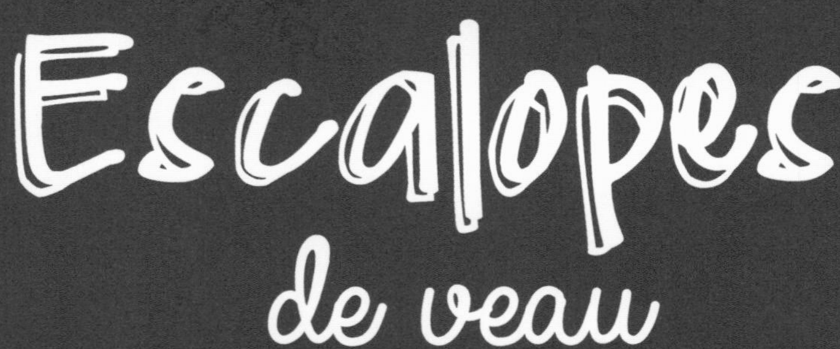

Escalopes de veau

INGRÉDIENTS

Pour les escalopes

- Enduit à cuisson antiadhésif de type PAM
- 2 blancs d'œufs
- ⅓ de tasse (80 ml) de lait écrémé
- Sel et poivre
- ½ tasse (125 ml) de chapelure panko
- ½ tasse (125 ml) de chapelure à l'italienne
- 1 c. à thé (5 ml) de persil frais, haché finement
- 2 c. à soupe (30 ml) de fromage parmesan, râpé
- ¼ de tasse (60 ml) de farine de blé entier
- 4 escalopes de veau de 125 g chacune

Pour les accompagnements

- 3 tasses (750 ml) de haricots verts
- Sel et poivre
- Zeste d'un citron

Pour la sauce aux champignons

- 1 ½ c. à soupe (22,5 ml) d'huile de canola
- ½ oignon, haché finement
- ⅔ de tasse (160 ml) de champignons frais, tranchés
- 1 gousse d'ail, hachée finement
- 1 ½ c. à soupe (22,5 ml) de farine de blé entier
- ¾ de tasse (180 ml) de bouillon de bœuf réduit en sodium
- 1 c. à soupe (15 ml) de vinaigre balsamique
- 1 c. à soupe (15 ml) de sauce Worchesterchire
- 1 c. à soupe (15 ml) de crème sure 0 % M.G.
- Sel et poivre

PRÉPARATION

Pour les escalopes

1- Placer la grille au centre du four et préchauffer le four à 425 °F (220 °C).
2- Tapisser une plaque de cuisson de papier parchemin et vaporiser d'enduit à cuisson.
3- Dans un bol, battre les blancs d'œufs avec le lait et assaisonner.
4- Dans une assiette, mélanger les chapelures avec le persil et le fromage parmesan.
5- Dans une autre assiette, verser la farine.
6- Fariner les escalopes puis les tremper dans le mélange de blancs d'œufs. Bien égoutter.
7- Couvrir de chapelure des deux côtés.
8- Déposer les escalopes sur la plaque de cuisson et vaporiser légèrement d'antiadhésif à cuisson.
9- Cuire au four 8 minutes de chaque côté, jusqu'à ce que les escalopes soient dorées.

Pour les haricots

1- Tailler les haricots et cuire à la vapeur.
2- Saler, poivrer et garnir de zeste de citron.

Pour la sauce aux champignons

1- Dans une casserole, chauffer l'huile à feu moyen. Ajouter l'oignon et les champignons, puis cuire jusqu'à ce que les champignons aient libéré leur eau.
2- Ajouter l'ail, remuer 1 minute, puis incorporer la farine au fouet. Ajouter un peu de bouillon pour bien dissoudre les grumeaux.

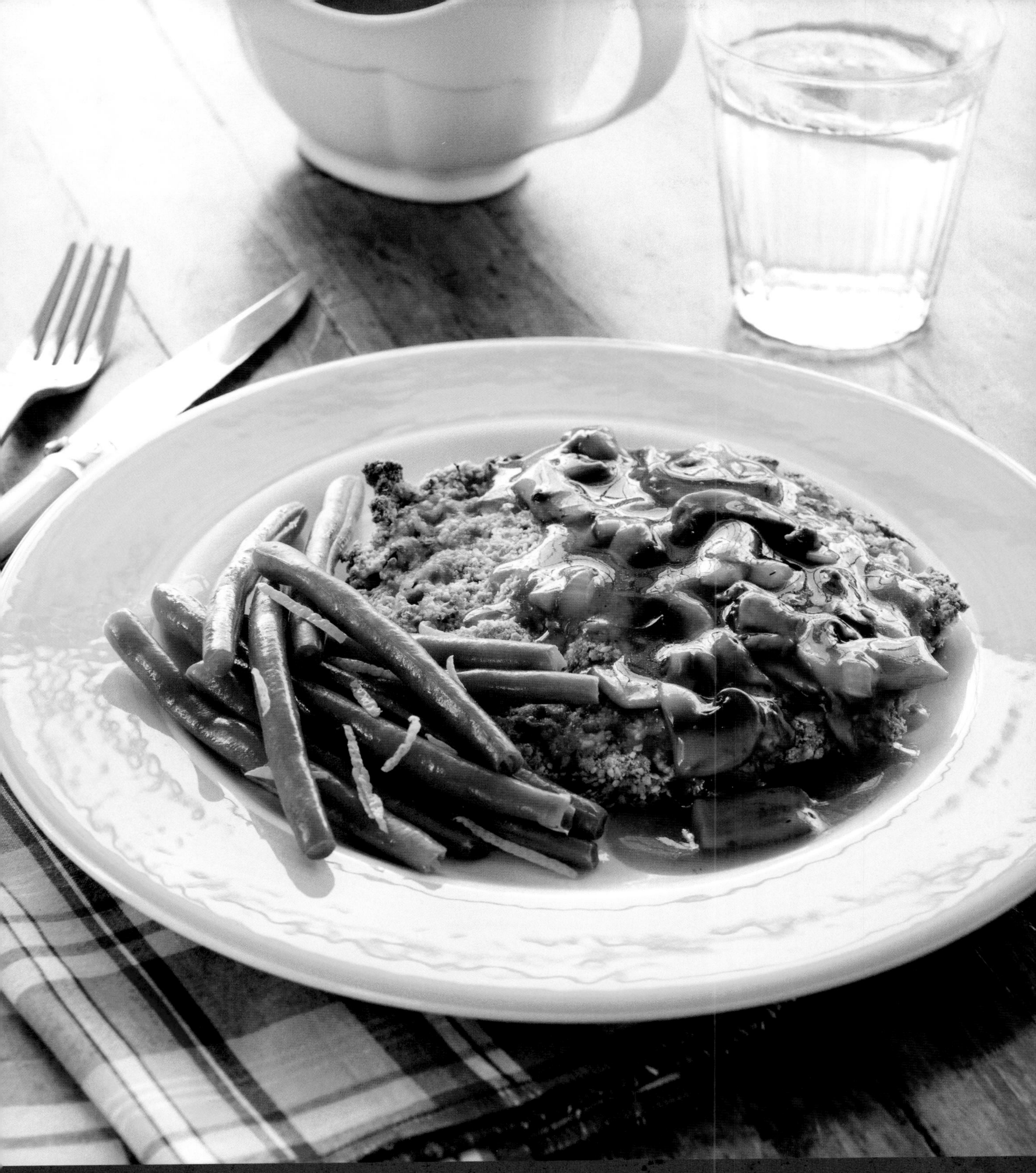

3- Ajouter le reste du bouillon, le vinaigre balsamique et la sauce Worcestershire. Remuer fréquemment jusqu'à épaississement de la sauce.
4- Porter à ébullition et retirer du feu.
5- Ajouter la crème sure, remuer et rectifier l'assaisonnement.
6- Verser la sauce sur les escalopes et servir avec les haricots verts.

Valeurs nutritives par portion

Calories : 130 kcal
Lipides : 4,5 g
Glucides : 8 g
Protéines : 16 g

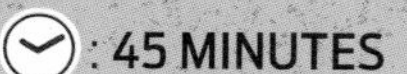
: 45 MINUTES : 30 MINUTES

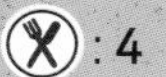
: 4

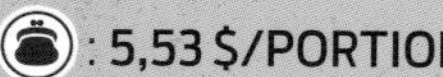
: 5,53 $/PORTION

Sans gluten

Sans lactose

Pétoncles aux fines herbes fraîches

INGRÉDIENTS

Pour la marinade

1 c. à soupe (15 ml) de jus de lime
1 c. à soupe (15 ml) d'huile végétale
1 c. à soupe (15 ml) de basilic, haché finement
1 c. à soupe (15 ml) de coriandre, hachée finement
2 c. à thé (10 ml) de gingembre, râpé
2 c. à thé (10 ml) d'ail, râpé
1 c. à thé (5 ml) de ciboulette, hachée finement
1 c. à thé (5 ml) de miel
½ c. à thé (2,5 ml) de sel

Pour les pétoncles

24 gros pétoncles (environ 450 g)
Brochettes de bois
1 poivron rouge conservé dans l'eau, égoutté et coupé en cubes

PRÉPARATION

1- Dans un bol, mélanger les ingrédients de la marinade.
2- Déposer les pétoncles dans le bol et remuer pour bien les enrober. Réserver au réfrigérateur 30 minutes.
3- Enfiler les pétoncles sur les brochettes en alternant avec les cubes de poivron.
4- Griller les brochettes sur le barbecue 5 minutes de chaque côté.
5- Servir avec des légumes grillés ou une salade de légumes de saison.

Valeurs nutritives par portion

Calories : 310 kcal
Lipides : 24 g
Glucides : 19 g
Protéines : 10 g

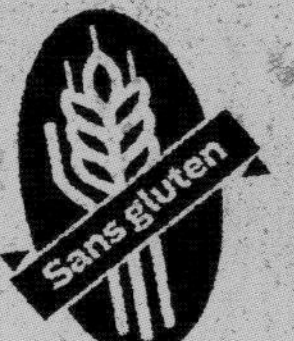

: 10 MINUTES : 4 HEURES

: 4 : 2,04 $/PORTION

Crevettes coco

INGRÉDIENTS

Pour la marinade

1 tasse (250 ml) de lait de coco non sucré
2 c. à soupe (30 ml) de jus de lime
1 c. à soupe (15 ml) de gingembre, râpé
1 c. à soupe (15 ml) d'ail, râpé
1 c. à soupe (15 ml) de zeste de lime
1 c. à thé (5 ml) de miel
½ c. à thé (2,5 ml) de sel

Pour les crevettes

24 grosses crevettes (calibre 24-30), décortiquées et déveinées
½ tasse (125 ml) de noix de coco non sucrée, râpée
Brochettes de bois
1 tasse (250 ml) d'ananas, coupé en cubes

PRÉPARATION

1- Dans un bol, mélanger les ingrédients de la marinade.
2- Déposer les crevettes dans le bol et remuer pour bien les enrober. Réserver au réfrigérateur de 1 à 4 heures.
3- Égoutter les crevettes et les rouler dans la noix de coco râpée.
4- Enfiler les crevettes sur les brochettes en alternant avec les cubes d'ananas.
5- Griller les brochettes sur le barbecue 5 minutes de chaque côté.
6- Servir avec des légumes grillés ou une salade de légumes de saison.

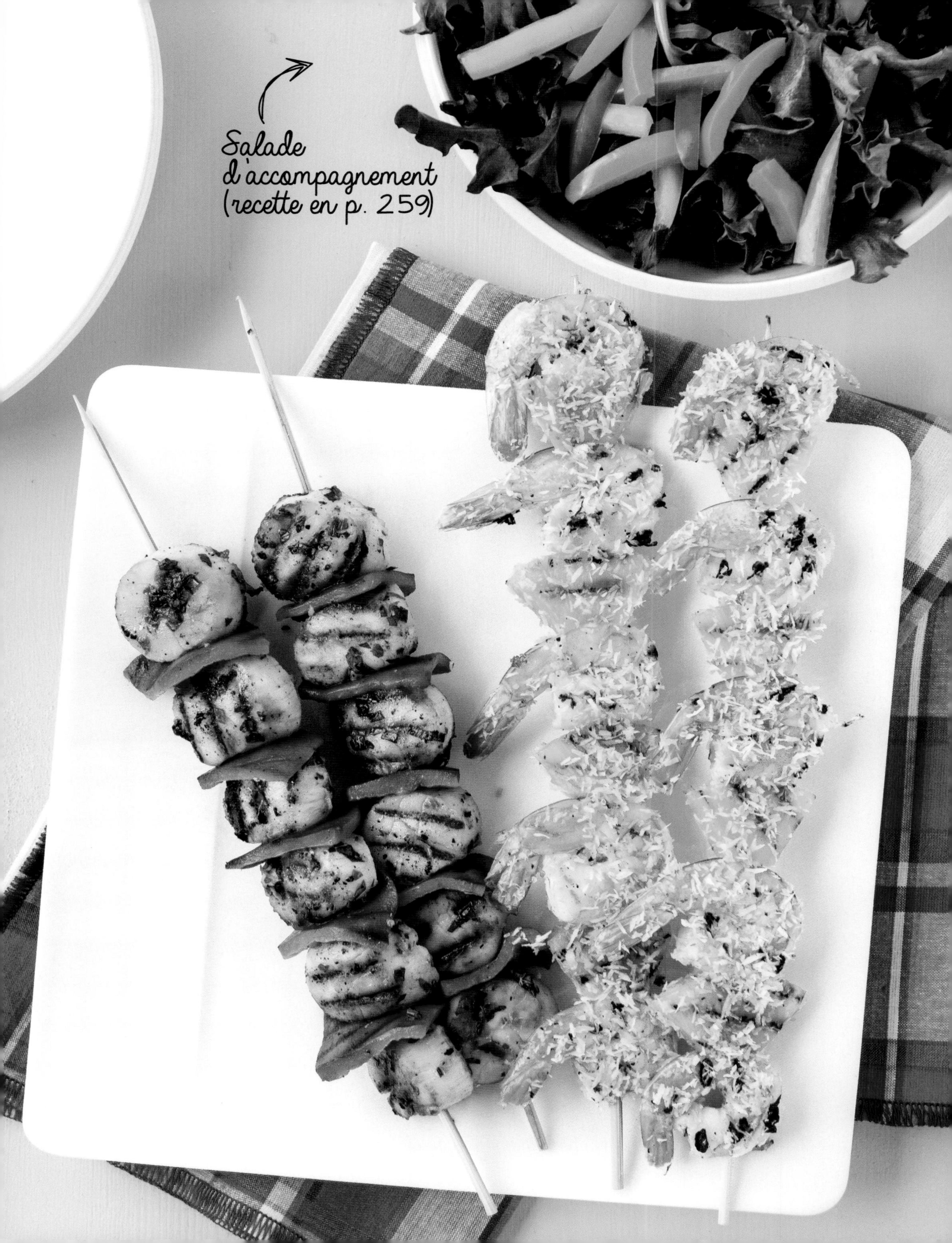
Salade
d'accompagnement
(recette en p. 259)

Valeurs nutritives par portion
Calories : 180 kcal
Lipides : 3 g
Glucides : 32 g
Protéines : 5 g

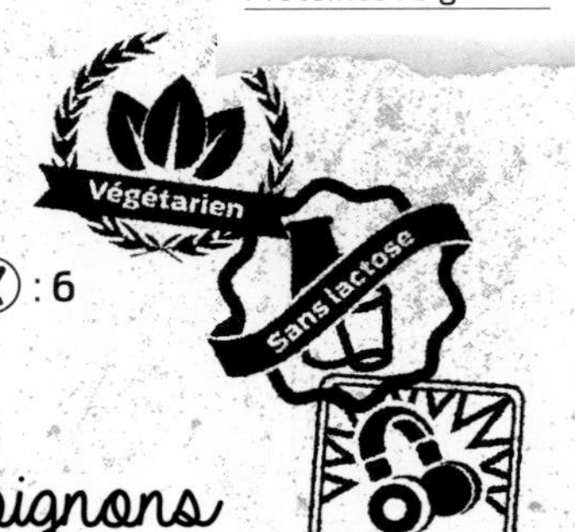

: 50 MINUTES : 6

: 0,51 $/PORTION

Rondelles d'oignons

INGRÉDIENTS

2 oignons (1 lb) espagnols, ou Vidalia
½ tasse (125 ml) de farine tout usage
2 c. à soupe (30 ml) de fécule de maïs
1 tasse (250 ml) de boisson de soya nature et non sucrée
1 c. à thé (5 ml) de vinaigre de riz
½ tasse (125 ml) de chapelure régulière
½ tasse (125 ml) de chapelure panko
½ c. à thé (2,5 ml) de sel
1 c. à thé (5 ml) d'huile végétale
Enduit à cuisson antiadhésif de type PAM

PRÉPARATION

1- Couper les oignons en tranches d'environ ¾ de po (2 cm) d'épaisseur et les défaire en rondelles. Réserver.
2- Placer la grille au centre du four et préchauffer le four à 450 °F (230 °C).
3- Tapisser une plaque de cuisson d'un papier parchemin et vaporiser d'enduit à cuisson.
4- Dans un grand bol, mélanger la farine avec la fécule de maïs. Ajouter la moitié de la boisson de soya et bien mélanger avec un fouet.
5- Incorporer le reste de la boisson de soya et le vinaigre de riz. Réserver.
6- Dans un autre bol, mélanger les chapelures avec le sel. Incorporer doucement l'huile végétale avec une fourchette.
7- Tremper les rondelles d'oignons dans le mélange de farine et de boisson de soya, puis dans le mélange de chapelure. Déposer sur la plaque de cuisson. Vaporiser légèrement d'enduit à cuisson.
8- Cuire au four 8 minutes de chaque côté, jusqu'à ce que les rondelles soient dorées.
9- Égoutter sur du papier absorbant et assaisonner au goût.

Valeurs nutritives par portion
Calories : 130 kcal
Lipides : 2,5 g
Glucides : 26 g
Protéines : 3 g

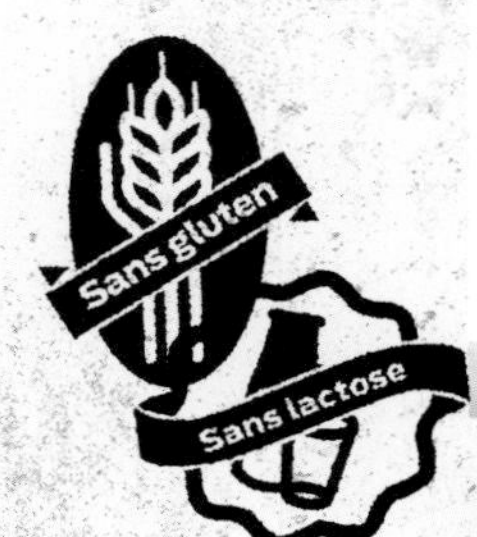

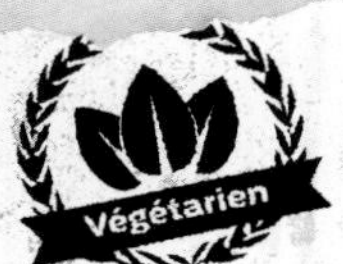

: 15 MINUTES : 1 HEURE

: 6 : 0,30 $/PORTION

Quartiers de pommes de terre

INGRÉDIENTS

4 pommes de terre Russet ou Idaho, coupées en quartiers
1 c. à soupe (15 ml) d'huile d'olive
2 gousses d'ail, émincées
2 c. à thé (10 ml) d'herbes de Provence
Sel et poivre
Enduit à cuisson antiadhésif de type PAM

PRÉPARATION

1- Dans un grand bol, faire tremper les pommes de terre dans l'eau froide et réserver.
2- Placer la grille au centre du four et préchauffer le four à 400 °F (200 °C).
3- Tapisser une plaque de cuisson d'un papier parchemin.
4- Égoutter les pommes de terre et bien les éponger avec un papier absorbant.
5- Dans un bol, enrober les pommes de terre d'huile d'olive, d'ail, d'herbes de Provence, de sel et de poivre.
6- Étaler les pommes de terre sur la plaque de cuisson et vaporiser légèrement d'enduit à cuisson.
7- Cuire au four 1 heure ou jusqu'à ce que les pommes de terre soient tendres, en les retournant à mi-cuisson.
8- Égoutter sur du papier absorbant et assaisonner au goût.

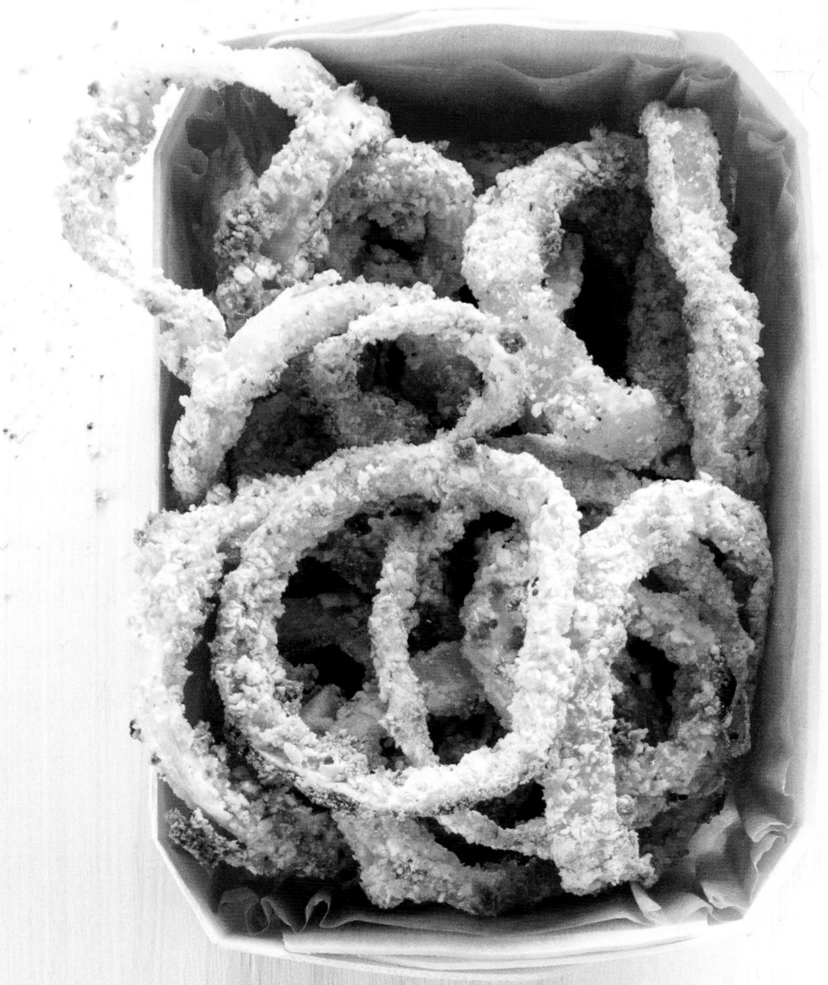
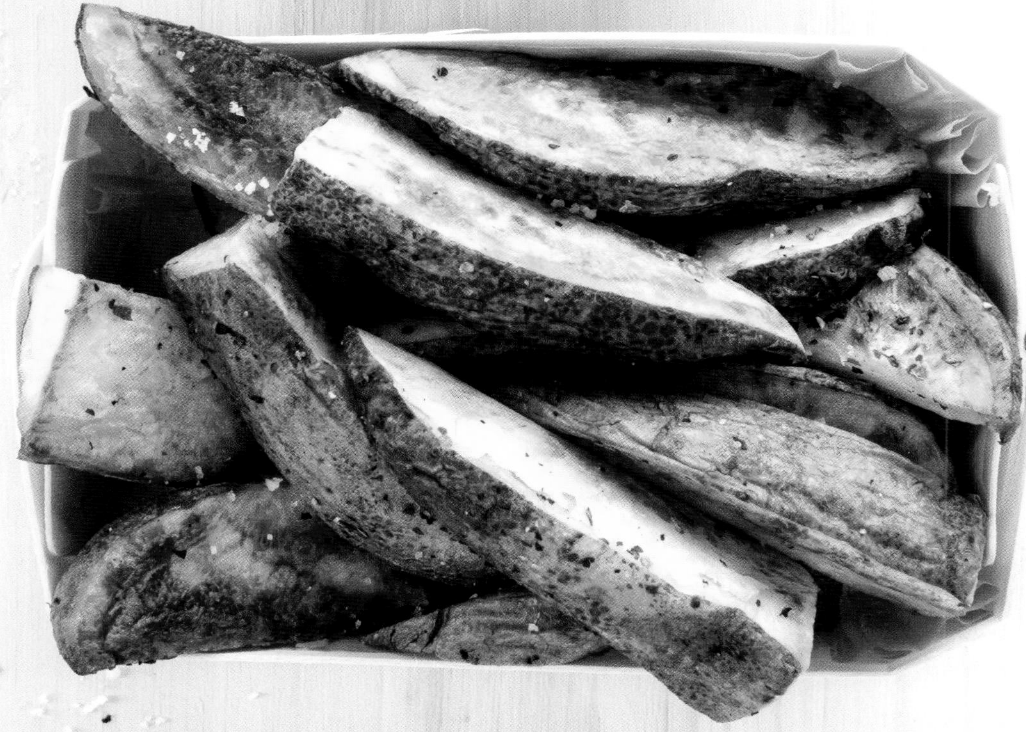

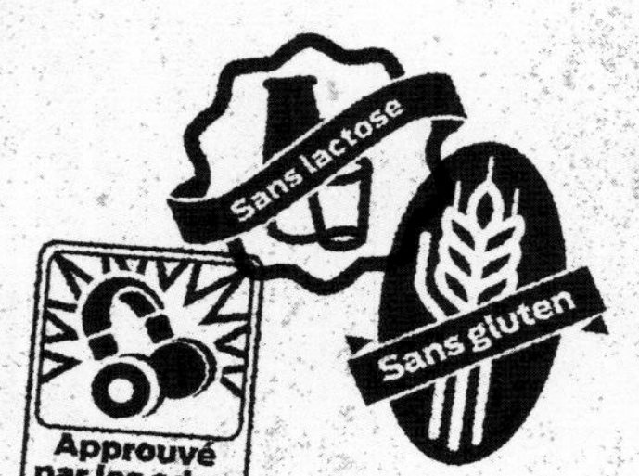

Valeurs nutritives par portion

Calories : 250 kcal	
Lipides : 5 g	
Glucides : 43 g	
Protéines : 8 g	

: 32 MINUTES : 6 : 1,70 $/PORTION

Frites d'asperges

INGRÉDIENTS

½ tasse (125 ml) d'amandes crues
1 tasse (250 ml) de chapelure
450 g d'asperges, parées et coupées en deux
2 blancs d'œufs, battus
1 tasse (250 ml) de farine de riz
Enduit à cuisson antiadhésif de type PAM
Sel et poivre

PRÉPARATION

1- Placer la grille au centre du four et préchauffer le four à 375 °F (190 °C).
2- Tapisser une plaque de cuisson d'un papier parchemin.
3- Dans un robot culinaire, broyer les amandes.
4- Dans un bol, mélanger les amandes broyées avec la chapelure.
5- Plonger les asperges dans les blancs d'œufs battus puis dans le mélange de chapelure.
6- Déposer sur la plaque de cuisson et vaporiser légèrement d'enduit à cuisson.
7- Cuire au four 10 minutes de chaque côté, jusqu'à ce que les asperges soient dorées.
8- Égoutter sur du papier absorbant et assaisonner au goût.

Sans lactose
Sans gluten
Végétarien

Valeurs nutritives par portion

Calories : 100 kcal	
Lipides : 0,1 g	
Glucides : 22 g	
Protéines : 2 g	

: 40 MINUTES : 6 : 0,39 $/PORTION

Frites de patates douces cuites au four

INGRÉDIENTS

5 patates douces
½ c. à thé (2,5 ml) de paprika doux
½ c. à thé (2,5 ml) de poudre d'oignon
1 pincée de sel
1 pincée de poivre
Enduit à cuisson antiadhésif de type PAM

PRÉPARATION

1- Peler et couper les patates douces en bâtonnets d'environ ½ po (1 cm) d'épaisseur.
2- Dans un grand bol, faire tremper les patates douces dans l'eau froide et réserver.
3- Placer la grille au centre du four et préchauffer le four à 450 °F (230 °C).
4- Tapisser une plaque de cuisson d'un papier parchemin.
5- Égoutter les patates douces et bien les éponger avec un papier absorbant.
6- Dans un grand bol, mélanger les frites avec le paprika, la poudre d'oignon, le sel et le poivre.
7- Déposer les frites sur la plaque de cuisson et vaporiser légèrement d'enduit à cuisson.
8- Cuire au four environ 10 à 15 minutes ou jusqu'à ce que les frites soient dorées.
9- Retourner les frites et poursuivre la cuisson de 5 à 10 minutes ou jusqu'à ce que les frites soient croustillantes.
10- Égoutter sur du papier absorbant et assaisonner au goût.

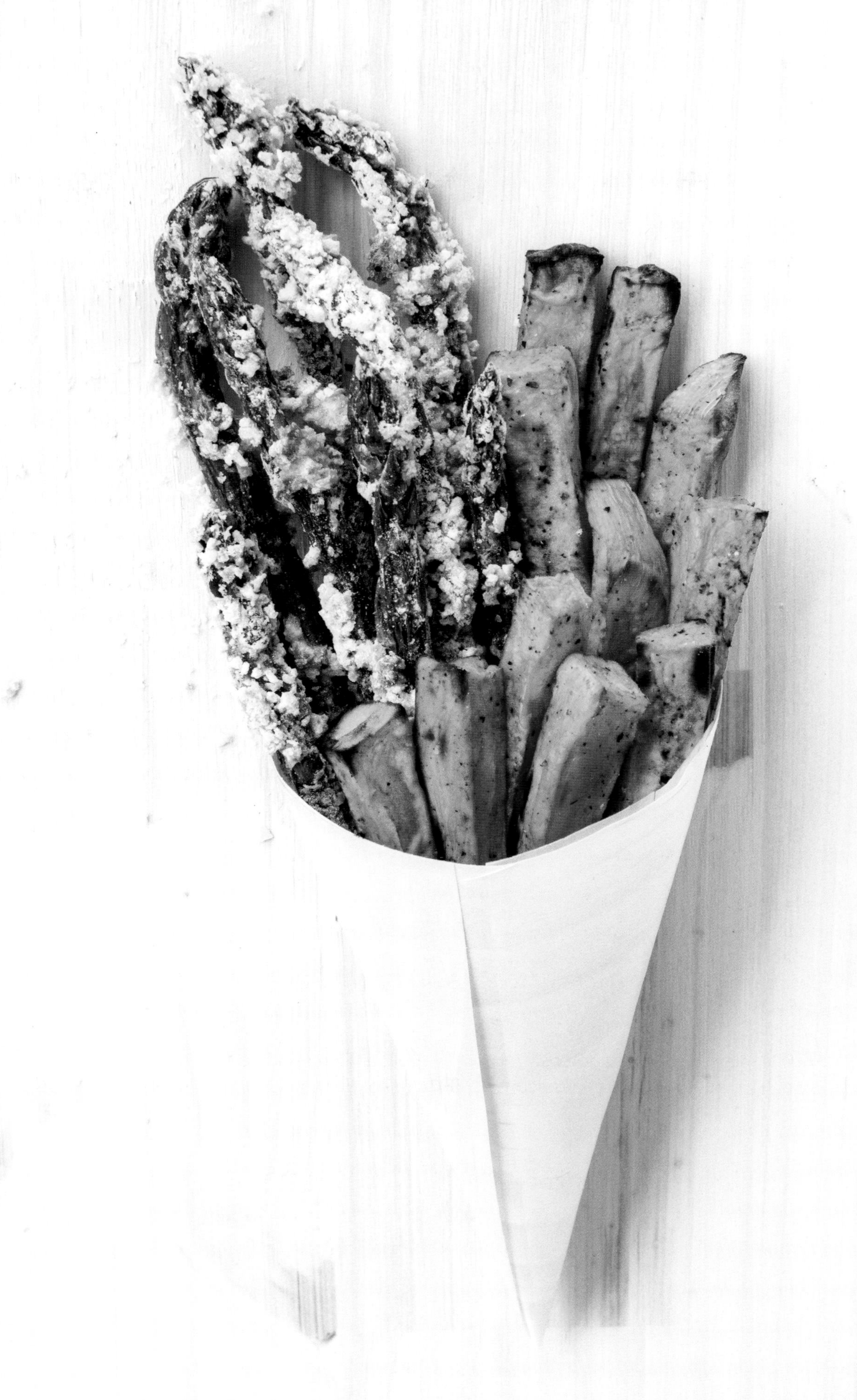

Valeurs nutritives par portion

Calories : 50 kcal	
Lipides : 2 g	
Glucides : 8 g	
Protéines : 1 g	

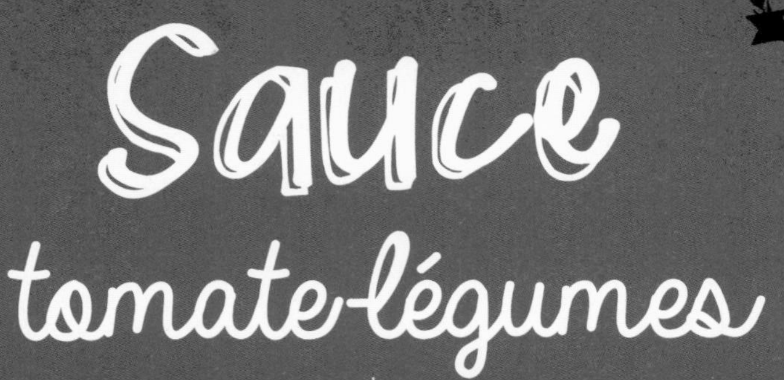

: 30 MINUTES : 12 : 0,76 $/PORTION

Sauce tomate-légumes

INGRÉDIENTS

- 1 ½ c. à soupe (22,5 ml) d'huile d'olive
- 1 oignon, haché
- 2 petites carottes, coupées en petits dés
- 1 branche de céleri, coupée en petits dés
- 1 poivron rouge, coupé en petits dés
- 1 courgette, coupée en petits dés
- 2 gousses d'ail, hachées
- 2 boîtes de 19 oz (540 ml) de tomates en dés
- 1 c. à soupe (15 ml) de pâte de tomate
- 1 feuille de laurier
- 1 c. à soupe (15 ml) de vin rouge (facultatif)
- ½ c. à thé (2,5 ml) de sucre
- Sel et poivre

PRÉPARATION

1- Dans une casserole, verser l'huile et faire suer l'oignon de 1 à 2 minutes à feu moyen.

2- Ajouter les carottes, le céleri, le poivron et la courgette. Cuire 5 minutes.

3- Ajouter l'ail et poursuivre la cuisson de 3 à 5 minutes.

4- Ajouter les tomates, la pâte de tomate, la feuille de laurier, le vin et le sucre. Laisser mijoter 10 minutes.

5- Retirer la feuille de laurier et réduire le mélange en purée à l'aide d'un mélangeur. Saler et poivrer au goût.

Valeurs nutritives par portion
Calories : 120 kcal
Lipides : 5 g
Glucides : 16 g
Protéines : 4 g

 : 15 MINUTES  : 4 : 4,82 $/PORTION

Sans lactose
Sans gluten
Végétarien

Salade d'accompagnement

(pour les brochettes de crevettes et de pétoncles)

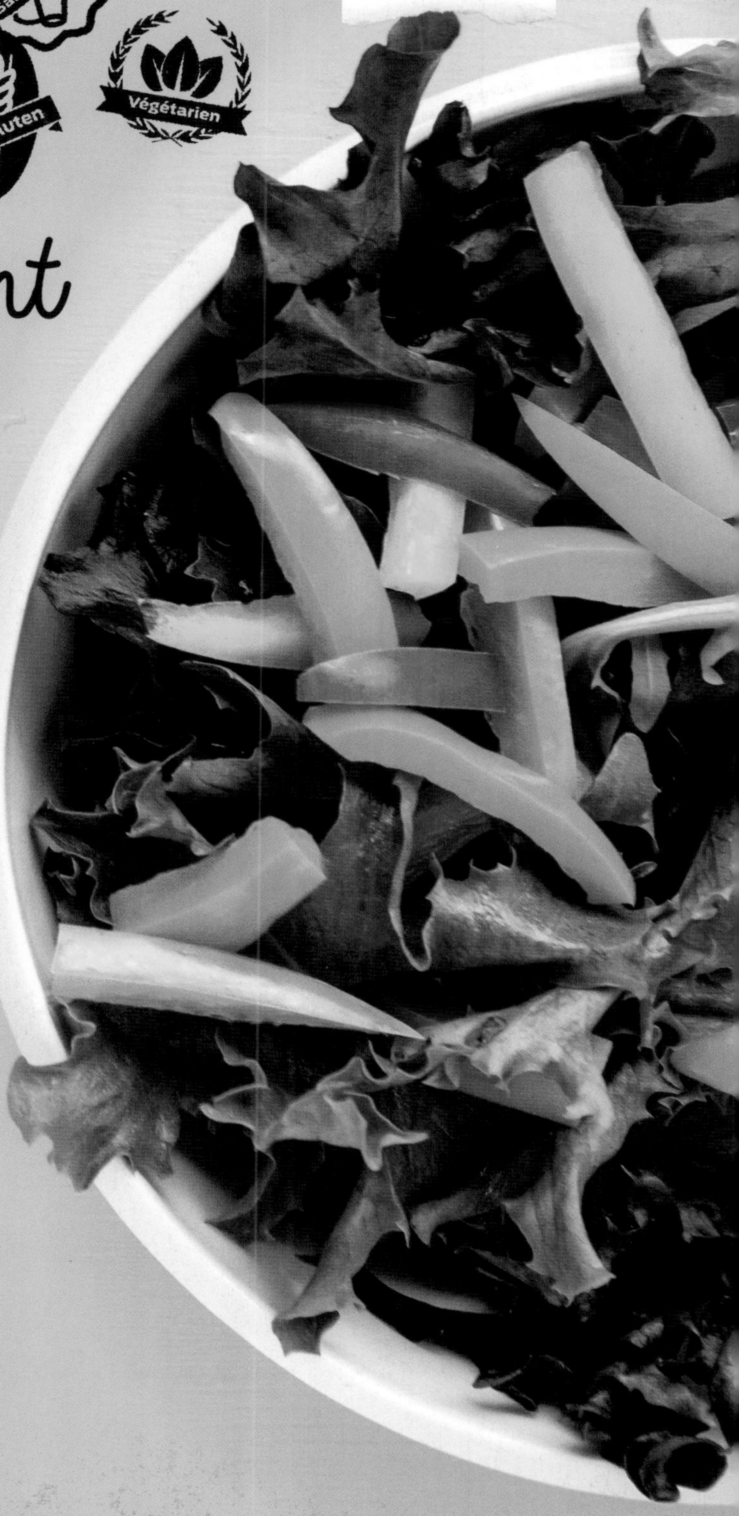

INGRÉDIENTS

Pour la salade

5 tasses (1,25 litre) de mesclun
1 poivron rouge, coupé en julienne
1 poivron jaune, coupé en lanières minces
1 carotte, coupée en petits bâtonnets
2 oignons verts, hachés
10 feuilles de basilic, hachées
10 feuilles de coriandre
5 à 6 feuilles de menthe

Pour la vinaigrette

2 c. à soupe (30 ml) de vinaigre de riz
1 c. à soupe (15 ml) d'huile de canola
1 c. à soupe (15 ml) d'eau
1 c. à soupe (15 ml) de sauce soya réduite en sodium
1 c. à soupe (15 ml) de miel
1 c. à thé (5 ml) d'huile de sésame
1 c. à thé (5 ml) de jus de lime
½ gousse d'ail, hachée

PRÉPARATION

1- Dans un bol, mélanger les ingrédients de la vinaigrette et réserver.
2- Dans un grand bol, déposer les ingrédients de la salade et ajouter la vinaigrette.
3- Mélanger et servir.

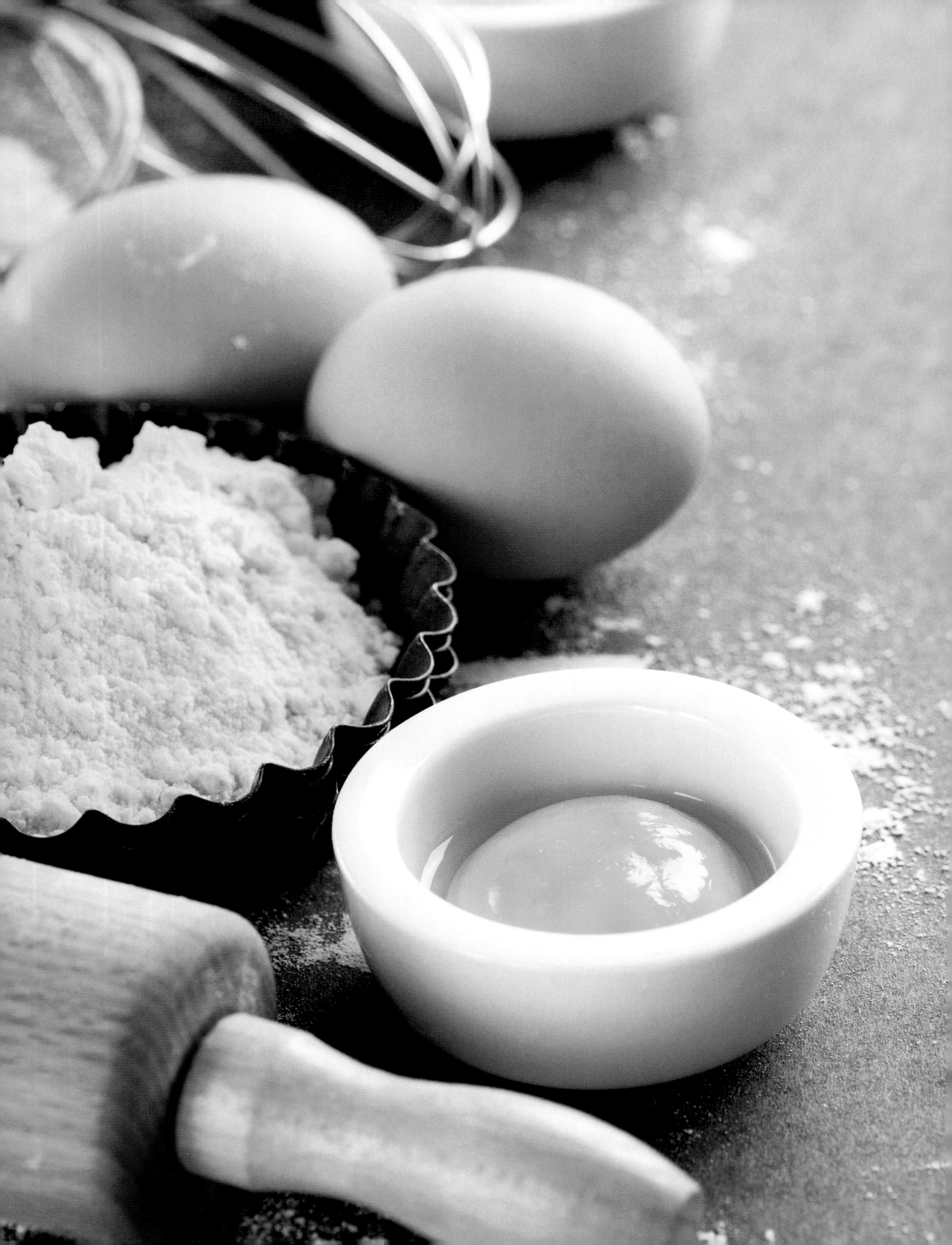

7

Les desserts

Petites douceurs pour dents sucrées

Les desserts

Petites douceurs pour dents sucrées

Rarement boudés lorsqu'ils sont offerts, les desserts apportent un réconfort et un bien-être psychologique chez la plupart des gens. Qu'elles soient sous forme de fruits, de gâteaux, de biscuits ou sous toute autre forme, ces petites tentations apaisent l'esprit et permettent de calmer les rages de sucre chez certaines personnes. La règle « santé » avec les desserts ? Une fois de temps en temps n'est pas coutume.

« Un bon repas adoucit
l'esprit et régénère le corps.
De son abondance découle
une bienveillance chaleureuse. »
— Frederick W. Hackwood

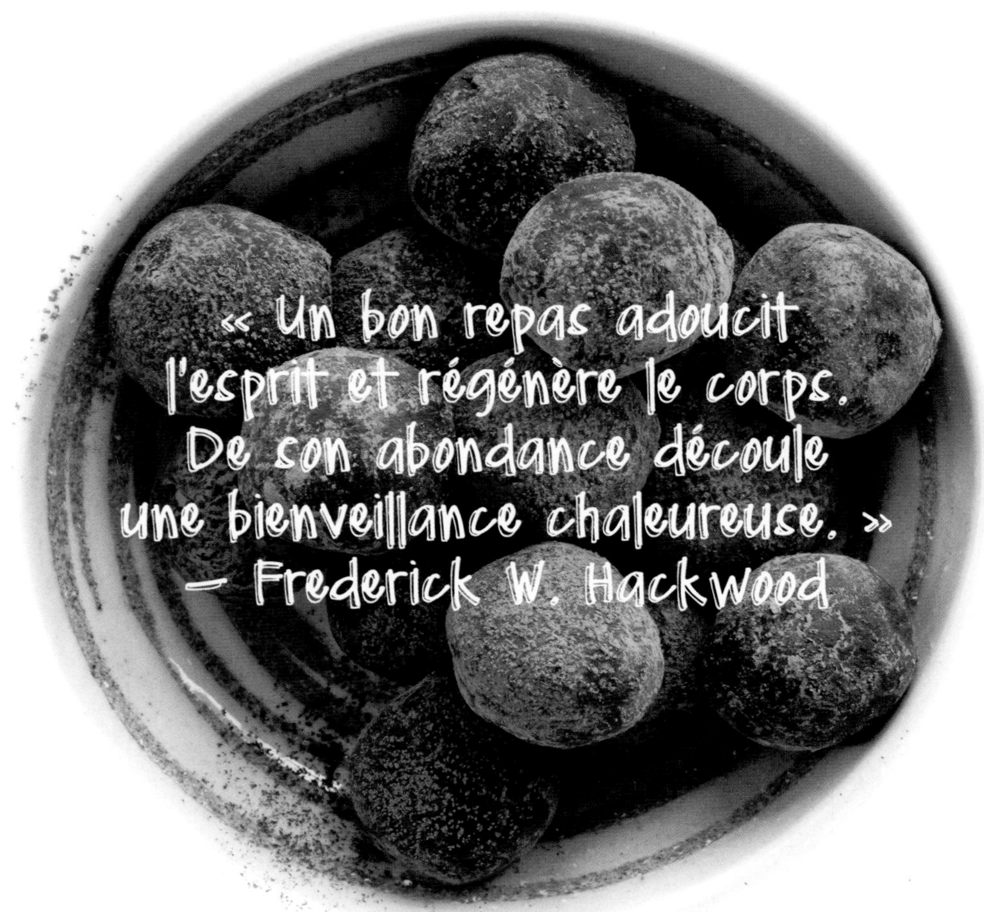

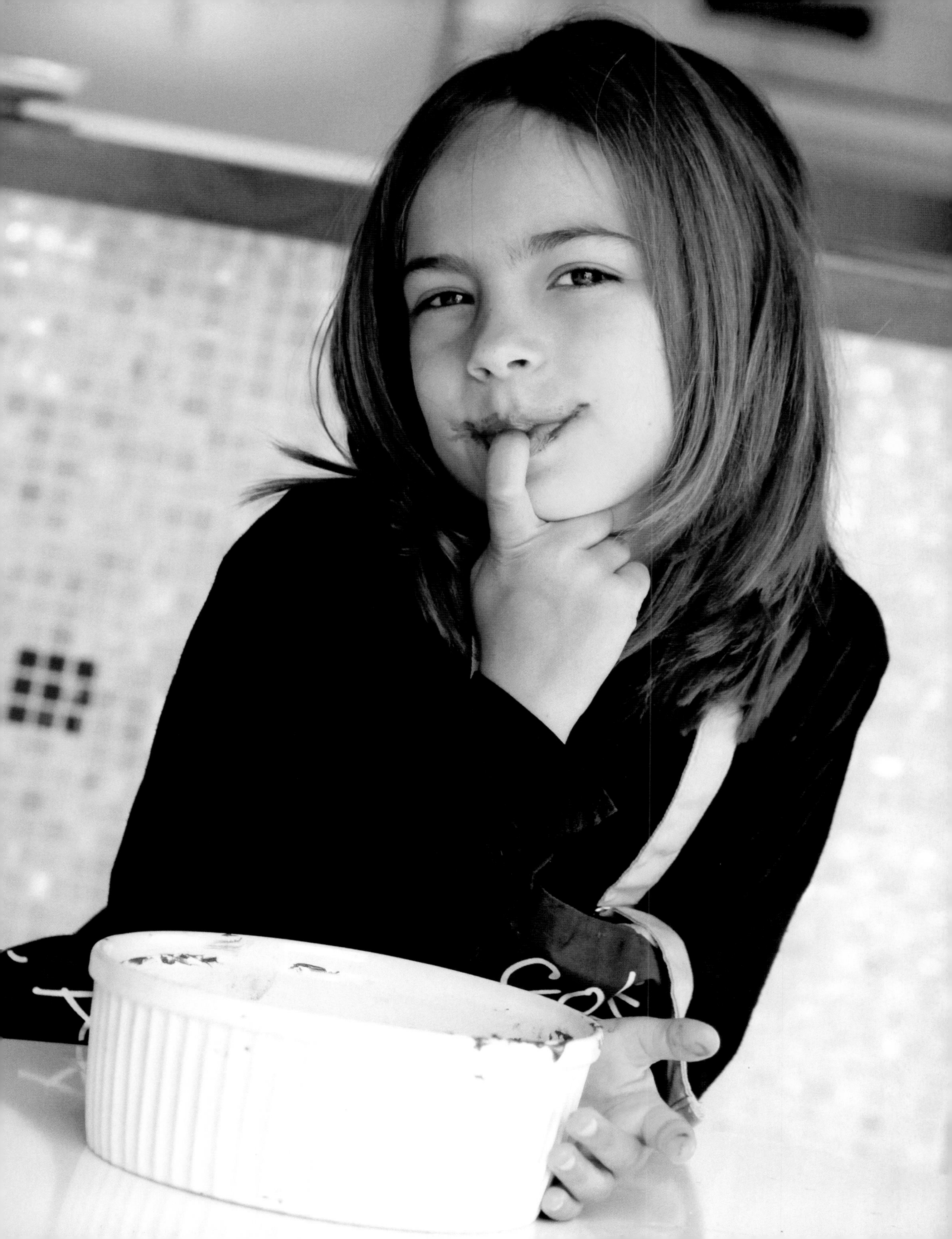

Trucs et astuces

Comment réduire le sucre et le gras dans nos recettes maison ?

Cuisiner maison est de loin la meilleure façon de manger santé, car cela nous permet de réduire notre consommation de sucre raffiné, de gras nocifs, de colorants et d'agents de conservation. Voici quelques idées pour améliorer la qualité nutritive de vos recettes, sans pour autant modifier la saveur de vos plats !

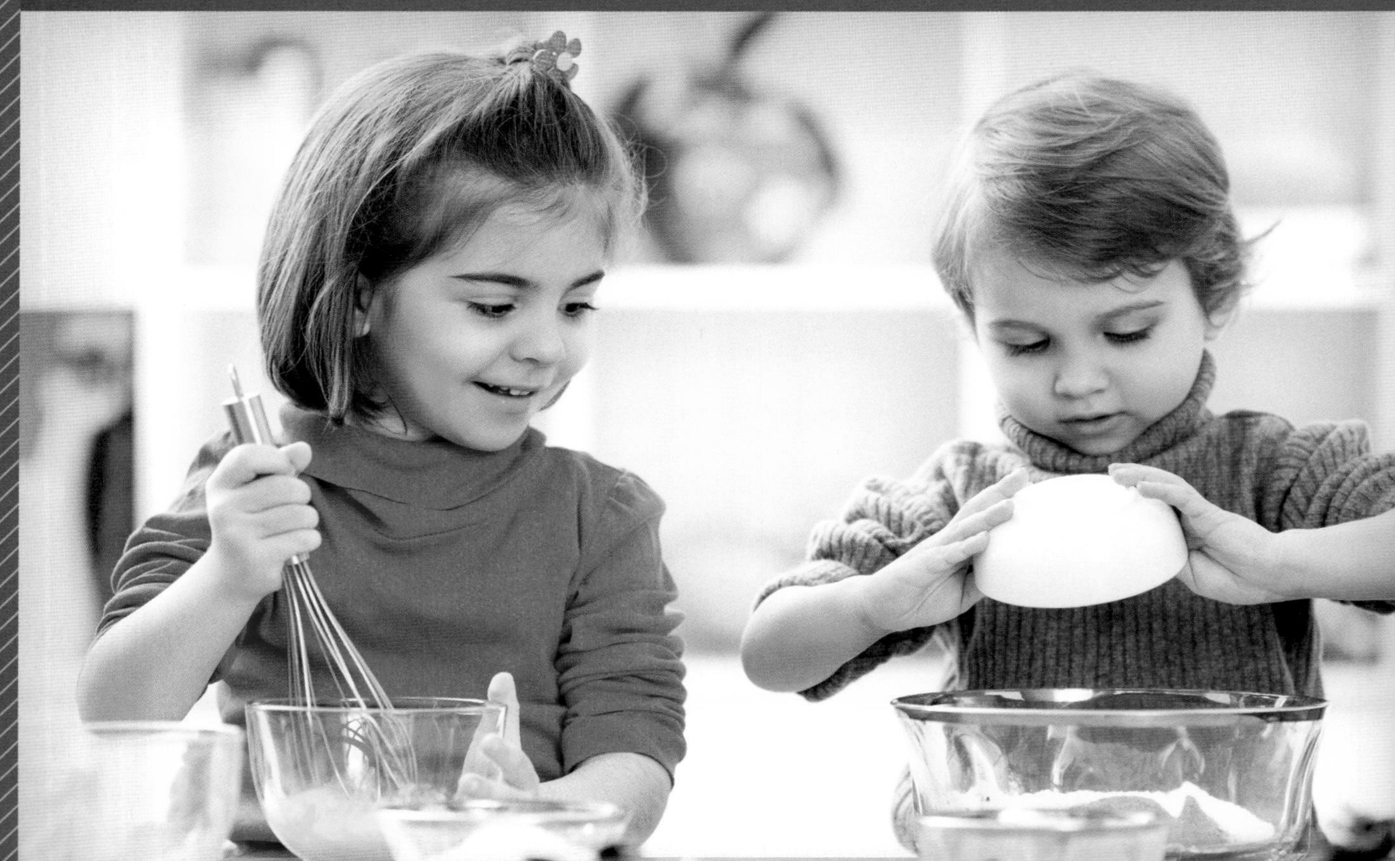

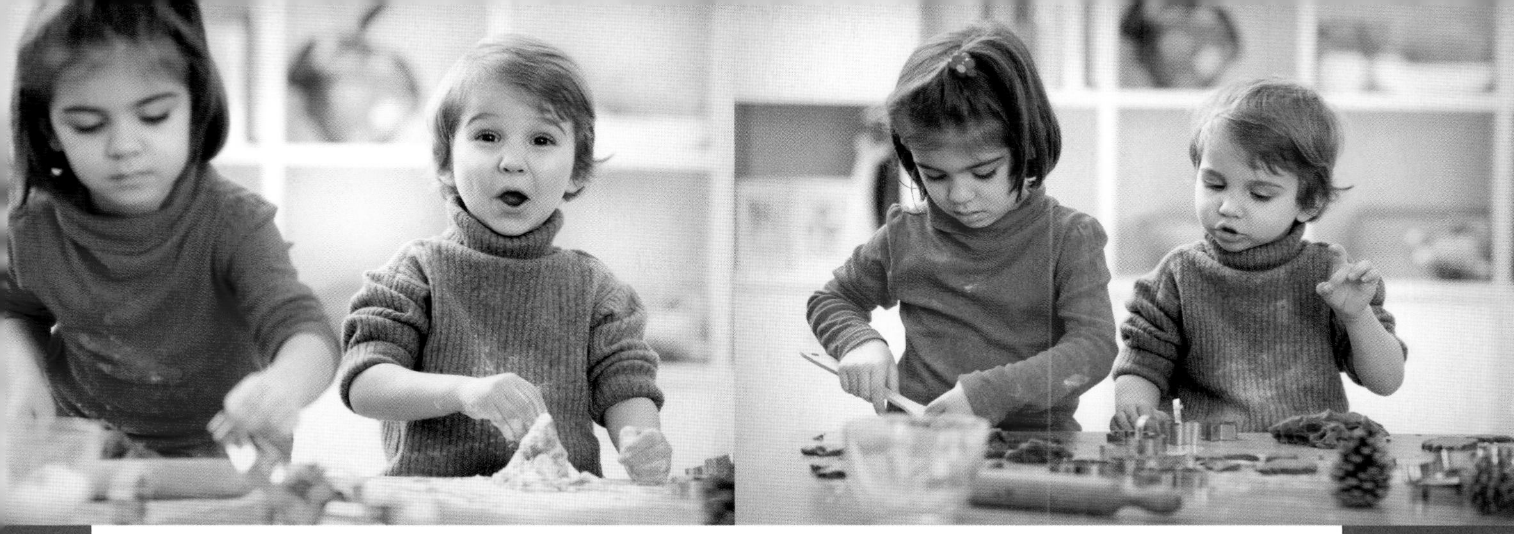

Remplacez ceci par cela !

À ÉVITER		À PRIVILÉGIER
1 tasse (250 ml) de beurre ou de margarine	→	**Remplacer ½ tasse (125 ml) par :** de la compote de pommes non sucrée de la purée de légumes ou de fruits (citrouille, patates douces, pruneaux, bananes, avocat) 1 ½ c. à soupe (22,5 ml) de graines de chia + ½ tasse d'eau (125 ml) (laisser reposer 15 minutes)
½ tasse (125 ml) d'huile	→	¼ de tasse (60 ml) de compote de pommes non sucrée + ¼ de tasse (60 ml) de lait 1 % M.G. Remplacer ¼ de tasse (60 ml) par de la purée de légumes ou de fruits (citrouille, patates douces, pruneaux, bananes)
1 tasse (250 ml) de sucre	→	1 banane 6 à 8 dattes dénoyautées hachées ¾ de tasse (180 ml) de miel ou de sirop d'érable 2 c. à soupe (30 ml) de stevia en poudre ⅔ de tasse (160 ml) de nectar d'agave
1 tasse (250 ml) de crème entière	→	½ tasse (125 ml) de yogourt nature 0 % M.G. + ½ tasse (125 ml) de ricotta (mélangé au robot)
1 tasse (250 ml) de crème sure	→	1 tasse (250 ml) de fromage cottage 1 % + 1 c. à soupe (15 ml) de jus de citron 1 tasse (250 ml) de yogourt grec nature 0 % M.G.
Pépites de chocolat	→	Fruits séchés (dattes, canneberges, raisins, etc.) Noix (amandes, noix de pin, noix de Grenoble, pacanes, etc.) Noix de caroube
1 œuf	→	1 c. à soupe (15 ml) de graines de lin moulues + 3 c. à soupe (45 ml) d'eau 1 petite banane bien mûre écrasée

Valeurs nutritives par portion

Calories :	230 kcal
Lipides :	6 g
Glucides :	37 g
Protéines :	11 g

 : 48 MINUTES  : 10 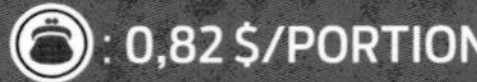 : 0,82 $/PORTION

Mini-barres aux fraises

Sans lactose · Sans gluten · Végétarien

INGRÉDIENTS

- Enduit à cuisson antiadhésif de type PAM
- 1 tasse (250 ml) de tofu ferme, émietté
- 2 tasses (500 ml) de compote de pommes non sucrée
- 1 c. à soupe (15 ml) de sirop d'érable
- 1 c. à thé (5 ml) d'extrait d'amande
- 1 c. à thé (5 ml) d'extrait de vanille
- 2 tasses (500 ml) de flocons d'avoine sans gluten
- 1 tasse (250 ml) de fraises, tranchées
- 2 c. à soupe (30 ml) d'amandes, tranchées

PRÉPARATION

1- Préchauffer le four à 350 °F (180 °C).
2- Tapisser le fond d'un moule rectangulaire de 11 po x 7 po (28 cm x 18 cm) d'un papier parchemin et vaporiser d'enduit à cuisson.
3- Dans un robot culinaire, mélanger le tofu avec la compote de pommes, le sirop d'érable, l'extrait d'amande et l'extrait de vanille.
4- Ajouter les flocons d'avoine et mélanger jusqu'à l'obtention d'une préparation homogène.
5- Verser dans un bol, puis ajouter les fraises et les amandes.
6- Étaler le mélange dans le moule et presser.
7- Cuire au four 40 minutes.

Le sucre naturel : tout aussi bon

Dur à croire, un dessert sans sucre ? En fait, le sucre naturel contenu dans les bananes, la compote de pommes et les fraises suffit amplement pour sucrer ces mini-barres aux fraises. De plus, ce dessert est idéal pour les personnes intolérantes au lactose ou pour les gens atteints de la maladie cœliaque, car il ne contient ni lactose, ni gluten.

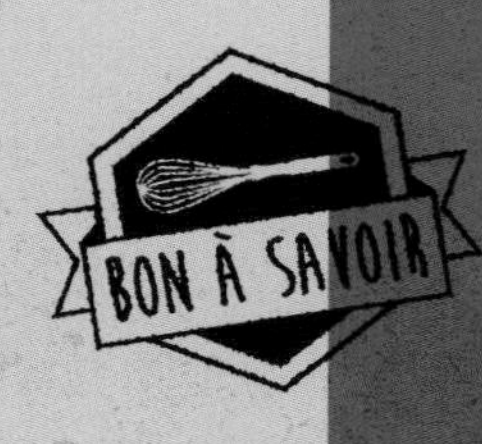

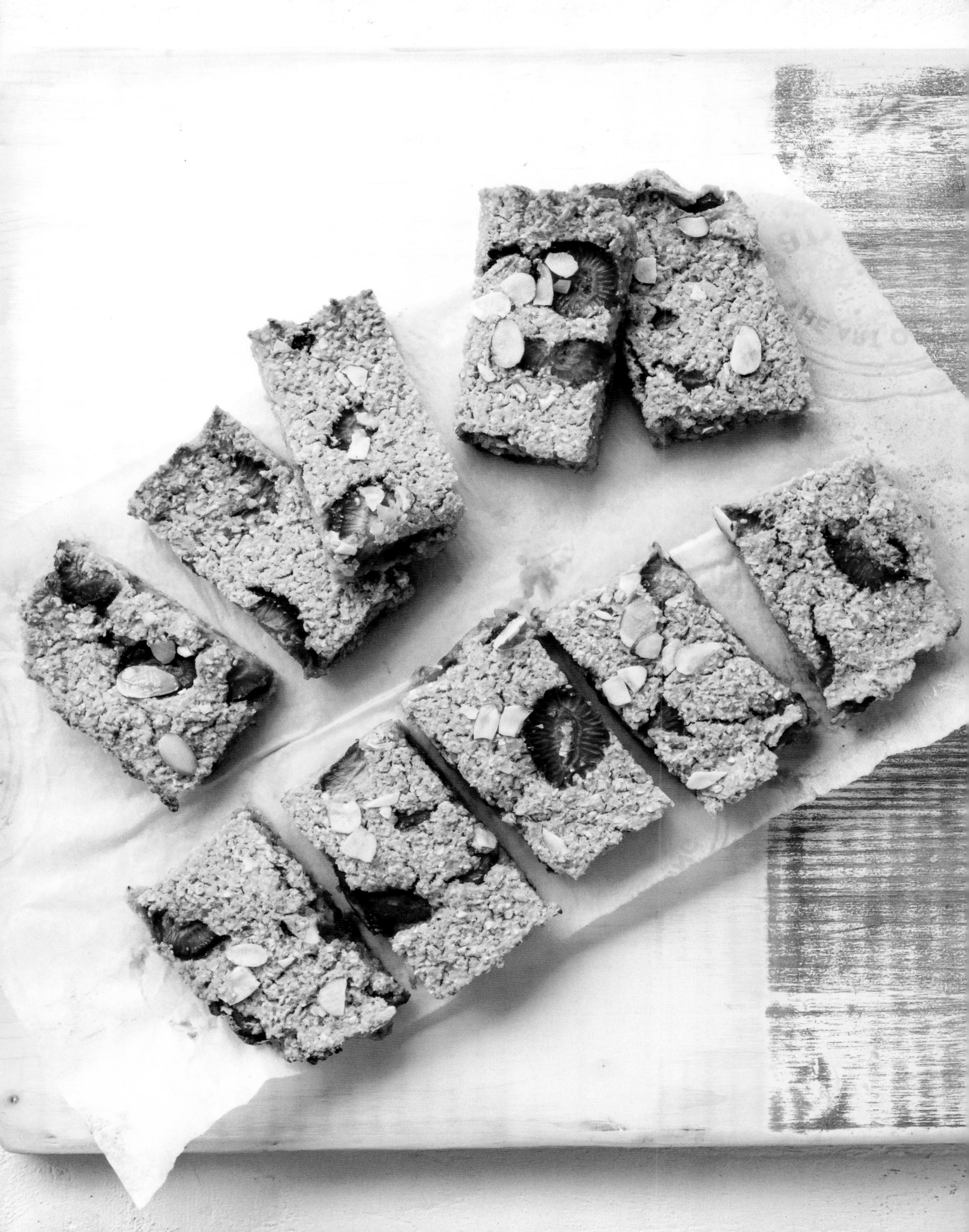

Valeurs nutritives par portion
Calories : 210 kcal
Lipides : 7 g
Glucides : 31 g
Protéines : 5 g

 : 47 MINUTES 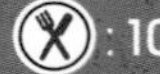 : 10 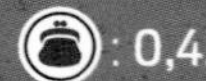 : 0,42 $/PORTION

Pain bananes et noix de coco

Sans lactose
Végétarien

INGRÉDIENTS

- 4 bananes mûres, écrasées
- ⅓ de tasse (80 ml) de compote de pommes non sucrée
- ½ tasse (125 ml) de lait de coco
- 1 c. à soupe (15 ml) de vinaigre de cidre de pomme
- 1 c. à thé (5 ml) d'extrait de noix de coco
- 1 c. à soupe (15 ml) d'extrait de vanille
- ½ tasse (125 ml) de noix de coco non sucrée, râpée
- 1 c. à soupe (15 ml) de graines de chia
- 1 c. à thé (5 ml) de cannelle, moulue
- ¼ de c. à thé (1 ml) de gingembre, moulu
- 2 tasses (500 ml) de farine de blé entier
- 1 c. à thé (5 ml) de poudre à pâte
- 1 c. à thé (5 ml) de bicarbonate de soude
- ½ c. à thé (2,5 ml) de sel
- Enduit à cuisson antiadhésif de type PAM

PRÉPARATION

1- Préchauffer le four à 350 °F (180 °C).

2- Dans un robot culinaire, mélanger les bananes avec la compote de pommes, le lait de coco, le vinaigre de cidre de pomme, l'extrait de noix de coco, l'extrait de vanille et la noix de coco jusqu'à l'obtention d'une consistance onctueuse.

3- Dans un bol, mélanger les graines de chia avec la cannelle, le gingembre, la farine, la poudre à pâte, le bicarbonate de soude et le sel.

4- Incorporer à la cuillère le mélange de bananes au mélange d'ingrédients secs.

5- Tapisser un moule à pain d'un papier parchemin et vaporiser d'enduit à cuisson.

6- Verser le mélange dans le moule.

7- Cuire au four 40 minutes ou jusqu'à ce qu'un cure-dent inséré au centre du pain en ressorte propre.

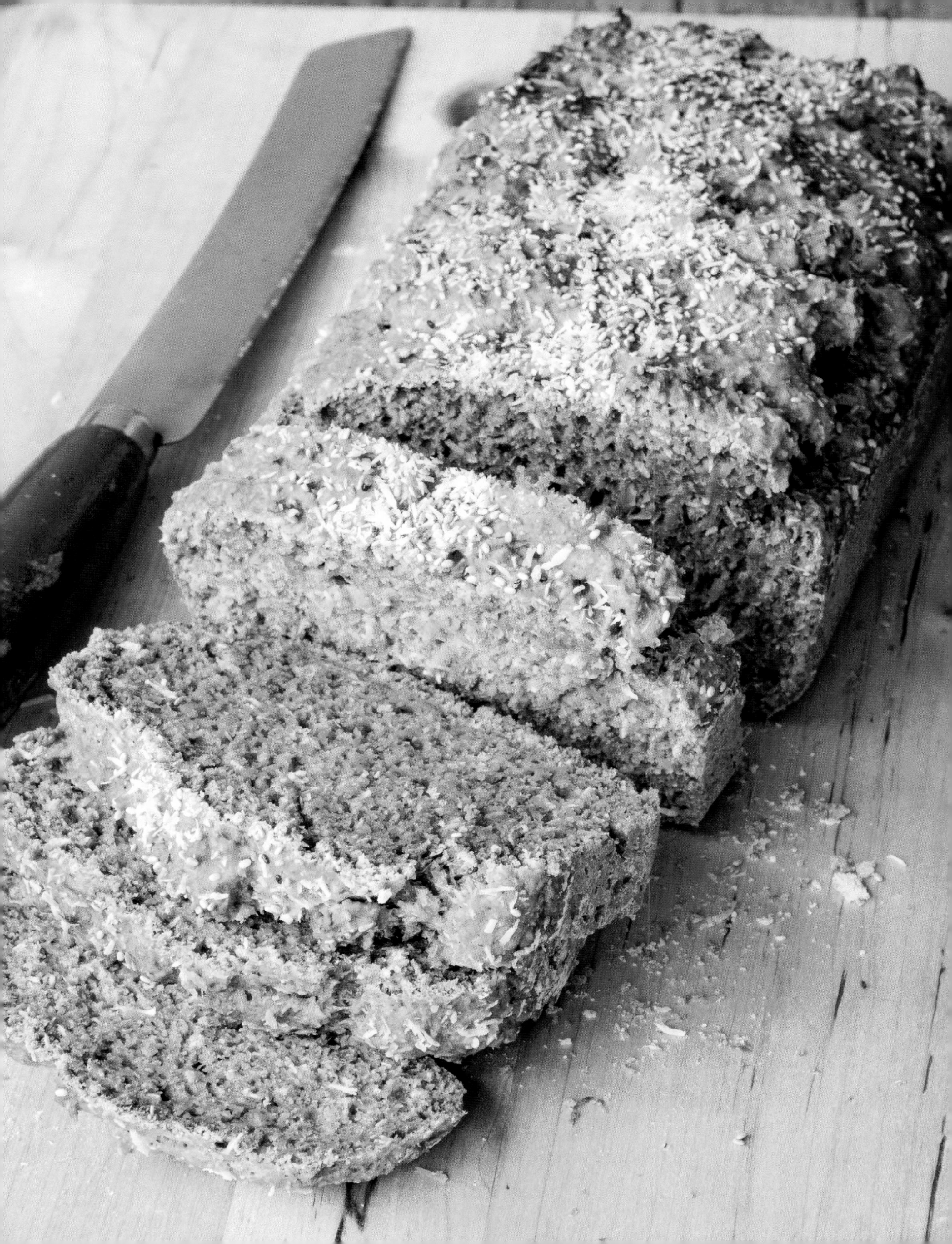

Valeurs nutritives par portion
Calories : 230 kcal
Lipides : 7 g
Glucides : 35 g
Protéines : 10 g

 : 35 MINUTES  : 12  : 0,30 $/PORTION

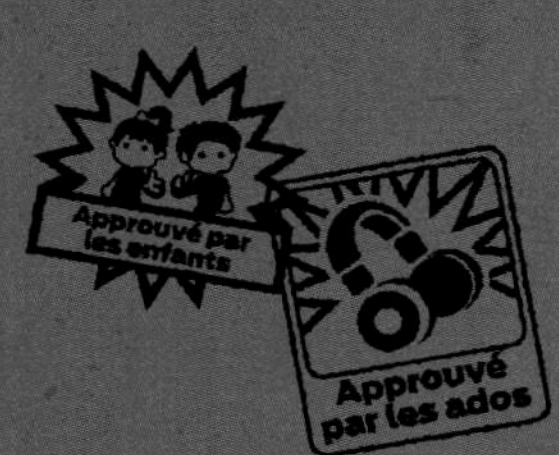

Brownies inusités

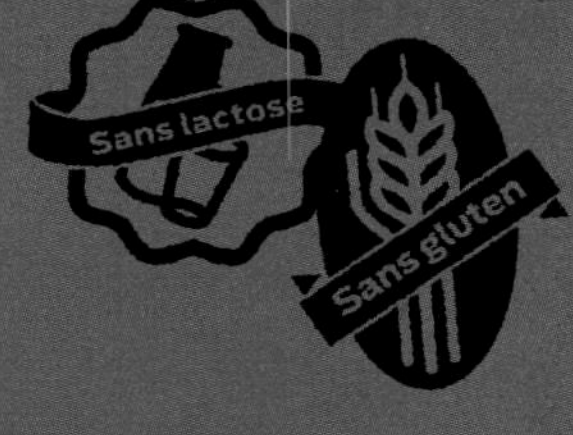

INGRÉDIENTS

- Enduit à cuisson antiadhésif de type PAM
- 1 boîte de 19 oz (540 ml) de haricots noirs, rincés et égouttés
- 3 œufs
- ½ tasse (125 ml) de sucre
- 3 c. à soupe (45 ml) d'huile végétale
- 1 c. à thé (5 ml) d'extrait de vanille
- ¼ de tasse (60 ml) de cacao en poudre non sucré
- ¼ de c. à thé (1 ml) de sel
- ¼ de tasse (60 ml) de brisures de chocolat au lait

PRÉPARATION

1- Préchauffer le four à 350 °F (180 °C).
2- Tapisser un moule carré d'un papier parchemin et vaporiser d'enduit à cuisson.
3- Dans un robot culinaire, mélanger les haricots avec les œufs, le sucre, l'huile, l'extrait de vanille, le cacao en poudre et le sel.
4- Verser la préparation dans le moule.
5- Cuire au four 25 minutes.
6- Parsemer les brisures de chocolat sur le gâteau chaud et laisser reposer 30 minutes avant de couper.

Les haricots noirs, une valeur ajoutée

Les haricots noirs sont une petite mine d'or de nutriments, vitamines et minéraux. Ils sont particulièrement riches en folate (ou vitamine B9) qui est essentielle à la fabrication de toutes les cellules de notre corps. La vitamine B9 participe à la production de notre matériel génétique et de celui du fœtus, en plus d'aider à la cicatrisation des blessures.

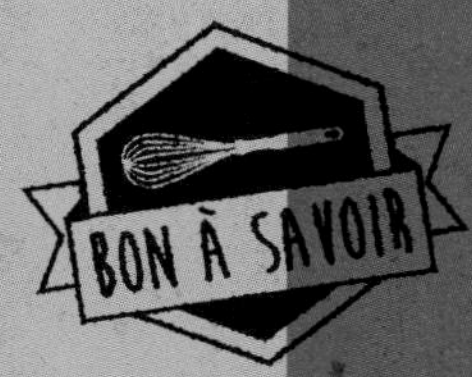

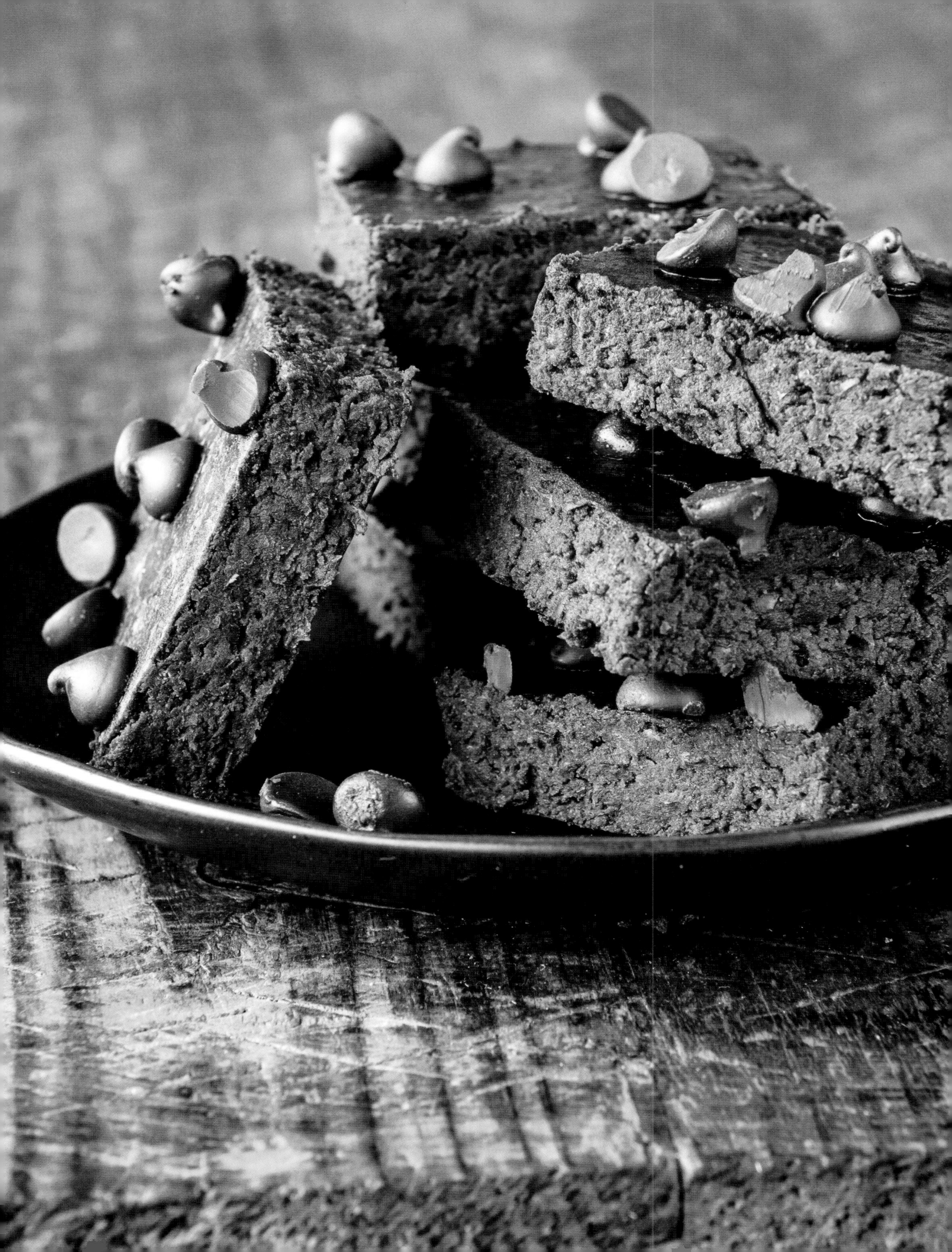

Valeurs nutritives par portion

Calories : 220 kcal	
Lipides : 6 g	
Glucides : 39 g	
Protéines : 6 g	

: 56 MINUTES : 6 : 0,66 $/PORTION

Citron que c'est bon !

INGRÉDIENTS

- 2 c. à soupe (30 ml) de beurre
- ¾ de tasse (180 ml) de sucre
- 2 œufs (jaunes et blancs séparés)
- 3 c. à soupe (45 ml) de jus de citron
- 2 c. à soupe (30 ml) de zeste de citron
- 6 c. à soupe (90 ml) de farine tout usage
- 2 tasses (500 ml) de lait 1% M.G.

PRÉPARATION

1- Préchauffer le four à 375 °F (190 °C).

2- Dans un bol, battre le beurre en crème. Incorporer le sucre, les jaunes d'œufs, le jus et le zeste de citron.

3- Incorporer la farine et le lait.

4- Dans un autre bol, battre les blancs d'œufs en neige, puis les incorporer au premier mélange.

5- Verser le mélange dans six ramequins de ½ tasse (125 ml) chacun.

6- Déposer les ramequins dans un plat de cuisson, puis ajouter de l'eau chaude à mi-hauteur (bain-marie).

7- Cuire au four 40 minutes.

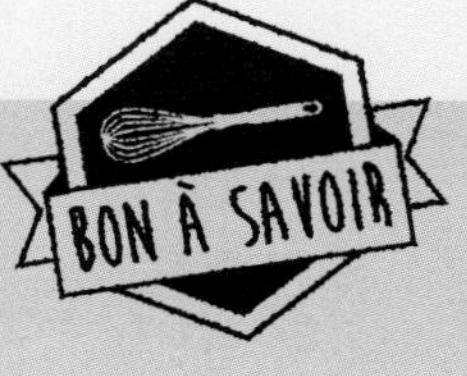

Des agrumes pour améliorer la digestion

Le citron et la lime sont des fruits reconnus pour leurs effets sur la digestion, car leur goût acidulé stimule les papilles gustatives. De plus, les flavonoïdes qu'ils contiennent ralentissent le développement de cellules cancéreuses et de métastases.

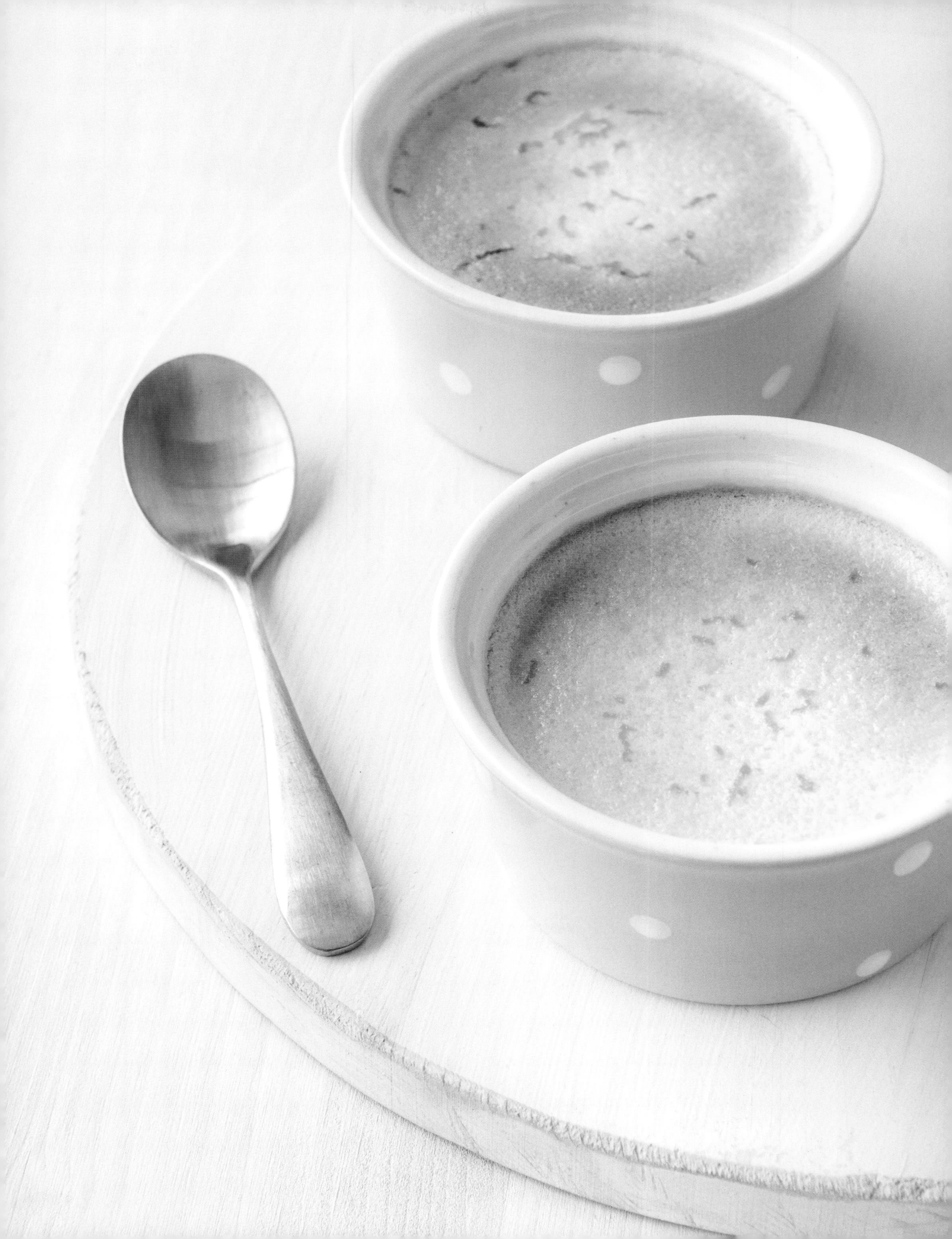

Valeurs nutritives par portion
Calories : 170 kcal
Lipides : 5 g
Glucides : 25 g
Protéines : 5 g

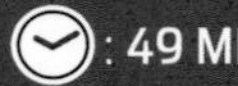 : 49 MINUTES 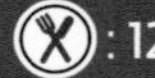 : 12 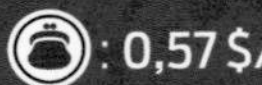 : 0,57 $/PORTION

Muffins rosés au quinoa

INGRÉDIENTS

½ tasse (125 ml) de quinoa, cru
½ tasse (125 ml) de jus d'orange
¾ de tasse (180 ml) de lait écrémé
1 ½ tasse (375 ml) de farine de blé entier
1 c. à thé (5 ml) de poudre à pâte
½ c. à thé (2,5 ml) de bicarbonate de soude
¼ de c. à thé (1 ml) de cannelle, moulue
½ c. à thé (2,5 ml) de sel
⅓ de tasse (80 ml) de cassonade tassée
¼ de tasse (60 ml) d'huile végétale
1 œuf
½ c. à thé (2,5 ml) d'extrait de vanille
1 tasse (250 ml) de framboises surgelées + 12 entières

PRÉPARATION

1- Préchauffer le four à 400 °F (200 °C).
2- Dans une casserole, mélanger le quinoa avec le jus d'orange et la moitié du lait. Porter à ébullition, puis réduire le feu. Couvrir la casserole et cuire 15 minutes à feu doux.
3- Dans un bol, mélanger la farine avec la poudre à pâte, le bicarbonate de soude, la cannelle et le sel.
4- Dans un autre bol, mélanger la cassonade avec l'huile, l'œuf, l'extrait de vanille et l'autre moitié de lait.
5- Après 15 minutes, retirer le quinoa du feu et laisser reposer 5 minutes.
6- Verser le quinoa dans le mélange de cassonade.
7- Ajouter les ingrédients secs à la préparation liquide et mélanger juste assez pour humecter.
8- Ajouter la tasse (250 ml) de framboises et mélanger délicatement.
9- Répartir la préparation dans un moule à 12 muffins, puis ajouter une framboise sur chaque muffin.
10- Cuire au four 20 minutes ou jusqu'à ce qu'un cure-dent inséré au centre d'un muffin en ressorte propre.

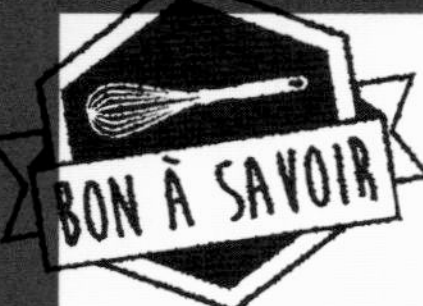

Comment éviter de voir durcir la cassonade

Il vous est probablement déjà arrivé de vouloir utiliser de la cassonade dans une recette et de réaliser qu'elle a durci. Pour garder votre cassonade humide, placer une tranche de pain dans le sac de cassonade toute une nuit. Le lendemain, la cassonade aura assimilé toute l'humidité du pain et elle aura ramolli. Et avec votre tranche de pain sèche, il ne vous reste plus qu'à faire du pain doré !

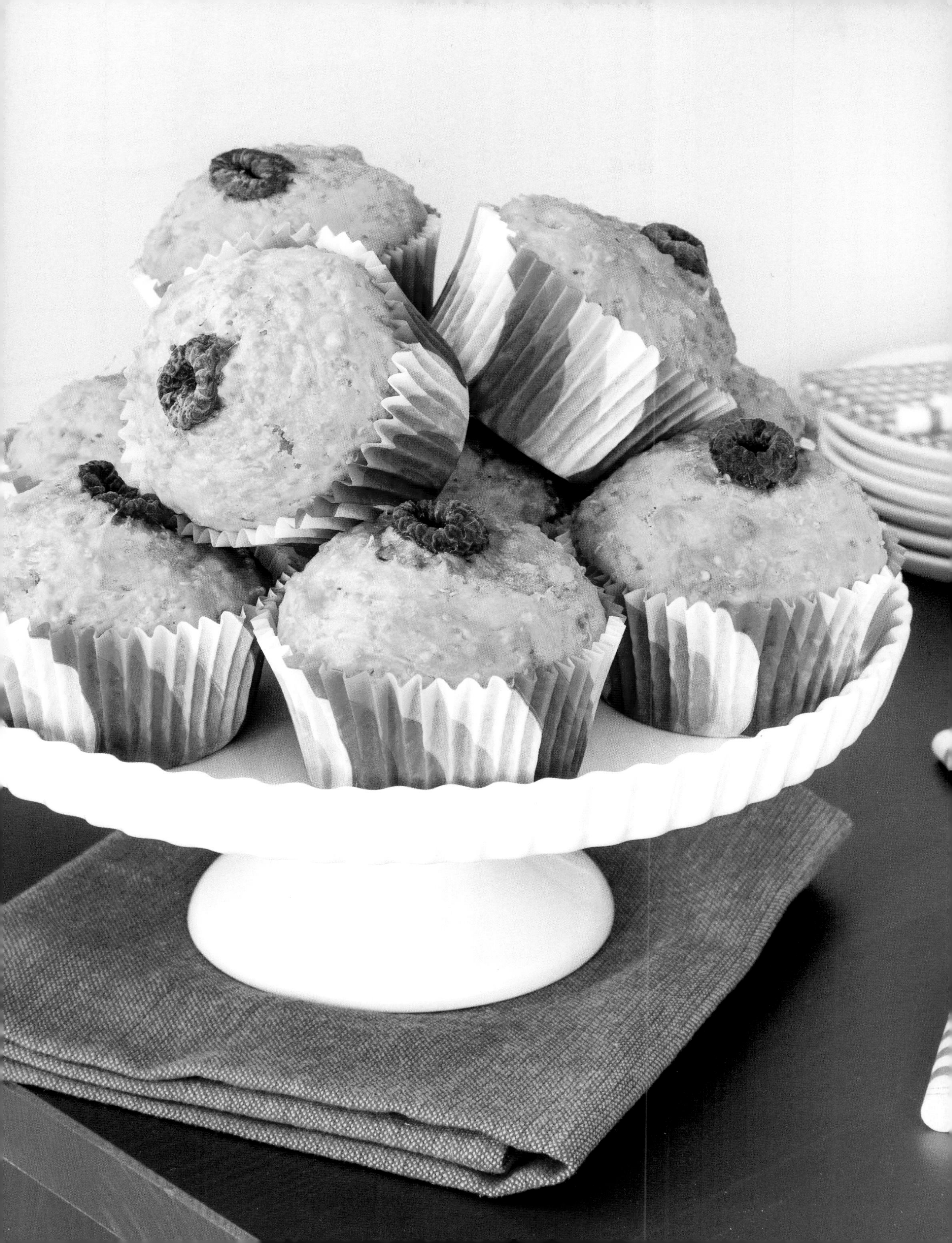

Valeurs nutritives par portion
Calories : 350 kcal
Lipides : 11 g
Glucides : 64 g
Protéines : 5 g

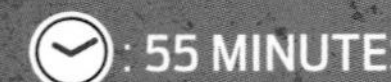 : 55 MINUTES 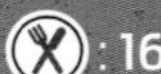 : 16 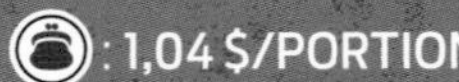 : 1,04 $/PORTION

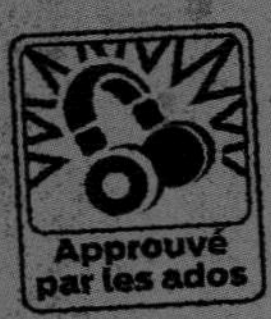

Carré aux dattes

INGRÉDIENTS

Pour la purée de dattes

- 3 tasses (750 ml) de dattes fraîches, dénoyautées
- 1 ¼ tasse (310 ml) d'eau
- ½ c. à thé (2,5 ml) d'extrait de vanille
- 1 c. à thé (5 ml) de zeste d'orange
- 1 c. à soupe (15 ml) de cassonade tassée

Pour la croûte

- 1 ¼ tasse (310 ml) de farine tout usage
- ¼ de c. à thé (1 ml) de poudre à pâte
- ¼ de c. à thé (1 ml) de sel
- 1 ¼ tasse (310 ml) de flocons de kamut ou d'avoine
- ½ tasse (125 ml) de cassonade tassée
- ¾ de tasse (180 ml) de beurre en morceaux

PRÉPARATION

1- Préchauffer le four à 350 °F (180 °C).
2- Dans une casserole, mélanger les dattes avec l'eau, l'extrait de vanille, le zeste d'orange et la cassonade, puis porter à ébullition.
3- Réduire le feu et remuer le mélange jusqu'à l'obtention d'une purée de dattes. Réserver.
4- Dans un bol, mélanger la farine avec la poudre à pâte, le sel, les flocons de kamut ou d'avoine et la cassonade.
5- Ajouter les morceaux de beurre en les coupant dans le mélange de flocons d'avoine.
6- Beurrer un moule carré et déposer la moitié du mélange contenant l'avoine. Étaler la purée de dattes et terminer avec l'autre moitié de mélange d'avoine. Presser.
7- Cuire au four 30 minutes.
8- Laisser reposer avant de couper en carrés et servir.

Les dattes : source de fibres

Une portion de 100 g de dattes fraîches contient 26,9 g de glucides, 1,4 g de protéines, 0,5 g de lipides, 67,6 g d'eau et 2,7 g de fibres alimentaires.

BON À SAVOIR

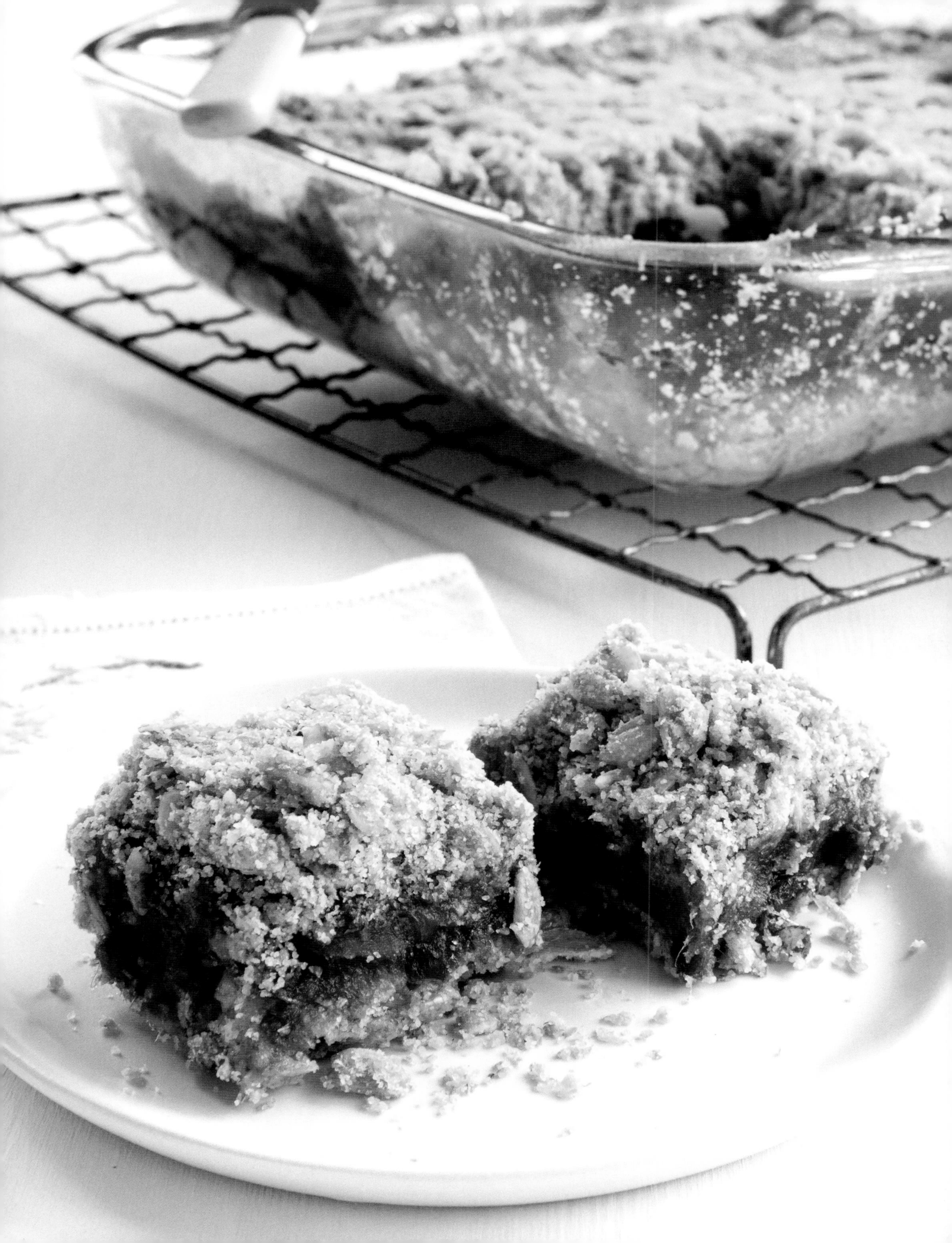

Valeurs nutritives par portion
Calories : 140 kcal
Lipides : 5 g
Glucides : 20 g
Protéines : 2 g

 : 25 MINUTES  : 20 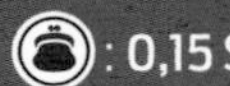 : 0,15 $/PORTION

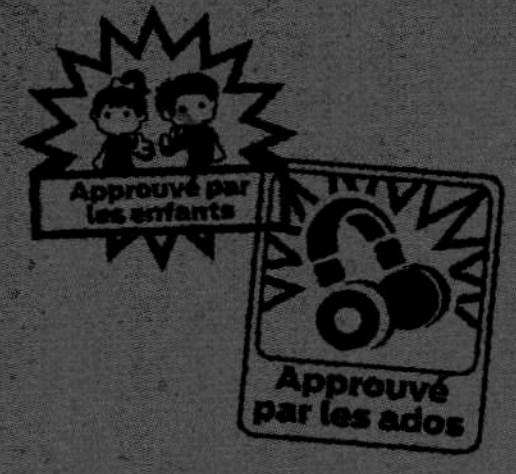

Galettes moelleuses à la mélasse

INGRÉDIENTS

- 2 tasses (500 ml) de farine tout usage
- ½ c. à thé (2,5 ml) de sel
- 1 c. à thé (5 ml) de bicarbonate de soude
- 1 c. à thé (5 ml) de cannelle, moulue
- ½ tasse (125 ml) de margarine non-hydrogénée, fondue
- ⅓ de tasse (80 ml) de sucre
- ½ tasse (125 ml) de mélasse
- 1 œuf
- ½ tasse (125 ml) de lait écrémé

PRÉPARATION

1- Préchauffer le four à 350 °F (180 °C).
2- Tapisser une lèche-frite d'un papier parchemin.
3- Dans un bol, mélanger la farine avec le sel, le bicarbonate de soude et la cannelle.
4- Dans un autre bol, battre la margarine avec le sucre, la mélasse, l'œuf et le lait.
5- Incorporer le mélange sec au mélange liquide. Bien mélanger.
6- Former 20 galettes à l'aide d'une cuillère à soupe et déposer sur la lèche-frite.
7- Cuire au four 12 minutes.

La mélasse pour combattre l'anémie

Tout comme la cassonade, la mélasse est obtenue à partir du sucre de canne. Ce sirop onctueux renferme plusieurs vitamines et minéraux. Dans seulement 2 c. à soupe (30 ml) de mélasse, on obtient la valeur quotidienne recommandée en fer, en vitamine B2 et en vitamine B6. C'est donc un aliment important pour les personnes végétariennes et/ou souffrant d'anémie ferriprive.

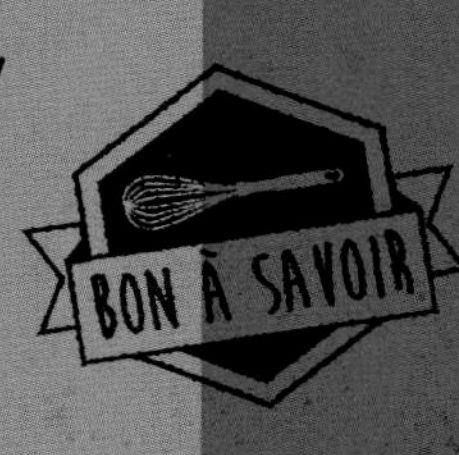

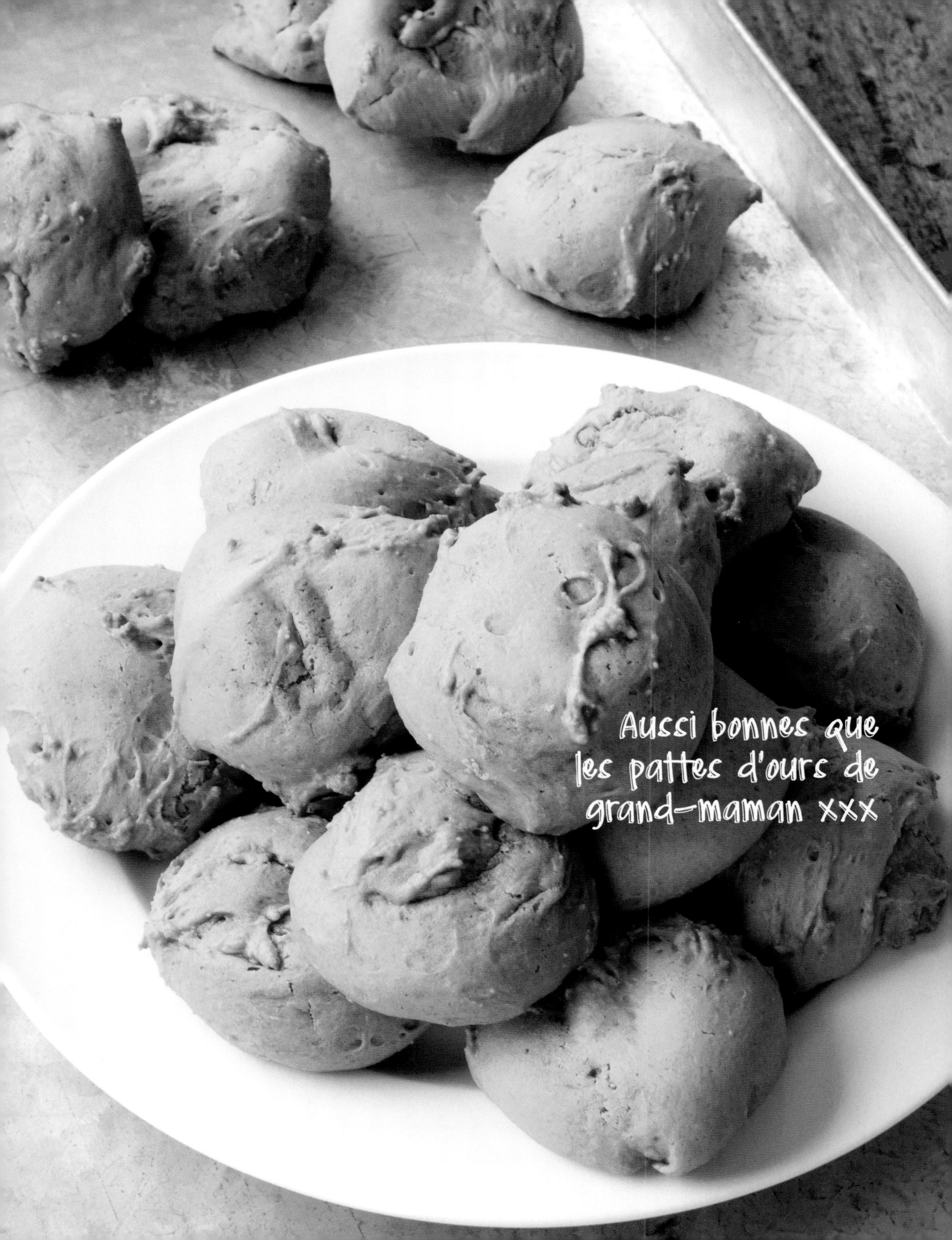
Aussi bonnes que
les pattes d'ours de
grand-maman xxx

Valeurs nutritives par portion
Calories : 250 kcal
Lipides : 8 g
Glucides : 40 g
Protéines : 8 g

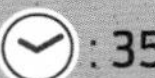 : 35 MINUTES 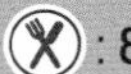 : 8 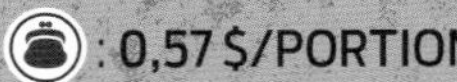

Tarte délicieuse

INGRÉDIENTS

Pour la croûte

3 tasses (750 ml) de céréales Bran Flakes
¼ de tasse (60 ml) de margarine, fondue

Pour la garniture

3 jaunes d'œufs
½ tasse (125 ml) de sucre
3 c. à soupe (45 ml) de fécule de maïs
2 ½ tasses (625 ml) de lait écrémé
1 c. à thé (5 ml) d'extrait de vanille

Pour la meringue

3 blancs d'œufs
2 c. à soupe (30 ml) de sucre

PRÉPARATION

Préchauffer le four à 350 °F (180 °C).

Pour la croûte

1- Dans un bol, écraser les céréales et les mélanger avec la margarine fondue.
2- Presser le mélange dans le fond d'une assiette à tarte profonde. Réserver.

Pour la garniture

1- Dans un bol, mélanger les jaunes d'œufs avec le sucre. Battre au fouet jusqu'à l'obtention d'un mélange crémeux.
2- Ajouter la fécule de maïs et bien fouetter. Ajouter ½ tasse (125 ml) de lait pour que le mélange soit plus liquide et mélanger.
3- Dans une casserole, mélanger le reste du lait avec l'extrait de vanille. Chauffer à feu doux.
4- Lorsque le lait est tiède, ajouter le mélange de jaunes d'œufs. Remuer constamment jusqu'à épaississement.
5- Retirer du feu. Laisser tiédir.

Pour la meringue

1- Entretemps, monter les blancs d'œufs en neige à haute vitesse à l'aide d'un batteur électrique en intégrant le sucre graduellement.
2- Verser la garniture sur la croûte et étaler la meringue avec une spatule.
3- Cuire au four de 15 à 20 minutes ou jusqu'à ce que la meringue soit dorée.
4- Laisser tiédir et réfrigérer.

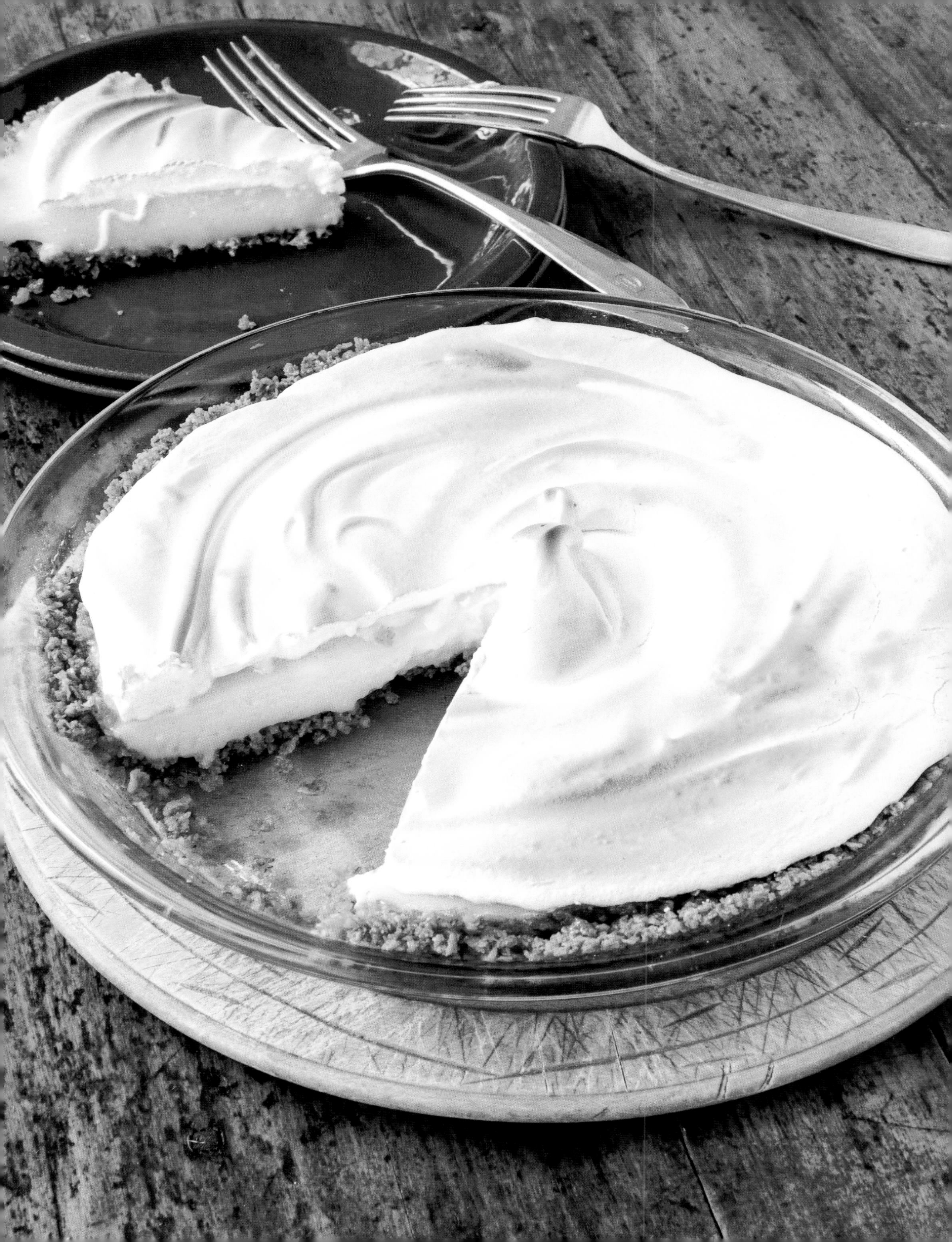

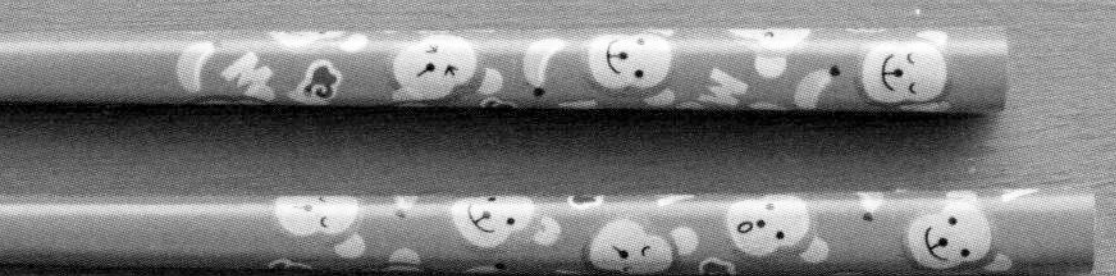

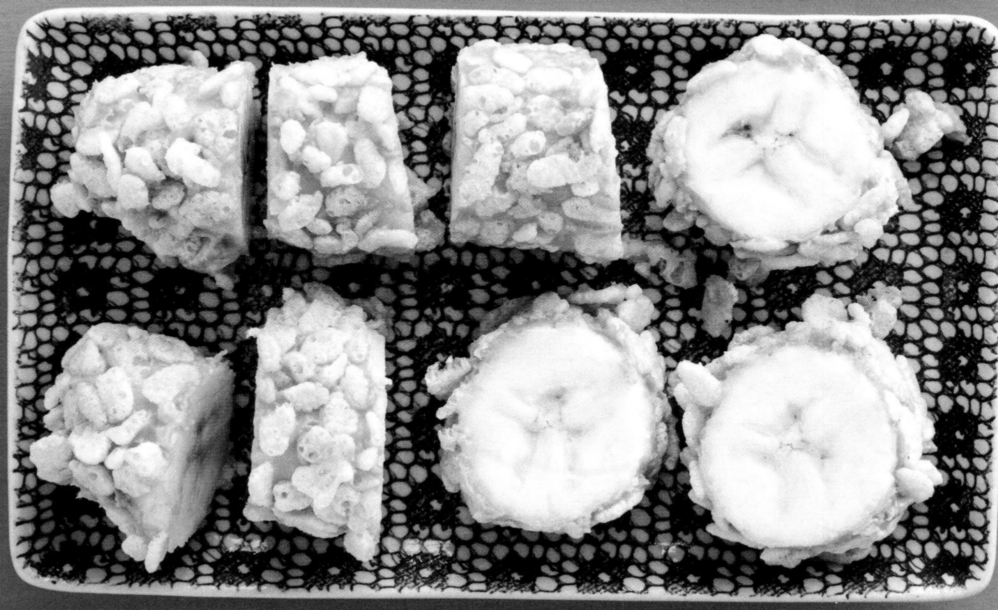

 : 5 MINUTES  : 4 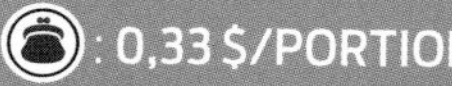 : 0,33 $/PORTION

Valeurs nutritives par portion

Calories : 150 kcal
Lipides : 8 g
Glucides : 17 g
Protéines : 5 g

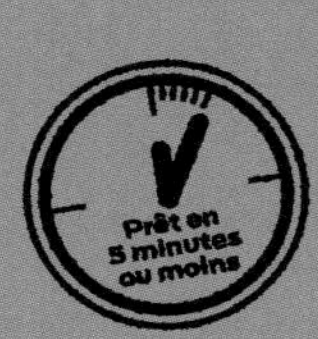

Banane au riz soufflé

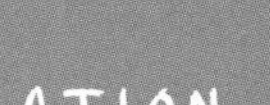

Végétarien
Sans gluten
Sans lactose

INGRÉDIENTS

¼ de tasse (60 ml) de beurre d'arachide ou de tartinade de fèves de soya grillées
2 bananes
¼ de tasse (60 ml) de riz soufflé

PRÉPARATION

1- Étaler le beurre d'arachide dans une petite assiette.
2- Peler les bananes et les rouler dans le beurre d'arachide.
3- Étaler le riz soufflé dans une petite assiette et rouler les bananes enrobées de beurre d'arachide dans le riz soufflé.
4- Couper chaque banane en 5 à 8 rondelles.

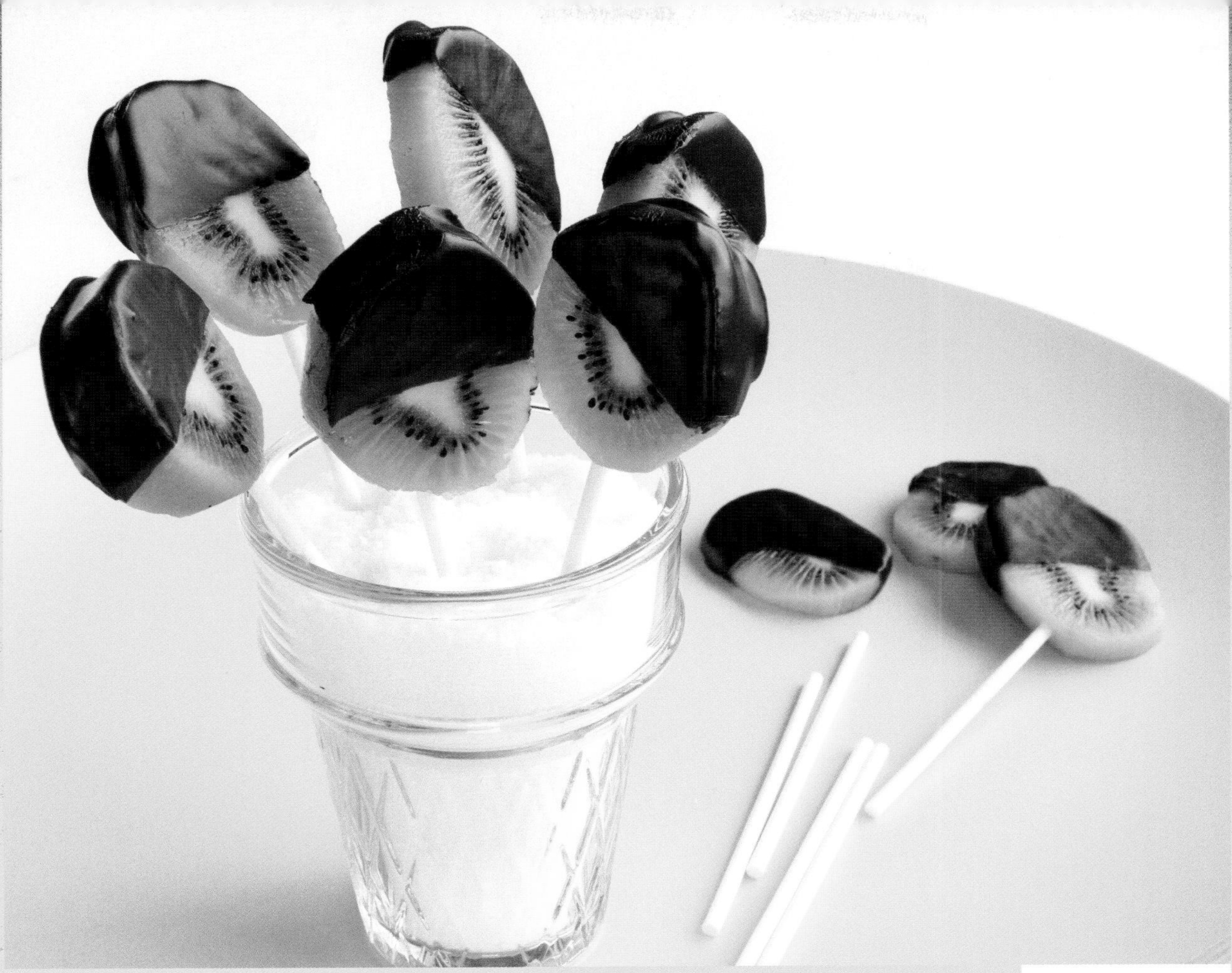

⏲ : 10 MINUTES | 🕐 : 50 MINUTES | 🍴 : 2 | 💰 : 0,34 $/PORTION

Valeurs nutritives par portion

Calories : 140 kcal
Lipides : 7 g
Glucides : 18 g
Protéines : 2 g

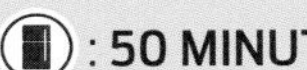

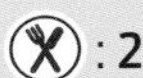

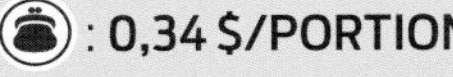

Bonbon au kiwi

Approuvé par les enfants

Végétarien · Sans gluten · Sans lactose

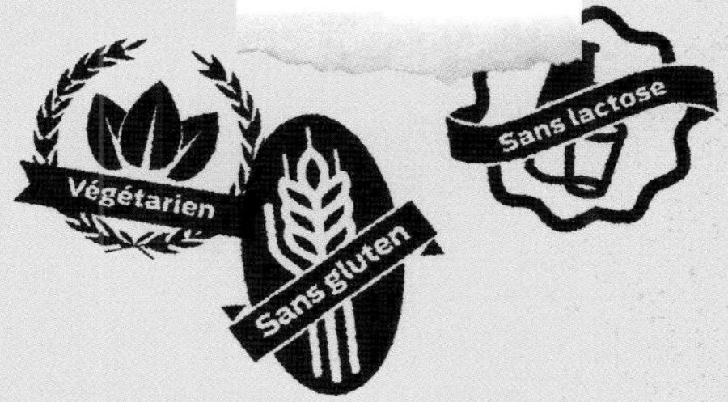

INGRÉDIENTS

¼ de tasse (60 ml) de pépites de chocolat noir
1 kiwi
2 bâtons à suçon ou à sucette glacée

PRÉPARATION

1- Verser les pépites de chocolat dans un bol.
2- Faire fondre au micro-onde 20 secondes, puis poursuivre la cuisson quelques secondes à la fois en remuant jusqu'à ce que le chocolat soit complètement fondu.
3- Peler le kiwi et couper deux larges tranches au milieu du kiwi.
4- Insérer un bâton dans chacune des tranches de kiwi, puis les tremper dans le chocolat fondu.
5- Tapisser une assiette d'un papier parchemin, y déposer les tranches de kiwi enrobées de chocolat et placer au réfrigérateur 50 minutes.

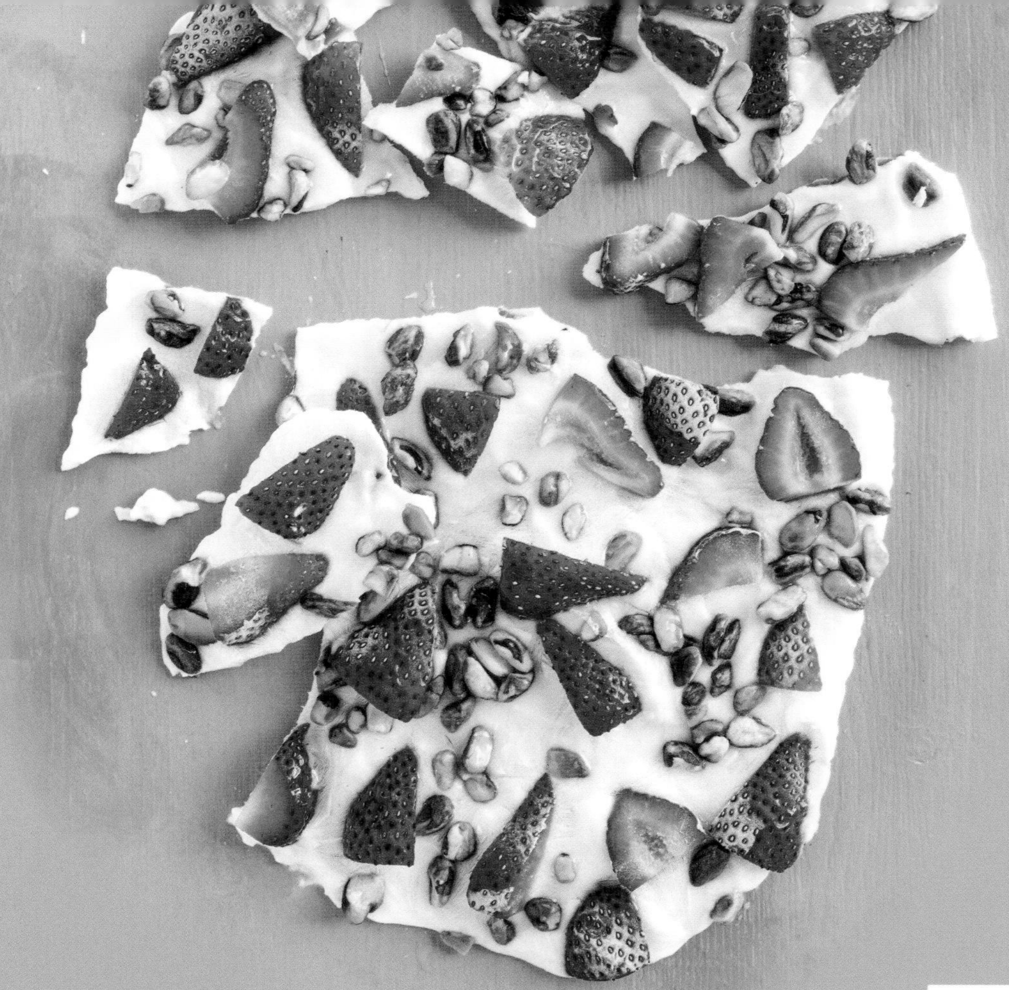

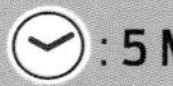 : 5 MINUTES 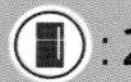 : 2 HEURES 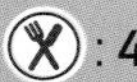 : 4 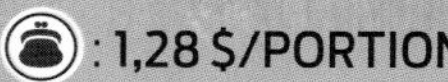 : 1,28 $/PORTION

Valeurs nutritives par portion

Calories : 120 kcal
Lipides : 5 g
Glucides : 16 g
Protéines : 4 g

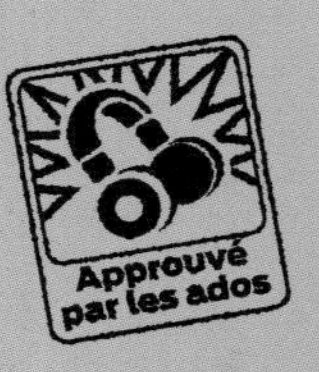

Galettes de yogourt glacé

Sans gluten

INGRÉDIENTS

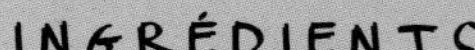

1 tasse (250 ml) de yogourt grec nature 0 % M.G.
1 tasse (250 ml) de fraises fraîches, tranchées
¼ de tasse (60 ml) de pistaches, hachées grossièrement
2 c. à thé (10 ml) de miel

PRÉPARATION

1- Tapisser une lèche-frite d'un papier parchemin.
2- Étaler le yogourt grec sur le papier parchemin.
3- Parsemer de fraises, puis de pistaches.
4- Verser le miel en filet.
5- Placer au congélateur 2 heures.
6- Casser en huit morceaux.
7- Laisser à température ambiante 3 minutes et servir.

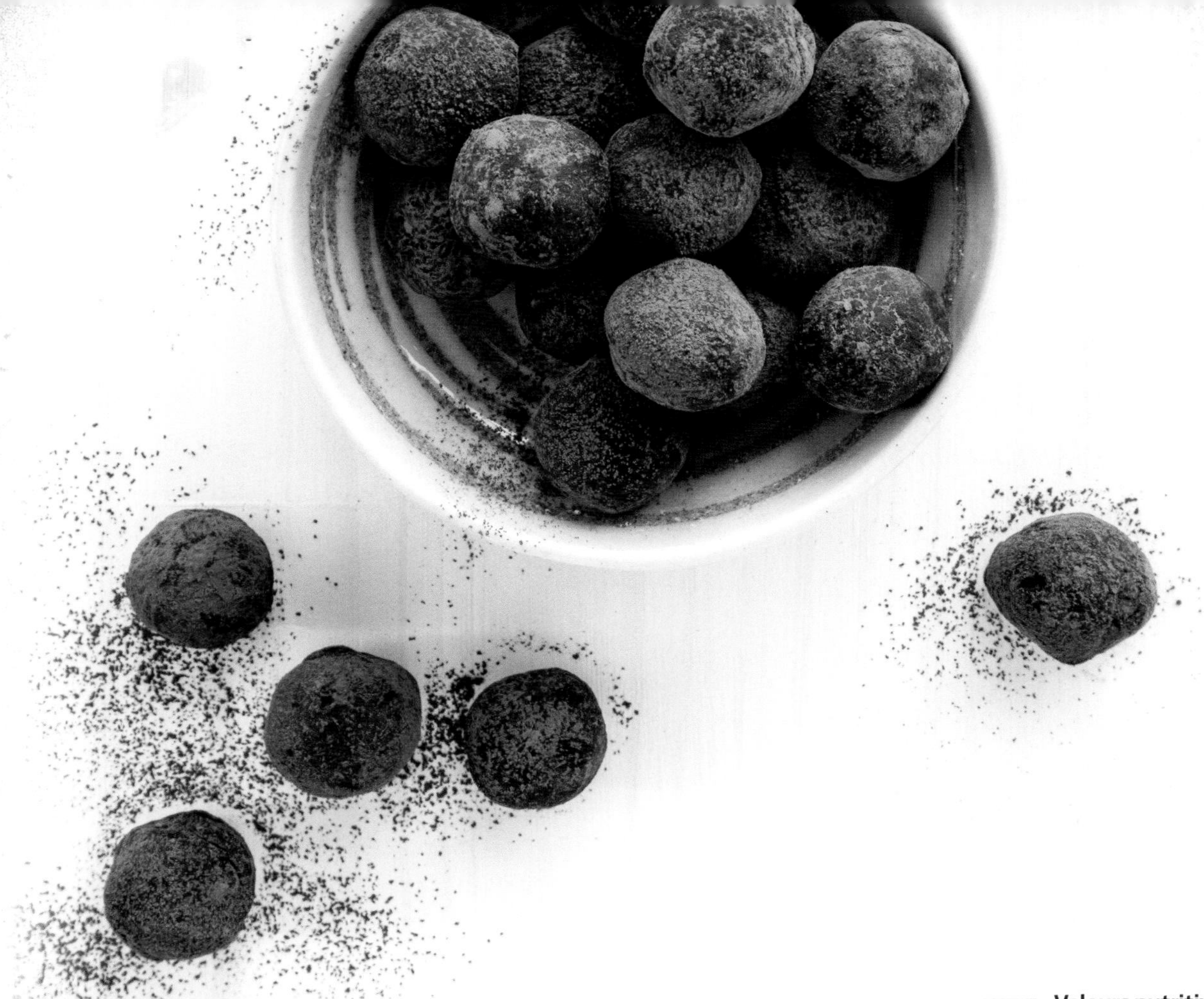

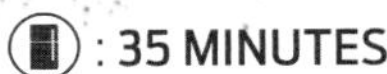

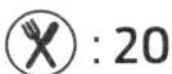

⏲ : 25 MINUTES | ▯ : 35 MINUTES | ✕ : 20 | 👛 : 0,14 $/PORTION

Valeurs nutritives par portion
Calories : 40 kcal
Lipides : 2 g
Glucides : 5 g
Protéines : 1 g

Approuvé par les ados

Truffes

Sans gluten

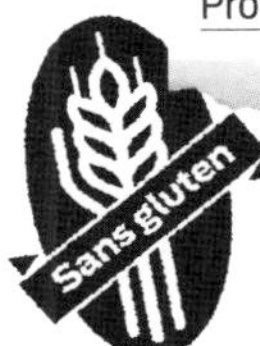

INGRÉDIENTS

- ½ tasse (125 ml) de pépites de chocolat noir 60 à 70%
- 1 c. à soupe (15 ml) de beurre de noisette sans sucre
- ¼ de tasse (60 ml) de yogourt grec à la vanille 0% M.G.
- 3 c. à soupe (45 ml) de cerises séchées, hachées finement
- ⅓ de tasse (80 ml) de cacao en poudre

PRÉPARATION

1- Dans un bain-marie, faire fondre les pépites de chocolat.

2- Une fois le chocolat fondu, incorporer le beurre de noisette et retirer du feu.

3- Ajouter le yogourt et les cerises séchées, puis bien mélanger.

4- Verser la préparation dans un bol.

5- Laisser tiédir à température ambiante environ 25 minutes, puis placer au réfrigérateur de 30 à 35 minutes.

6- Déposer le cacao en poudre dans une assiette.

7- À l'aide d'une cuillère à soupe, former de petites boules de pâte avec vos mains légèrement enduites de cacao. Rouler les boules dans l'assiette de cacao à l'aide d'une fourchette.

8- Garder dans un endroit frais.

Valeurs nutritives par portion
Calories : 250 kcal
Lipides : 13 g
Glucides : 29 g
Protéines : 5 g

: 55 MINUTES : 10 : 0,49$/PORTION

Gâteau au yogourt et aux pêches blanches

INGRÉDIENTS

- Enduit à cuisson antiadhésif de type PAM
- 2 pêches blanches ou autre variété
- 1 tasse (250 ml) de farine tout usage
- ½ tasse (125 ml) de farine de blé entier
- 1 c. à thé (5 ml) de poudre à pâte
- ½ c. à thé (2,5 ml) de bicarbonate de soude
- ¼ de c. à thé (1 ml) de sel
- ¼ de tasse (62,5 ml) d'huile végétale
- ½ tasse (125 ml) de sucre
- 1 c. à thé (5 ml) de miel
- 1 c. à thé (5 ml) d'extrait de vanille
- 2 œufs
- ½ tasse (125 ml) de yogourt grec nature 0 % M.G.

PRÉPARATION

1- Placer la grille au centre du four et préchauffer le four à 350 °F (180 °C).

2- Vaporiser un moule à gâteau de 8 po (20 cm) de diamètre d'enduit à cuisson.

3- Couper et dénoyauter les pêches, puis les trancher. Réserver.

4- Dans un bol, mélanger les farines avec la poudre à pâte, le bicarbonate de soude et le sel. Réserver.

5- Dans un autre bol, fouetter au batteur électrique l'huile avec le sucre, le miel et l'extrait de vanille.

6- Ajouter les œufs, un à la fois, et continuer à battre jusqu'à l'obtention d'un mélange homogène.

7- Incorporer les ingrédients secs en alternant avec le yogourt jusqu'à l'obtention d'un mélange homogène.

8- Verser la préparation dans le moule et répartir les tranches de pêches sur le gâteau.

9- Cuire au four environ 40 minutes ou jusqu'à ce qu'un cure-dent inséré au centre du gâteau en ressorte propre.

10- Laisser tiédir avant de servir.

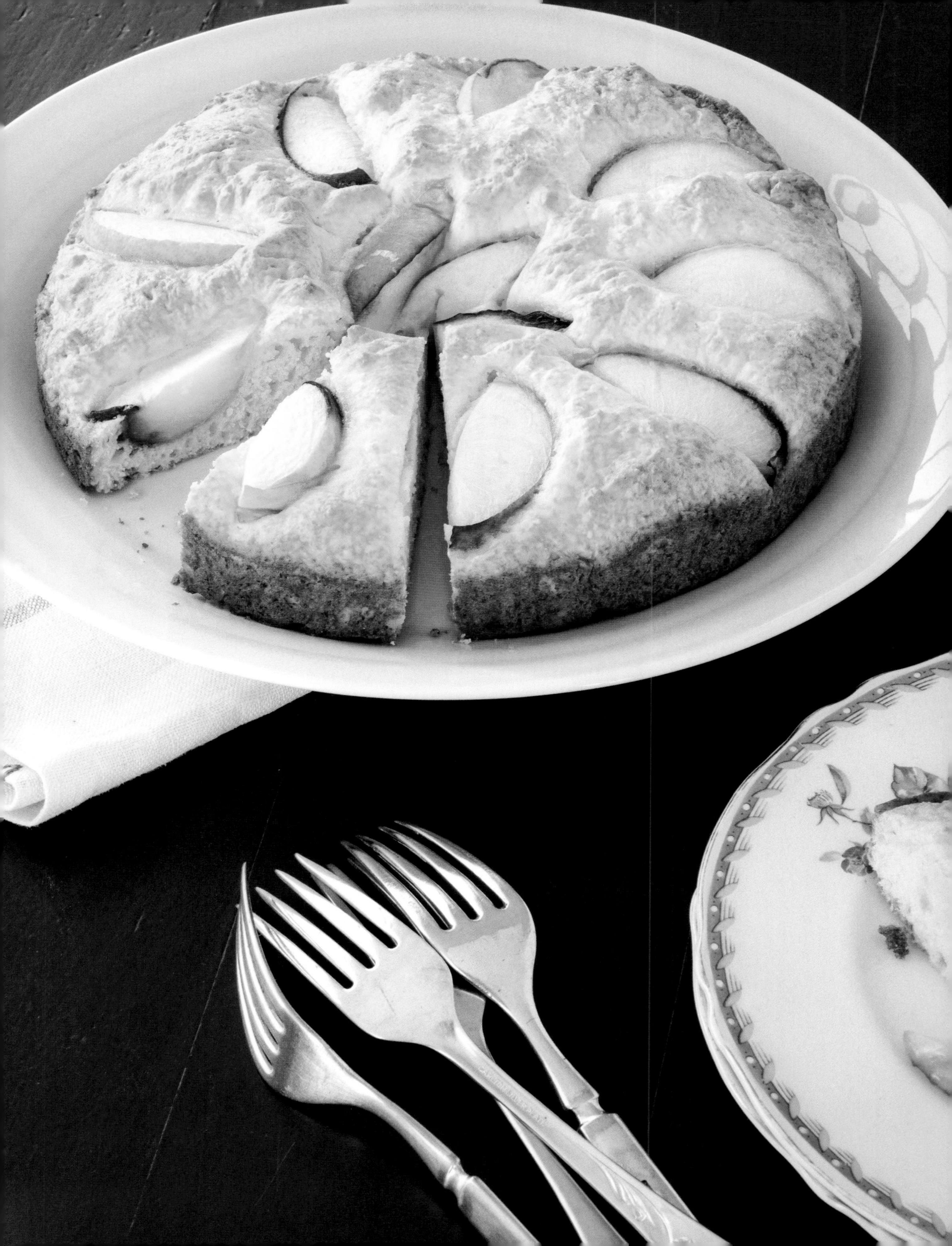

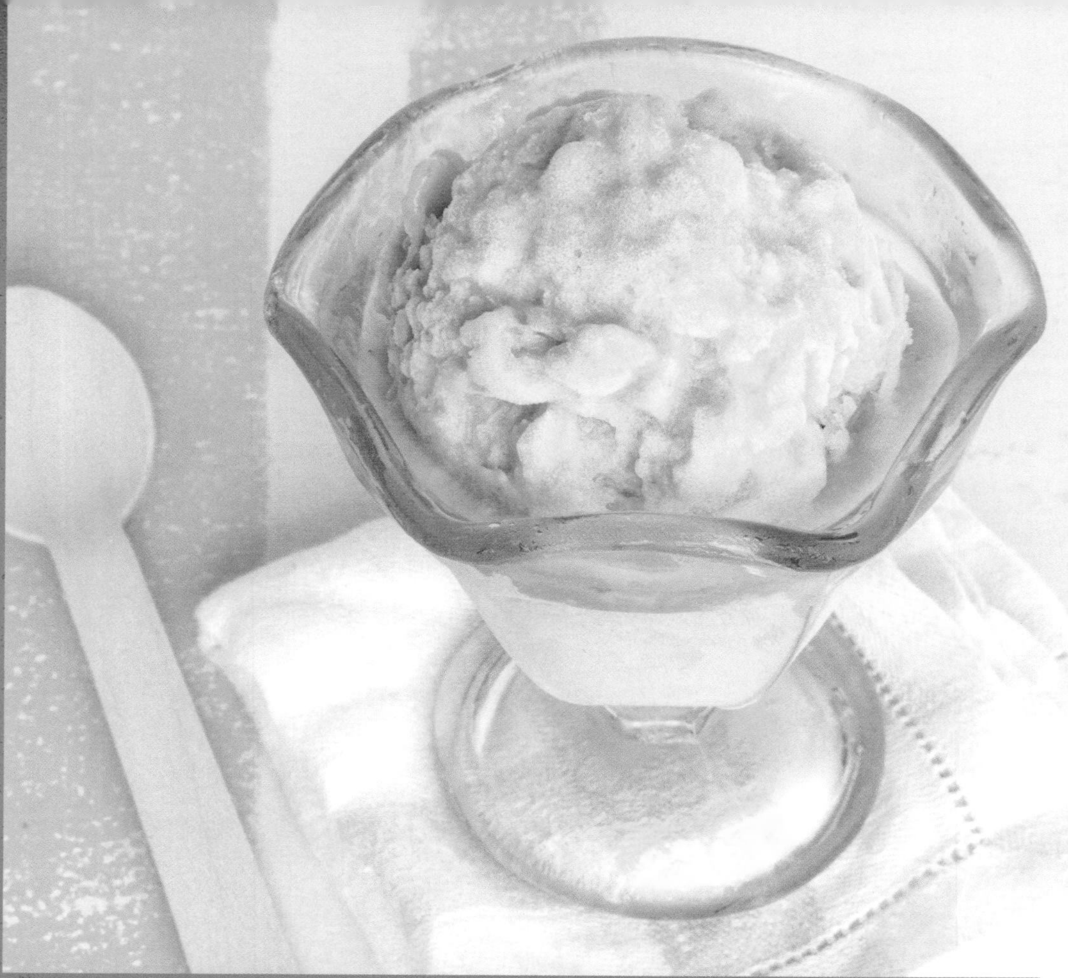

 : 8 MINUTES  : 2 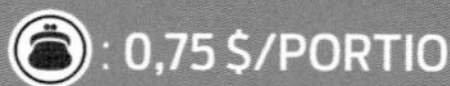 : 0,75 $/PORTION

Valeurs nutritives par portion

Calories : 140 kcal
Lipides : 0,5 g
Glucides : 34 g
Protéines : 2 g

Délice glacé banane et mangue

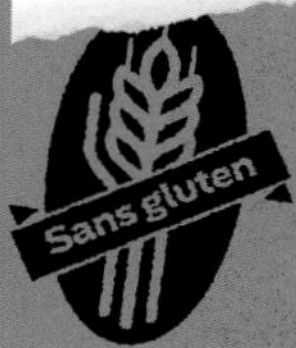

INGRÉDIENTS

2 bananes congelées

¼ de tasse (60 ml) de mangue, coupée en cubes et congelée

2 c. à soupe (30 ml) de yogourt grec à la vanille 5% M.G.

PRÉPARATION

1- Couper les bananes en rondelles et les déposer dans un robot culinaire avec les autres ingrédients. Mélanger jusqu'à l'obtention d'une consistance homogène.

2- Congeler jusqu'au moment de servir.

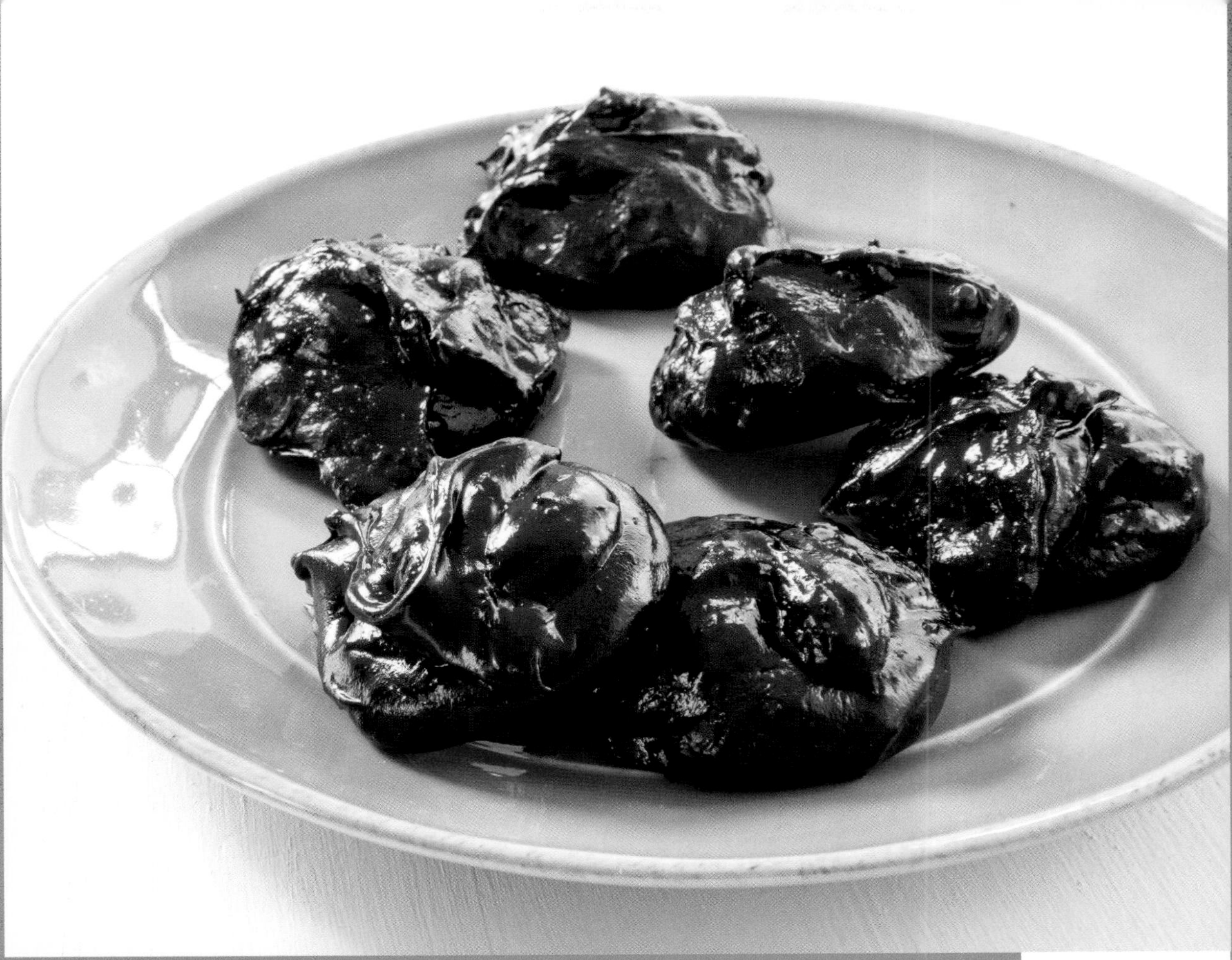

⏲ : 12 MINUTES 🍴 : 10 💰 : 0,33 $/PORTION

Valeurs nutritives par portion

Calories : 70 kcal
Lipides : 2,5 g
Glucides : 14 g
Protéines : 2 g

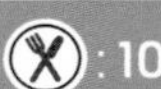

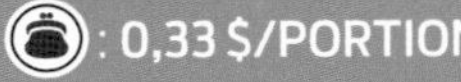

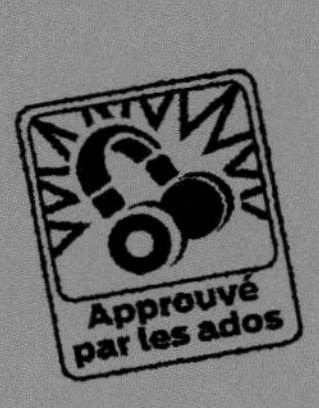

Approuvé par les ados

Biscuits au fudge

Sans gluten

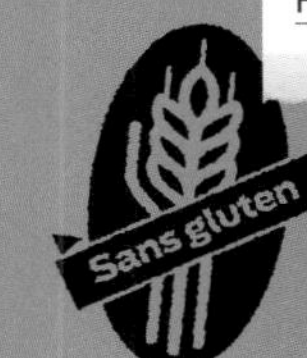

INGRÉDIENTS

- 2/3 de tasse (160 ml) de cacao en poudre
- 1/3 de tasse (80 ml) de pépites de chocolat au lait, hachées grossièrement
- 1/4 de tasse (60 ml) de miel
- 2 c. à soupe (30 ml) de lait écrémé
- 1/4 de c. à thé (1 ml) de graines de lin, moulues
- 2 blancs d'œufs

PRÉPARATION

1- Placer la grille au centre du four et préchauffer le four à 350 °F (180 °C).

2- Tapisser une plaque de cuisson d'un papier parchemin.

3- Dans un bol, mélanger vigoureusement tous les ingrédients.

4- Former les biscuits en utilisant 1 c. à soupe (15 ml) de pâte. Déposer les biscuits sur la plaque en laissant 2 po (5 cm) entre chaque biscuit.

5- Cuire au four 8 minutes, puis laisser tiédir sur une grille.

Valeurs nutritives par portion

Calories : 100 kcal
Lipides : 2 g
Glucides : 16 g
Protéines : 5 g

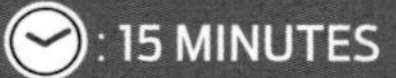
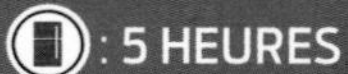
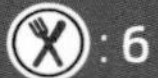
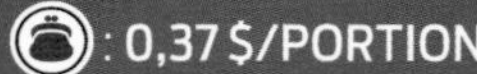

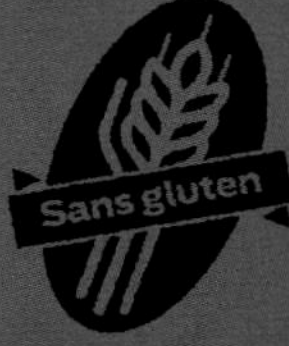

Petits pots à la vanille

INGRÉDIENTS

- 1 ½ c. à thé (7,5 ml) de gélatine (½ enveloppe)
- 2 tasses (500 ml) de lait écrémé
- ¼ de tasse (60 ml) de crème 15 % M.G.
- ¼ de tasse (60 ml) de sucre
- ½ gousse de vanille, fendue en deux
- ½ tasse (125 ml) de yogourt grec à la vanille 0 % M.G.

PRÉPARATION

1- Dans un bol, faire gonfler la gélatine dans 1 c. à soupe (15 ml) de lait écrémé durant 5 minutes.

2- Dans une casserole, mélanger le reste de lait avec la crème, le sucre et la gousse de vanille. Laisser mijoter très doucement de 5 à 10 minutes en remuant de temps en temps.

3- Incorporer la gélatine fondue et le yogourt au mélange de lait.

4- Retirer la casserole du feu et retirer la gousse de vanille du mélange.

5- Verser la préparation dans six ramequins d'une grosseur de ½ tasse (125 ml) chacun. Placer au réfrigérateur 5 heures.

Valeurs nutritives par portion

Calories : 410 kcal
Lipides : 29 g
Glucides : 33 g
Protéines : 11 g

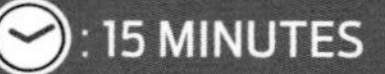
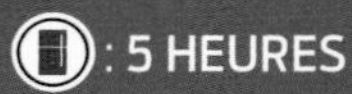
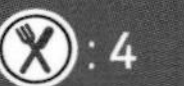
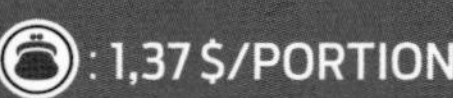

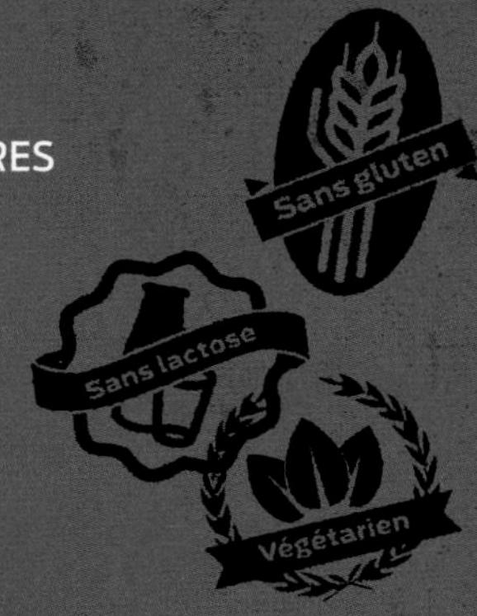

Petits pots au chocolat

INGRÉDIENTS

- 2 tasses (500 ml) de tofu soyeux
- 1 tasse + 2 c. à soupe (280 ml) de tartinade choco-noisette (voir recette de tartinade au chocolat maison, p. 76)
- ¼ de c. à thé (1 ml) d'extrait de vanille

PRÉPARATION

1- Dans un robot culinaire, mélanger tous les ingrédients jusqu'à l'obtention d'une purée lisse.

2- Verser la préparation dans quatre ramequins d'une grosseur de ½ tasse (125 ml) chacun. Placer au réfrigérateur 5 heures.

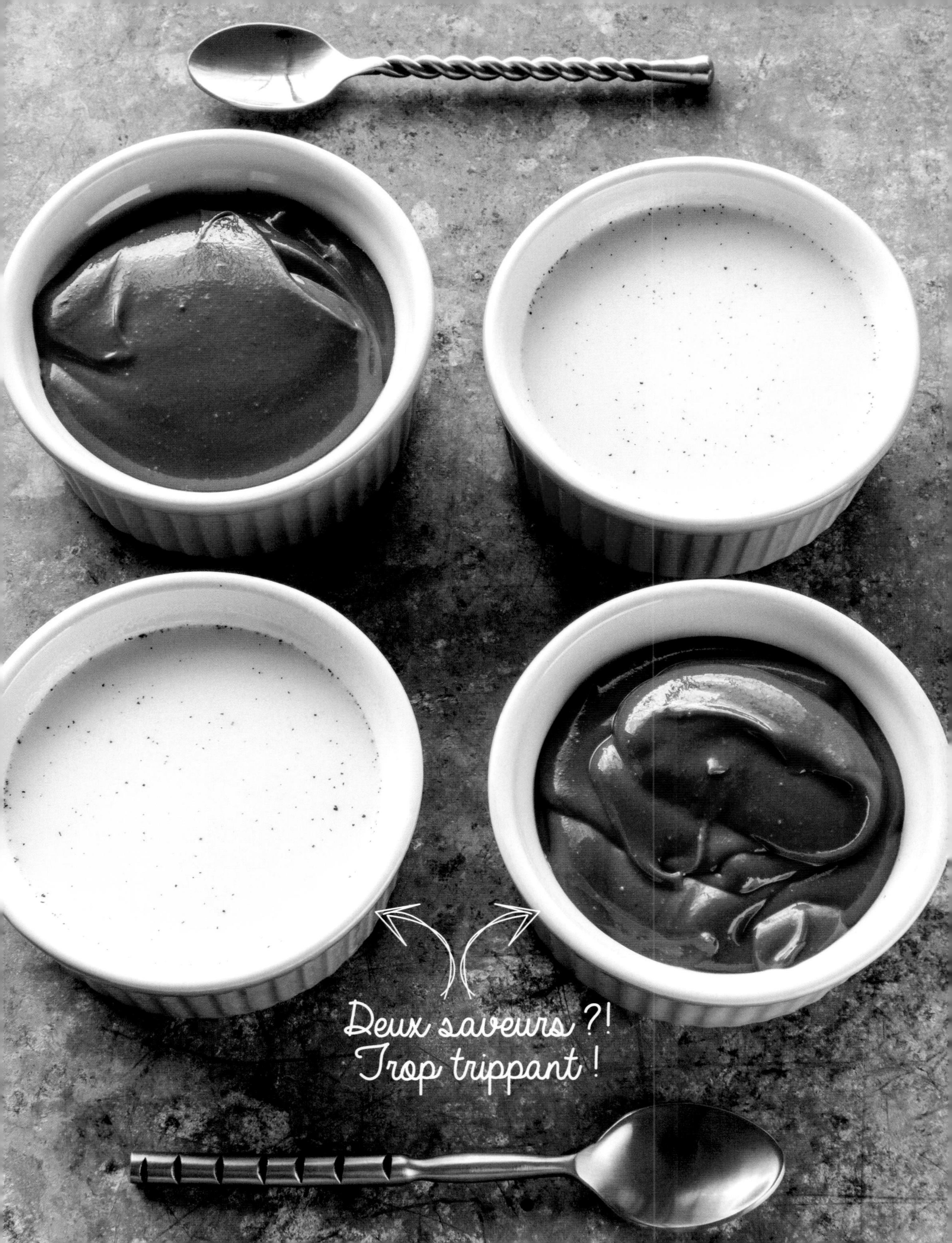
Deux saveurs ?!
Trop trippant !

Valeurs nutritives par portion
Calories : 340 kcal
Lipides : 15 g
Glucides : 50 g
Protéines : 7 g

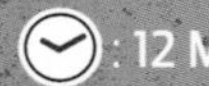 : 12 MINUTES  : 4 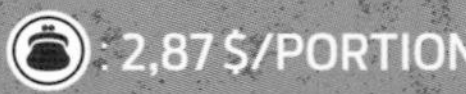 : 2,87 $/PORTION

Quesadilla dessert

INGRÉDIENTS

- 8 c. à soupe (120 ml) de fromage à la crème 95 % moins de gras
- ¼ de tasse (60 ml) de beurre d'amande
- 4 c. à thé (20 ml) de miel
- 4 poires en boîte, conservées dans l'eau, égouttées
- 4 tortillas de blé entier de 6 po (15 cm) de diamètre
- Enduit à cuisson antiadhésif de type PAM
- 2 c. à thé (10 ml) de sucre à glacer

PRÉPARATION

1- Dans un bol, mélanger le fromage à la crème avec le beurre d'amande et le miel.
2- Couper les poires en tranches.
3- Étaler les tortillas sur un plan de travail.
4- Sur chacune des tortillas, tartiner le mélange de fromage à la crème et déposer des tranches de poires.
5- Plier les tortillas en deux et presser légèrement.
6- Vaporiser légèrement un poêlon d'enduit à cuisson et faire dorer les quesadillas environ 3 minutes de chaque côté à feu doux.
7- Saupoudrer de sucre à glacer et servir.

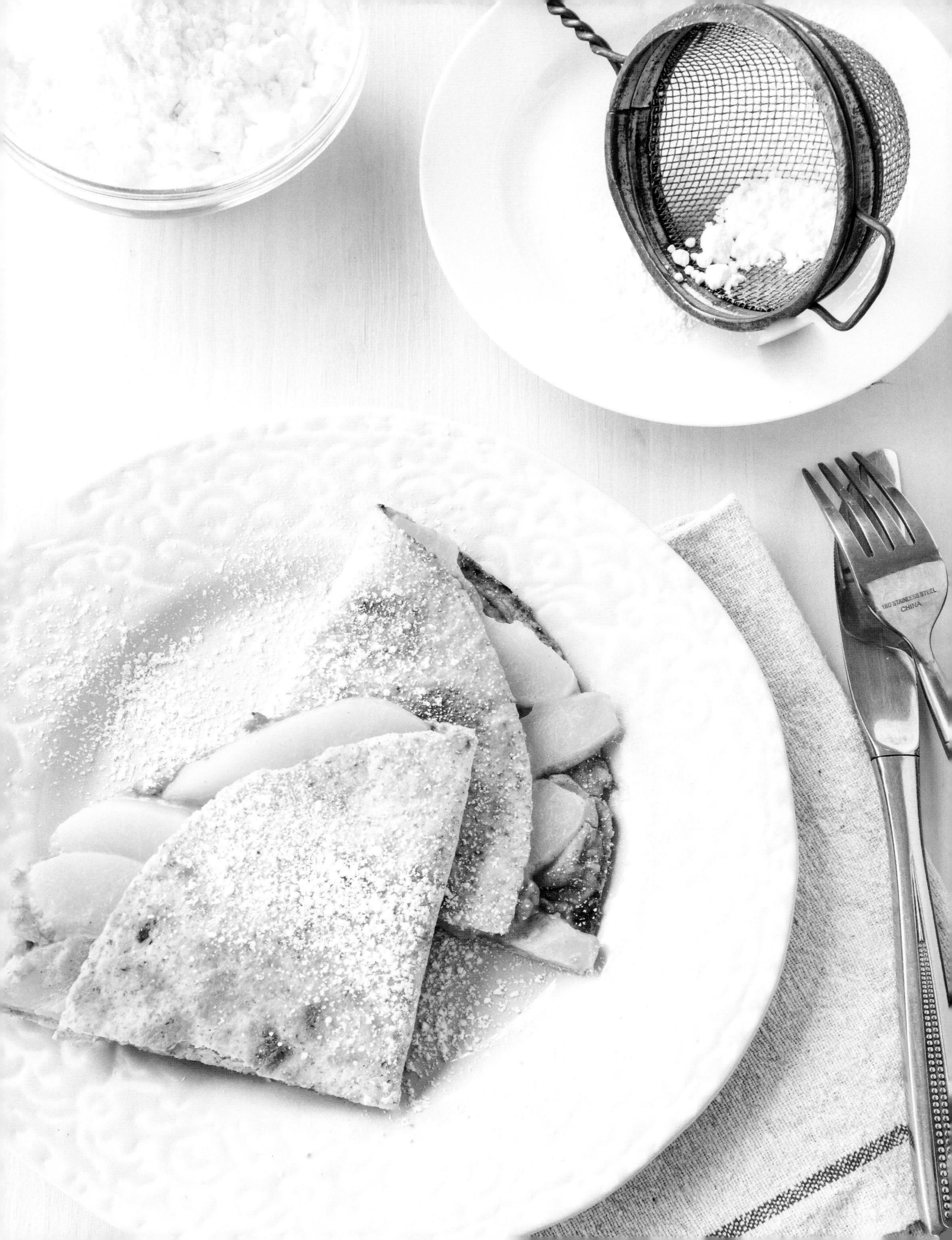
STAINLESS STEEL
CHINA

Valeurs nutritives par portion
Calories : 340 kcal
Lipides : 9 g
Glucides : 56 g
Protéines : 9 g

 : 20 MINUTES 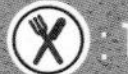 : 12  : 1,02 $/PORTION

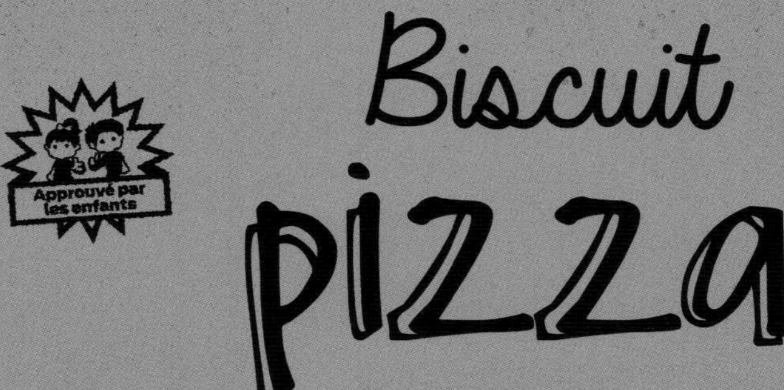

Biscuit pizza

INGRÉDIENTS

Pour la croûte

1 tasse (250 ml) de flocons d'avoine à cuisson rapide
2 tasses (500 ml) de chapelure de biscuits Graham
¼ de tasse (60 ml) de yogourt grec nature 0 % M.G.
2 blancs d'œufs
250 g (1 paquet) de fromage à la crème léger
¼ de tasse (60 ml) de sucre
1 c. à thé (5 ml) d'extrait de vanille
1 œuf

Pour la garniture

1 tasse (250 ml) de framboises
½ tasse (125 ml) de mûres
½ tasse (125 ml) d'ananas, coupé en petits cubes
2 à 3 fraises, coupées en deux pour déposer au centre du biscuit

PRÉPARATION

1- Placer la grille au centre du four et préchauffer le four à 350 °F (180 °C).
2- Tapisser une plaque à pizza de 12 po (30 cm) de diamètre d'un papier parchemin.
3- Dans un robot culinaire, pulvériser les flocons d'avoine pour obtenir une poudre grossière.
4- Dans un bol, mélanger la poudre d'avoine avec la chapelure de biscuits, le yogourt grec et les blancs d'œufs.
5- Verser la pâte au centre de la plaque à pizza. Avec les mains, façonner la pâte pour former un grand biscuit. Vous pouvez fariner légèrement vos mains pour empêcher que la pâte ne colle trop.
6- Dans un autre bol, fouetter le fromage à la crème avec le sucre à l'aide d'un batteur électrique.
7- Ajouter l'extrait de vanille et l'œuf, puis fouetter jusqu'à l'obtention d'un mélange homogène.
8- Verser le mélange de fromage à la crème sur la croûte et répartir également à l'aide d'une spatule.
9- Cuire au centre du four de 15 à 20 minutes.
10- Laisser tiédir le biscuit avant de répartir les fruits.

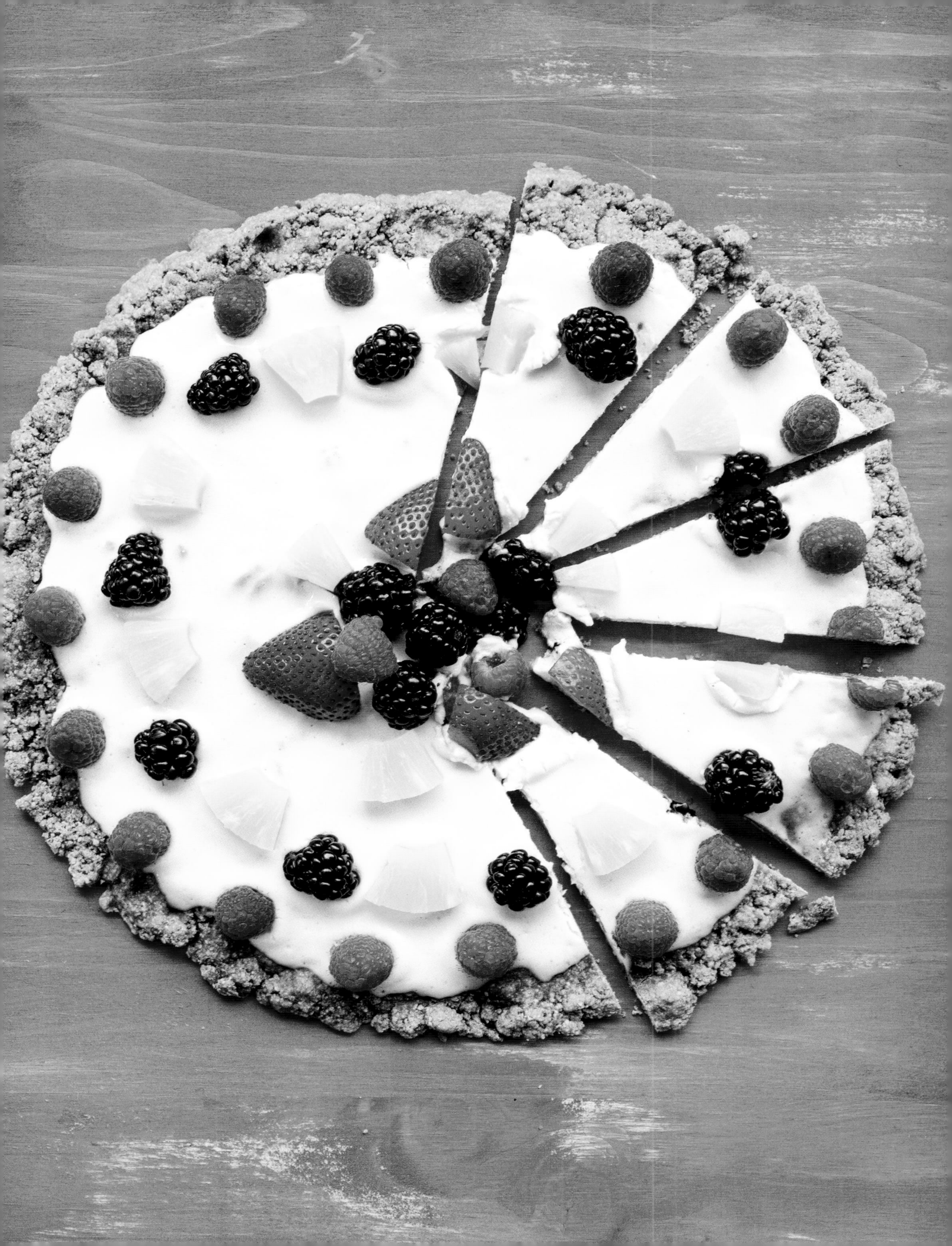

Valeurs nutritives par portion

Calories : 200 kcal
Lipides : 11 g
Glucides : 27 g
Protéines : 3 g

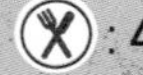 : 20 MINUTES 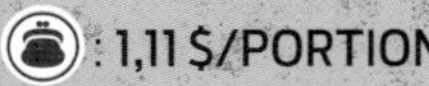 : 4 : 1,11 $/PORTION

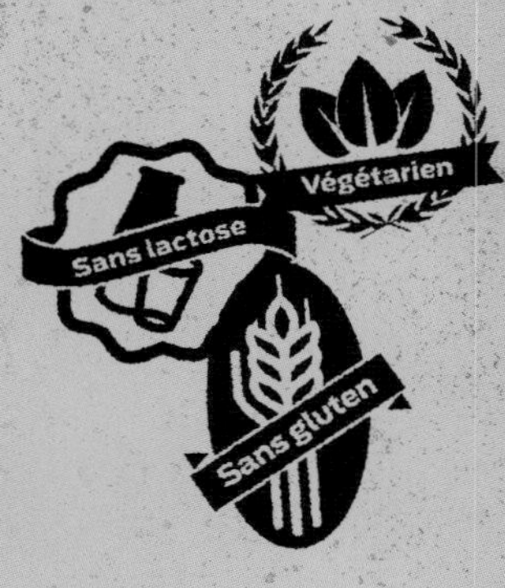

Friandise pomme-caramel

INGRÉDIENTS

2 c. à soupe (30 ml) de sirop d'érable
2 c. à soupe (30 ml) de tartinade de fèves de soya grillées
⅓ de tasse (80 ml) de lait de riz nature
2 pommes, épépinées et tranchées en rondelles de ¼ de po (0,5 cm)

Pour la garniture

¼ de tasse (60 ml) de pacanes, hachées grossièrement
¼ de tasse (60 ml) de canneberges séchées non sucrées
2 c. à thé (10 ml) de graines de chia blanches

PRÉPARATION

1- Dans une casserole, verser le sirop d'érable et la tartinade de fèves de soya. Cuire à feu moyen 1 à 2 minutes en remuant.
2- Ajouter le lait de riz et cuire le mélange jusqu'à ce qu'il prenne une belle couleur caramel. Laisser tiédir.
3- Tartiner les rondelles de pommes de sauce caramel, puis garnir de pacanes, de canneberges et de graines de chia.

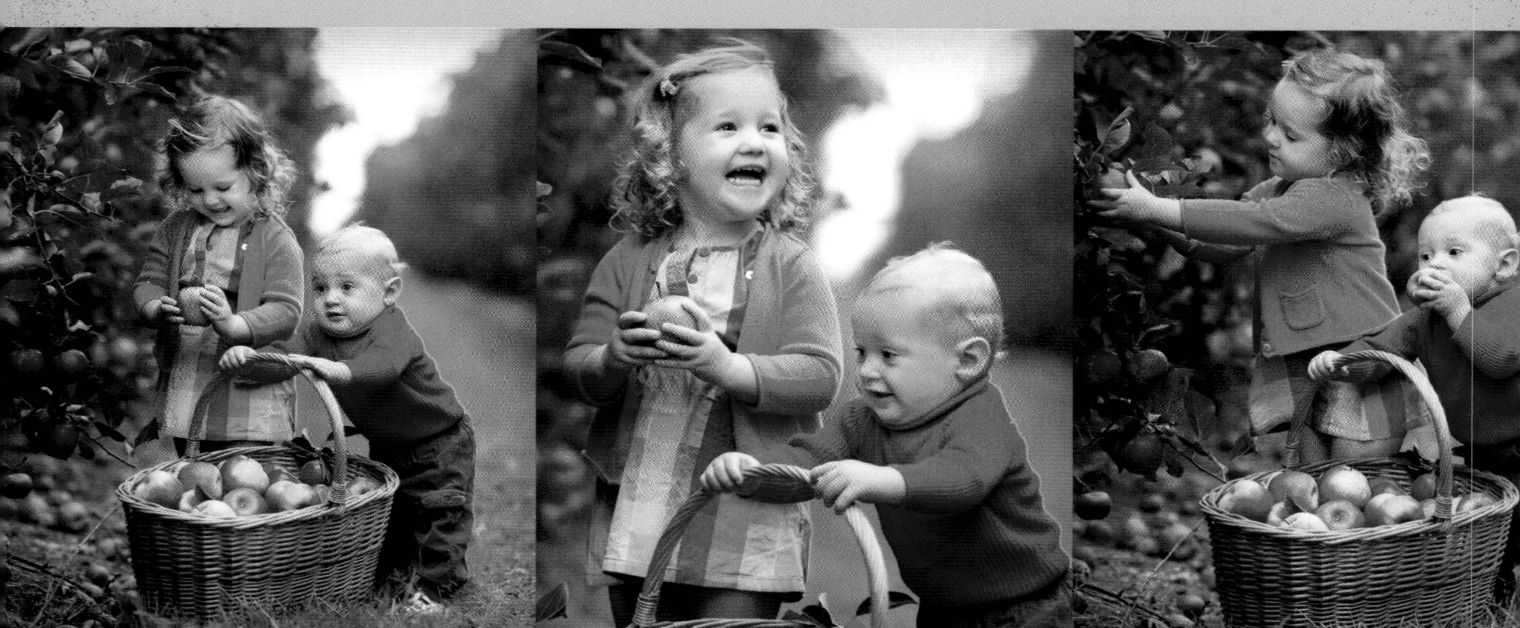

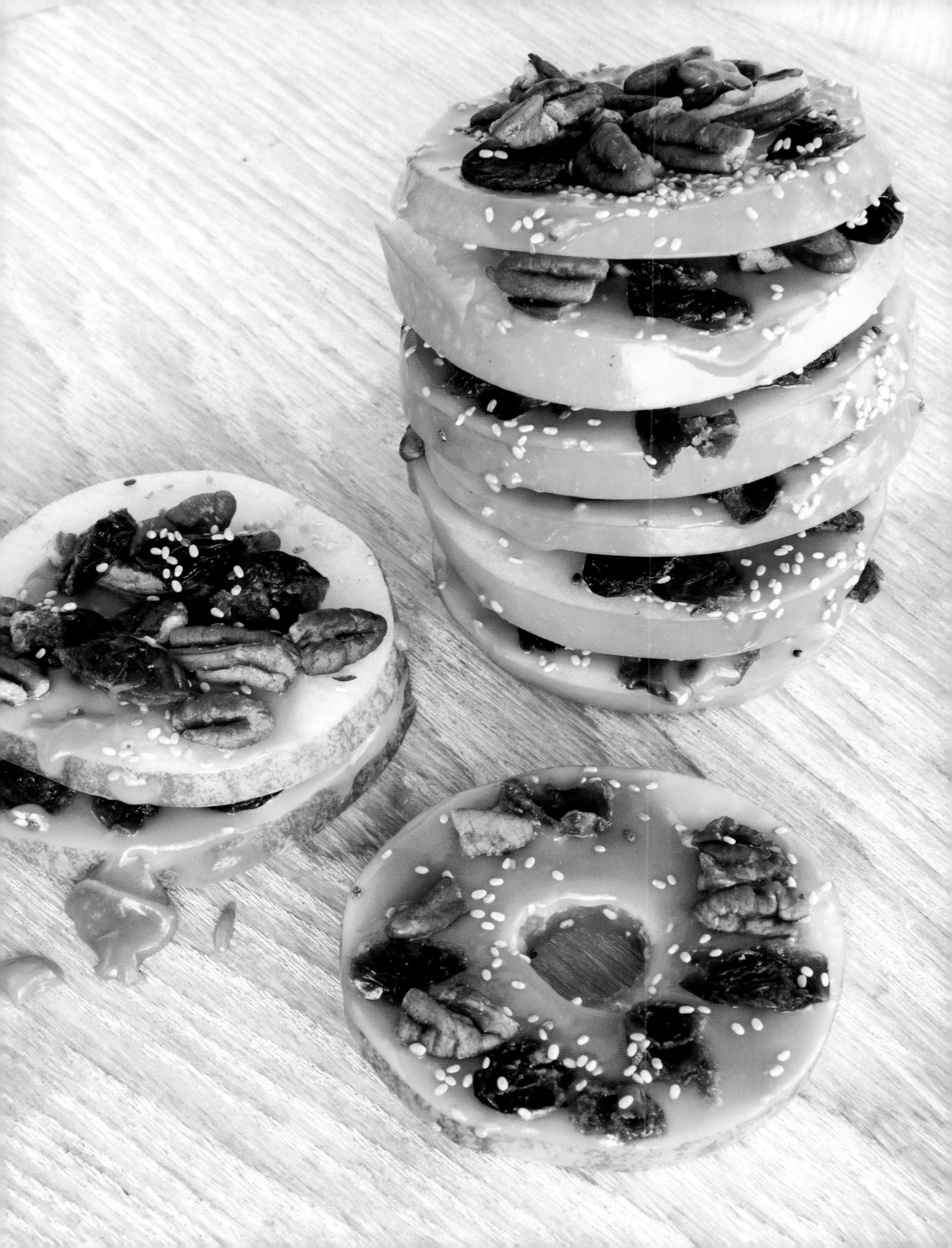

Mot de la fin

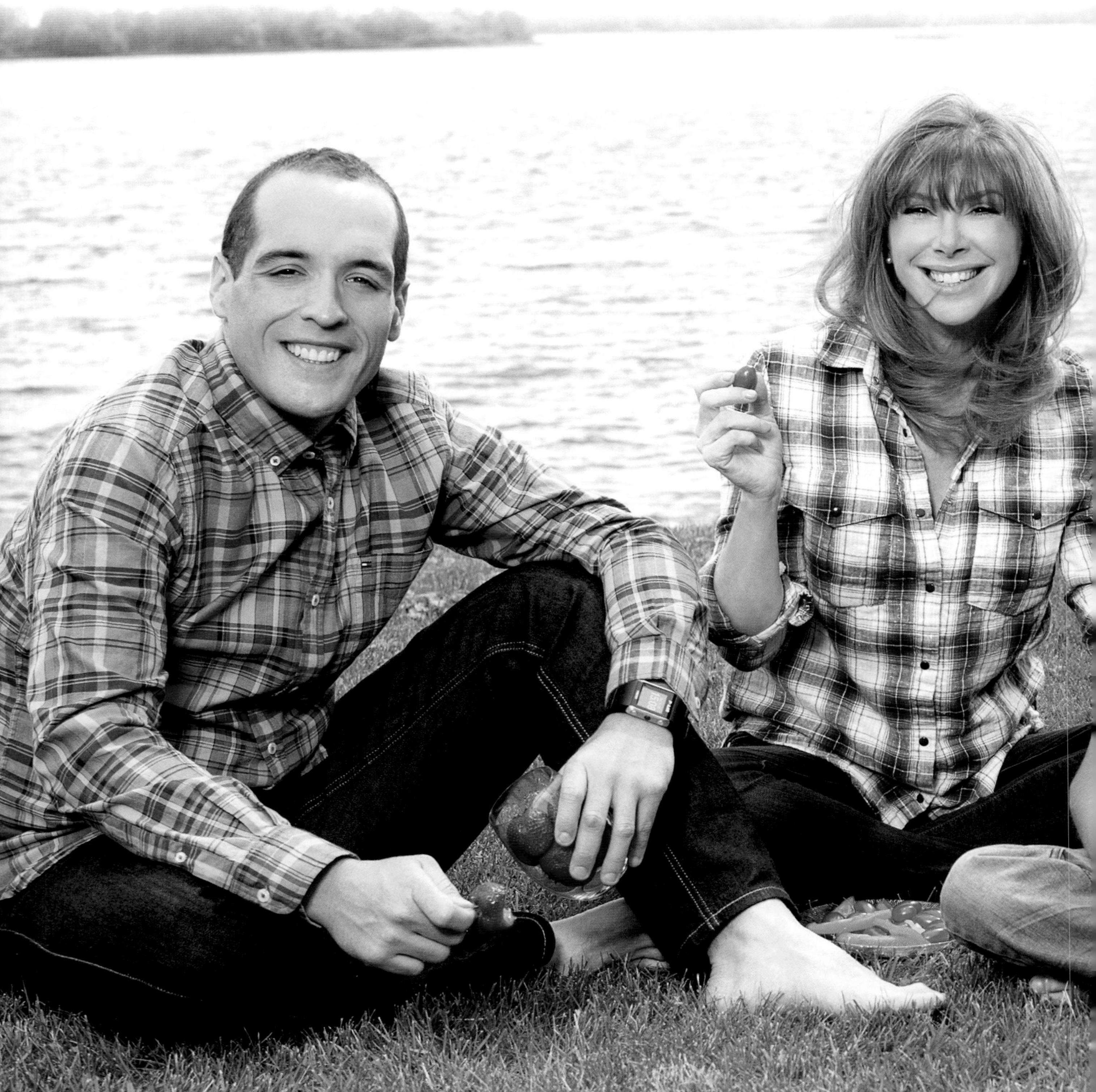

Si vous lisez cette page, c'est sans doute que vous avez lu tout le livre avec détermination. Félicitations ! Il se peut que vous et votre famille rencontriez des embûches durant votre parcours ; ce serait normal. C'est pourtant votre « moyenne au bâton » qui compte, c'est-à-dire le fait d'atteindre vos objectifs santé la plupart du temps.

En optant pour de saines habitudes, vous contribuez à améliorer votre qualité de vie et celle de ceux que vous aimez. Également, vous vous assurez de prolonger votre espérance de vie pour voir grandir vos enfants, voire vos petits-enfants.

Nous croyons fermement que ce livre contient tous les outils et les conseils nécessaires pour vous motiver et vous encourager à prendre soin de vous et de vos enfants. Sachez toutefois que, si vous en ressentez le besoin, vous pouvez obtenir du soutien additionnel en consultant le site www.methodesossante.com.

Chantal et Jimmy

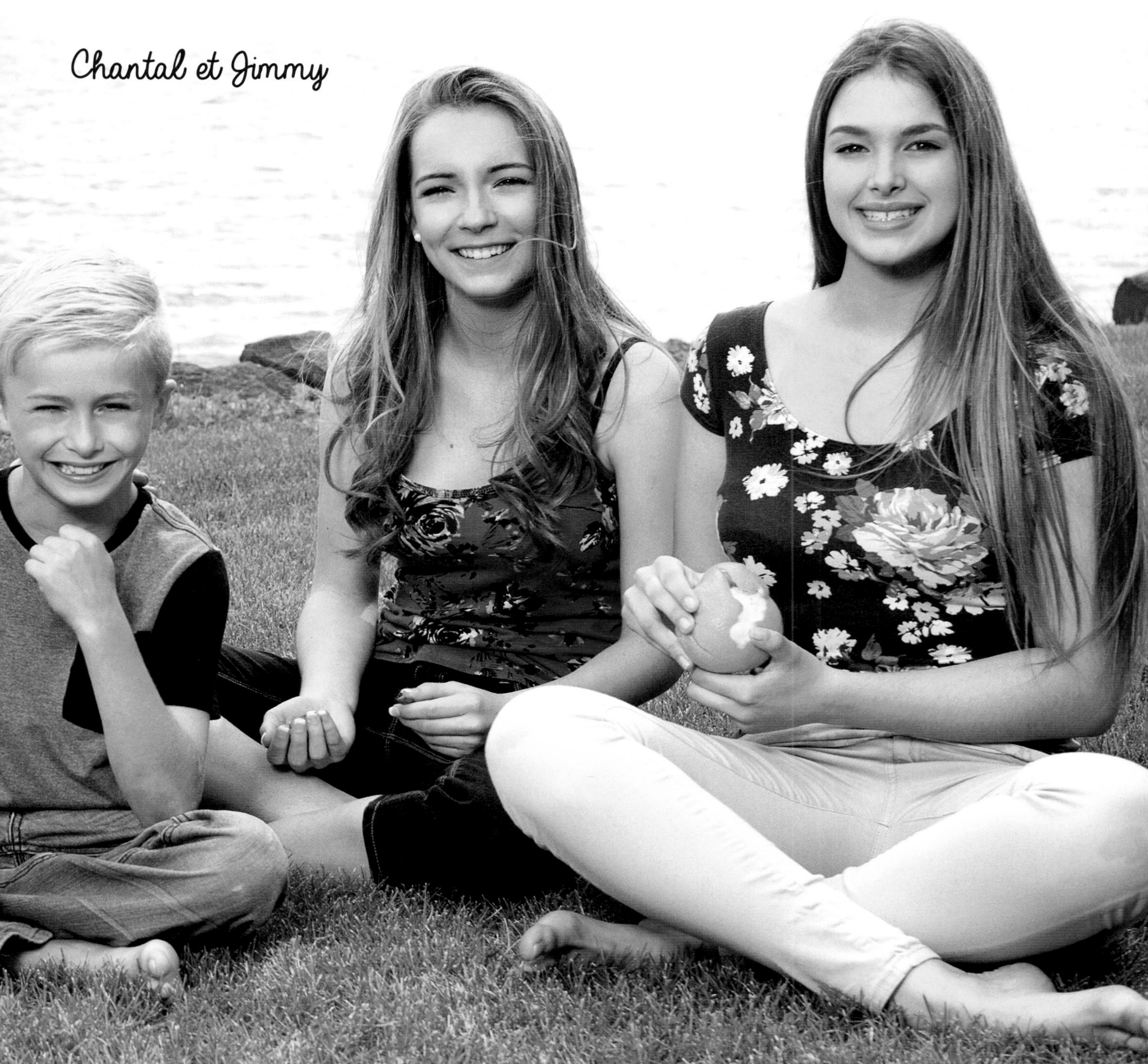

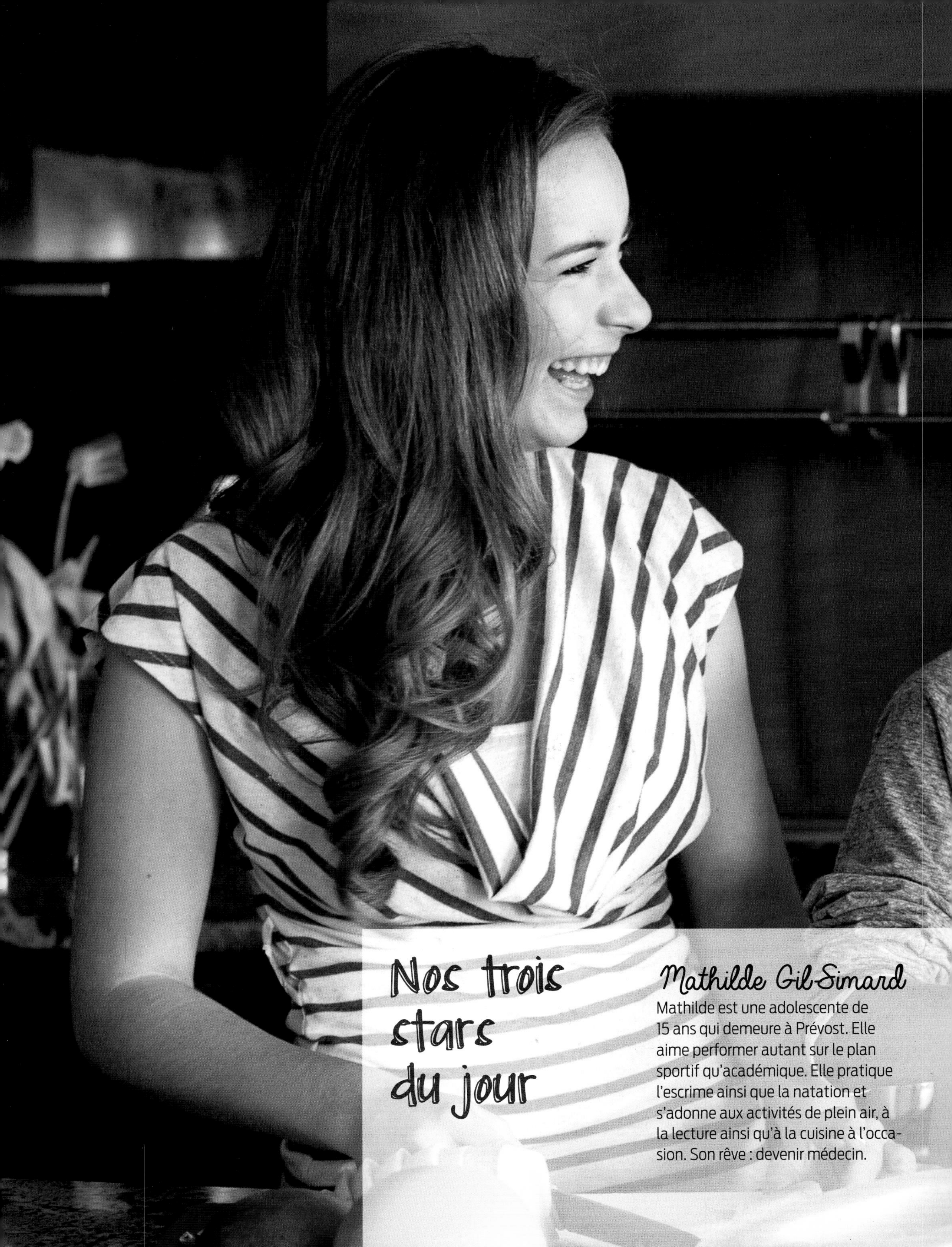

Nos trois stars du jour

Mathilde Gil-Simard

Mathilde est une adolescente de 15 ans qui demeure à Prévost. Elle aime performer autant sur le plan sportif qu'académique. Elle pratique l'escrime ainsi que la natation et s'adonne aux activités de plein air, à la lecture ainsi qu'à la cuisine à l'occasion. Son rêve : devenir médecin.

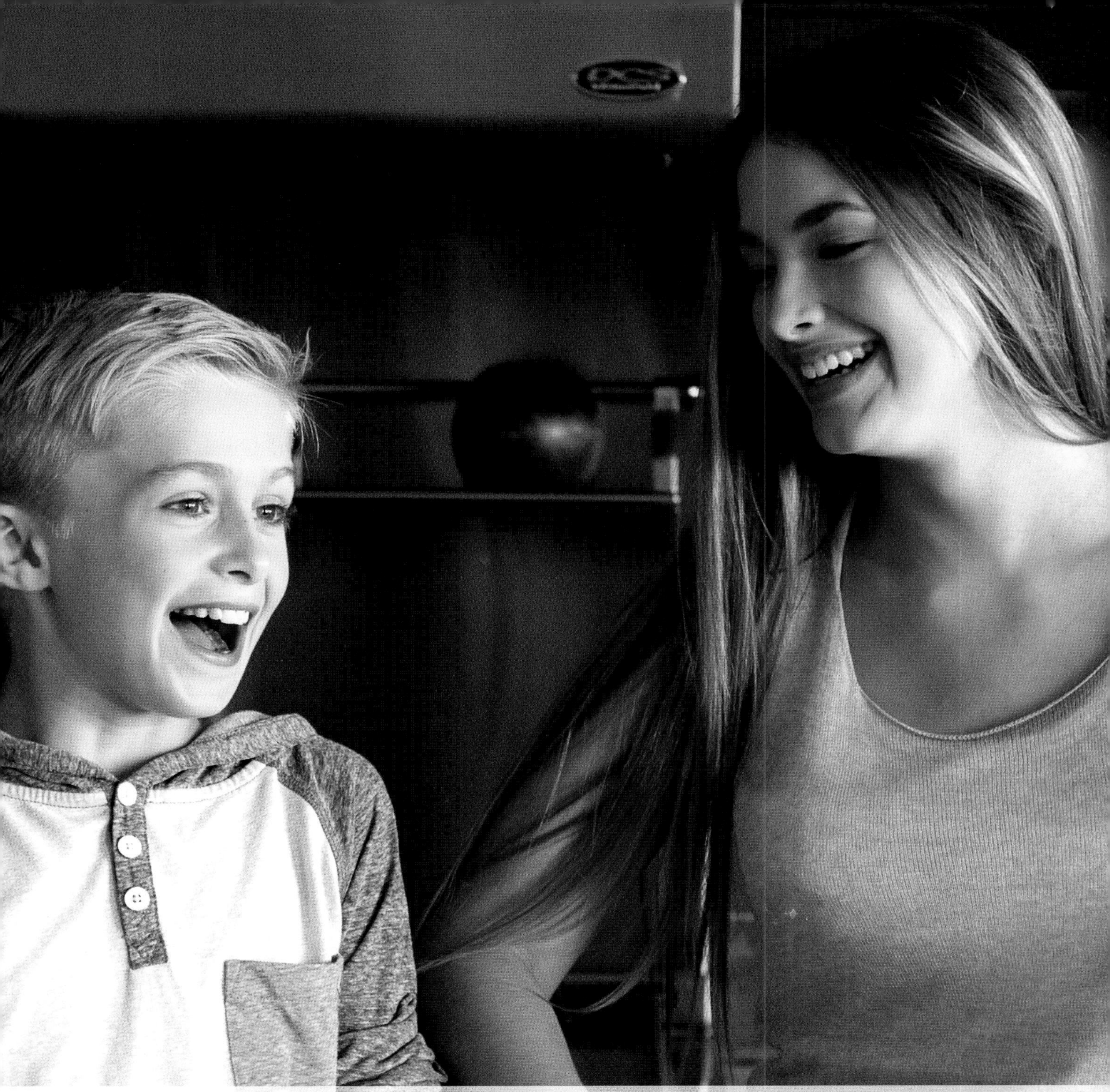

Chad Beaufils

Chad Beaufils est originaire de La Prairie. Du haut de ses 11 ans, il est déjà un athlète aguerri. En plus de pratiquer le hockey et le handball, il s'adonne également à des entraînements de type fonctionnel en compagnie de ses parents. Il raffole des fruits et légumes et commencera sous peu des cours de cuisine. Il caresse le rêve d'évoluer un jour dans la LNH.

Alycia Jobin

Originaire de la ville de Québec, Alycia Jobin se passionne pour le cheerleading ainsi que pour la natation. Cette jeune adolescente de 14 ans adore cuisiner lorsqu'elle a du temps libre. Elle continue ses études dans l'espoir de devenir un jour médecin.

Index des recettes

Les déjeuners

La boite à lunch et les dîners

Index des recettes (suite)

Les collations

Les soupers

Les desserts